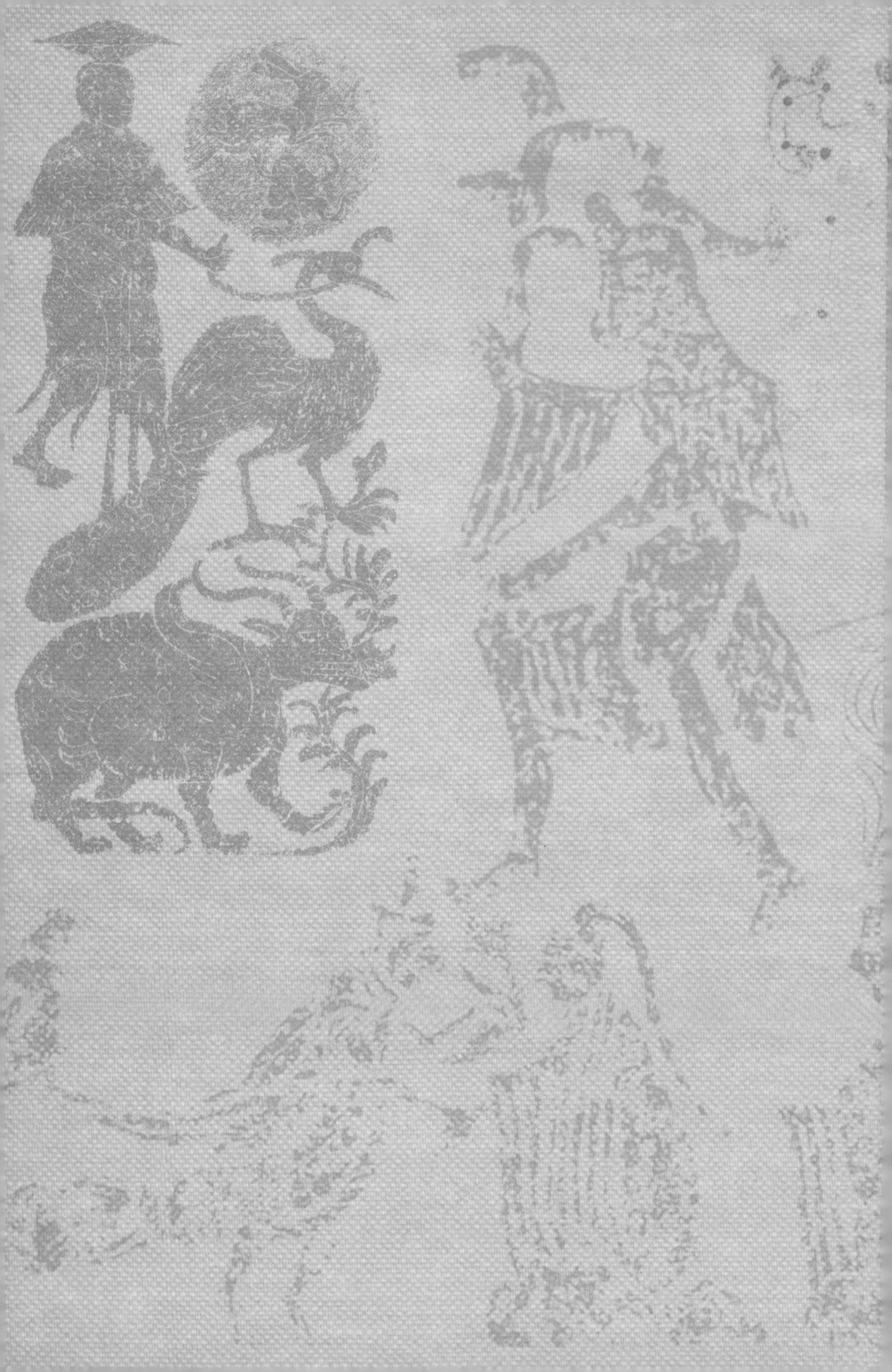

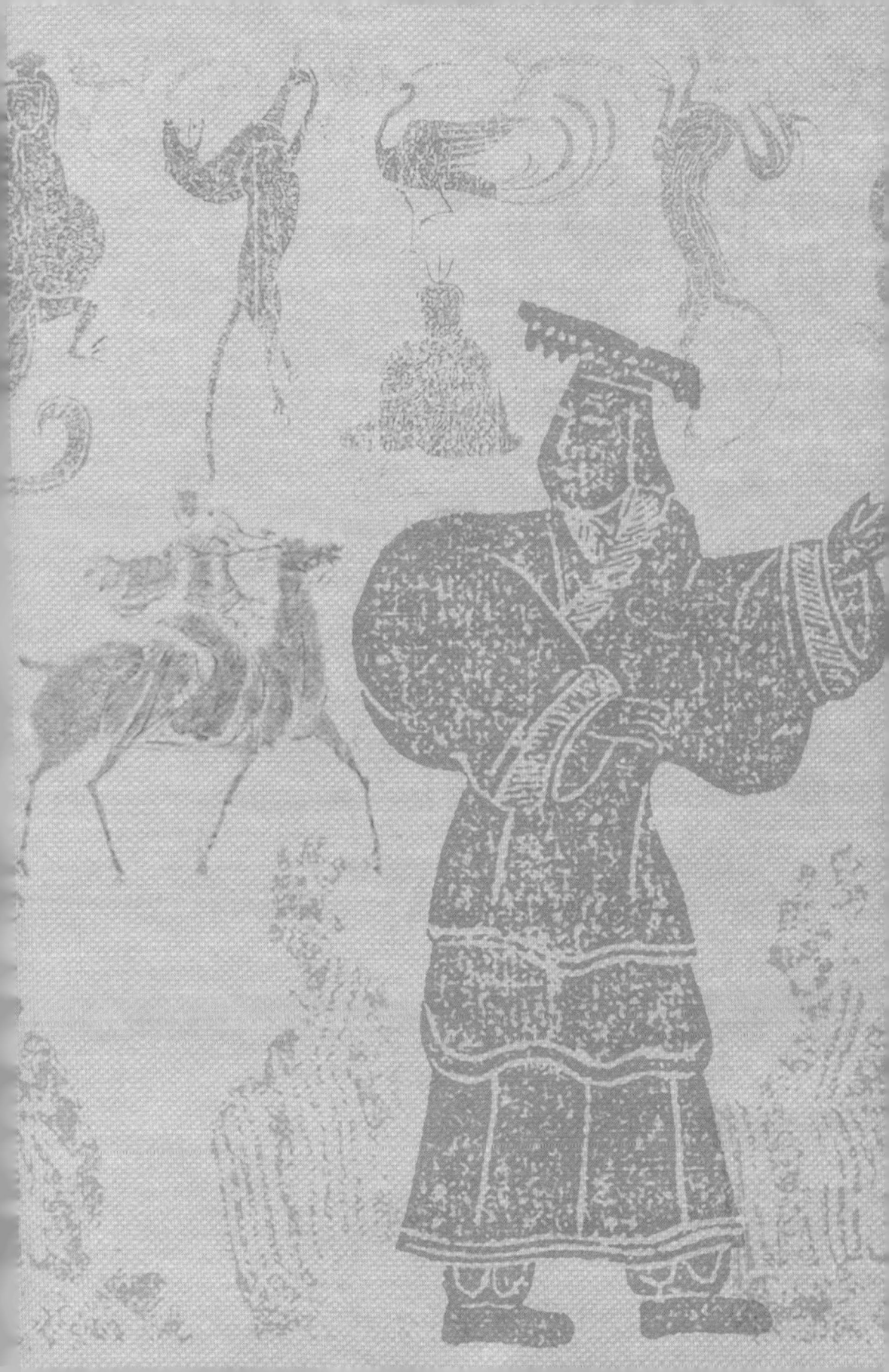

中国古医籍整理丛书

圣济总录

（第五册）

宋·赵佶　敕编

主　校　王振国　杨金萍
校注者（按姓氏笔画排序）

王飞旋　王春燕　田丹枫　刘　鹏　李怀芝

李建业　李绍林　何　永　张丰聪　陈　聪

范　磊　周　扬　金秀梅　孟　玺　郭君双

路明静　臧守虎

中国中医药出版社
·北　京·

图书在版编目（CIP）数据

圣济总录 / （宋）赵佶敕编；王振国，杨金萍主校 . —北
京：中国中医药出版社，2018.12（2023.10重印）
（中国古医籍整理丛书）
ISBN 978 - 7 - 5132 - 3940 - 0

Ⅰ . ①圣…　Ⅱ . ①赵…②王…③杨…　Ⅲ . ①方书 – 中
国 – 宋代　Ⅳ . ①R289.344

中国版本图书馆 CIP 数据核字（2016）第 312837 号

中国中医药出版社出版

北京经济技术开发区科创十三街31号院二区8号楼
邮政编码　100176
传真　010 64405721
保定市中画美凯印刷有限公司印刷
各地新华书店经销

开本 710 × 1000　1/16　印张 281.5　字数 3005 千字
2018 年 12 月第 1 版　2023 年 10 月第 2 次印刷
书号　ISBN 978 - 7 - 5132 - 3940 - 0

定价　2980.00 元
网址　www.cptcm.com

服 务 热 线　010-64405510
购 书 热 线　010-89535836
侵 权 打 假　010-64405753

微信服务号　zgzyycbs
微商城网址　https://kdt.im/LIdUGr
官 方 微 博　http://e.weibo.com/cptcm
天猫旗舰店网址　https://zgzyycbs.tmall.com

如有印装质量问题请与本社出版部联系（010 64405510）

第五册目录

卷第六十七

诸气门

诸气统论　诸气　上气　上气胸胁支满　上气呕吐　上气腹胀
上气喉中如水鸡声　短气　冷气　厥逆气　阳厥

诸气门

诸气统论

论曰：阴阳虽大，未离乎气，故通天下①一气耳。人生其间，
大喜毗于阳，大怒毗于阴。一吐纳，一动静，何所逃哉？与气流
通而已。故气平则宁，气不平则病。《内经》曰百病生于气。喜则
气缓，悲则气消，寒则气收，热则气泄，恐则气下，忧则气乱，
劳则气耗，思则气结，怒则气逆。盖荣卫通利则气舒而不迫，此
喜所以气缓也；神情惨悴则气亏而不全，此悲所以气消也；经络
凝涩则气积而不散，此寒所以气收也；腠理开通则气升而汗出，
此热所以气泄也；精却上闭则气还而不行，此恐所以气下也；心
多愁虑则气散而无归，此忧所以气乱也；内外烦动则气喘而且汗，
此劳所以气耗也；身心有止则气留而不行，此思所以气结也；嗔
恚伤甚则气上而呕血，此怒所以气逆也。此九气者，证虽不同，
大概诊寸口脉伏，胸中逆气，是诸气上冲胸中，故上气面②胕肿
膊息，其脉浮大不治。上气，脉躁而喘者属肺，肺胀欲作风水，
发汗而愈。脉洪则为气上，脉虚宁③伏匿者生，牢强者死。喘息
低仰，其脉滑，手足温者生，涩而四末寒者死，数者亦死，谓形
损也。

---

① 通天下：元刻本、日本抄本、文瑞楼本同，明抄本作"道天地者"，乾隆
本作"通天地者"。

② 面：元刻本、日本抄本、文瑞楼本同，明抄本、乾隆本作"而"。

③ 宁：元刻本、日本抄本、文瑞楼本同，明抄本、乾隆本作"牢"。

诸 气

论曰:《内经》云: 百病所生, 生于五脏。肺之所主, 独主于气。不足有余, 盖由虚实, 故所病不同, 其证亦异。怒则气逆, 甚则呕血及飧泄[1], 故气逆也; 喜则气和, 荣卫通利, 故气缓也; 悲则心系急, 肺布叶举, 使上焦不通, 荣卫不散, 热气在内, 故气消也; 恐则精却, 则上焦闭, 闭则气还, 还则下焦胀, 故气不行而收聚也; 寒则肤腠闭拒, 气道[2]不行, 气收而不散[3]也; 热则腠理开, 荣卫通, 故汗大泄[4]也; 惊则心无所倚, 神无所归, 虑无所定, 故气乱; 劳则喘且汗[5], 外内皆越, 故气耗; 思则心有所止, 气留不行, 故气结[6]。

治寒气、热气、愁气、怒气、惊气、思气、恚气, **七气丸方**

大黄二两半 人参 半夏汤洗七遍, 去滑 吴茱萸汤洗, 微炒 柴胡去苗 干姜炮 细辛去苗叶 桔梗 菖蒲各半两 赤茯苓去黑皮 芎䓖 甘草炙, 剉 石膏 桃仁去皮尖、双仁, 炒, 研 蜀椒去目并闭口, 出汗。各三分

上一十五味, 捣罗为末, 炼蜜和丸如梧桐子大。每服温酒下三[7]丸, 日三, 渐加至十丸。一方加桂心半两。

治诸气积聚坚牢, 心腹胀痛, **蜀椒丸方**

蜀椒去目及闭口者, 炒出汗。半两 人参 半夏汤洗七遍, 去滑 菖蒲 柴胡去苗 桂去粗皮 桃仁去皮尖、双仁, 麸炒微黄 木香 吴茱萸汤洗, 微炒 干姜炮裂, 剉 细辛去苗叶 桔梗

---

① 飧泄: 原作 "食", 元刻本、文瑞楼本同, 据明抄本、乾隆本、日本抄本及《素问·举痛论》改。

② 道: 元刻本、明抄本、乾隆本、文瑞楼本同, 日本抄本此后有 "通"。

③ 寒则……不散: 此15字诸校本同, 日本抄本旁注《纂要》作寒则腠理闭, 气不行, 故气不收"。

④ 故汗大泄: 诸校本同, 日本抄本旁注《纂要》'汗大泄, 故气泄'"。

⑤ 喘且汗: 诸校本同, 日本抄本旁注 "又作喘息汗出"。

⑥ 心有……气结: 此11字诸校本同, 日本抄本旁注 "又作心有所存, 神有所归, 正气留而不行, 故气结也"。

⑦ 三: 元刻本、日本抄本、文瑞楼本同, 明抄本、乾隆本作 "三十"。

剉　赤茯苓去黑皮　芎䓖各三分　大黄剉，炒。二两

上一十五味，捣罗为末，炼蜜和捣五七百杵，丸如梧桐子大。每于食前以温酒下十丸，渐加至二十丸。

治一切气并妇人血气，调胃气，化冷痰，**姜魏丸方**

生姜一斤。去皮切片，盐淹一宿，焙干　阿魏一钱。用白面和作饼子，炙黄　青橘皮去白，焙　甘草炙，剉　陈橘皮去白，焙。各二两　当归切，焙　白芷　胡椒　蓬莪茂炮，剉　桂去粗皮。各一两　丹砂研，为衣　木香　丁香各一钱①

上一十三味，除丹砂外，捣罗为末，炼蜜和捣三二百杵，为丸如樱桃大，丹砂为衣。每服一丸，生姜汤嚼下。妇人醋汤下，空心食前服。

治一切虚冷气，腹胁胀满，胸膈滞闷，呕吐酸水，不思饮食，脏腑滑泄，脐腹疼痛，**均气丸**②方

木香　胡椒　干姜炮　乌头炮裂，去皮脐　蘹香子炒　荜澄茄　青橘皮汤浸，去白，焙　陈橘皮汤浸，去白，焙　蓬莪茂煨，剉　桂去粗皮。各一两　牵牛拣净，半斤。炒，捣罗取末四两，余者不用

上一十一味，捣罗为末，生姜自然汁煮面和丸如梧桐子大。每服十五丸至二十丸，炒生姜盐汤下，不计时候。

治一切气，饮食不消，**红豆蔻丸方**

红豆蔻去皮　木香　缩砂仁　槟榔剉　诃黎勒炮，用皮　藿香叶各一两　陈橘皮去白，炒。二两　胡椒一分　荜澄茄半两　蘹香子炒香。一两半

上一十味，捣罗为末，以酒煮面糊和丸如梧桐子大。每服十丸，空心食前生姜汤下。

治一切气逆，胸膈痞闷，中脘不快，痰癖留滞，呕吐恶心，

---

① 一钱：元刻本、日本抄本、文瑞楼本同，明抄本、乾隆本作"三分"。

② 均气丸：本方药物组成，元刻本、日本抄本、文瑞楼本同，明抄本、乾隆本尚有"柴胡一两"。

肢体倦怠。可①思食，**麝香丸方**

　　麝香细研　丹砂细研　木香　厚朴去粗皮，生姜五钱，同捣炒干　肉豆蔻去壳。各半两　槟榔末　半夏汤洗七遍，去滑，别捣末。各二两　桂去粗皮。三分　乳香细研。一分②　丁香一分③

　　上一十味，除半夏末外，捣研为细末，再同研令匀，将半夏末以生姜自然汁同煮为膏，和丸如梧桐子大。每服十五丸，以陈橘皮汤下，空心食前服，

　　治一切气，消食，**木香丸方**

　　木香　丹砂研　硫黄研　硇砂研。各一分④　槟榔剉。半两　肉豆蔻仁三枚　半夏浆水煮令透，洗净，暴干　巴豆各一两。去皮、心、膜，烂研，出油尽

　　上八味，捣研和匀，水浸蒸饼和丸如梧桐子大。每服二丸，温枣汤下。大人小儿，以意加减。

　　治诸气疾及产后气疾，**桂心丸方**

　　桂去粗皮　当归剉，焙　赤白芍炒　延胡索炒　芎䓖　生干地黄焙。各一两⑤　硇砂半两　芫花根一斤。冬月采，洗了碎剉　米醋五升

　　上九味，先以醋煮芫花根，三分减二。去根，入硇砂，慢火煎，又减半。下诸药末，和如鸡头大。产后血运烦闷，童子小便煎赤马通磨下一丸；产后血败，腰脚肿痛，生姜、童子小便磨下；血气冲心痛，薄荷汁热酒磨下；血气腹胀及痛，生地黄汁同热酒磨下；平常血气，葱酒磨下。

　　治一切滞气，**引气丸方**

　　丹砂研　安息香研　麝香研。各一分　白芥子三百六十粒。炒　大戟末一钱匕　牛黄研。半钱匕　牵牛末一钱匕　五灵脂

---

　　①　可：元刻本、日本抄本、文瑞楼本同，明抄本、乾隆本作"不"。
　　②　分：元刻本、文瑞楼本同，明抄本、乾隆本、日本抄本作"两"。
　　③　分：元刻本、日本抄本、文瑞楼本同，明抄本、乾隆本作"两"。
　　④　分：元刻本、明抄本、乾隆本、文瑞楼本同，日本抄本作"两"。
　　⑤　一两：元刻本、日本抄本、文瑞楼本同，明抄本、乾隆本作"五钱"。

研　乳香研　没药研。各一两①　斑猫二十七枚。去翅、头、足，研　巴豆一②七粒。去皮，研出油

上一十二味，再研令匀，用红米饭为丸如大麻子大。临时随意汤使下之。

治诸气不调，胸膈痞滞，升降不匀，**藿香汤**方

藿香叶　厚朴去粗皮，生姜汁炙。各一两　青橘皮汤浸，去白，焙　甘草炙，剉。各三分　桂去粗皮。半两　干姜③炮　枇杷叶炙，去毛。各一分

上七味，粗捣筛。每服三钱匕，水一盏，入生姜三片，枣三枚，擘，煎至七分，去滓，稍热服。

上气

论曰：人④一日一夜，凡⑤一万三千五百息。呼随阳出，气于是升；吸随阴入，气于是降。一升一降，阴阳交通，气乃亨⑥融。所谓上气者，盖气上而不下，升而不降，否满膈中，胸背相引，气道奔迫，喘息有声者是也。本于肺脏之虚，复感风邪，肺胀叶举，诸脏气又上冲而壅遏，此所以有上气之候也。

治上气乏急，**地黄煎**方

生地黄汁。一升半　生姜汁。半升　白蜜一升　牛酥半升⑦　杏仁汤去皮尖、双仁，炒，研。二两半　紫苏子研令细。二两　甘草炙，剉。一两半⑧　贝母去心，炒黄。二两　赤茯苓去黑

---

① 一两：元刻本、日本抄本、文瑞楼本同，明抄本、乾隆本作"五分"。

② 一：元刻本、日本抄本、文瑞楼本同，明抄本、乾隆本作"十"。

③ 干姜：元刻本、日本抄本、文瑞楼本剂量同，明抄本、乾隆本作"一两"。

④ 人：元刻本、日本抄本、文瑞楼本同，日本抄本旁注《纂要》'人'上有'凡'"，明抄本、乾隆本此前有"凡"字。

⑤ 凡：元刻本、日本抄本、文瑞楼本同，日本抄本旁注"又，'凡'作'共'"，明抄本、乾隆本作"共"。

⑥ 亨：元刻本、日本抄本、文瑞楼本同，日本抄本旁注"又，'亨'作'和'"，明抄本、乾隆本缺。

⑦ 升：元刻本、明抄本、乾隆本、文瑞楼本同，日本抄本作"斤"。

⑧ 一两半：元刻本、日本抄本、文瑞楼本同，明抄本、乾隆本作"二两"。

皮　紫菀去苗、土，洗，焙。各一两半　竹叶半升①

上一十一味，先捣后五味为细末。以水四升半，煎取二升，去滓，入紫苏子、地黄汁、生姜汁净滤，同白蜜、牛酥，铜器中重汤煎，搅勿住手。候如稀饧，以干器贮之。时含一匙，细细咽汁，常令喉中药气不绝。

治上气及诸气逆神验，**白前汤方**

白前去苗。三分　半夏汤洗去滑，生姜汁制，切，焙。一两　紫菀去苗、土，焙干。三分　麻黄去根节。一两　厚朴②去粗皮，涂生姜汁炙三度，焙干　人参各三分　甘草炙，剉。半两　桂去粗皮　杏仁汤去皮尖、双仁，炒。各三分

上九味，粗捣筛。每服五钱匕，生姜半分，拍碎，枣二枚，擘，水二盏，煎至一盏，去滓温服，日三。

治上气脉沉，**泽漆汤方**

泽漆去根。半两③　半夏汤洗去滑，生姜汁制，焙干　紫菀去苗、土，焙　白前去苗。各三分　甘草炙，剉　黄芩去黑心　桂去粗皮　人参各半两

上八味，粗捣筛。每服五钱匕，入生姜半分，拍碎，水一盏半，煎至一盏，去滓温服，日三。

治上气，咽中不利，**款冬花汤方**

款冬花去梗。二两　麻黄去根节。三两　五味子炒　半夏汤洗去滑，生姜汁制，焙干。各二两　紫菀去苗、土　细辛去苗叶。各一两　射干二④两

上七味，粗捣筛。每服三钱匕，生姜半分，切，枣二枚，擘，水一盏，煎至七分，去滓温服，日三夜一。

治上气喘急，**诃黎勒汤方**

①　升：元刻本、明抄本、乾隆本、文瑞楼本同，日本抄本作"斤"。
②　厚朴：元刻本、日本抄本、文瑞楼本剂量同，明抄本、乾隆本作"五钱"。
③　半两：元刻本、文瑞楼本同，明抄本作"八两"，乾隆本作"一两"，日本抄本作"半斤"。
④　二：元刻本、日本抄本、文瑞楼本同，明抄本、乾隆本作"一"。

诃黎勒皮半^①两　五味子炒。一两　麻黄去根节　杏仁汤浸，去皮尖、双仁，炒。各半^②两　甘草炙，剉。一分^③

上五味，粗捣筛。每服二钱匕，水一盏，入生姜三片，煎至六分，去滓热服，不计时候。

治上气不得息，喉咽不利，**沃雪汤方**

麻黄去根节。二两　细辛去苗叶。一两　五味子微炒。二两　桂去粗皮。一两　半夏汤洗去滑，生姜汁制，焙干。二两

上五味，粗筛捣。每服三钱匕，生姜一枣大，拍破，水一盏半，煎至七分，去滓温服，日三。

治上气倚息不得卧，**荜拨丸方**

荜拨　昆布洗，炒干　吴茱萸汤洗，焙，微炒　葶苈隔纸炒紫色　杏仁汤去皮尖、双仁，炒，研细。各一两

上五味，先捣前四味，罗为细末，与杏仁同研令匀，炼蜜和丸如梧桐子大。空腹，粥饮下五丸，稍加至十丸。

治上气喘急^④，**马兜铃散方**

马兜铃根一两　木香　楝实微炮。各三分

上三味，捣罗为散。每服二钱匕，浓煎乌梅蜜汤调下，食后临卧服。

治积年上气，服药不差，**旋覆花丸方**

旋覆花去梗，焙。一两　皂荚炙，去皮子。一两一分　大黄剉，炒。一两半

上三味，捣罗为细末，炼蜜丸如梧桐子大。每服十丸至十五丸，温汤下，日三服。

治上气喘促，涕唾稠黏，久不差，**款气丸方**

防己　甜葶苈隔纸炒。各半两　黑牵牛炒香熟。一两

上三味，捣罗为细末，炼蜜和丸如梧桐子大。每服二十丸，

---

① 半：元刻本、日本抄本、文瑞楼本同，明抄本、乾隆本作"一"。
② 半：元刻本、日本抄本、文瑞楼本同，明抄本、乾隆本作"一"。
③ 分：元刻本、日本抄本、文瑞楼本同，明抄本、乾隆本作"两"。
④ 急：元刻本、日本抄本、文瑞楼本同，明抄本、乾隆本此后有"不得卧"。

食后临卧，浓煎桑白皮汤下。

治上气喘急，心胸满闷，**降气散方**

青橘皮汤浸，去白，焙。半两　巴豆十四①枚

上二味，同一处炒令巴豆焦赤，取青橘皮捣为细末，巴豆不用。每服一钱匕，浓煎丁香汤调下，不计时候，量虚实加减服。

治上气②，**酥蒜煎方**

酥半升　蒜三颗。去皮

上二味，先以酥煎蒜，令蒜色黄，去蒜，别入生姜汁拌合，同煎使熟。空腹，取半合温服之，日三。

治上气喘急，**双仁丸方**

桃仁　杏仁并去双仁、皮尖，炒。各半两

上二味细研，水调生面少许和丸如梧桐子大。每服十③丸，生姜蜜汤下，微利为度。

上气胸胁支满

论曰：上气胸胁支满者，肺脏虚寒，邪气实也。肺为寒所客，则气收聚，故肺叶举而上焦不通，令上气奔迫否满，支乘于胸胁也。

治上气胸满，喘息气绝，痰水盛溢，**厚朴枳壳汤方**

厚朴去粗皮，涂生姜汁炙　枳壳去瓤，麸炒　甘草炙，剉。各三分　秦艽去苗、土。一两半　陈橘皮汤浸，去白，焙。三分④　半夏汤洗去滑，生姜汁制。一两半　桂去粗皮　麻黄去根节　杏仁汤去皮尖、双仁，炒　黄芩去黑心　石膏碎　赤茯苓去黑皮　细辛去苗叶。各半两　大戟去苗，剉。一分

上一十四味，粗捣筛。每服三钱匕，生姜三钱，大枣二枚，

① 四：元刻本、明抄本、乾隆本、文瑞楼本同，日本抄本作"一"。

② 气：元刻本、日本抄本、文瑞楼本同，日本抄本旁注"又，'气'下有'喘急'二字"，明抄本、乾隆本此后有"喘急"。

③ 十：元刻本、日本抄本、文瑞楼本同，明抄本、乾隆本作"二十"。

④ 三分：元刻本、日本抄本、文瑞楼本同，明抄本、乾隆本作"两半"。

擘破，水一盏，煎至七分，去滓温服，日三。

治上气两胁满急，**杏仁丸方**

杏仁汤浸，去皮尖、双仁，炒　赤茯苓去黑皮　防葵各二两　吴茱萸汤洗，焙干，炒　陈橘皮汤去白，焙　桂去粗皮　防风去叉　泽泻各一两一分　白术　射干　芍药　紫苏子微炒　桔梗去芦头，炒　枳实去瓤，麸炒。各一两

上一十四味，捣罗为细末，炼蜜和丸如梧桐子大。温酒服十①丸，日二，加至三十丸。

治上气胸满，昼夜不得卧，**半夏丸方**

半夏汤洗去滑，生姜汁制，焙干　芎䓖各半两　蜀椒去目及闭口者，炒出汗。一分　附子炮裂，去皮脐　贝母去心，微炒　桑根白皮剉碎，炒　款冬花去枝梗，焙　细辛去苗叶。各半两　紫菀去苗、土，焙。一两②　干姜炮裂。半两　钟乳研。一两③　杏仁汤浸，去皮尖、双仁，研细。半两

上一十二味，先将前十味捣罗为细末，与钟乳、杏仁同研令匀，炼蜜丸如梧桐子大。每服三丸至五丸，粥饮下，日三服，不拘时候。

治上气五脏闭塞，不得饮食，胸胁支胀，乍来乍去。虚气在心，滞气在胃。唇干口燥，肢体动摇，手足冷疼，梦寐恐怖，此五脏虚乏不足所致。**柴胡当归汤方**

柴胡去苗。四④两　当归切，焙。一两　细辛去苗叶。半两　防风去叉。一两　麻黄去根节。三⑤两　桂去粗皮。一两　半夏汤洗去滑，生姜汁制，焙干。二两半　人参半⑥两　黄耆剉。一两　黄芩去黑心。半两　杏仁汤退去皮尖、双仁，炒。二十五枚

上一十一味，粗捣筛。每服三钱匕，生姜一枣大，拍碎，枣

① 十：元刻本、日本抄本、文瑞楼本同，明抄本、乾隆本作"二十"。
② 两：元刻本、日本抄本、文瑞楼本同，明抄本、乾隆本作"分"。
③ 两：元刻本、日本抄本、文瑞楼本同，明抄本、乾隆本作"分"。
④ 四：元刻本、明抄本、乾隆本、文瑞楼本同，日本抄本作"一"。
⑤ 三：元刻本、文瑞楼本同，明抄本、乾隆本、日本抄本作"一"。
⑥ 半：元刻本、乾隆本、日本抄本、文瑞楼本同，明抄本作"一"。

二枚，擘，水一盏，煎至七分，去滓温服，日三。

治上气胸膈噎塞，两胁痞满，利痛。消积气，止吐逆，定咳嗽，进饮食，**丁香丸方**

丁香五十枚　芫花醋拌，炒令紫色　甘遂炒　大戟去苗　紫菀去苗、土。各一分①　白牵牛子微炒取粉。半两　附子炮裂，去皮脐。一分　巴豆五十枚。去皮、心、膜，醋煮黄色，研　硇砂　腻粉各一钱。研

上一十味，捣研为细末，拌和令匀，煮枣肉和丸如鸡头大。每服一丸，嚼枣一枚同药干咽。

调②顺正气，消腹胁胀满，利胸膈，**木香丸方**

木香　槟榔剉　肉豆蔻仁　大黄煨，剉　牵牛子生，捣，取粉用　郁李仁汤去皮。各一两　续随子去壳　木通剉　胡椒各半两

上九味，捣罗为细末，炼蜜和丸如豌豆大。食后，生姜汤下五丸至七丸。

利胸膈，行滞气，消胀满，疗腹胁痛，**降气丸方**

蘹香子微炒　木香　桂去粗皮　槟榔剉　桃仁汤去皮尖、双仁，研。各一两　莱菔子　京三棱煨，剉　青橘皮汤去白，焙。各三分③　厚朴去粗皮，生姜汁炙香熟。一两

上九味，捣罗为细末拌匀，酒煮面糊和丸如梧桐子大。空心温酒下二十丸至三十丸，生姜汤下亦得。

治胸满上气，**昆布丸方**

昆布洗，炙干。一两　大黄剉，炒。半两　苦瓠子炒。二十枚　葶苈子炒令紫色。一两　海藻洗去咸，炒干。半两　木通剉碎。一分④　消石研　水银研。各半两　桃仁汤退去皮尖、双仁，研。半两

---

① 分：元刻本、日本抄本、文瑞楼本同，明抄本、乾隆本作"两"。

② 调：元刻本、日本抄本、文瑞楼本同，明抄本、乾隆本此前有"治上气胸满"。

③ 三分：元刻本、日本抄本、文瑞楼本同，明抄本、乾隆本作"二两"。

④ 分：元刻本、日本抄本、文瑞楼本同，明抄本、乾隆本作"两"。

上九味，先将前六味捣罗为末，后与消石、水银、桃仁拌和令匀，炼蜜丸梧桐子大。食后良久，粥饮下三丸，日再服。

治上气，利胸膈，消胀满，**槟榔汤方**

槟榔二两。剉　木香一两　陈橘皮汤浸，去白，焙　青橘皮汤浸，去白，焙　白术各三两　京三棱煨，剉　蓬莪茂剉。各五两^①　枳壳去瓤，麸炒。二两

上八味，粗捣筛。每服五钱匕，水二盏，生姜三片，盐少许，煎至一盏，去滓，稍热服，不计时。

治上气腹胁胀满，利胸膈，顺三焦，**乌药煮散方**

乌药剉。一两　沉香剉　陈橘皮汤去白，焙　甘草炙，剉。各一分　干姜炮裂。一分　槟榔剉。一分

上六味，捣罗为细散。每服三钱匕，水一盏，入生姜一小块，拍破，同煎至六分，和滓热服，或入盐少许，沸汤点服亦得。

治上气胸胁满，不下食，呕逆胸中冷，**栝楼汤方**

栝楼　陈橘皮汤去白，焙。各四^②两　当归剉，焙。三两　半夏汤洗七遍，生姜汁制，焙。一两半

上四味，剉如麻豆大。每服五钱匕，生姜一枣大，拍碎，水二盏，煎至一盏，去滓温服，日三。

治上气胸胁支满，**麻黄石膏汤方**

麻黄去根节。四^③两　石膏莹净者，别捣碎。二两　厚朴去粗皮，涂生姜汁炙熟。五两半　杏仁汤去皮尖、双仁，炒黄。四两

上四味，粗捣筛。每服五钱匕，入小麦半合，水二盏，煎至一盏，去滓温服，日三。

治胸胁逆满胀渴，**茯苓汤方**

赤茯苓去黑皮。一两　人参半两

上二味，粗捣筛。以水三盏，煎取一盏半，去滓，分温三服。

治肺气喘息不安，胸满上气，**人参饮方**

---

① 两：元刻本、日本抄本、文瑞楼本同，明抄本、乾隆本作"枚"。
② 四：元刻本、明抄本、乾隆本、文瑞楼本同，日本抄本作"一"。
③ 四：元刻本、明抄本、乾隆本、文瑞楼本同，日本抄本作"一"。

人参一两　葶苈子隔纸炒　麻黄去节　木通剉　桑根白皮剉　桔梗炒　紫菀去苗、土　款冬花　甘草炙，剉。各三分　赤茯苓去黑皮。半两　乌梅七枚。取肉

上一十一味，粗捣筛。每服五钱匕，以水一盏半，煎取八分，去滓，空心顿服。要通转下痰，并煎服之。

治久患上气，胸胁支满，**厚朴温肺散方**

厚朴去粗皮，用糯米粥浸一饭久，曝干为末。一两半　葶苈子微炒，捣为细末。一两　皂荚子一升。不蛀者，蒸两遍，焙干为末　接骨草阴干为末。三两　诃黎勒煨，取皮，半两。为末

上五味，同研为散。每日空心以生姜蜜汤调下两钱匕，晚饭后再服。若远行，炼蜜为丸如弹子大，含化一丸。

上气呕吐

论曰：上气呕吐者，气上而不下，肺胃虚也。肺脉起于中焦，环循胃口。寒气乘于肺，则上气喘满，升降不利。痰饮停积中焦，气动于胃，胃气逆则呕吐。

治上气呕吐，胸满，喘息不利，**紫苏子汤方**

紫苏子　半夏汤洗七遍，去滑，焙　五味子　青橘皮汤浸，去白，焙　杏仁汤浸，去皮尖、双仁，麸炒　桂去粗皮。各一两　赤茯苓　甘草炙。各半两

上八味，粗捣筛。每服五钱匕，水一盏半，入姜半分，切，同煎取七分，去滓温服，不拘时候。

治肺胃有寒，上气呕吐，胸满不食，**胡椒丸方**

胡椒　荜拨　白术　赤茯苓去黑皮　陈橘皮汤浸，去白，焙　甘草炙，剉　紫菀去苗、土。各一两　桂去粗皮　诃黎勒煨，去核　人参　款冬花　干姜炮裂。各半两

上一十二味，捣罗为末，炼蜜丸如梧桐子大。每服三十丸，生姜橘皮汤下。不拘时候，日三服。

治上气，食即吐逆，**七气汤方**

草豆蔻去皮，生用　人参　赤茯苓去黑皮　白术　大腹和皮

剉，生用　诃黎勒煨，去核。各半两　甘草炙。一分①

上七味，粗捣筛。每服三钱匕，水一盏，煎至六分，去滓温服。不思食，入生姜煎服。

治气逆，食则呕吐，**半夏汤方**

半夏汤洗七遍，去滑，切，焙　生姜　陈橘皮汤浸，去瓤，焙。各二两　桂去粗皮。一两

上四味，㕮咀。分作二剂，每剂水五盏，煎取二盏，去滓，分温三服，空腹饮之。

治上气，痰壅呕吐，**诃黎勒汤方**

诃黎勒煨，去核。二两　半夏汤洗七遍，去滑，焙。三分　赤茯苓去黑皮　陈橘皮汤浸，去白，焙。各一两　甘草炙，剉。半两　人参三分　前胡去芦头。一两　杏仁汤浸，去皮尖、双仁，麸炒黄。一两半　白术　槟榔剉　紫苏茎叶各一两

上一十一味，粗捣筛。每服五钱匕，水一盏半，入生姜五片，枣三枚，擘破，同煎至七分，去滓，不计时温服。

治上气呕吐不止，**芫花散方**

芫花一②两。醋炒　肉豆蔻去壳，剉　槟榔剉。各一枚③

上三味，捣罗为细散。每服一钱匕，煨葱白一寸，温酒调下。

治上气呕逆，不食，**半夏汤方**

半夏汤洗七遍，去滑。一两　干桑叶六两　干姜炮。一分④

上三味，粗捣筛。每服三钱匕，入生姜五片，浆水一盏，煎至六分，去滓，稍热服，不计时候。

治上气呕吐，不能下食，**半夏汤方**

半夏汤洗七遍，去滑，焙。三分　白术半两　人参一两　桂去粗皮　甘草炙，剉　陈橘皮汤浸，去白，焙。各半两　厚朴去粗皮，涂生姜汁炙，令香熟。二两

---

① 一分：元刻本、日本抄本、文瑞楼本同，明抄本、乾隆本作"五钱"。
② 一：元刻本、日本抄本、文瑞楼本同，明抄本、乾隆本作"二"。
③ 一枚：元刻本、日本抄本、文瑞楼本同，明抄本、乾隆本作"二两"。
④ 分：元刻本、日本抄本、文瑞楼本同，明抄本、乾隆本作"两"。

上七味，粗捣筛。每服五钱匕，水一盏半，入生姜五片，枣三枚，擘破，煎至七分，去滓温服，日三。

治上气呕吐，**芥子丸方**

芥子五两

上一味，捣罗为末，炼蜜丸梧桐子大。每服七丸，寅时井华水下。亦可作散，空腹酒服①。

治上气呕逆及疏利过多，虚气上攻，**压气散方**

木香　人参　白茯苓去黑皮　藿香叶　陈橘皮汤浸，去白，焙　枳壳去瓤，麸炒　甘草炙，剉。各一两　附子一枚。炮裂，去皮脐

上八味，捣罗为散。每服二钱匕，煎紫苏木瓜生姜汤调，再入银盏，重汤煎五七沸，温服。

治上气呕吐，或胸中痰饮，停积呕吐，**人参散方**

人参　白术剉，炒。各二两　白茯苓去黑皮。一两　甘草炙，剉　干姜炮。各半两　粟米一合

上六味，捣罗为散。每服二钱匕，用竹茹生姜煎汤调下。

上气腹胀

论曰：上气腹胀者，由肺气上逆，胸中否塞，腹内虚胀，妨害饮食。由谷气衰少，阴湿交攻，干连腹膜，膨闷不消，故上气而腹胀也。

治上气腹胀，**疏气丸方**

大黄剉，炒。一两半　郁李仁去皮尖，焙。一两　枳壳去瓤，麸炒。半两　羌活去芦头。半两　木香一分　青橘皮汤浸，去白，焙。半两　槟榔炮，剉。三枚　芎䓖半两　檀香剉。一分　陈橘皮汤浸，去白，焙。一两。炒

上一十味，捣罗为末，炼蜜和丸梧桐子大。每服二十丸，生

---

① 服：元刻本、日本抄本、文瑞楼本同，明抄本、乾隆本此后有"一方治女人经水不通"。

姜汤下，食后临卧服。

治上气心腹胀满，不能饮食，**人参鳖甲汤方**

人参　鳖甲去裙襴，醋炙　知母焙。各一两二钱[1]　诃黎勒皮一两　芍药三分[2]　青橘皮汤浸，去白。半两　大腹剉　槟榔剉。各三枚　柴胡去苗　茯神去木　当归切，焙。各一两　甘草炙。一两

上一十二[3]味，粗捣筛。每服三钱匕，水一盏，生姜一枣大，切，煎至七分，去滓温服，不拘时。

治上气脾胃虚弱，心腹疼痛，胁肋胀满，或时便泄，**健脾豆蔻丸方**

白豆蔻仁三分　枳壳去瓤，麸炒　陈橘皮汤浸，去白，焙。各二两　诃黎勒煨，取皮。一两　桂去粗皮。一两　当归切，焙。三分　干姜炮裂。半[4]两　丹砂细研。一两

上八味，捣研为细末，炼蜜和丸梧桐子大。每服二十丸至三十丸，煎生姜橘皮汤下，空心食前服。

治上气喘痧，胀满气促，**固气汤方**

乌药　沉香　赤茯苓去黑皮　麦蘖炒　枳壳去瓤，麸炒　黄耆剉　木香　甘草炙。各二两半

上八味，粗捣筛。每服三钱匕，水一盏，生姜少许，同煎七分，去滓温服，不拘时服。

治上气腹胀，脾胃不和，心胸满闷，**茯苓丸方**

白茯苓去黑皮　肉豆蔻仁炮　人参　白术各一两　干姜炮。一两半　桂去粗皮　诃黎勒炮，去核。各半两　甘草炙。二钱

上八味，捣罗为末，炼蜜和丸梧桐子大。每服三十丸，生姜汤下，食前服。

治上气胸膈不利，心腹膨胀，饮食不消，**木香散方**

木香　蘹香子炒　芍药　干姜炮　甘草炙，剉　青橘皮汤浸，

---

① 一两二钱：元刻本、日本抄本、文瑞楼本同，明抄本、乾隆本作"一两"。
② 三分：元刻本、日本抄本、文瑞楼本同，明抄本、乾隆本作"五钱"。
③ 一十二：原作"一十一"，诸校本同，据本方药物数量改。
④ 半：元刻本、日本抄本、文瑞楼本同，明抄本、乾隆本作"一"。

去白，焙　乌药剉。各等分

上七味，捣罗为散。每服一钱匕，炒姜盐汤调下。妇人，当归酒调下。

治上气胸满腹胀，精神倦怠，**沉香丸**方

沉香剉　丁香　木香各半两　巴豆七枚。去皮，铁条子穿，烧灰，研　杏仁七枚。去皮，烧灰，研

上五味，捣研为细末，糯米粥和丸豆大。每服三丸至五丸，生姜汤下，不拘时服。

治上气腹胀，**半夏生姜汤**方

半夏汤洗去滑，七遍，焙。五两　生姜半斤　人参一两半　陈橘皮汤浸，去白，焙。三两

上四味，细剉如麻豆。每服五钱匕，水一盏半，煎至八分，去滓温服，不计时候。

治上气心腹胀满，**人参汤**方

人参　甘草炙，剉　陈橘皮汤浸，去白，焙。各五两

上三味，细剉如麻豆。每服五钱匕，水一盏半，入大枣三枚，擘破，煎至八分，去滓温服。如觉心闷，即加白茯苓一分。

治上气心腹胀满，呕逆痰唾，**鸡舌香丸**方

鸡舌香　沉香剉　木香　槟榔剉　白术　丁香[1]各一两　厚朴去粗皮，生姜汁炙。半两　丹砂细研。一两半　人参三分　当归切，焙。半两　芍药　枳壳去瓤，麸炒。各一分　甘草炙。半两

上一十三味，捣研为细末，拌和令匀，炼蜜和丸樱桃大。每服一丸，细嚼，生姜盐汤下，空心食前服。

治气上逆，胸膈痞塞，饮食不下及积气[2]，心腹胀满，大肠虚秘，**通气汤**方

荜拨　连皮大腹[3]剉。各一两　沉香剉　草豆蔻去皮　木

---

① 丁香：元刻本、明抄本、日本抄本、文瑞楼本同，乾隆本作"藿香"。
② 积气：元刻本、日本抄本、文瑞楼本同，明抄本、乾隆本作"胸胁积气"。
③ 连皮大腹：元刻本、日本抄本、文瑞楼本剂量同，明抄本、乾隆本作"五钱"。

香　干姜炮　诃黎勒去核　甘草炙，剉　青橘皮①去白，焙，
炒　桂去粗皮　枳壳去瓤，麸炒　桃仁去皮尖、双仁，炒黄　槟榔
剉。各半两

上一十三味，粗捣筛。每服三钱匕，水一盏，煎至七分，去
滓温服。

治冷气呼吸短乏，胁肋刺痛，皮急寒战，心腹胀满疼痛，食
饮不消，**药盐煎方**

木香　厚朴去粗皮，生姜汁炙　苍术米泔浸洗，切，焙　大
腹皮　枳壳去瓤，麸炒　芍药　诃黎勒皮　白槟榔　陈橘皮去白，
焙。各一两

上九味，并细剉，共用水一斗，煎取三升，滤去滓，入盐花
二斤，文武火煎汁尽，如红雪法收之。每用半钱、一钱匕，水一
盏，生姜三片，同煎七分，温服。

上气喉中如水鸡声

论曰：肺主气，上通于喉咙，肺经客寒则喉咙不利，痰唾凝
结，气道奔迫，喘息有声，声如水鸡。

治上气咳，喉中作声，坐卧不得，**半夏丸方**

半夏汤浸去滑，生姜汁制，切，焙　紫菀去苗、土　桑根白皮
剉。各一两　款冬花　射干　陈橘皮汤浸，去白，焙　百部　五味
子各三分　细辛去苗叶。半两　赤茯苓去黑皮　贝母炒，去心。各
三分　皂荚酥炙黄，去皮子。三分　杏仁汤浸，去皮尖、双仁。一
两半

上一十三味，捣罗为末，炼蜜和杵数百下，丸如梧桐子大。
每服三十丸，食后煎灯心生姜枣汤下，日再服。

治咳逆上气，胸中痞塞，卧不安席，咽中如水鸡声，**投杯
汤方**

款冬花　甘草炙，剉。各一两　桂去粗皮　麻黄去节。各二两　十

---

① 青橘皮：元刻本、日本抄本、文瑞楼本剂量同，明抄本、乾隆本作"一两"。

姜炮。三^①两　紫菀去苗、土　细辛去苗叶。各一两　半夏生姜汁浸一宿，汤洗，切，焙。二两　杏仁汤浸，去皮尖、双仁，炒。半两

上九味，粗捣筛。每服五钱匕，水一盏半，入大枣五枚，去核，同煎至八分，去滓温服，日再。服讫卧，令汗出，数日内勿饱食。

治咳而上气，喉中如水鸡声，**射干汤方**

射干二两　麻黄去节　细辛去苗叶。各四^②两　五味子炒　紫菀去苗、土　半夏汤洗七遍，生姜制，炒干。各三^③两　生干地黄焙。四^④两　款冬花三两

上八味，粗捣筛。每服五钱匕，水一盏半，入大枣三枚，去核，同煎至八分，去滓温服，日三。

治上气胸满，喉中不利如水鸡声，其脉浮者，**厚朴石膏汤方**

厚朴去粗皮，生姜汁炙。五两　石膏碎。一^⑤两　麻黄去节。四^⑥两　杏仁汤浸，去皮尖、双仁，炒。四^⑦两　细辛去苗叶　半夏汤洗七遍，生姜制，炒干　干姜炮。各二两　五味子二两半^⑧。炒

上八味，粗捣筛。每服五钱匕，水一盏，更用水研小麦，取汁一小盏，同煎至一盏，去滓温服，日二。

治上气呀嗽，喉中如水鸡声，**前胡丸方**

前胡去苗。一两一分　葶苈隔纸炒紫色，研如膏　巴豆去皮心，研。各三^⑨分　大黄剉，炒。一两一分　甘遂炒　墨炙。各半两

上六味，除葶苈、巴豆外，捣罗为末，再研匀，炼蜜和丸如梧桐子大。每日空腹粥饮下三丸，吐利痰涎为度。若吐利多，即减丸数，三日一服。

治咳逆喉中如水鸡声，**贝母汤方**

---

① 三：元刻本、日本抄本、文瑞楼本同，明抄本、乾隆本作"二"。
② 四：元刻本、明抄本、乾隆本、文瑞楼本同，日本抄本作"一"。
③ 三：元刻本、日本抄本、文瑞楼本同，明抄本、乾隆本作"二"。
④ 四：元刻本、明抄本、乾隆本、文瑞楼本同，日本抄本作"一"。
⑤ 一：元刻本、日本抄本、文瑞楼本同，明抄本、乾隆本作"二"。
⑥ 四：元刻本、明抄本、乾隆本、文瑞楼本同，日本抄本作"二"。
⑦ 四：元刻本、明抄本、乾隆本、文瑞楼本同，日本抄本作"一"。
⑧ 二两半：元刻本、日本抄本、文瑞楼本同，明抄本、乾隆本作"二两"。
⑨ 三：元刻本、明抄本、乾隆本、文瑞楼本同，日本抄本作"一"。

贝母去心，炒。一两　麻黄去节，剉。二两　桂去粗皮。二两　半夏汤洗七遍，去滑，生姜汁制，炒干　干姜炮。各一两半　甘草微炙，剉。一两

上六味，粗捣筛。每服三钱匕，水一盏，煎至六分，去滓温服，日三。

治上气脉浮咳逆，喉中如水鸡声，喘息不通呼吸，状甚危者，**麻黄汤方**

麻黄去节，煮，掠去沫，焙。八两　甘草微炙。四①两　大枣三十枚。去核　射干二两

上四味，㕮咀。每服五钱匕，井华水一盏半，煎至八分，去滓温服，日三夜一。

治久逆上气，胸满，喉中如水鸡声，**小投杯汤方**

麻黄去节。四②两　厚朴去粗皮，生姜汁炙。五两　石膏四③两。碎　杏仁汤浸，去皮尖、双仁。三两

上四味，㕮咀。每服五钱匕，水一盏半，先入小麦半合煎，候小麦熟即去麦，入药末煎至八分，去滓温服，日三夜一。咳嗽甚者，加五味子、半夏各三两，干姜二两。

短　气

论曰：短气不足以呼吸者，肺虚也；倚息短气不能卧，其形如肿者，饮也；短气上喘，气道促急者，肺虚而寒邪实也。如是者，不可概而论之。

治上气咳逆，喘息短气，**蜀椒丸方**

蜀椒去目及闭口者，炒出汗。三④两　麦门冬去心，焙　甘草炙。各五⑤两　远志去心　桂去粗皮　细辛去苗叶。各三⑥两　附子

---

① 四：元刻本、明抄本、乾隆本、文瑞楼本同，日本抄本作"一"。
② 四：元刻本、明抄本、乾隆本、文瑞楼本同，日本抄本作"一"。
③ 四：元刻本、明抄本、乾隆本、文瑞楼本同，日本抄本作"一"。
④ 三：元刻本、日本抄本、文瑞楼本同，明抄本、乾隆本作"一"。
⑤ 五：诸校本同，日本抄本旁注"作二"。
⑥ 三：元刻本、日本抄本、文瑞楼本同，明抄本、乾隆本作"一"。

炮裂，去皮脐。一两半　人参四两　干姜炮。二两

上九味，捣罗为末，炼蜜和丸如弹子大。每服一丸，食前含化细咽之。喉中胸中当热。药力稍尽，更进一丸，日三夜二服。

治气虚胸膈中寒热，短气不足，**紫苏五味子汤方**

紫苏茎叶二两　五味子一两　甘草炙。三分　前胡去芦头。一两　陈橘皮汤浸，去白，焙　桂去粗皮。各三分

上六味，粗捣筛。每服五钱匕，水一盏半，入生姜一枣大，拍碎，枣二枚，煎至八分，去滓温服，日三。

治上气咽喉窒塞，短气不得卧，腰背痛，胸满不得食，面色萎黄，**贝母汤方**

贝母一两　桂去粗皮　麻黄去根节　石膏　甘草炙。各二两　杏仁汤退去皮尖、双仁，炒。三十枚　半夏汤洗七遍，去滑，焙。二两半

上七味，㕮咀如麻子大。每服五钱匕，水一盏半，入生姜五片，煎至八分，去滓温服，日三。

治短气①不足，**理气丸方**

杏仁汤浸，去皮尖、双仁，炒　桂去粗皮。各一两　益智炒，去皮　干姜炮裂。各二②两

上四味，除杏仁研外，捣罗为末和匀，炼蜜丸如梧桐子大。每服二十丸，空心食前生姜汤下。

治短气③，**姜麦汤方**

生姜切。三两　小麦三合

上二味，以水五盏，煎至三盏，分作两剂。去滓温服，良久再服。

治卒短气，**紫苏汤方**

---

①　短气：元刻本、日本抄本、文瑞楼本同，明抄本、乾隆本作"上气短气不足"。

②　二：元刻本、日本抄本、文瑞楼本同，明抄本、乾隆本作"三"。

③　短气：元刻本、日本抄本、文瑞楼本同，明抄本、乾隆本作"上气短气不足"。

紫苏茎叶剉。二两　陈橘皮汤浸，去白，焙。半两

上二味，粗捣筛。每服三钱匕，枣一枚，擘破，酒一盏，煎至七分，去滓温服，日三。

治卒短气，**枸杞汤方**

枸杞

上一味，粗捣筛。每服三钱匕，水一盏，生姜一枣大，切碎，煎至七分，去滓温服，日三。

治气极喘甚，短乏不欲食，口燥咽干，**竹叶汤方**

竹叶　麦门冬去心，焙　小麦　生地黄各二两　麻黄去根节。一两　甘草炙。半两　石膏二两

上七味，㕮咀如麻豆大。每服五钱匕，水二盏，入生姜五大片，大枣三枚，擘破，同煎至一盏，去滓温服，不拘时，日夜共三服。

治肺实胸中短气，上焦壅滞，不思饮食，**五味子汤方**

五味子一两　木香半两　诃黎勒皮一两　甘草炙。半两　前胡去芦头　陈橘皮汤浸，去白，焙。各一两　桂去粗皮　半夏汤洗七遍，去滑。各三分

上八味，粗捣筛。每服五钱匕，水一盏半，入生姜一块，拍碎，枣二枚，擘破，煎至八分，去滓温服，日三。

治肺胃气虚，触冒风寒，短气喘促，眠睡不得，**款气秘效丸方**

苦葶苈二两。纸衬炒紫色，别研为细末　桑根白皮炙黄，剉。三钱　马兜铃根去土。一两　麻黄去根节。一分

上四味，除葶苈外，捣罗为末，入葶苈研，拌令匀，煮枣肉为丸如梧桐子大。每服二十丸，煎阿胶皂子汤下，食后临卧服。

治胸胁短气妨闷，不下食，**赤茯苓汤方**

赤茯苓去黑皮　人参　前胡去芦头　桂去粗皮。各三分　半夏汤洗七遍，去滑，焙　柴胡去苗。各半两　甘草炙，剉。一分

上七味，粗捣筛。每服三钱匕，水一盏，枣二枚，擘破，生姜五片，煎取七分，去滓温服，食后。

治胸胁短气妨闷，不下食，**木香丸方**

　　木香　青橘皮汤浸，去白，焙　陈曲炒　诃黎勒煨，去核　麦
蘖炒。各半两　莱菔子一分　芜荑炒。三分

　　上七味，捣罗为末，炼蜜和丸如梧桐子大。每服二十丸，生姜
汤下。

　　治胸胁短气妨闷，不下食，**陈橘皮汤方**

　　陈橘皮汤浸，去白，焙　柴胡去苗。各一两　半夏汤洗七遍，
去滑　枳壳去瓤，麸炒　诃黎勒皮各三分　木香　升麻　五味子各
半两

　　上八味，到如麻豆大。每服五钱匕，水一盏半，入生姜五片，
煎取七分，去滓温服。

冷　气

　　论曰：冷气者，因寒冷搏于气所为也。肺主气，气之行如水流
不得息。温即通，值冷则涩。若人呼吸少气，胁肋刺痛，皮肤拘急，
恶寒战栗，百节痠疼，咳嗽声嘶，膈脘否塞者，冷气之为病也。

　　治一切冷气，两胁胀满，背膊拘急疼痛，饮食减少，噎塞不
通，真气虚弱，精神昏暗，困倦少力，**沉香丸方**

　　沉香到　干姜炮　羌活去芦头　楝实到，炒　木香　甘草炙，
到　肉豆蔻去壳　诃黎勒皮　延胡索　肉苁蓉酒浸，切，焙　芎
藭　当归焙　蓬莪茂煨，到　蘹香子炒　乌头生，去皮脐　天
麻　人参各一两　丁香大者　白檀香到。各半两　青橘皮去白，
焙　附子炮裂，去皮脐　桂去粗皮　巴戟天去心　牛膝酒浸，切，
焙。各一两半　蒺藜子炒，去角。二两　丹砂研。一两

　　上二十六味，捣罗二十五味为末，入丹砂再同研匀，炼蜜和
丸如鸡头大。每服一丸，煨生姜橘皮汤嚼下，空心食前各一服，
温酒下亦可。

　　治久积冷气，发歇疼痛①，两胁胀满，饮食不进，四肢怠惰，

―――――――――――――――――

　　① 发歇疼痛：元刻本、日本抄本、文瑞楼本同，明抄本、乾隆本作"发渴
腹痛"。

手足无力，**硇砂煎丸方**

硇砂去石，研。二两　阿魏研。一^①分　陈曲炒。一两。别为末　诃黎勒皮　附子炮裂，去皮脐　青橘皮去白，焙　白芥子　蘹香子炒　槟榔剉　丁香　荜拨各半两　木香三分^②

上一十二味，捣罗九味为末。以好酒一升，先入硇砂煎沸，次入阿魏同煎五七沸。候冷，以绵滤去滓，入神曲末搅匀，慢火熬成膏。将九味药末和捣二三百杵，丸如梧桐子大。每服十丸至十五丸，食前温酒下，生姜汤亦得。

治一切冷气及一切伤滞等^③，**硇砂丁香丸方**

硇砂一分。去石。醋二碗熬至半碗　蓬莪茂煨，剉　京三棱煨，剉　楝实取肉　槟榔剉　硫黄研。各半两　巴豆二十粒。去皮、心、膜，出油，研　沉香剉　木香　丁香　蘹香子炒。各一两

上一十一味，捣研一十味为末，入硇砂膏内熬干捣成剂，旋丸如绿豆大。每服七丸，醋汤下。妇人，当归酒下；食伤，茶下；酒伤，温酒下。

治冷气上逆，霍乱吐利，心腹撮痛，吞酸胀满，不欲饮食，温胃调中，**人参汤方**

人参二两　槟榔剉　荜澄茄　芎䓖　甘草炙，剉　白檀香剉　木香　陈橘皮汤浸，去白，焙。各一两半　山芋二两　半夏汤洗七遍，去滑，焙。一两

上一十味，粗捣筛。每服三钱匕，水一盏，生姜五片，煎至七分，去滓，空心食前温服。

治久积冷气，去痞满，调脏腑，通秘涩，进饮食，**木香大腹丸方**

木香　槟榔剉　丁香　桂去粗皮　大腹剉　陈橘皮汤浸，去白，焙。各一两　牵牛子炒熟。二两　吴茱萸汤洗，焙炒　诃黎勒

---

① 一：元刻本、明抄本、乾隆本、文瑞楼本同，日本抄本作“三”。

② 三分：元刻本、日本抄本、文瑞楼本同，明抄本、乾隆本作“五钱”。

③ 一切冷气……伤滞等：此10字元刻本、日本抄本、文瑞楼本同，明抄本、乾隆本作“冷气上逆，霍乱吐利，心腹疼痛，吞酸，胀满不欲食。温脾胃，调中气”。

皮各半两

上九味，捣罗为末，酒煮面糊和丸如梧桐子大。每服二十丸，食前生姜汤下。

治中寒冷气，脐腹刺痛，胀满便利，醋心呕逆，**白豆蔻散方**

白豆蔻去皮。二两　厚朴去粗皮，姜汁炙　莎草根炒，去毛。各一两　甘草炙，剉。五两　缩砂蜜去皮　青橘皮汤洗，去白，焙　陈橘皮汤浸，去白，焙　丁香各四两　木香三两

上九味，捣罗为散。每服二钱匕，生姜二片，盐少许，沸汤点，食前服。

治冷气心腹满胀，脐腹撮痛，吐逆泄泻，**乌头汤方**

乌头生用。一两　苍术二两

上二味，水浸七日，刮去皮，焙干，粗捣筛。每服二钱匕，水一盏，生姜三片，枣二枚，擘，煎至七分，去滓热服。

治心腹冷气，疞刺疼痛，**丁沉煎丸方**

丁香　沉香剉　荜澄茄新者　木香　肉豆蔻去壳　槟榔剉　蘹香子炒　楝实　高良姜　桂去粗皮　当归切，焙　蓬莪荗煨，剉。各一两

上一十二味，捣罗为末。用附子、乌头炮裂，去皮脐，各二两，别捣为末；米醋五升浸硇砂一两，经宿澄去砂石。以此醋[1]煮附子、乌头末为糊，和前件药末，捣三五百杵成剂，丸如弹子大。每服一丸，细嚼。丈夫炒生姜盐汤下，妇人炒生姜醋汤下。有孕不可服。

治一切冷气，攻刺疼痛，心腹胀满，**十味理中丸方**

阿魏一分[2]。醋化去砂石，面和作饼，炙　京三稜煨，剉　蓬莪荗煨，剉　青橘皮汤浸，去白，焙　甘草炙，剉　陈橘皮汤浸，去白，焙　干姜炮　干木瓜切　桂去粗皮　白术各一两半

上一十味，捣罗为末，薄面糊丸如樱桃大，丹砂末为衣。每

---

[1] 醋：原作"酒"，元刻本、日本抄本、文瑞楼本同，据明抄本、乾隆本及上下文改。

[2] 分：元刻本、明抄本、乾隆本、文瑞楼本同，日本抄本作"两"。

服一丸，煎生姜木瓜盐汤下。妇人炒当归生姜汤下。

治一切冷气，心腹疼痛，呕逆厥冷，**正气丸方**

阿魏醋化去砂石，面和作饼，炙　附子炮裂，去皮脐　菖蒲米泔浸一宿，焙　硫黄研。各一两半①　木香　槟榔到　白术　诃黎勒皮各一两　干姜炮。半两　桃仁去皮尖、双仁，炒，研　当归切，焙　厚朴去粗皮，姜汁炙。各三分

上一十二味，捣罗十味为末，与硫黄、桃仁和匀，面糊丸如梧桐子大。每服十②丸，温酒或盐汤下，妇人醋汤下，并空心食前服。

治诸冷气，胸膈不利，噎塞喘闷，呼吸少气，恶寒战栗，腹胁膨胀，**人参丸方**

人参　白茯苓去黑皮　陈橘皮汤浸，去白，焙　槟榔到　白术　甘草炙，到　诃黎勒炮，取皮。各一③两　桂去粗皮　厚朴去粗皮，生姜汁炙　干姜炮。各二两

上一十味，杵罗为细末，炼蜜和丸如梧桐子大。每服十④丸，嚼破，煎生姜汤下，食前服。

厥逆气

论曰：字书谓上实下虚，外实内虚，气欠而逆者，厥也。所谓厥逆气者，以阴气盛实，上乘于阳，阳虚于下，卫气厥逆，不能周流和顺。故其证在内则气逆上行，在外则背寒肢冷，阴盛于上故也。

治气逆攻冲，肩膊拘急，或胁肋胀满，大便秘涩，手臂头面浮肿，**款气丸方**

木香　陈橘皮汤浸，去白，切，焙　枳壳去瓤，麸炒　郁李仁麸炒，去皮。各三分　吴茱萸汤洗七遍，炒。半两　桃仁去皮尖、双

---

① 一两半：元刻本、日本抄本、文瑞楼本同，明抄本、乾隆本作"一两"。
② 十：元刻本、日本抄本、文瑞楼本同，明抄本、乾隆本作"二十"。
③ 一：元刻本、日本抄本、文瑞楼本同，明抄本、乾隆本作"二"。
④ 十：元刻本、日本抄本、文瑞楼本同，明抄本、乾隆本作"二三十"。

仁，麸炒。一两　京三稜煨，剉。一①两半　桂去粗皮。半两　槟榔
剉。一②两半　赤芍药　赤茯苓去黑皮。各一两　黑牵牛五两。拣
净，捣罗取末。二两半

上一十二味，为细末，炼蜜丸梧桐子大。每服二③十丸，空心
温酒下，生姜汤亦得。

治气虚手足厥逆，三焦不顺，**泽泻汤方**

泽泻　细辛去苗叶　续断　秦艽去苗、土　山芋　黄耆剉。各
一两　防风去叉　五味子　生姜切，焙。各一两半

上九味，粗捣筛。每服三钱匕，水一盏，枣一枚，去核，同
煎至七分，去滓，空心临卧各一服。

治气逆不调，不思饮食。宽胸膈，消胀满，**丁香散方**

丁香　白术　藿香叶　丁香皮各一两　京三稜煨。二两　白檀
香剉　乌药剉。各一两　甘草炙。半两

上八味，为细散。每服二钱匕。食前沸汤点服。

治气逆往来，喘急噎闷，**沉香枳壳散方**

沉香一两④　枳壳去瓤，麸炒　前胡去芦头。各三分　乌药剉。
半两　木香　槟榔剉　人参　甘草炙。各一分

上八味，为细散。每服二钱匕，入生姜二片，盐少许，沸汤
点服，不拘时。

治气逆上盛，头目昏眩，不思饮食，时发恶心，或作中满。
调中顺气，消痰利膈，**藿香汤方**

藿香叶　白术各二两　人参　白茯苓去黑皮。各一两　丁
香　甘草炙。各半两

上六味，粗捣筛。每服三钱匕，水一盏，入生姜三片，同煎
至七分，去滓温服，不计时。

治气逆上冲，吐逆不止，冷痰壅滞。开胃进食，**豆蔻丸方**

---

① 一：元刻本、日本抄本、文瑞楼本同，明抄本、乾隆本作"二"。
② 一：元刻本、日本抄本、文瑞楼本同，明抄本、乾隆本作"二"。
③ 二：元刻本、日本抄本、文瑞楼本同，明抄本、乾隆本作"三"。
④ 两：元刻本、日本抄本、文瑞楼本同，明抄本、乾隆本作"分"。

肉豆蔻大者，去壳。二枚　桂去粗皮　青橘皮汤浸，去白，焙　附子炮裂，去皮脐。各半①两　半夏汤洗七遍，麸炒黄色　干姜炮。各一两

上六味，为细末，生姜自然汁煮面糊丸梧桐子大。每服十②丸，空心食前生姜汤下。

治气逆膈气，胸中痰结，饮食不下，**木香散方**

木香一两③　青橘皮汤浸，去白，焙。二两④　白豆蔻去皮。三分　郁李仁汤浸，去皮，微炒，别研成膏。二两

上四味，除郁李仁外，三味为细末，和研令匀。每服二钱匕，煎椒汤调下，空心食前服。

治气逆心腹膨胀，干呕不止，手足厥冷，**橘皮汤**⑤方

陈橘皮汤浸，去白，焙。四⑥两　生姜切，焙。六两　缩砂仁　甘草炙　白芷各一两

上五味，粗捣筛。每服五钱匕，水一盏半，煎至一盏，去滓温服。口干，加牛乳少许同煎。

治胸中气逆，时复疼痛，**枳实散方**

枳实去瓤，麸炒　桂去粗皮。各一两

上二味，为细散。每服二钱匕，不计时，热酒调下。

治心胸气逆刺痛，不可俯仰，气促咳唾，不下食，**陈橘皮汤方**

陈橘皮汤浸，去白，焙　木香　芍药　当归切，焙　槟榔各半两　桔梗炒。三分

上六味，剉如麻豆大。每服五钱匕，水一盏半，入生姜三片，煎取八分，去滓温服。

---

① 半：元刻本、日本抄本、文瑞楼本同，明抄本、乾隆本作"一"。
② 十：元刻本、日本抄本、文瑞楼本同，明抄本、乾隆本作"二十"。
③ 一两：元刻本、日本抄本、文瑞楼本同，明抄本、乾隆本作"三分"。
④ 二两：元刻本、日本抄本、文瑞楼本同，明抄本、乾隆本作"三分"。
⑤ 橘皮汤：本方药物组成，元刻本、日本抄本、文瑞楼本同，明抄本、乾隆本尚有"半夏六两"。
⑥ 四：元刻本、乾隆本、日本抄本、文瑞楼本同，明抄本作"六"。

阳 厥

论曰:《内经》曰有病怒狂者,生于阳也。阳气者,因暴折而难决,故善怒也,病名曰阳厥。夫阴阳不可偏胜,偏胜则气逆。阳厥者,阳胜而气逆之谓[①]也。盖阳气暴折则郁而不散,故多怒而狂。怒则气上,故颈脉动而大疾者,为阳厥之证也。其治,夺食即已。盖食入于阴,长气于阳,阳盛故厥逆怒狂。夺食者,所以平其气也。

治阳厥善怒,除烦下气,**铁落饮方**

铁落染皂铁浆是

上一味,每服用重汤内温一盏饮之,食后。

治阳气厥逆,多怒而狂,颈脉复动,**赤茯苓汤方**

赤茯苓去黑皮。一两　人参　羚羊角镑。各三两　远志去心　大黄剉,炒。各半两　甘草炙,剉。一分[②]

上六味,粗捣筛。每服五钱匕,水一盏,煎至八分,去滓温服,不计时候。

治阳厥多怒,狂躁不安,上攻头颈,**竹沥石膏汤方**

竹沥旋入　石膏一两半　赤茯苓去黑皮　栀子仁　升麻　玄参　生地黄　知母焙。各三分

上八味,除竹沥外,剉如麻豆。每服五钱匕,水一盏半,入生姜五片,同煎至一盏,去滓,入竹沥半合,再煎三沸。温服,食后临卧,日三服。

治阳厥气逆,胸膈烦闷,忿忿饶怒,如发狂状,**竹叶茯苓汤方**

淡竹叶一升　赤茯苓去黑皮。二[③]两　生地黄一升　丹参　玄参各三两　干蓝　车前草各一升　石膏四两

---

① 之谓:元刻本、日本抄本、文瑞楼本同,日本抄本旁注"'之谓'作'不调'",明抄本、乾隆本作"不调"。

② 分:元刻本、日本抄本、文瑞楼本同,明抄本、乾隆本作"两"。

③ 二:元刻本、日本抄本、文瑞楼本同,明抄本、乾隆本作"三"。

上八味，㕮咀如麻豆大。每服六钱匕，水二盏，入生姜五片，煎至一盏半，去滓，更入蜜半合煎三沸，温服，不拘时，日二服。

治阳气偏胜，气厥多怒，心胸烦满，状如狂邪，颈脉皆动^①者，**犀角丸方**

犀角屑　防风去叉。各一两　升麻　萎蕤各三分　枳实麸炒　石膏碎。各半两　甘草炙，剉。一分^②

上七味，捣罗为末，炼蜜和成，杵数百下，丸如梧桐子大。每服二十丸，温熟水下，不计时候，日三服，渐加至三十丸。

治阳厥多怒，气逆发狂，胸膈躁闷，**茯苓大黄汤**方

赤茯苓去黑皮　大黄剉，微炒　羚羊角镑　黄芩去黑心　甘草微炙，剉　枳壳去瓤，麸炒。各一两　前胡去芦头。三分

上七味，粗捣筛。每服五钱匕，水一盏半，入淡竹叶十片，同煎至八分，去滓温服，食后临卧。

治阳厥怒狂，**防风茯苓汤**^③方

防风去叉　赤茯苓去黑皮　萎蕤　白术　陈橘皮汤浸，去白，焙　丹参各一两三分　细辛去苗叶。二^④两　甘草炙。一两　升麻　黄芩去黑心。各一两半　射干一两

上一十二味，粗捣筛。每服五钱匕，以水二盏，大枣二枚，擘破，煎至一盏，去滓温服，日三。

治气逆怒狂，阳气暴厥，**竹沥汤**方

竹沥一升　麻黄去根节。三分　石膏二两　生姜　芍药各一两　大青　栀子仁　升麻　赤茯苓去黑皮　玄参　知母焙。各三

---

① 多怒……皆动：此14字元刻本、日本抄本、文瑞楼本同，日本抄本旁注"又作多怒如发狂状，心胸烦满，忿忿多怒，颈脉疾动"，明抄本、乾隆本作"多怒如发狂状，心胸烦满，忿忿多怒，颈脉疾动"。

② 分：元刻本、日本抄本、文瑞楼本同，明抄本、乾隆本作"两"。

③ 防风茯苓汤：本方药物组成，元刻本、明抄本、文瑞楼本同，乾隆本、日本抄本尚有"酸枣仁炒。三分"。

④ 二：元刻本、日本抄本、文瑞楼本同，明抄本、乾隆本作"一"。

分 生葛二两

上一十二味，除竹沥，㕮咀如麻豆大。每服六钱匕，水二盏，煎至一盏，去滓，下竹沥半合，再煎三沸。温服，日二。

治阳厥怒狂气逆，**泄热汤方**

半夏汤洗七遍，切，焙 麻黄去根节，煎，掠去沫，焙 芍药 杜蘅 枳实去瓢，麸炒 细辛去苗叶 杏仁汤浸，去皮尖、双仁，炒 乌梅去核，椎碎。各三两 松萝二①两

上九味，剉如麻豆。每服五钱匕，水一盏半，入生姜半分，切，竹叶十片，煎取八分，去滓温服。

治阳厥狂怒，**定神丸方**

白茯苓去黑皮 远志去心 防风去叉 人参 柏子仁炒。各一两一分 龙骨一两半 牡蛎煅 枣去皮核，取肉，焙。各二两 甘草炙，剉。一两

上九味，捣罗为细末，炼蜜和丸梧桐子大。初服二十丸，加至三十丸，温熟水下，日再服。

治阳厥气逆，善怒狂妄不常，**羚羊角汤方**

羚羊角镑 五味子 萎蕤 茯神去木 远志去心 沙参去芦头 酸枣仁微炒。各三分② 龙骨一两③

上八味，粗捣筛。每服五钱匕，水一盏半，煎取八分，去滓温服，不拘时候。

---

① 二：元刻本、日本抄本、文瑞楼本同，明抄本、乾隆本作"四"。
② 三分：元刻本、日本抄本、文瑞楼本同，明抄本、乾隆本作"一两"。
③ 一两：元刻本、日本抄本、文瑞楼本同，明抄本、乾隆本作"五钱"。

卷第六十八

吐血门

吐血统论

论曰：古人论吐血有三：一曰内衄，二曰肺疽，三曰伤胃。内衄者，近从心肺间津液出，还流入胃，色如豆汁，凝留胃中，满闷即吐，如衄血状是也。肺疽[1]者，饮酒满闷即吐，血从吐出，少或一[2]合，多至一[3]升是也。伤胃者，食饮过度，胃冷不化，烦闷强呕，食物与气俱上冲蹙胃脘，因致伤损，吐血鲜赤是也。三者证虽不同，要之皆由大虚损及饮酒劳伤所致。巢元方曰：肺者，五脏之[4]盖也。心肝又俱主血，上焦有邪则伤诸脏。脏伤，血下入于胃，胃得血则闷满气逆，气逆故吐血也。孙思邈又曰：吐血之后，体中但自俺俺然心中不闷者辄自愈。凡是之类，学者宜审。

吐　血

论曰：吐血病有三种：一则缘心肺蕴热，血得热则妄行，下流入胃，胃受之则满闷，气道贲冲，故令吐血；二则虚劳之人，心肺内伤，恚怒气逆，肝不能藏血，投[5]虚而出，因怒气逆，甚则呕血；三者缘酒食饱甚，胃间不安，或强吐之，气脉奔[6]乱，损伤心胃，血随食出，此名伤胃。各随证以治之。

---

① 疽：元刻本、日本抄本、文瑞楼本同，明抄本、乾隆本作"疸"。
② 一：元刻本、日本抄本、文瑞楼本同，明抄本、乾隆本作"数"。
③ 一：元刻本、日本抄本、文瑞楼本同，明抄本、乾隆本作"数"。
④ 之：元刻本、明抄本、乾隆本、文瑞楼本同，日本抄本作"上"。
⑤ 投：元刻本、日本抄本、文瑞楼本同，明抄本、乾隆本作"乘"。
⑥ 奔：元刻本、日本抄本、文瑞楼本同，明抄本、乾隆本作"贲"。

治吐血，**羚羊角汤方**

羚羊角镑。三两　伏龙肝五两　熟艾炒。一①两　地榆去土　牛膝去苗，酒浸，焙　牡丹去心。各二两　芍药剉。四②两　阿胶炒令燥。一两③　柏叶炙　大蓟根各三两　鸡苏叶一握④　蛴螬慢火炙黄。五枚

上一十二味，粗捣筛。每服三钱匕，水一盏，入生姜半分，拍碎，同煎至七分，去滓温服。

治吐血，**干地黄汤方**

生干地黄焙。八两　伏龙肝六两　芎䓖一两⑤　当归酒浸，切，焙。三两　桂去粗皮　赤芍药　白芷　干姜炮裂。各二两　细辛去苗叶。半两　甘草炙，剉。一⑥两　吴茱萸汤浸去涎，大豆同炒，去豆用。二两

上一十一味，粗捣筛。每服三钱匕，水、酒各半盏，同煎至七分，去滓温服，空心食前服。

治肺损，吐血嗽血，**通圣散方**

金星石　银星石　太阴玄精石　云母　阳起石　不灰木

上六味等分，以甘锅子一枚，先入罗过紫冬灰，水牛粪是也。可厚一二寸，铺药一重，以灰一二寸，筑令实。又铺药一重，准前以灰盖后铺药为度。上下以灰封盖，以盐泥固济。不限药多少，皆用炭一秤，于静室中周密不通风处，火煅一日一夜。候冷取出，于净地掘一坑子，深一尺许，埋锅子一宿。取出，先拣出药块子，余以粗罗罗去灰，取药碾为末，更入乳钵，研令极细，即入罐子内收之。每药末一两入龙脑、麝香各半钱，阿胶一分，炒，同研。入前件药末一两内，合和令匀，每服一钱或半钱匕，以糯米少许研细，入薄荷汁、蜜各少许，同煎为饮，候温调下。空心日午临

① 一：元刻本、日本抄本、文瑞楼本同，明抄本、乾隆本作"五"。
② 四：元刻本、明抄本、乾隆本、文瑞楼本同，日本抄本作"一"。
③ 炒令燥一两：元刻本、日本抄本、文瑞楼本同，明抄本、乾隆本作"蛤粉炒。二两"。
④ 一握：元刻本、日本抄本、文瑞楼本同，明抄本、乾隆本作"五两"。
⑤ 一两：元刻本、日本抄本、文瑞楼本同，明抄本、乾隆本作"五钱"。
⑥ 一：元刻本、文瑞楼本同，明抄本、乾隆本、日本抄本作"二"。

卧各一服。

治吐血，**五通散方**

巴豆五十枚。去皮　白面一两　郁李仁三百五十枚　盐豉
三百五十粒　伏龙肝二两

上五味，锅子内炒熟，不住手搅，以烟青为度。倾出，放湿
地出火毒，捣罗为散。每服半钱匕，温蜜水调下。如患咯血，用
前件药末一两，郓州蛤粉二两，同研罗细，每服一钱匕。藕汁半
盏，生油两点，食后调服。

治吐血及一切血病，诸药不效者，**乌金散方**

鲮鲤甲　犀角镑　黄明胶　赤鲤鱼皮各一两　胎发一两半　独
角仙①一枚。去翅、头、足

上六味，用瓦藏瓶一枚，底下开窍。内药，以纸筋泥固济，暴
干。用炭五斤簇烧，才候烟绝，拨去火，放冷取出，细研为散。每服
一钱匕，旋入腻粉少许。吐血鼻衄不止，新汲水调下；产后血运，昏
迷闷乱不知人，冷醋汤下；血气，温酒调下；咯血及血积，脏毒下
血，赤痢，血痢，蛊毒痢，肠风及五痔下血，并米饮调下，临卧空腹
服。更相度虚实，可加至二钱匕。服药后，取下积聚物为效。

治男子妇人咯血吐血，**阿胶散方**

阿胶炒令燥　白及　白芷　白敛　黄檗去粗皮，蜜水浸，炙赤
色。各一两

上五味，捣罗为散。每服三钱匕，糯米粥饮调下，空心食前，
日三。小儿量减。

治饮食伤肺，吐血并嗽血，**五胜汤方**

木香　密陀僧　蝉壳去足　甘草炙，剉。各半两　黄明牛胶两
片。将一片酥炙，一片生剉

上五味，粗捣筛。每服三钱匕，水一盏，煎至五分，去滓，
食后良久温服。

治吐血，**黄耆散方**

---

① 独角仙：蛴螬之成虫。

黄耆剉　白及　白敛　黄明胶炒令燥。各二两

上四味，捣罗为散。每服二钱匕，糯米饮调下。

治吐血，**绿云散方**

柏叶　百合　人参　阿胶炙令燥。各二两

上四味，捣罗为散。每服二钱匕，用糯米粥饮调下。

治吐血，**神效金朱丸方**

丹砂半两　金箔四^①片　蚯蚓三条

上三味，先将丹砂、金箔研细，后将蚯蚓同研，和前二味为丸如小皂子大。每服一丸，冷酒下，不嚼。

治吐血咯血，**神效散方**

鹿角胶炙令燥　黄檗去粗皮。各半两　杏仁四十九^②枚。汤去皮尖，麸炒黄

上三味，捣罗为散。每服一钱匕，用白面一钱，温水同调下，食后再服。

治吐血，**金粉汤方**

熟干地黄焙　蒲黄各一两　芎䓖半两

上三味，粗捣筛。每服三钱匕，水一盏半，入糯米十四粒，同煎至七分，去滓温服。

治吐血咯血，**绵灰散方**

新绵一两。烧灰　黄明胶炙令燥　黄檗去粗皮，蜜炙为末。各一^③两

上三味，细研。每服一钱匕，地黄汁、糯米饮相和调下，食后临卧服。

治吐血咯血，**金沙汤方**

紫金沙野蜂窠带是。半两　贝母去心。二钱。生用　卢会一钱

上三味，粗捣筛。每服二钱匕，水半盏，入蜜少许，煎一两

沸，去滓细呷，空心食后临卧服。

治吐血热极，**紫参散方**

紫参 阿胶炒燥。各二两 甘草炙，剉。一两

上三味，捣罗为散。每服二钱匕，温糯米饮调下，不计时候。

治吐血，**杏蜜膏方**

猪脂一具。用瓷器煮烂，冷水浸，去膜 杏仁去皮尖、双仁，炒 蜜熬熟。各二两

上三味，同研，饭上蒸，入木香、附子末各二钱，和匀成膏。每服半匙，酒一盏调下，日三。

治吐血，**藕汁散方**

白茯苓去黑皮 生干地黄焙 蒲黄

上三味，等分，捣罗为细散。每服二钱匕，生藕汁半盏，调匀顿服，立止。

治吐血，**独圣散方**

晚桑叶微焙。不计多少

上一味，捣罗为细散。每服三钱匕，冷腊茶调如膏，入麝香少许，夜卧含化咽津。只一服止，后用补肺药。

治吐血[1]，补肺，**煮肺散方**

杏仁一百二十粒。去皮尖，新瓦上焙，研 百合四[2]两 糯米一[3]合 葱白三茎。并同杏仁法

上四味和匀，猪肺一具[4]，入药在内，麻线系，砂锅内煮。水去一半，翻转令熟，竹片切，连药细嚼，蜜汤下，服至五具为度。

治暴吐血嗽血，**贯众散方**

贯众一两 黄连去须。年老者半两，年少者三分

上二味，捣罗为细散。每服二钱匕，浓煎糯米饮调下，立止。

治吐血，**云雪散方**

---

① 血：元刻本、日本抄本、文瑞楼本同，明抄本、乾隆本此后有"咯血等"。
② 四：元刻本、明抄本、乾隆本、文瑞楼本同，日本抄本作"一"。
③ 一：元刻本、日本抄本、文瑞楼本同，明抄本、乾隆本作"三"。
④ 具：元刻本、日本抄本、文瑞楼本同，明抄本、乾隆本此后有"去筋管膜"。

云雪寒食面是　蒲黄各一两

上二味，并生用，研匀。每服二钱匕，冷水调下。

治吐血，**香草汤方**

莎草根去毛①。五两　甘草一两。剉，炙

上二味，粗捣筛。每服二钱匕，水一盏，煎取七分，去滓温服。

治吐血，**鹿角胶丸方**

鹿角胶炙令燥　黄檗去粗皮。各一两

上二味，捣罗为末，入杏仁四十九枚，汤浸，去皮尖、双仁，炒黄，研细，拌匀，炼蜜和丸樱桃大。每服一丸，含化咽津②。

治诸般吐血，**朱粉散方**

丹砂研飞　蛤粉

上二味，等分，研细合和令匀。每服二钱匕，温酒调下。

治吐血，**黄药散方**

黄药子　防己

上二味，等分，捣罗为散。每服一钱匕，煎小麦汤调下。吐甚者，一服减，二服止。

治吐血，**异功散方**

人参一两

上一味，捣罗为散，以密绢再罗令极细。五更鸡鸣时，打鸡子清调如稀糊，匙抄服。若服一两人参尽甚好；不尽，半两亦可。服讫却卧。

治吐血，**槲叶散方**

槲叶不拘多少

上一味，捣罗为散。每服二钱匕，水一盏，煎五七沸，和滓温服③，不拘时候。

---

① 毛：元刻本、日本抄本、文瑞楼本同，明抄本、乾隆本此后有"用醋炒香熟"。

② 津：元刻本、日本抄本、文瑞楼本同，明抄本、乾隆本此后有"按：此方亦治嗽血"。

③ 服：原无，据诸校本补。

治肺损吐血，**糯米饮方**

薜荔

上一味，每一二十叶，用纸贴放著肉处至干，切不可晒，收贴起。如有患，旋碾罗作细末，每服先研糯米，浓饮煎。若煎饼面，稀稠可八分、一盏，抄药末一匙头，同搅调匀，临卧温服。

治吐血咯血，**青金散方**

荷叶不拘多少

上一味，焙干，捣罗为散①。米饮调下二钱匕。

治吐血②，**黑神散方**

栝楼取端正者，纸筋和泥通裹，于顶间留一眼子，煅存性，地坑内合一宿

上一味，去泥，捣罗为散。每服三钱匕，糯米饮调下，再服止。

治吐血，**艾灰散方**

艾不拘多少

上一味，烧灰细研。每服二钱匕，新汲水调下。

治忽吐血一两口③，**地黄饮方**

生干地黄焙。五两　王不留行　牡丹皮各二两　赤芍药　萆薢各四④两　麦门冬去心，焙　续断　牛膝切，焙　阿胶炙燥。各三两　蛴螬研。五枚

上一十味，除蛴螬外，粗捣筛。以生地黄汁三升，赤马通汁三升，并蛴螬，同煎至三升半，去滓，分温六服，空心食前。

治吐血衄血，大小便出血，**竹叶芍药汤方**

竹叶六合　赤芍药　甘草炙，剉。各一两　阿胶炙燥。三两　当归切，焙。一两半

上五味，粗捣筛。每服五钱匕，水一盏半，煎至八分，去滓

---

① 焙干捣罗为散：元刻本、日本抄本、文瑞楼本同，明抄本、乾隆本作"取绿而不蚛者，阴干为末"。

② 血：元刻本、日本抄本、文瑞楼本同，明抄本、乾隆本此后有"咯血"。

③ 口：元刻本、日本抄本、文瑞楼本同，明抄本、乾隆本作"日"。

④ 四：元刻本、明抄本、乾隆本、文瑞楼本同，日本抄本作"一"。

温服，食后，日二服。

治心肺热极，喘满吐血，**地黄饮**方

地黄汁　生藕汁　小蓟根汁　牛蒡汁各二合　生蜜　生姜汁各一合

上六味，和匀，徐徐呷之，以差为度。

治吐血唾血^①，**赤芍药散**方

赤芍药　当归切，焙　附子炮裂，去皮脐　黄芩去黑心　白术　甘草炙，剉。各一两　阿胶炙燥。二两　生干地黄焙干。四^②两

上八味，捣罗为散。每服三钱匕，空腹温酒调下，日三服。

治肺损吐血，**绵胶散**方

新绵烧灰，研　黄明胶炙燥，捣末

上二味，等分，研匀。每服一钱匕，临卧糯米饮调下。

治吐血、溺血、衄血，**竹茹汤**方

青竹茹剉。一升　芍药二两　芎䓖　当归切，焙　桂去粗皮　甘草炙，剉。各三两　黄芩去黑心。三分

上七味，粗捣筛。每服三钱匕，水一盏，煎至八分，去滓温服，不拘时。

治吐血^③及大小便血，**三物汤**方

生地黄七两半　阿胶炙令燥^④。三分^⑤　白敛八^⑥两

上三味，㕮咀如麻豆。每服七钱匕，水二盏，煎至八分，去滓，空腹温服。

治吐血方^⑦

蛇蜕烧灰

---

① 血：元刻本、日本抄本、文瑞楼本同，明抄本、乾隆本此后有"不止"。
② 四：元刻本、明抄本、乾隆本、文瑞楼本同，日本抄本作"一"。
③ 血：元刻本、日本抄本、文瑞楼本同，明抄本、乾隆本此后有"不止"。
④ 炙令燥：元刻本、日本抄本、文瑞楼本同，明抄本、乾隆本作"粉炒"。
⑤ 分：元刻本、文瑞楼本同，明抄本、乾隆本、日本抄本作"两"。
⑥ 八：元刻本、日本抄本、文瑞楼本同，明抄本、乾隆本作"二"。
⑦ 治吐血方：元刻本、日本抄本、文瑞楼本同，明抄本作"蛇脱散，治吐血"，乾隆本作"蛇蜕灰散方，治吐血"。

上一味，研细。每服一钱匕，冷熟水调下，不拘时候。

治吐血，**天南星散方**

天南星一两。剉如骰子大^①

上以炭灰汁浸一宿，漉出，汤洗，焙干，捣罗为散。每服一钱匕，酒磨自然铜调下。

治肺损，吐血不止，**地黄饮方**

生地黄八两。研取汁　鹿角胶一两。炙燥，碾为末

上二味，先以童子小便五合于铜器中煎，次下地黄汁及胶末，打令匀，煎令熔。十沸后分作三服，当止。

又方

地黄汁六合　牛皮胶一两。细切　生姜一块，如大拇指。椎碎^②

上三味，先以二味于铜器中煎十数沸，次下牛皮胶，煎令消。滤去生姜，分作两服吃便止，或微转一行不妨。

又方

诃黎勒生^③，为末　白面炒

上二味，等分。每服二钱匕，糯米粥调下。

又方

白药四两，烧存性。以盏盖地上出火毒，为末。每服三钱匕，糯米饮调下。

吐血不止

论曰：脏真高于肺而主气，脏真通于心而主血，脏真散于肝而藏血。是三者，或因愁忧思虑与夫恚怒气逆伤之，则气乱而血妄行，下入于胃，胃受之则满胀，其气冲贲于上，故吐血不止也。

治吐血不止极者，**大效圣散方**

金星石　银星石　禹余粮　寒水石以上并碎　不灰木　半夏汤

---

① 剉如骰子大：元刻本、日本抄本、文瑞楼本同，明抄本、乾隆本作"切片"。

② 生姜……椎碎：此10字元刻本、日本抄本、文瑞楼本同，明抄本、乾隆本作"生姜汁三匙"。

③ 生：元刻本、日本抄本、文瑞楼本同，明抄本、乾隆本此后有"取皮"。

洗七遍，去滑，生姜汁制，焙　大黄剉^①　蛤粉

上八味，等分，捣罗为散。每服一钱匕，新汲水调，更入龙脑少许佳，兼解五毒。

治吐血不止，**阿胶散方**

阿胶炒令燥。半两　生干地黄焙。一两　人参一分　黄檗去粗皮，蜜炙　蝉壳去土　甘草生，剉　黄耆剉。各半两

上七味，捣罗为散。每服一钱匕，糯米饮调下，不拘时候服。

治吐血不止，**苎根散方**

苎根　人参　白垩　蛤粉各一分

上四味，捣罗为散。每服一钱匕，糯米饮调下，不拘时候。

治吐血不止，**金花散方**

黄檗去粗皮，涂蜜炙令赤。二两　寒食面微炒。一^②两　黄明胶炙令燥。一两

上三味，捣罗为散。每服三钱匕，冷熟水调下，食后临卧服。

治吐血不止，**鳖甲散方**

鳖甲一两。剉作片子^③　蛤粉一两。鳖甲相和于铫内，炒香黄色　熟干地黄一两半^④。暴干

上三味，捣为细散。每服二钱匕，食后腊茶清调下。服药讫，可睡少时。

治吐血^⑤不止，**郁金散方**

郁金一两　莲实去皮　黄耆剉。各一分^⑥

上三味，捣罗为散。每服一钱匕，冷水调下，不计时候服。

治吐血不止，**二黄汤方**

生干地黄焙　蒲黄各一两

上二味，粗捣筛。每服二钱匕，水一盏，入竹叶七片，煎七

---

① 剉：元刻本、日本抄本、文瑞楼本同，明抄本、乾隆本作"微炒"。
② 一：元刻本、日本抄本、文瑞楼本同，明抄本、乾隆本作"二"。
③ 剉作片子：元刻本、文瑞楼本同，明抄本、乾隆本、日本抄本作"醋炙"。
④ 一两半：元刻本、日本抄本、文瑞楼本同，明抄本、乾隆本作"一两"。
⑤ 血：元刻本、日本抄本、文瑞楼本同，明抄本、乾隆本此后有"咯血"。
⑥ 分：元刻本、日本抄本、文瑞楼本同，明抄本、乾隆本作"两"。

分，去滓放冷。细呷，食后。

治吐血不止，**调胃散方**

紫背荷叶焙。半两　黄耆剉。一分

上二味，捣罗为细散。每服一钱匕，生姜蜜水调下，不拘时候。

治吐血咯血不止，**白敛汤方**

白敛三两　阿胶二两。炙令燥

上二味，粗捣筛。每服二钱匕，酒、水共一盏，入生地黄汁二合，同煎至七分，去滓温服。如无地黄汁，入生干地黄一分同煎亦得。

治吐血，肺损不止，**白金散方**

白面　九节菖蒲末各一两

上二味，再研匀。每服二钱匕，新汲水调下。未止再服。如中暑毒气，生姜蜜水调下。

治吐血似鹅鸭肝，昼夜不止，**生犀散方**

犀角二两。镑屑，生用　桔梗二两。生用

上二味，捣罗为散。暖酒调下二钱匕。

治吐血成块不止，**箬叶散方**

箬叶半两。烧灰　枫香脂一两

上二味，研为散。每服一钱匕，煎黄牛皮汤调下，不计时候服。

治吐血不止，**人参散方**

人参一分①　天茄子苗半两

上二味，捣罗为散。每服二钱匕，新水调下，不拘时。

治血妄行入胃，吐血不止，**黄耆散方**

黄耆半两。细研　五灵脂一两

上二味，捣罗为散。每服二钱匕，新汲水调下，不拘时。

治吐血不止，**黄药汤方**

黄药子万州者。一两

上一味，捣碎。用水二盏，煎至一盏，去滓，温热服。

---

① 分：元刻本、日本抄本、文瑞楼本同，明抄本、乾隆本作“两”。

治吐血不止，**槐香散方**

槐花不拘多少

上一味，火烧存性，研细。入麝香少许，每服三钱匕，温糯米饮调下，立效。

治吐血不止方

黄栌木不拘多少。剉碎

上一味，粗捣筛。每服三钱匕，以水一盏，煎至六分，去滓温服。

治吐血不止，**如圣散方**

上用上色白瓷碗碟椎碎，捣罗为细末。打皂荚子入煎汤，调下二钱匕，连三服立愈。

治暴吐血不止，**人参散方**

人参

上一味为散。每服三钱匕，用鸡子清投新汲水半盏调下。

治吐血不定，**茜草饮方**

茜草一两。生用

上一味，粗捣筛。每服三钱匕，水一盏，煎至七分，去滓放冷服，食后。

治吐血不止，**如圣散方**

枫香脂不拘多少

上一味，细研为散。每服二钱匕，新汲水调下，不计时候。

治吐血不止，**蛛丝散方**

大蜘蛛网一大块

上一味，于铫中炒令黄色，研为散。以温酒调下①，立止。

治吐血不止，咳嗽，**补肺百花煎方**

生地黄汁一升　生姜汁半升　黄牛乳一升半　藕汁一升②　胡桃瓤十枚。研如糊　干柿五枚。细剉，研如糊　大枣二十一枚。煮，去皮核，研如糊　清酒一升。以上数味，一处入银锅中煎，候沸，方

---

① 下：元刻本、日本抄本、文瑞楼本同，明抄本、乾隆本此后有"一钱"。
② 一升：元刻本、明抄本、乾隆本、文瑞楼本同，日本抄本作"一升半"。

下后药　黄明胶炙燥，为末　秦艽末各半两　杏仁汤浸，去皮尖、双仁，炒，研如糊，入煎中。三两

上一十一味，相次下，煎减一半，却入上色蜜四两，徐徐著火，养成煎后入瓷合中盛。每日三度服，每服一匙头，糯米饮调下，酒下亦得。

治吐血不止，**红蓝花饮**方

红蓝花二两　伏龙肝三两。以水五升五合浸，滤取汁　犀角镑。一分①　甜竹茹三分　白茅根剉　麦门冬去心，剉。各半两

上六味，将伏龙肝汁煎诸药，取六合，去滓，食后分三服。每服更入乱发灰一钱匕，和匀服。

治卒吐血不止，**阿胶汤**方

阿胶炙燥　艾叶焙。各三两　地榆　芍药各四②两　蓟根五两

上五味，粗捣筛。每服五钱匕，水一盏半，煎至八分，去滓温服。

治心肺蕴热，或恚怒气逆，使血妄行，日夕③不止，**土马鬃汤**方

土马鬃焙干。二两　枳实去瓤，麸炒　白茯苓去黑皮　秦艽去苗、土　甘草炙，剉　柴胡去苗　人参　生干地黄焙。各一两

上八味，粗捣筛。每服三钱匕，水一盏，煎至七分，去滓，食后温服。

治吐血不止方④

生地黄汁

上一味，和生蜜。每服半盏，不拘时候⑤。

---

① 一分：元刻本、日本抄本、文瑞楼本同，明抄本、乾隆本作"二两"。

② 四：元刻本、明抄本、乾隆本、文瑞楼本同，日本抄本作"一"。

③ 夕：元刻本、日本抄本、文瑞楼本同，明抄本、乾隆本作"夜"。

④ 治吐血不止方：元刻本、日本抄本、文瑞楼本同，明抄本、乾隆本作"蜜汁饮，治吐血不止"。

⑤ 候：明抄本、乾隆本此后尚有"松香脂散　松香脂，取明者火烧存性，研末，入麝香末少许，饮下一钱效。""枫香脂散　枫香脂，研末，用新汲水空心下二钱，日二"。

卷第六十九

吐血门

呕 血

论曰：愁忧思虑则伤心。恚怒气逆，上而不下则伤肝。盖心主血，肝藏血，二脏俱伤则血不循经，随气上逆，故因呕而血出也。《内经》曰怒则气上，甚则呕血。

治呕血唾血，咳逆气喘短气，**款冬花丸方**

款冬花　紫菀去苗、土。各三两　杏仁汤浸，去皮尖、双仁，炒　豉炒。各二两半　人参　桂去粗皮。各半两　天门冬去心，焙　甘草炙，剉　蜀椒去目并合口，炒出汗　柏叶去梗，焙　生干地黄焙。各三分

上一十一味，捣罗为末，炼蜜和丸如弹子大。每服一丸，冷熟水嚼下，日三夜二。

治伤中胸内急痛，咳嗽呕血，时寒时热，小便黄赤，**泽兰汤方**

泽兰叶六两　大黄剉，炒　远志去心。各一两　人参三两　麻仁　桑根白皮剉。各四两

上六味，粗捣筛。每服五钱匕，水一盏半，煎至一盏，去滓冷服，不拘时。

治呕血，**郁金散方**

郁金剉　甘草炙，剉。各一两

上二味，捣罗为散。每服二钱匕，井华水调下，不拘时。

治吐血呕血，**五灵脂饼子方**

五灵脂一两　卢会二钱

上二味，捣研为末，滴水和丸如鸡头大，捏作饼子。每服二饼，龙脑、浆水化下，不拘时。

治呕血、吐血及鼻衄血，**麦门冬汁**[①]方

生麦门冬汁　生地黄汁　生藕汁　冷熟水各一盏　白药一两。为末

上五味，合和匀，每服二盏，略煎沸。温服，不拘时。

治卒呕血，**羚羊角饮方**

羚羊角镑。一两半　桂去粗皮。二[②]两　大黄剉，炒。一两[③]

上三味，粗捣筛。每服三钱匕，水一盏半，煎至一盏，去滓冷服，不拘时。

治呕血不止，**荆芥饮方**

荆芥穗　栀子仁　黄芩去黑心　蒲黄各一两

上四味，粗捣筛。每服三钱匕，水一盏，煎至七分，去滓冷服，不拘时。

治呕血，烦满少气，胸中痛，**阿胶汤方**

阿胶炙令燥[④]　甘草炙。各一两半

上二味，粗捣筛。每服三钱匕，水一盏，入生地黄汁三合，同煎至七分，去滓温服，不拘时。

治呕血，**荆芥汤方**

荆芥穗一两

上一味，粗捣筛。每服三钱匕，水一盏半，煎至一盏，去滓冷服，不拘时。

治呕血，**比金散方**

黄檗去粗皮，蜜炙。一两

上一味，捣罗为散。每服二钱匕，麦门冬熟水调下。

[①]　麦门冬汁：元刻本、日本抄本、文瑞楼本同，明抄本、乾隆本作"三汁饮"，日本抄本旁注"又作'三汁饮 麦门冬 地黄 生藕各用汁'"。

[②]　二：元刻本、日本抄本、文瑞楼本同，明抄本、乾隆本作"一"。

[③]　一两：元刻本、明抄本、乾隆本、文瑞楼本同，日本抄本作"一两半"。

[④]　炙令燥：元刻本、日本抄本、文瑞楼本同，明抄本、乾隆本作"粉炒，研"。

治忧恚呕血，烦满少气，胸中痛[1]，**生地黄汤**方

生地黄半斤　阿胶炙令燥　甘草炙。各一两半

上三味，㕮咀如麻豆大。每服五钱匕，以水一盏半，入大枣二枚，擘破，煎至七分，去滓温服，日二夜一。

治虚劳内伤寒热，呕逆出血，**坚中汤**方

芍药　半夏汤洗七遍　甘草炙。各一两半　桂去粗皮。一两

上四味，㕮咀如麻豆大。每服四钱匕，以水一盏半，入生姜一枣大，切，枣二枚，擘破，同煎至八分，去滓，入饴糖一分[2]，再煎令沸。放温服，日二夜一。

治呕血，**伏龙肝汤**方

伏龙肝一两半　生竹茹剉。一升　芍药　当归切，焙　黄芩去黑心　芎䓖　甘草炙。各二两　生地黄一斤

上八味，㕮咀如麻豆大。每服五钱匕，以水一盏半，煎至八分，去滓温服，日三。

唾　血

论曰：邪热熏于肺则损肺，恚怒气逆伤于肝则损肝。肺肝伤动，令人唾血。如唾中有若红缕者，属肺。如先苦，胁下痛而唾鲜血者，属肝。可析而治之。

治肺气内伤，邪热熏积，咳唾有血，**紫菀散**方

紫菀去苗、土　款冬花　当归切，焙　桂去粗皮　芎䓖　五味子炒　附子炮裂，去皮脐　细辛去苗叶　贝母去心　柏叶炒　白术　甘草炙，剉　生干地黄焙　杏仁汤浸，去皮尖、双仁，炒。各一两

上一十四味，捣罗为散。每服三钱匕，蜜汤调下，日三服，不拘时。

治肺伤唾血，**羊肺汤**方

---

① 烦满少气胸中痛：元刻本、日本抄本、文瑞楼本同，日本抄本旁注"又作忧怒恚怒，呕吐出血，烦闷"，明抄本、乾隆本作"胸中烦闷少气"。

② 一分：元刻本、日本抄本、文瑞楼本同，明抄本、乾隆本作"五钱"。

钟乳粉三两　半夏生姜同捣作饼，暴干。半两　桂去粗皮　白石英碎　射干　桃仁汤浸，去双仁、皮尖，炒　贝母去心　陈橘皮去白，焙　百部切　五味子炒　款冬花　甘草炙，剉　厚朴去粗皮，生姜汁炙。各一两

上一十三味，粗捣筛。每服三钱匕，先用水二盏，煮羊肺一两至一盏，去肺，入药末煎取七分，去滓温服，日三夜一。

治心肺有热，唾血不止，**石膏汤方**

石膏二两。碎　厚朴去粗皮，涂生姜汁炙　麻黄去根节　五味子炒。一两　杏仁汤浸，去皮尖、双仁，炒。各一两　半夏生姜汁制，暴干。半两　小麦洗。二合①

上七味，粗捣筛。每服三钱匕，水一盏，生姜三片，同煎至七分，去滓，空心日午夜卧温服。

治肺伤唾血，**前胡汤方**

前胡去芦头。二两　小麦　茅根剉　麦门冬去心，焙　麻黄去根节　石膏碎　甘草炙，剉。各一两

上七味，粗捣筛。每服三钱匕，水一盏，入生姜汁、生地黄汁各半合，同煎至七分，去滓温服。

治忧恚气逆，肝气不足，唾血不止，**矾石丸方**

矾石熬令汁枯　生干地黄焙　干姜炮裂　桂去粗皮　皂荚炙，剉去皮并子　桔梗剉，炒　附子炮裂，去皮脐。各一两

上七味，捣罗为末，炼蜜和丸如梧桐子大。每服二十丸，温水下，日三。

治恚怒伤肝，唾血烦满，胁下痛，**阿胶散方**

阿胶炙令燥。二两　甘草炙，剉。一两

上二味，捣罗为散。每服三钱匕，以水一盏，入生地黄汁二②合，煎至七分，和滓温服，不拘时。

治肺热唾血，**白前汤方**

---

① 合：元刻本、明抄本、乾隆本、文瑞楼本同，日本抄本作"两"。
② 二：元刻本、日本抄本、文瑞楼本同，明抄本、乾隆本作"半"。

白前　桑根白皮剉　桔梗剉，炒。二①两　甘草炙，剉。一两

上四味，粗捣筛。每服三钱匕，水一盏，煎至七分，去滓，不拘时，温服。

治肺肝内伤，卒唾血，**生地黄饮方**

生地黄二十两②。捣绞取汁　阿胶二两。每片如两指大

上二味，每以胶一片③入地黄汁一盏，内饭甑蒸之，取出放温旋服。

治忧恚绝伤，唾血，胸胁疼痛，**地黄煎方**

生地黄汁五升

上一味，于银石器内慢火煎至三升，入白蜜一盏，酒一盏，再煎至三升，每食后温服半盏。

治唾血不止，**蒲黄散方**

蒲黄一两

上一味，研细。每服三钱匕，冷水调下，不拘时候。

吐血后虚热胸中痞口燥

论曰：上焦有邪，则伤于脏，脏气伤④则吐血。人病吐血之后，荣卫俱虚，阴阳否隔，阳气不降，故身体虚热，胸中烦痞而口舌干也。

治吐血后，胸中痞痛，口燥不喜食，**补肺汤方**

黄耆细剉　桂去粗皮　生干地黄焙　赤茯苓去黑皮　厚朴去粗皮，生姜汁炙　紫菀去苗、土　陈橘皮汤浸，去白，焙　当归切，焙　五味子各二两　远志去心　麦门冬去心，焙　甘草炙，剉　钟乳研成粉　白石英研成粉　人参　桑根白皮剉，炒。各一两

上一十六味，除别研外，粗捣筛，再入研药同和匀。每服五钱匕，以水一盏半，大枣二枚，擘破，同煎至一盏，去滓温服，

圣济总录

一五八二

---

① 二：元刻本、文瑞楼本同，明抄本、乾隆本作"三"，日本抄本作"一"。
② 二十两：元刻本、日本抄本、文瑞楼本同，明抄本、乾隆本作"半斤"。
③ 一片：元刻本、日本抄本、文瑞楼本同，明抄本、乾隆本作"三钱"。
④ 伤：元刻本、日本抄本、文瑞楼本同，明抄本、乾隆本作"虚"。

日二夜一。

治心肺壅热，上焦不利，吐血，胸中痞，口干，**地黄汤方**

生干地黄焙　地骨皮　赤茯苓去黑皮　甘草炙，剉　大黄湿纸裹煨，剉　玄参　黄芩去黑心　当归切，焙　麦门冬去心，焙　藿香取叶　升麻　紫菀去苗、土　桑根白皮剉^①。各一两

上一十三味，粗捣筛。每服五钱匕，水一盏半，煎至一盏，去滓温服，不拘时。

治吐血后，身体虚热，胸中痞隔，口舌干燥，**茯苓汤方**

赤茯苓去黑皮　黄连去须　生干地黄焙　栀子仁　杏仁汤浸，去皮尖、双仁，麸炒　黄芩去黑心　大黄剉，炒。各一两　桂去粗皮　栝楼根各三分

上九味，粗捣筛。每服三钱匕，水一盏，煎至七分，去滓，不拘时温服。

治吐血后，胸中痞，口干，**柏叶散**^②方

柏叶焙　蒲黄各一两　木香　乌鱼骨去甲，炙　棕皮　当归洗，切，焙　妇人油发与棕皮二味烧灰。各半两　阿胶炙燥。一两

上八味，捣罗为细散。每服一钱匕，用糯米粥饮入地黄汁少许，暖合温调下，不计时候服。

治吐血后虚热，胸中痞，口燥，**鹿角胶散方**

鹿角胶炙燥　阿胶炙燥　秦艽去苗、土　糯米炒黄　乌梅去核，炒。各等分

上五味，捣罗为细散。每服二钱匕，温糯米饮温调下，早晚食后、临卧服。

治男子、妇人吐血后膈上虚热，**抵圣汤方**

阴地蕨　紫河车剉　贯众去毛、土　甘草炙，剉。各半两

上四味，粗捣筛。每服三钱匕，水一盏，煎至七分，去滓，食后温服。

---

① 剉：元刻本、日本抄本、文瑞楼本同，明抄本、乾隆本作"蜜炙"。

② 柏叶散：本方药物组成，元刻本、日本抄本、文瑞楼本同，明抄本、乾隆本尚有"生地一两"。

治吐血后上脘痞隔，虚热口燥，**阿胶散方**

阿胶炙燥　生干地黄焙　黄檗去粗皮，蜜炙。各半两　甘草炙，剉。一分

上四味，捣罗为细散。每服二钱匕，用绵灰蜜汤调下，日三服。

治吐血后虚热，胸中痞，口干，**人参散方**

人参二两　阿胶炙燥。一两　甘草炙，剉。半两　黄耆细剉。一两半

上四味，捣罗为细散。每服二钱匕，温糯米饮调下，不拘时候。

治吐血后虚热躁渴及解毒，**茜草丸方**

茜草剉　雄黑豆去皮　甘草炙，剉。各等分

上三味，捣罗为细末，井华水和丸如弹子大。每服一丸，温熟水化下，不拘时服。

治吐血后虚热，胸中痞，口燥，**鹿角胶散方**

鹿角胶炙燥　黄檗去粗皮，蜜炙。各十①两　杏仁四十九枚。汤去皮尖、双仁，麸炒

上三味，捣罗为细散。每服一钱匕，用温水调下，不拘时服。

治肺脏壅热吐血，心膈烦闷，**天竺黄散方**

天竺黄　人参　侧柏叶焙　大黄剉，炒　犀角镑　黄耆剉，焙　赤茯苓去黑皮　马兜铃焙。各半两　鹿角胶炒燥。一两

上九味，捣罗为散。每服一钱匕，暖生地黄汁调下，不拘时。

舌上出血

论曰：心主血，在窍为舌。若心脏蕴热，则血得热而妄行，或溢于心之窍，故有舌上出血之证，甚者出如涌泉。

治心脏有热，舌上血出如涌泉，**升麻汤方**

升麻剉　茜根剉　小蓟根剉。各一两半　艾叶去梗。一握　凝

---

① 十：元刻本、日本抄本、文瑞楼本同，明抄本、乾隆本作"一"。

水石碎。三两

上五味，粗捣筛。每服三钱匕，水一盏，同煎至七分，入生地黄汁一合，更煎一二沸。去滓温服。

治心脏热盛，舌上出血，**香参丸**方

人参　生蒲黄　麦门冬去心，焙　当归切，焙。各半两　甘草炙，剉。一分　生干地黄焙。一两

上六味，捣罗为末，炼蜜丸如小弹子大。每服一丸，温水化下，日三四服。

治心经烦热，血妄行，舌上血出不止，**寸金散**方

新蒲黄三钱匕　新白面二钱匕　牛黄研　生龙脑各半钱匕

上四味，同研极细，生藕汁调下一钱匕。食后临卧服，日二。

治舌上血出不止，**阿胶散**方

阿胶炒燥　蒲黄　黄耆细剉。各一分

上三味，捣罗为细散。每服一钱匕，生地黄汁调下，并二服。

治心经蕴热，舌上血出及诸失血，**熟艾汤**方

熟艾用糯米半合炒　松黄　柏叶炙。各半两

上三味，粗捣筛。每服三钱匕，水一盏，煎至七分，去滓温服，不拘时候。

治舌上出血，窍如簪孔，**紫霜丸**方

紫金沙即露蜂房顶上实处是。研。一两　卢会研。二①钱　贝母去心。四钱

上三味，捣研为末，炼蜜和丸如樱桃大。每服一丸，水七分，一盏化开，煎至五分，温服。吐血衄血，每服一丸，酒半盏化开服。

治舌上忽然血出不止，**圣金散**方

黄药子一两　青黛一分②

上二味，捣研为细散。每服一钱匕，食后新汲水调下，日二服。

---

① 二：元刻本、日本抄本、文瑞楼本同，明抄本、乾隆本作"三"。
② 一分：元刻本、日本抄本、文瑞楼本同，明抄本、乾隆本作"五钱"。

治心脏积热，血脉壅盛，舌上血出，**郁金散方**

郁金一两　当归切，焙。半两

上二味，捣罗为散。每服一钱匕，煎生姜乌梅汤调下。

治舌上血出，**地黄散方**

生干地黄焙干　鹿角胶炒令燥。各一两

上二味，捣罗为散。每服二钱匕，食后糯米饮调下。

治舌上出血不止，**阿胶汤方**

阿胶炒令燥。一两。捣末　蒲黄半[①]两

上二味，合和匀。每服二钱匕，水一盏，煎至六分，入生地黄汁一合，更煎一二沸。温服，不拘时候。

治舌上出血[②]，**清心散方**

刺蓟一握

上一味，研绞取汁，以酒半盏调服。如无生汁，只捣干者为末，冷水调下三钱匕。兼治大衄。

治心脏热极，舌上出血，**黄檗散方**

黄檗二两。涂蜜，慢火炙焦

上一味，捣罗为散。每服二钱匕，温糯米饮调下。

汗　血

论曰：《内经》言脏真通于心，血脉之气行焉。又曰肝藏血，人卧血归于肝。盖血虽藏于肝，而心则行之也。若肝心二脏俱伤于邪，故血随心液为汗而出[③]。

治肝心伤邪，血汗，**人参汤方**

人参　桂去粗皮　甘草炙，剉　白术　赤芍药各一两　黄芩去黑心　芎䓖　当归切，焙　淡竹茹各二[④]两

---

① 半：元刻本、日本抄本、文瑞楼本同，明抄本、乾隆本作"一"。

② 血：元刻本、日本抄本、文瑞楼本同，明抄本、乾隆本此后有"并衄血"。

③ 出：元刻本、日本抄本、文瑞楼本同，日本抄本旁注"又有'是为汗血也'"，明抄本、乾隆本此后有"是为汗血也"。

④ 二：元刻本、明抄本、乾隆本、文瑞楼本同，日本抄本作"一"。

上九味，粗捣筛。每服三钱匕，水一盏，煎至七分，去滓温服，不拘时。

治血汗从肤腠出，**神白散方**

人中白

上一味，不以多少刮在新瓦上，用火逼干，研令极细。每服二钱匕，入麝香少许，温酒调下。

治血汗[①]，**如圣散方**

郁李仁去皮尖

上一味，研细。每服一钱匕，研鹅梨汁调下。

治血汗，鼻衄不断，**吹鼻散方**

人中白

上一味，瓦上焙干，研为细末。每以少许吹入鼻中，立差。

治吐血或汗血、尿血，**竹茹汤方**

淡竹茹　人参　芍药　桔梗剉，炒　生干地黄焙　当归切，焙　甘草炙，剉　桂去粗皮　芎䓖各一两

上九味，粗捣筛。每服五钱匕，水一盏半，煎至一盏，去滓，不拘时温服。

---

① 汗：元刻本、日本抄本、文瑞楼本同，明抄本、乾隆本此后有"不止"。

卷第七十

鼻衄门

鼻衄统论

论曰：《内经》谓脾移热于肝，则为惊衄。盖脾，土也；肝，木也。土本畏木，今脾移热于肝，则是土气反盛，热往乘木。肝所藏者血，其神为魂，虚热胜之，故惊而衄也。从春至夏者，为太阳衄；从秋至冬者，为阳明衄。巢元方曰：寸口微芤者衄，寸脉微苦①寒为衄；寸脉微弱，尺脉涩，发热而弱，为无血，必厥，其人微呕。夫厥当眩，不眩而反头痛。痛为实，下虚上实，必衄。凡是之类，皆其脉也。孙思邈曰：鼻头白者亡血，设令微赤，非时者死。病人色白，皆亡血也。凡时行衄，不宜断之。如一二升以上恐多者，即以龙骨末吹之。凡是之类，皆其候也。以至九窍血俱出者，谓之大衄。胆移热于脑，热盛则阳络溢，阳络溢则衄出、血汗者，谓之衄蔑②，治之各有方论。

鼻　衄

论曰：脾移热于肝则为惊衄，盖木克土者也。脾土热气移于肝木，则神魂惊而血行不由其道。肺主气，开窍于鼻，血随气上。今既妄行，故出于鼻窍而为衄也。

治鼻衄，**伏龙肝汤**方

伏龙肝　细辛去苗叶。各半两　芎䓖一分③　桂去粗皮　白芷　干姜炮　芍药　甘草炙，剉　吴茱萸汤浸一宿，与大豆同炒，

---

① 苦：元刻本、日本抄本、文瑞楼本同，明抄本、乾隆本作"若"。
② 衄蔑（miè 灭）：鼻出血及血汗。衄，鼻出血。蔑，汗孔出血。
③ 分：元刻本、日本抄本、文瑞楼本同，明抄本、乾隆本作"两"。

去豆。各一两

上九味，粗捣筛。每服三钱匕，酒一盏，煎至七分，入生地黄汁一合，更煎一二沸，去滓温服，日三。

治鼻衄，**蒲黄散方**

蒲黄　柏子仁研　当归切，焙　阿胶炙燥　棕榈烧存性，研　乱发灰研。各一钱

上六味，捣研为散。每服二钱匕，生藕节自然汁调下。如肺损吐血，用地黄自然汁调下；肠风下血，用椿根皮煎汤调下；妇人带下，艾汤调下。

治邪热上攻^①，鼻衄烦闷，**比金丸方**

郁金雪水煮令透，切，暴干。一两　紫石英　白石英　白茯苓去黑皮　水银各一分　黑铅半分^②。与水银同结子　甘草生，剉。一^③分　龙脑研。半钱

上八味，除沙子外，捣研为末，用黄牛胆汁和丸如弹子大。每服一丸，煎甘草汤，放冷磨下。

治鼻衄，**睡黄散方**

恶实^④一两半　雄黄研　马牙消研　甘草生，剉。各半两　牛黄研。一钱^⑤

上五味，捣研为散。每服二钱匕，用猪胆汁与新汲水调下，相次便睡，微有汗出为效。如时气黄发，舌胀咽喉肿及热极者，如前法斟酌多少服。

治鼻衄搐鼻方

驼粪

上一味，不以多少。用新藏瓶一个，打开底，入粪在内，烧成灰，取出研细，用麝香少许研匀。随衄血鼻搐之。

---

① 攻：元刻本、日本抄本、文瑞楼本同，明抄本、乾隆本此后有"肝木"。
② 分：元刻本、明抄本、乾隆本、文瑞楼本同，日本抄本作"两"。
③ 一：元刻本、日本抄本、文瑞楼本同，明抄本、乾隆本作"二"。
④ 恶实：元刻本、日本抄本、文瑞楼本同，明抄本、乾隆本此后有"酒蒸"。
⑤ 一钱：元刻本、文瑞楼本同，明抄本、乾隆本作"二钱"，日本抄本作"二两"。

治鼻衄，**防己散方**

防己生用。三两

上一味，捣罗为细散。每服二钱匕，新汲水调下，老、儿酒调一钱匕服，更用热汤调少许鼻中臭气佳。

治鼻衄，**乌沙散方**

细烟香墨二两

上一味，为细散。每服一钱匕，腊茶清调下。

治鼻衄，**地金汤方**

生干地黄焙　生干藕节各二两

上二味，细剉如麻豆。每服三钱匕，水一盏，煎至六分，去滓，食后临卧温服。

治肺壅鼻衄，**玉尘散方**

白面　箬叶灰各三钱

上二味，研令匀，分为二服。食后，井华水调下。

治鼻衄，**吹鼻方**

百叶石榴花

上一味，捣罗为细末，每用少许吹鼻中。

治[1]鼻衄，**劄[2]耳方**

延胡索

上一味，捣罗为末。用绵裹劄耳内，左衄劄右，右衄劄左，左右俱衄，则两耳俱劄。

治鼻衄，**贴鼻方**

鹿角胶不以多少

上一味，以沸汤浸软贴鼻坳上，更以酵面调令稀稠得处。若左窍出血则涂右边，右窍出血则涂左边。

治鼻衄，**贴背膏方**

京三棱大者，一枚

---

① 治：元刻本、日本抄本、文瑞楼本同，明抄本、乾隆本此后有"肺壅热"。

② 劄（zhā 扎）：针刺。

上一味，以湿纸裹，于慢火中煨熟，乘热椎碎，捣罗为细末，醋煮面糊调，贴背第五①椎上。

治鼻衄②，**克效汤**方

甘草炙，剉　桑耳焙。各三分　枳壳去瓤，麸炒　大黄剉，炒。半两　麦门冬去心，焙　槐实炒。各一两半　白芷　鸡苏叶　百合　黄耆剉　白前　连翘　槟榔剉。各一两　姜黄二两

上一十四味，粗捣筛。每服五钱匕，水一盏半，入生姜三片，同煎至八分，去滓温服。

治鼻衄方

烧乱发灰一钱　人中白半钱　麝香一字

上三味，合研匀。吹少许入鼻中，立效。

又方

羊胫炭皮拍碎，炒令通赤。一两　伏龙肝半两　麝香一钱

上三味，细研如粉，每服二钱匕，冷水调下。或研小蓟汁调下亦得。

治肺积热极衄血吐血方

黄明胶末一钱　桑叶末二钱　伏龙肝末一钱半

上三味，研匀为散，糯米饮调下二钱匕。

治鼻衄，**刺蓟汤**方

大蓟根一两　相思子半两

上二味，粗捣筛。每服三钱，水一盏，煎至七分，去滓，放冷服。

治鼻衄血，**葱白汁**方

葱白

上以葱白一握，捣绞取汁，投酒少许，点三两滴入鼻，差。

衄不止

论曰：荣气之行常与卫气相随，则气与血未尝相离。盖肝藏

---

① 五：元刻本、日本抄本、文瑞楼本同，明抄本、乾隆本作"三"。

② 鼻衄：元刻本、日本抄本、文瑞楼本同，明抄本、乾隆本作"肺邪鼻衄不止"。

血，肺主气，荣卫和平则气血顺治。若人腑脏有热，热乘血气，血性得热，流溢妄行，而肺开窍于鼻，故其发为鼻衄。鼻衄不止者，脏虚血盛故也。《内经》又云脾移热于肝，则为惊衄。盖脾，土也；肝，木也。今脾移热于肝，则木不能制土。肝藏血，其神魂，故为惊衄之病。

治鼻衄不止，**紫参汤**①方

紫参 蒲黄 生地黄各二两 黄芩去黑心 赤茯苓去黑皮 赤芍药 当归切，焙。各一两 甘草炙。一两半

上八味，剉如麻豆大。每服三钱匕，水一盏，入阿胶二片，炙令燥，同煎至七分，去滓温服，不拘时候。

治鼻衄不止，**刺蓟汤**方

刺蓟 黄芩去黑心 大黄剉，炒 赤芍药各三两 蒲黄二两 侧柏叶四两 生干地黄焙 甘草炙，剉。各五两

上八味，粗捣筛。每服三钱匕，水一盏，煎至七分，去滓温服。逐急，以新汲水调下。

治鼻衄不止，**麝香散**方

麝香二钱 滑石末 人中白各半两

上三味，同研为散。每服二钱匕，热酒调下。

治鼻衄不止，**厚朴丸**方

厚朴去粗皮 瓦砾并沙姜 粪堆土瓜苗心等分

上三味，捣罗为末，蜜丸如鸡头大。每服三丸，葱一握，细切，面一匙，盐半钱，同炒黄，沸汤点下。

治鼻衄不止，**蒲槐散**方

蒲黄 槐花各半两 防己 人参各一分

上四味，捣研为散。每服一钱匕，新水调下，食后服。

治鼻衄不止，**天竺黄散**方

天竺黄 芎藭各一分② 防己半两

---

① 紫参汤：本方药物组成，元刻本、日本抄本、文瑞楼本同，明抄本、乾隆本作"紫参 生地 蒲黄 姜黄二两 连翘 槟榔 黄芪蜜炙 白前一两"。

② 一分：元刻本、日本抄本、文瑞楼本同，明抄本、乾隆本作"五钱"。

上三味，捣研为散。每服一钱匕，新汲水调下。肺损吐血，用药二钱匕、生面一钱匕，水调下，并食后服。

治鼻衄不止，**千针散方**

刺蓟　木贼各一分　白面一钱

上三味，捣罗为散。每服一钱匕，研青蒿心七枚，新水调下，并二服。

治鼻衄日夜不止，头痛心烦，**玉粉散方**

石膏研　牡蛎烧，研如粉。各一两

上二味，研匀为散。每服二钱匕，新汲水调下。候血滴间断时，再以水调药如稀糊，滴鼻内。

治鼻衄不止，**鸡苏散方**

鸡苏三两　防风去叉。一两

上二味，捣罗为散。每服二钱匕，温水调下，更以鸡苏叶于新水内揉软，内鼻窍即止。

治鼻衄不止，**二花散方**

酸石榴花一分　黄蜀葵花一钱

上二味，捣罗为散。每服一钱匕，水一盏，煎至六分，不拘时候温服。

治鼻衄不止，欲死，**车前散方**

车前子末　牛耳中垢等分

上二味，和成梃子塞鼻中，立止。

治鼻衄不止，**柳枝散方**

寒食杨柳枝门傍插者。一两　人参一分

上二味，捣罗为散。每服一钱匕，新水调下，并二服。

治鼻衄不止，**参莲散方**

人参一钱　莲子心一分

上二味，捣罗为散。每服一钱匕，新水调下。

治衄血不止，心神闷乱，头旋欲倒，**通神散方**

乱发烧灰　伏龙肝等分

上二味，研为散。每服三钱匕，新汲水调下。

治鼻衄不止，**栗灰散方**

生栗宣州。大者，七枚

上逐一微利破皮，连皮烧存性，碗盖候冷，入麝香少许同研。每服二钱匕，温水调下。

治鼻衄不止，**黄药散方**

黄药子一两

上一味，捣罗为散。每服二钱匕，煎阿胶汤调下，良久，以新汲水调生面一匙投之。

治鼻衄血不止，**法纸散方**

上病人衄血时，以纸接血，候滴满纸，于纸灯上烧作灰。每一张作一服，新汲水调下，不得令病人知。

治鼻衄不止，**灯心散方**

灯心焙。一两

上一味，捣罗为散，入丹砂一钱研。每服二钱匕，米饮调下。

治鼻衄不止，**当归散方**

当归切，焙

上一味，捣罗为散。每服一钱匕，米饮调下。

治血热冲肺，鼻衄不止，**蜗牛散方**

蜗牛煿干。一分　乌贼鱼骨半钱

上二味，捣研为散，含水一口，搐一字入鼻内[①]。

治鼻衄血不止，**吹鼻散方**

茅花十茎　乱发一小团

上二味，烧为末，研匀。每以少许吹鼻内。

治鼻衄不止，诸药不验，**大蒜贴足方**

蒜一枚。去皮，研细

上一味，摊作饼子如钱大，厚一豆许。若左窍出血，贴于左脚心下，帛系定；右窍即贴右脚心；两窍俱出，即俱贴之。血止，

---

① 搐一字入鼻内：元刻本、文瑞楼本同，明抄本、乾隆本作"吹鼻中愈"，日本抄本作"摘一字入鼻内"。

急以温水洗脚心，令去蒜气。

治衄血不止，**鸡苏饮方**

鸡苏　白茯苓去黑皮　射干各一两半　白芷　桔梗　天门冬去心，焙　当归切，焙　大黄剉，炒　甘草炙。各一两　桂去粗皮。半两

上一十味，㕮咀。每服二钱匕，以水一盏，生姜三片，煎取六分，空腹，去滓温服。

治鼻衄不止方

五月收刺蓟，暴干为散。每服三钱匕，温酒调下。

治鼻衄不止方

上以玄明粉，临卧以冷熟水调下二钱匕，差。

又方

上取楮叶捣绞取汁一二升，旋旋饮之，即止。

治鼻衄不止方

糯米二合

上一味，捣罗为散，冷水调下三钱匕。

治鼻衄不止欲绝者方[①]

上取茅花，无即以根代。每服一大把，细剉，水两碗，煎浓至一碗，分二服[②]。

大　衄

论曰：大衄者，口耳皆血出是也。盖血为荣而藏于肝，气为卫而主于肺。肺开窍于鼻，三者相为流通。若热气乘血而甚，则气血妄行，与气冲错，溢于上窍，故鼻衄不已，而口耳皆出血也。

治人衄不止，**远志汤方**

远志去心　天门冬去心，焙　麦门冬去心，焙　阿胶炙燥　当

---

　　① 方：原无，元刻本、日本抄本、文瑞楼本同，明抄本、乾隆本作"茅花汤"。据文例补。

　　② 服：元刻本、日本抄本、文瑞楼本同，明抄本、乾隆本此后有"刺蓟汤治鼻衄血　刺蓟　片芩　赤茯　赤芍　川归　甘草各一两　阿胶炒，另研　水煎五钱，去滓，入阿胶末一钱，温服，晚再服"。

归切，焙　藕节洗净　甘草炙　大黄剉，炒　芎𬞟各半两　桂去粗皮　没药研①　麻黄去节　桃核仁汤浸，去皮尖，炒令黄色。各一分　牡丹皮三分　柴胡去苗。一两

上一十五味，粗捣筛。每服三钱匕，以水一盏，煎至七分，去滓，空心温服。

治血妄行，九窍皆出，服药不住者，**南天竺饮方**

南天竺草生瞿麦者是。拇指大一把。剉　山栀子三十枚。去皮　生姜一块②，如拇指大　大枣去核。五枚　甘草炙。半两　灯草如小指。一大把

上六味剉。入瓷器中，水一大碗，煮至半碗，去滓，通口服。

治大衄，口耳皆血出不止，**苦参汤方**

苦参剉　黄连去须。各一两　大黄炒。一两③　栀子去皮。七枚

上四味，粗捣筛。每服三钱匕，水一盏，入生地黄汁一合，煎至七分，去滓温服。

治大衄，口耳皆出血不止，**阿胶汤方**

阿胶炙燥。一两　蒲黄半两

上二味，粗捣筛。每服二钱匕，水一中盏，入生地黄汁一合，煎至六分，温服。急以帛系乳，随衄左右系之。两鼻窍俱出，则尽④系两乳。不计时候。

治鼻衄至一斗，并大衄，**圣效方**

线五两　人中白一团，如鸡子黄大

上二味，烧为灰，研细。每服二钱匕，温水调下。

治大衄，口耳鼻俱出血，**牡蛎散方**

左顾牡蛎烧赤。一分　石膏碎研。一两一分

上二味，捣罗为散。每服一钱匕，温酒调下。早晨、日午、晡时各一服。亦可蜜丸如梧桐子大，每服三十丸，酒下。

---

① 研：元刻本、日本抄本、文瑞楼本同，明抄本、乾隆本作"炙去油"。
② 块：元刻本、日本抄本、文瑞楼本同，明抄本、乾隆本作"两"。
③ 两：元刻本、日本抄本、文瑞楼本同，明抄本、乾隆本作"两半"。
④ 尽：诸校本同，日本抄本旁注"尽作急"。

治大衄不止，**莱菔酒方**

莱菔不拘多少用

上一味，每细剉一合，用酒一盏，先煎酒令百沸，次下莱菔，再煎一两沸，放温，滤去滓顿服。

治大衄，**玉浆散方**

白面不拘多少

上一味，每服三钱匕，用冷水调下[①]。

治九窍出血，**刺蓟饮方**

刺蓟

上一味，每用一握绞取自然汁，以酒半盏相和，顿服之。如无青汁，只捣干者为末，冷水调下三钱匕。

治鼻中及耳皆出血不止，**黑神散方**

白刺猬皮烧灰存性。半两　人中白半钱[②]

上二味，细研为散。每用少许搐在鼻中。

治大衄，口鼻出血，血上胸心，气急劳热，**生地黄饮方**

生地黄四两　黄芩去黑心　赤芍药　竹茹各三两　蒲黄三大合　地骨皮五两

上六味，除蒲黄外，㕮咀如麻豆。每服五钱匕，水一盏半，煎至八分，去滓温服，食后日二。

治大衄不止方

上以龙骨末，用芦管吹入鼻中，立止。

久　衄

论曰：肝藏血，肺主气。今气与血俱热，故气溢则血妄行而为鼻衄。衄久不差，则面色不荣，目昏眩冒。

治鼻久衄不止，**桑根白皮丸方**

---

① 下：元刻本、日本抄本、文瑞楼本同，明抄本、乾隆本此后有"顿服，再服即止"。

② 半钱：元刻本、明抄本、日本抄本、文瑞楼本同，乾隆本作"五钱"。明抄本、乾隆本后有"瓦上煅末"。

桑根白皮炙，剉　山栀子去皮壳　黄芩去黑心　甘草炙，剉　羌活去芦头　防风去叉　当归切，焙　诃黎勒煨，去核　胡黄连各一分①　地骨皮　人参　白茯苓去皮　柴胡去芦头。各半两

上一十三味，捣罗为末，炼蜜和丸如梧桐子大。每服二十丸，空心，食前温酒下。

治鼻衄久不止，诸药不效，**榴花散方**

石榴花暴干　故绵灰各半两　人中白一分

上三味，同细研，更入麝香一钱，研匀。少少吹入鼻中，立止。

治鼻衄久不止，**血余散方**

乱发灰一钱　人中白半两　麝香半钱

上三味，同细研匀。每用吹一小豆许入鼻中。

治鼻久衄不止，**阿胶汤方**

阿胶炙燥。二两　蒲黄一两

上二味，粗捣筛。每服三钱匕，水一盏，入生地黄汁二合，同煎至七分，去滓温服。

治鼻久衄，**铅丹散方**

铅丹不拘多少

上一味，细研如粉。每服二钱匕，发时新汲水调下。

治鼻久衄积年，或夜卧血流，常数升，众疗不差，**穀楮叶汁方**

穀楮叶五七把

上一味，捣搁取汁，日饮一二盏，不过四五剂愈。

治鼻衄久不止，**银粉散方**

定州白瓷器

上一味，捣研为细散，每搐一剜耳许入鼻中。

治鼻久衄，**吹鼻白矾散方**

白矾烧令汁尽。半两

上一味，细研，罗为散。以少许吹鼻中。

---

① 分：元刻本、日本抄本、文瑞楼本同，明抄本、乾隆本作“两”。

衄衊

论曰:《内经》谓:胆移热于脑,则辛颏鼻渊,传为衄衊瞑目。夫血得热则涌溢,得寒则凝泣。胆受胃热,循脉而上,乃移于脑。盖阳络溢则血妄行,在鼻为衄,在汗空为衊,二者不同,皆热厥血溢之过也。今之治衄衊者专于治血,不知血之行留,气为之本,犹海水潮汐①,阴阳之气使然也。明夫经络逆顺,则血与气俱流通,而无妄行之患矣。

治衄血汗血,热盛所致,**竹茹汤**方

生竹茹　生地黄切,焙　黄芩去黑心。各二两　蒲黄　芍药　麦门冬去心皮。各一两

上六味,粗捣筛。每服五钱匕,水一盏半,煎至八分,去滓,食后温服,日三。

治鼻衄汗血,**黄檗饮**方

黄檗去粗皮　葛根剉　黄芩去黑心。各一两半　鸡苏一两　凝水石二两　生竹茹半两

上六味,粗捣筛。每服三钱匕,水一盏,入生地黄半分,切,煎至七分,去滓。食后、临卧温服。

治衄血汗血,**白药**②散方

白药二两半　生地黄汁三合　生藕汁一合　生姜汁少许

上四味,捣白药为末。先煎三物汁令沸,每以半盏入熟水一合,白药末二钱匕,搅匀,食后温饮之。

治衄血汗血久不止,**紫参散**方

紫参　黄芩去黑心。各一分③　郁金　甘草炙。各半分④

上四味,捣罗为散。每服三钱匕,以生地黄汁一合,白蜜一

---

① 汐:诸校本同,日本抄本旁注"'汐'下有'两潮'二字"。
② 白药:元刻本、明抄本、文瑞楼本同,乾隆本作"白芍药",日本抄本作"芍药",日本抄本旁注"一'芍'作'白',下同"。
③ 一分:元刻本、日本抄本、文瑞楼本同,明抄本、乾隆本作"一两"。
④ 半分:元刻本、日本抄本、文瑞楼本同,明抄本、乾隆本作"一两"。

匙，水一盏，同煎沸，微温调下，日三。

治血汗，鼻衄不止，**定命散方**

丹砂 水银① 麝香各一分

上三味，细研。分为二服，用新汲水调下。

治衄血汗血，**地黄散方**

生干地黄焙 阿胶炙令燥。各三两 蒲黄二两

上三味，捣罗为散。每服二钱匕，温糯米饮调下，不拘时。

治衄血汗血，**郁金散方**

郁金 甘草炙 青黛各半两

上三味，捣罗为散。每服二钱匕，用鸡子白调下。

治衄血汗血，消热结，**地黄竹茹汤方**

生地黄切，焙。一斤 青竹茹五两 黄芩去黑心 当归焙 甘草炙 芍药 芎劳各三两 桂去粗皮。一两 釜月下焦黄土一块，如鸡子大

上九味，㕮咀如麻豆大。每服五钱匕，水一盏半，煎至八分，去滓温服。

治血妄行，或衄或嚏，**独圣汤方**

黄芩去黑心。五两

上一味，细剉如麻豆大。每服七钱匕，水二盏，煎至一盏，去滓温服。

治热气上行，衄血汗血，**刺蓟汤方**

刺蓟 鸡苏叶各二两 黄连去须 犀角镑 生干地黄各一两

上五味，粗捣筛。每服五钱匕，水一盏半，煎至八分，去滓温服，不拘时。

---

① 水银：元刻本、日本抄本、文瑞楼本同，明抄本、乾隆本作"井泉石各五钱"。

卷第七十一

积聚门

积聚统论　积聚　肥气　伏梁　痞气　息贲　贲豚

积聚门

积聚统论

论曰：积者，五脏所生，气之所积名曰积。其始发有根本，其痛不离其部，由阴气所生也。聚者，六腑所成，气之所聚名曰聚。其始发无根本，其痛无常处，由阳气所生也。然又有癥瘕癖结者，积聚之异名也。证状不一，原其病本大略相类，但从其所得，或诊其证状以立名尔。且癥者为隐见腹内，按之形证可验也；瘕者为瘕聚，推之流移不定也；癖者僻侧在于胁肋；结者沉伏结强于内。然有得之于食，有得之于水，有得之于忧思①，有得之于风寒②。凡使血气沉滞留结而为病者，治须渐磨溃③削，使血气流通则病可愈矣。

积　聚

论曰：经曰病有积有聚，何以别之？积者，阴气也；聚者，阳气也。阴沉而伏，阳浮而动。气之所积，名曰积；气之所聚，名曰聚。故积者，五脏所生；聚者，六腑所生。积之为病，其始发有常处，其痛不离其部，上下有所终始，左右有所穷处。聚之为病，其始发无根本④，上下无所留止，其病无常处。此积、聚之别也。

---

① 思：元刻本、日本抄本、文瑞楼本同，明抄本、乾隆本此后有"恚怒"。
② 寒：元刻本、日本抄本、文瑞楼本同，日本抄本旁注"《纂要》'寒'下有'种种不一'字"，明抄本、乾隆本此后有"种种不一"。
③ 溃：元刻本、日本抄本、文瑞楼本同，明抄本、乾隆本作"溃"。
④ 本：元刻本、日本抄本、文瑞楼本同，明抄本、乾隆本此后有"其痛亦无常处"。

治腹内积聚，心肋急满，时吐清水，不能食，时恶寒，**鳖甲丸方**

鳖甲去裙襕，醋炙。一两半① 防葵剉 人参 前胡去芦头 桔梗炒 枳壳去瓤，麸炒 当归切，焙 附子炮裂，去皮脐 干姜炮 白术各一两 槟榔剉 大黄剉，炒。各二两 厚朴去粗皮，生姜汁炙 食茱萸各三两 甘草炙，剉。一两一分

上一十五味，捣罗为末，炼蜜丸如梧桐子大。每服二十丸，温酒下，早晚各一服，渐加至三十丸。

治积聚结实，腹满刺痛，泄利不止，**槟榔汤方**

槟榔 细辛去苗叶。各一两 半夏陈者，汤洗七遍，焙干。五两 紫苏 甘草炙，剉 大黄剉，炒 陈橘皮汤浸，去白，焙。各二两 生姜切，焙 紫菀去苗、土 柴胡去苗。各三两 附子一枚②。炮裂，去皮脐 赤茯苓去黑皮。四两

上一十二味，剉如麻豆。每服三钱匕，水一盏，煎至七分，去滓温服。若有癥瘕癖结，加鳖甲，去裙襕，醋炙，并防葵各二两；上气，加桑根白皮，剉，三两，枳壳去瓤，麸炒，厚朴去粗皮，生姜汁炙，各二两。

治五脏积聚癖气，或有坠损腹满，**大黄丸方**

大黄剉，炒 槟榔煅，剉 桃仁去皮尖、双仁，炒，研如膏。各三两 鳖甲去裙襕，醋炙 京三棱煨，剉 干姜炮 乌头炮裂，去皮脐。各二两 桂去粗皮 吴茱萸陈者，汤洗，炒干。各一两

上九味，捣罗八味为末，与桃仁膏研匀，炼蜜丸如梧桐子大。每服三十丸，空腹、日午、夜卧，煎橘皮汤下。

治五脏寒热积聚，腹胀肠鸣而噫，食不作肌肤，甚者呕逆。若伤寒疟状已愈，令不复发，**三合③丸方**

大黄剉，炒 消石研 杏仁去皮尖、双仁，炒，研如膏 葶苈子隔纸炒 前胡去芦头。各二两 半夏汤洗七遍，焙 附子炮裂，

---

① 一两半：元刻本、日本抄本、文瑞楼本同，明抄本、乾隆本作"二两"。

② 枚：元刻本、日本抄本、文瑞楼本同，明抄本、乾隆本作"两"。

③ 合：元刻本、明抄本、乾隆本、文瑞楼本同，日本抄本作"治"。

去皮脐。各一两　赤茯苓去黑皮。半两　细辛去苗叶。一两半

上九味，除研外，捣罗为末，与消石、杏仁研匀，炼蜜丸如梧桐子大。每服五丸，食后米饮下。常服令人大便调和，长肌肉。

治积聚留饮宿食，寒热烦结。长肌肤，补不足，**通神丸方**

蜀椒去目并闭口，炒出汗　附子炮裂，去皮脐　厚朴去粗皮，生姜汁炙　半夏汤洗七遍，焙。各一两　杏仁[①]汤浸，去皮尖、双仁，炒，研如膏　葶苈子纸上炒。各三两　芒消研。五两　大黄剉，炒。九两

上八味，除研外，捣罗为末，与杏仁、芒消研匀，炼蜜丸如梧桐子大。每服二十丸，米饮下。

治积聚，暖血海，女人诸疾，**补益桑黄丸方**

桑黄半斤　牛膝酒浸，切，焙。一斤　桃[②]仁去皮尖、双仁，炒，研如膏　麦蘖炒　白术　陈曲炒　当归切，焙　大黄剉，炒。各半斤[③]　生地黄十斤[④]。绞自然汁　生姜十斤[⑤]。绞自然汁

上一十味，捣罗七味为末，与桃仁膏同入二汁内拌匀，瓷器盛，甑内蒸一日，取出焙干，捣罗为末，炼蜜丸如梧桐子大。每服二十丸，空腹温酒下，渐加至三十丸。

治心腹积聚胀满，绕脐疼痛，按之有形，寒中有水，上气。女人产后余病，大人风癫，小儿惊痫百病，**乌头丸方**

乌头炮裂，去皮脐　菖蒲米泔浸一宿，切，焙　柴胡去苗　人参　桔梗炒　黄连去须　厚朴去粗皮，生姜汁炙　赤茯苓去黑皮。各三两[⑥]　蜀椒去目并闭口，炒出汗　干姜炮　桂去粗皮　吴茱萸陈者，汤洗，焙　皂荚去皮子，酥炙。各一两

上一十三味，捣罗为末，炼蜜丸如梧桐子大。每服十丸，空心日午晡时米饮下，渐加至十五丸。

---

① 杏仁：元刻本、日本抄本、文瑞楼本剂量同，明抄本、乾隆本作"九两"。
② 桃：元刻本、日本抄本、文瑞楼本同，明抄本、乾隆本作"杏"。
③ 半斤：元刻本、日本抄本、文瑞楼本同，明抄本、乾隆本作"十两"。
④ 斤：元刻本、日本抄本、文瑞楼本同，明抄本、乾隆本作"两"。
⑤ 斤：元刻本、日本抄本、文瑞楼本同，明抄本、乾隆本作"两"。
⑥ 两：元刻本、明抄本、文瑞楼本同，乾隆本、日本抄本作"分"。

治积聚癖气，不能饮食，心肋下满，四肢骨节痠疼，盗汗不绝，**白术丸方**

白术　黄耆剉　人参　赤茯苓去黑皮　乌头炮裂，去皮脐　干姜炮　当归切，焙　甘草炙，剉　槟榔剉。各一两半　牡蛎熬　芍药　麦门冬去心，焙　细辛去苗叶　前胡去芦头　鳖甲去裙襴，醋炙。各一两　防葵剉　紫菀去苗、土　桔梗炒　桂去粗皮。各三分

上一十九味，捣罗为末，炼蜜和丸如梧桐子大。每服二十丸，空心日晚温酒下，渐加至三十丸。

治积聚不消，累有伤滞，食已腹痛，饮食不化，呕哕恶心，胸胁胀闷，大便秘利不定，**磨滞丸方**

木香　青橘皮汤浸，去白，焙　桂去粗皮。各一两　吴茱萸汤浸，焙干，炒。三两　硇砂醋熬成霜，研末。一钱匕　巴豆霜半钱匕

上六味，捣罗四味为细末，入硇砂、巴豆霜拌匀，醋煮面糊丸如绿豆大。每服三丸至五丸，早晚食后临寝服。大便溏利即减丸数。

治积聚不消，心腹胀满，化气消积，**硇砂丸方**

硇砂一分①。别研　没药别研　桂去粗皮　当归切，焙　乌头去皮脐　大黄剉，炒。各半两　干漆炒烟出　青橘皮去白，焙　芫花别捣末　巴豆去皮、心、膜，出油尽　芎䓖　京三稜煨，剉　蓬莪茂煨，剉　鳖甲去裙襴，醋炙。各一分②

上一十四味，捣罗十味为末，用酽醋半升，于铜石器内下芫花、硇砂、巴豆三味，慢火熬，渐添醋一升，即入十味并没药末，同熬成膏放冷，别入陈曲末一两半，拌和丸如绿豆大。每服三丸至五丸，茶、酒、生姜汤任下。

治五积气，心腹胀闷，噫气吞酸，不思饮食，**五积丸方**

醋石榴二枚　巴豆和皮椎碎　甘遂　大戟　芫花各半两　京三

---

① 一分：元刻本、日本抄本、文瑞楼本同，明抄本作"半两"，乾隆本作"一两"。

② 分：元刻本、日本抄本、文瑞楼本同，明抄本、乾隆本作"两"。

稜　大黄　杏仁去皮尖、双仁　五灵脂　豉　甜葶苈各一两　乌梅
和核。一两半

上一十二味，细剉，用水一升，煮令水尽，炒过勿太焦，捣
为细末，醋煮面糊丸如绿豆大。每服五丸，食后温水下。

治一切积滞，痰逆恶心，霍乱吐泻，膈气痞满，胁肋积块，
胸膈膨闷，呕哕心疼，泄利不止，**积气丸方**

代赭石煅，醋淬，研　礞石研。各一两　桂去粗皮　硇砂
研　赤茯苓去黑皮　青橘皮去白，焙。各半两　胡椒四十九粒　巴
豆去皮、心、膜，研。四①钱

上八味，捣罗四味为末，与四味研者和匀，酒煮面糊丸如梧
桐子大。每服一丸至三丸，食后木香汤下。

治积聚留结，心腹胀满，胸膈痞闷，**丁香丸方**

丁香　木香　沉香剉　安息香　乳香净帛裹，用沸汤急漉过，
研　硇砂　丹砂　肉豆蔻去壳②　桂去粗皮　京三稜煨，剉　当归
切，焙　陈橘皮去白，焙　槟榔剉　荜澄茄各一分　附子炮裂，去
皮脐。一分半　巴豆十粒。去皮、心、膜，炒，研如膏

上一十六味，先将安息香、硇砂、乳香三味细研，用少许酒③
浸良久，别研巴豆、丹砂并十一味捣罗为末，合研令匀，用前三
味酒煮面糊丸如麻子大。常服五丸至七丸，熟水下。若气痛甚，
即加至十丸。生姜汤下亦得。

取积聚，**透膜丸方**

消石　礞④石各一分。二味同研匀细熔作汁，用皂子三枚，旋
旋入，烟绝为度，放冷研。每料用末三钱　硇砂　乳香　粉霜　硫
黄　腻粉　白丁香　密陀僧　京三稜末各一钱　巴豆二十一粒。去
皮、心、膜，醋煮紫色，研

上一十一味为末，研令匀，用枣肉丸如绿豆大。每服七丸至

---

① 四：元刻本、明抄本、日本抄本、文瑞楼本同，乾隆本作"一"。
② 去壳：元刻本、日本抄本、文瑞楼本同，明抄本、乾隆本作"酒洗"。
③ 酒：元刻本、日本抄本、文瑞楼本同，明抄本、乾隆本作"醋"。
④ 礞：元刻本、明抄本、乾隆本、文瑞楼本同，日本抄本作"磁"。

十丸，煎生姜橘皮汤下，小儿皂子汤下。

治积聚留滞，胸膈痞闷，呕哕吐逆，心腹刺痛，胁肋胀满，噫气吞酸，宿食不消，痃癖结块，四肢倦怠，不思饮食，**妙香丸方**

槟榔一分①。剉　桂去粗皮　丹砂研　桃仁去皮尖、双仁，炒，研。各半两　麝香半钱。研　巴豆二十五粒。去皮、心、膜，研出油　附子炮裂，去皮脐。一两

上七味，捣研为末，汤浸炊饼和丸如梧桐子大。每服一丸，食后温木香汤下，生姜汤亦得。更量虚实加减。

治积聚滞气，胸膈痞闷，心腹刺痛，**万灵丸方**

雄黄研　大黄剉，炒　陈橘皮去白，焙　白牵牛末各一两　京三棱煨，剉　肉苁蓉酒浸，切，焙　青橘皮汤浸，去白，焙　杏仁去皮尖、双仁，炒　干漆炒烟出　巴豆去皮、心、膜，出油。各半两　诃黎勒炮，去核。三分　木香　藿香叶　白术　天南星炮②。各一分　胡椒半分③

上一十六味，捣研为末，用薄荷汁煮面糊丸如绿豆大。伤饮食，生姜汤下三丸至五丸；伤酒，嚼烧生姜下十丸；妇人血气心痛，酒煎当归，调没药末一钱匕，下十丸。

治五积气，胸膈痞闷，腹胁胀满，宿饮不消，积气成块，心腹疞痛，不能饮食，**大五积丸方**

硇砂　芫花　干漆炒出烟。各一两　巴豆半两④。去皮、心、膜，研出油　猪牙皂荚去皮子，炙　乌头炮裂，去皮脐。各三分。以上六味，捣罗四味为末，入硇砂、巴豆拌匀，用米醋三升，于银石器内慢火熬成膏　大黄蒸熟，焙，剉　鳖甲去裙襕，醋炙　青橘皮汤浸，去白，焙　京三棱煨，剉　陈曲炒　当归切，焙。各一两　桂去粗皮　木香各三分

---

① 分：元刻本、日本抄本、文瑞楼本同，明抄本、乾隆本作“两”。
② 炮：元刻本、日本抄本、文瑞楼本同，明抄本、乾隆本作“姜制”。
③ 分：元刻本、明抄本、乾隆本、文瑞楼本同，日本抄本作“两”。
④ 半两：元刻本、日本抄本、文瑞楼本同，明抄本、乾隆本作“三分”。

上一十四味，捣罗八味为末，入前膏和丸如绿豆大。每服二丸至三丸，茶酒任下。如要取积，量虚实加减服。

治五积气结，面色萎黄，心腹疼痛，口吐酸水，发歇有时^①，积年不已，**沉香丸方**

沉香剉　丁香　木香各半两　硇砂一分。研　巴豆霜半钱　蓬莪茂煨，剉　桂去粗皮　干漆炒烟出　干姜炮　青橘皮去白，焙　京三棱煨，剉　白豆蔻去皮。各一两　大黄一两。生，为末，用醋一升，慢火熬成膏

上一十三味，捣研十二味为末，入大黄膏和丸如梧桐子大。每服五丸，食后临卧生姜汤下。

治五积气，呕吐酸水，心腹胀闷，不思饮食，**十味五积丸方**

沉香剉　青橘皮^②去白，焙　京三棱煨，剉　甘松各半两　姜黄　木香　甘遂炒　芫花醋炒焦　大戟炒。各一分^③　牵牛子炒^④。一两

上一十味，捣罗为末，汤浸炊饼和丸如梧桐子大。每服七丸至十丸，食后临卧，橘皮汤下。

治积滞，宽利膈脘，思饮食，**消积丸方**

牵牛子一两，取末半两　青橘皮去白，焙。一两　丁香　木香　硇砂研　沉香^⑤剉。各一两　槟榔二枚。剉　桂去粗皮　干姜炮。各半两　巴豆十粒。去皮、心、膜，出油研

上一十味，捣研为末，炼蜜和丸如豌豆大。每服一丸至二丸，食后临卧橘皮汤下。

治五积六聚，血瘕气块，聚散不定及一切气疾，**京三棱煎丸方**

京三棱煨，剉　蓬莪茂煨，剉　芫花醋炒焦　半夏汤洗七遍，

---

① 发歇有时：元刻本、日本抄本、文瑞楼本同，明抄本、乾隆本作"发渴"。
② 青橘皮：元刻本、日本抄本、文瑞楼本同，明抄本、乾隆本作"陈皮"。
③ 分：元刻本、文瑞楼本同，明抄本、乾隆本、日本抄本作"两"。
④ 炒：元刻本、日本抄本、文瑞楼本同，明抄本、乾隆本作"取末"。
⑤ 沉香：元刻本、日本抄本、文瑞楼本剂量同，明抄本、乾隆本作"半两"。

焙 青橘皮去白，焙。各一两 硇砂去石，研① 附子炮裂，去皮
脐 桂去粗皮 延胡索醋炒 大戟腻粉调酒炙 干漆炒烟出 猪牙
皂荚去皮子，炙 五灵脂醋炒。各半两

上一十三味，捣研为末，用好醋三升，入药二停熬成膏，再
入一停，和丸如绿豆大。每服五丸，食后生姜汤下。

治冷积滞气，心胸痞闷，冷气上攻，脏腑疼痛，**木香丸方**

木香 桂去粗皮 京三棱煨，剉 蓬莪茂煨，剉 胡椒炒 青
橘皮去白，焙。各一两 槟榔剉 诃黎勒炮，去核 大黄剉，炒。
各半②两 白牵牛炒。一两，取末，半两

上一十味，捣罗为末，醋煮面糊丸如绿豆大。每服七丸至十
丸，食后生姜汤下。

治一切积滞，痰逆恶心，吐泻霍乱，膈气痞满，胁肋积块，
胸膈膨闷，呕哕心疼，泄泻下痢，**积气丸方**

大戟 龙胆 木香各半两 杏仁去皮尖、双仁，炒，研 代赭
煨，醋淬 赤石脂水飞，研。各一两 巴豆去皮、心、膜，研出油。
一钱一字

上七味，捣研为末，合研极细，以面糊丸如梧桐子大，阴干，
经十日方可服。每服三丸至五丸，木香汤下，温汤熟水亦得。

治食积隐见时作，攻心胁疠刺疼痛，**乙丑丸方**

硇砂细研，汤内飞过，去沙石，熬③取霜 乌头生，去皮脐，为
末。各一两 沉香末 五灵脂末 桂去粗皮，为末 胡椒末 干姜
末 巴豆去皮、心、膜，研。各半两 干漆末④三分

上九味，除巴豆外同研匀，次入巴豆，再研极细。取熟枣肉
和作一块，用湿纸裹三五重，用纸筋、黄土泥固济，约厚半指许，
熁干。用熟炭火十斤，于乙丑日早，渐进火烧，令香为度，以新

---

① 去石研：元刻本、日本抄本、文瑞楼本同，明抄本、乾隆本作"醋研"。
② 半：元刻本、日本抄本、文瑞楼本同，明抄本、乾隆本作"一"。
③ 熬：元刻本、日本抄本、文瑞楼本同，明抄本、乾隆本作"醋熬"。
④ 干漆末：元刻本、日本抄本、文瑞楼本同，明抄本、乾隆本此后有"炒
烟尽"。

盆器合。候冷取出，去泥及焦纸灰不用，捣烂。看硬软再入熟枣肉和纳千余杵得所，丸如梧桐子大。每服三丸，温木瓜酒下，木瓜汤下亦得，不计时候服。如大段癖积块及诸冷气疗刺疼痛，或泄痢脓血，食前服五丸至七丸，看虚实加减。

治腑脏积聚，癥癖气块，腹多①疗痛，按或有形，肢节烦热，腰脚痠疼，及妇人血癖，经候不调，赤白带下等疾，**温白丸**方

柴胡去苗　紫菀去苗、土　吴茱萸汤浸，焙干，炒　菖蒲　桔梗剉，炒　京三棱煨，剉　赤茯苓去黑皮　人参　黄连去须，炒　干姜炮　桂去粗皮　蜀椒去目并合口者，炒出汗　巴豆去皮、心、膜，研出油尽　皂荚去皮，炙黄　鳖甲去裙襕，醋炙。各一两　厚朴去粗皮，生姜汁炙　当归切，焙　乌头炮裂，去皮脐　黄耆剉。各二②两

上一十九味，捣研为末，炼蜜和捣一千下，丸如梧桐子大。每服一二丸，加至三四丸，温酒下。利下恶物为度。

治五种积聚成块，**木香丸**方

木香　诃黎勒炮，用皮　人参　槟榔剉　大黄剉，炒　郁李仁生，研仁。各三两　赤茯苓去黑皮　枳壳去瓤，麸炒　芍药　消石碎　紫苏子微炒　干姜炮。各二两

上一十二味，捣罗为末，炼蜜和丸如梧桐子大。每服空心温酒下三十丸至四十丸，通利则减丸数。

治癥癖积聚，**牛膝丸**③方

牛膝酒浸，切，焙　芍药　桔梗炒　厚朴去粗皮，涂生姜汁炙香熟　赤茯苓去黑皮　大黄剉，炒　柴胡去苗　诃黎勒皮各三两　枳壳去瓤，麸炒。一两一分　陈橘皮去白，焙　槟榔剉。各一两

上一十一味，捣罗为末，炼蜜和丸如梧桐子大。每服二十丸，

---

① 多：元刻本、日本抄本、文瑞楼本同，明抄本、乾隆本作"内"。
② 二：元刻本、日本抄本、文瑞楼本同，明抄本、乾隆本作"一"。
③ 牛膝丸：元刻本、日本抄本、文瑞楼本同，日本抄本旁注"作芍药丸"，明抄本、乾隆本作"牛膝芍药丸"。

空心枣汤下。加至三十丸，通利为度。

治一切积聚，心腹疼痛，年月深久者皆治，百岁至一岁并可服，**百当膏**[①]方

丹砂研　腻粉研。各半两　水银　铅各一分。二味结成沙子　牛黄　龙脑研　铅霜研。各二钱　粉霜研　阳起石研。各一分　黄蜡半两[②]　巴豆肥者，一百二十粒。去皮、心、膜，研出油，取霜用　蝎梢炒。一分　半夏一钱[③]。汤洗七遍，二味杵罗为末

上一十三味，合研极匀，熔蜡并熟蜜少许同和成膏，旋丸如梧桐子大。每服三丸至五丸，量大小虚实加减服。吐逆，藿香汤下；取热积，生姜蜜水下；取冷积，乳香汤下；风涎[④]，薄荷汤下；便痢，米饮下。

肥　气

论曰：凡积气在左胁下如覆杯，有头足，名曰肥气，肝之积也。肝藏血，故阴多而阳少，病为气积[⑤]。此由肺病传肝，肝传脾，脾以季夏适王而不受邪，气留于肝，故结为积。久不愈，令人发咳逆痎疟，连岁不已，此阴盛阳虚故也。

治久积结癖气不散，左胁下如覆杯，咽酸吐水，面目萎黄，此名肥气，并女子血瘕，**蓬蘽根汤**方

蓬蘽根剉。二[⑥]两　牡丹皮[⑦]剉　赤芍药各一两　桂去粗皮　枳壳去瓤，麸炒。各三分　槟榔[⑧]剉　当归切，焙　生干地黄焙。各一

---

① 百当膏：元刻本、日本抄本、文瑞楼本同，明抄本、乾隆本作"百膏汤"。

② 半两：元刻本、日本抄本、文瑞楼本同，明抄本、乾隆本作"一分"。

③ 钱：元刻本、日本抄本、文瑞楼本同，明抄本、乾隆本作"分"。

④ 风涎：元刻本、日本抄本、文瑞楼本同，明抄本、乾隆本作"风热痰涎"。

⑤ 气积：元刻本、日本抄本、文瑞楼本同，日本抄本旁注"作积气"，明抄本、乾隆本作"积气"。

⑥ 二：元刻本、日本抄本、文瑞楼本同，明抄本、乾隆本作"一"。

⑦ 牡丹皮：元刻本、日本抄本、文瑞楼本剂量同，明抄本、乾隆本作"三分"。

⑧ 槟榔：元刻本、日本抄本、文瑞楼本同，日本抄本旁注"无槟榔，限八味"，明抄本、乾隆本无。

两半^①　生姜去皮，切，焙。半两

上九味，粗捣筛。每服三钱匕，水一盏，煎至七分，去滓温服，空心日晚各一服。

治久积肥气，寒热痎疟，**青蒿汤方**

青蒿自然汁一合　生姜自然汁半合　童子小便半合　常山剉。三分　鳖甲去裙襴，醋炙黄　乌梅肉焙。各半两　甘草炙，剉。一分　柴胡去苗。三分

上八味，除汁外，粗捣筛。每服五钱匕，水一盏半，煎至八分，入前三味汁各少许，同煎至一大盏，去滓，食后临卧温服。

治肝积肥气，久不已，变疟^②，令人热多寒少，小便赤涩^③，**酸枣仁丸方**

酸枣仁生用　薏苡仁　紫苏子炒，研　木通剉　黄耆剉　枳壳去瓤，麸炒　升麻　大黄剉，炒　坐拏草^④　麦门冬去心，焙　木香　赤茯苓去黑皮。各一两

上一十二味，捣罗为末，炼蜜和丸如梧桐子大。每服二十丸，渐加至三十丸，煎麦门冬汤下。

治肝积气，**石韦丸方**

石韦拭去毛，焙　京三棱煨，剉　附子炮裂，去皮脐　吴茱萸水洗七遍，焙干，炒　陈橘皮汤浸，去白，焙　蜀椒去闭口及目，炒出汗。各一两

上六味，捣罗为末，炼蜜为丸如梧桐子大。空腹煎荆芥汤下二十丸。

治肝积肥气，结硬不散，**木香丸方**

木香　大黄剉。各一两　鳖甲去裙襴，剉，二两。米醋三升，

---

① 一两半：元刻本、日本抄本、文瑞楼本同，明抄本、乾隆本作"一两"。

② 变疟：元刻本、日本抄本、文瑞楼本同，日本抄本旁注"作变成寒热痎疟"，明抄本、乾隆本作"变寒热痎疟"。

③ 涩：元刻本、日本抄本、文瑞楼本同，日本抄本旁注"'涩'下有'咳逆'二字"，明抄本、乾隆本此后有"咳逆"。

④ 坐拏（ná 拿）草：亦作"坐拿草"。

与大黄同煎，醋尽为度，焙干

上三味，捣罗为末，酒煮面糊为丸如梧桐子大。每服二十丸，空心食前生姜汤下。

伏 梁

论曰：《内经》谓病有少腹盛，上下左右皆有根，名曰伏梁。裹大脓血，居肠胃之外，不可治。治之每切按之至死。又曰：人有身体髀股胻皆肿，环脐而痛，病名伏梁，此风根也。夫气之所聚名曰聚，气之所积名曰积。聚，阳气也，故无所留止；积，阴气也，故有形。伏梁，心之积也，起于脐上，故少腹盛，上下左右皆有根，裹大脓血，居肠胃之外，故环脐而痛，此为风水之病，故身体髀胻皆肿。名曰伏梁，以其若梁之隐伏也。其证有浅深，居脐上为逆，以邪气之逆上行也；居脐下为从，以邪气之顺下行也。治法不可动，动之为水溺涩之病，故曰论在"刺法"中。

治伏梁积气，**鳖甲汤方**

鳖甲去裙襴，醋炙黄　京三稜剉　大腹剉　芍药各一两　当归切，焙　柴胡去苗　生干地黄焙。各一两半　桂去粗皮　生姜切片，炒。各三分

上九味，粗捣筛。每服三钱匕，水一盏，入木香末半钱，同煎至七分，去滓，空心温服，日再。

治心积伏梁，**人参丸方**

人参一两　陈橘皮汤浸，去白，焙，二两。捣末，醋一升煎膏　射干　自然铜研如粉　金牙研如粉　枳壳去瓤，麸炒　知母剉　当归切，焙　细辛去苗叶　槟榔剉　石菖蒲泔浸一宿，切，焙　远志去心　赤茯苓去黑皮　麦门冬去心，焙。各一①两

上一十四味，除煎研者外，捣罗为末，入煎研者药和匀，炼蜜和丸如梧桐子大。每服二十丸，空心炒生姜黑豆汤下，日再，稍加至三十丸。

---

① 一：元刻本、明抄本、乾隆本、文瑞楼本同，日本抄本作"半"。

治伏梁气，胸下痞痛，小便赤涩，及惊悸不安，夜多梦寐，**丹砂丸方**

丹砂　金牙　马牙消以上三味，同研细　人参　赤茯苓去黑皮　麦门冬去心，焙　升麻　远志去心　豉各一两　生干地黄焙。二两

上一十味，除研者外，捣罗为末，入研者药拌匀，炼蜜和丸如梧桐子大。每服二十丸，临卧煎桑根白皮葱汤下。

治忧积伏梁气，**诃黎勒丸方**

诃黎勒煨，去核。二两　槟榔剉。三两半　赤茯苓去黑皮　柴胡去苗　枳壳去瓤，麸炒　羚羊角镑　黄连去须　防葵剉　生姜切，焙。各一两半　黄芩去黑心。一两　大黄剉，炒。三两半　木通剉。一两一分

上一十二味，捣罗为末，炼蜜和丸梧桐子大。每服十丸，空腹米饮下，日再，渐加至三十丸，以利为度。

治伏梁气，**桃奴丸方**

桃奴一两

上一味，捣罗为散。每服三钱匕，空腹温酒调下。

痞　气

论曰：凡积气在胃脘，覆大如盘者，脾积也。痞结不通，故名痞气。此本肝病传脾，脾当传肾，肾以冬适王而不受邪，气留于脾，故结为积。久不愈，令人四肢不收，发为黄疸，饮食不为肌肤。所以然者，脾藏肌肉之气，能与胃行其津液，以荣养四肢。若为积气所留，不能荣养，故有四肢不收，饮食不为肌肤之证。

治脾积痞气，胸胁胀满，气逆昏闷，四肢少力，**乌头丸方**

乌头炮裂，去皮脐　半夏汤洗去滑，焙干。各一两　防风去叉　干姜炮　枳实去瓤，麸炒　皂荚去皮子，酥炙　木香各一两

上七味，捣罗为末，生姜自然汁为丸如小豆大。早晚用炒生姜汤下七丸至十丸，不可多服。

治脾积气，累有伤滞，食已腹痛，饮食不化，呕哕恶心，胸

胁胀闷，大便秘利不定，**磨滞丸方**

木香　青橘皮汤浸，去白，焙　桂去粗皮。各一两①　吴茱萸汤洗，焙干，炒。三两②　硇砂醋熬成霜，研末。一钱匕　巴豆霜抄。半钱匕

上六味，捣罗四味为末，与硇砂、巴豆霜同拌匀，醋煮面糊为丸如绿豆大。每服三丸，加至五丸，早晚食后、临寝服。大便溏利时减丸数服。

治脾积痃气，攻注腰背痛，**豆蔻汤方**

肉豆蔻去壳　赤茯苓去黑皮　高良姜　附子炮裂，去皮脐　草豆蔻去皮　藿香　陈橘皮汤浸，去白，焙。各一分③　人参一两　桂去粗皮。半两　槟榔一枚④

上一十味，剉如麻豆。每服二钱匕，水一盏半，入枣五枚，擘，生姜一分，切碎，煎至八分，去滓热服。

治脾积冷气痃结，胸满痰逆，四肢怠堕，**半夏汤方**

半夏陈者，汤洗去滑，焙干　葶苈纸上炒。各一两　麦门冬去心，焙干。二两　芦根剉碎。三⑤两

上四味，粗捣筛。每服三钱匕，水一盏，入小麦净淘半合，生姜半枣大，切，同煎至八分，去滓，空心日午夜卧各一。如病人瘦弱，即加桂心、柏子仁各一两。

治脾积痃气，泄泻，日夜下痢白脓，**矾石丸方**

矾石烧令汁枯　诃黎勒煨，去核。各二两　黄连去须。三两　木香一两

上四味，捣罗为末，水浸蒸饼，滤如糊为丸如梧桐子大。空心食前，陈米饮下三十丸，以泄止为度。

治脾积痃气，微有滑泄，不思饮食，**芜荑丸方**

圣济总录

一六一四

---

① 两：元刻本、日本抄本、文瑞楼本同，明抄本、乾隆本作"钱"。
② 三两：元刻本、日本抄本、文瑞楼本同，明抄本、乾隆本作"一钱"。
③ 分：元刻本、日本抄本、文瑞楼本同，明抄本、乾隆本作"两"。
④ 一枚：元刻本、日本抄本、文瑞楼本同，明抄本、乾隆本作"五钱"。
⑤ 三：元刻本、明抄本、乾隆本、文瑞楼本同，日本抄本作"一"。

芜荑四两　陈橘皮汤浸，去白，焙干。四两。为末，米醋一升，煎如糊　附子炮裂，去皮脐。二两　莎草根去毛。三①两　木香　白术各一两

上六味，除橘皮外，捣罗为末，入橘皮煎搜和，更入炼蜜为丸如梧桐子大。空心日午陈米饮下三十丸。

治脾积痞气，大便不通，身重少力，肢节疼痛，**牵牛子丸方**

牵牛子一两半。微妙　甘遂半两。微炒　京三棱炮，剉　陈橘皮汤浸，去白，焙干　诃黎勒煨，取皮。各三分②　木香一两

上六味，捣罗为末，生姜汁二两，蜜四两，同煎至四两，搜和前药末为丸如梧桐子大。临卧米饮下二十丸。如不转，加至三十丸。

治脾积痞气，烦渴口干，**葛根丸方**

葛根剉　附子炮裂，去皮脐　薏苡根剉　芦根剉。各一分　糯米二合③

上五味，捣罗为末，入桃胶汤浸煮为糊和丸如小豆大。食后临卧，灯心、枇杷叶煎汤下十丸至二十丸。

治脾积痞气，身黄口干，胸膈满闷，肌瘦减食，或时壮热，**脾积丸方**

陈仓米一合。醋浸淘过　青橘皮五十片④。醋浸软，去白　巴豆五十枚。去皮，麻线系定。三味同炒干，去巴豆不用，入后药　石三棱一分　鸡爪三棱一⑤分　蓬莪茂三枚⑥。炮剉　京三棱一分。炮，剉　槟榔二枚。剉

上八味，捣罗为末，取一半面糊为丸如绿豆大，一半作散。每服一钱匕，粥饮调下三丸。

治脾积痞气，腹胁膨胀，心胸痛闷，不思饮食，**平气丸方**

---

① 三：元刻本、日本抄本、文瑞楼本同，明抄本、乾隆本作"一"。
② 二分：元刻本、日本抄本、文瑞楼本同，明抄本、乾隆本作"五钱"。
③ 二合：元刻本、日本抄本、文瑞楼本同，明抄本、乾隆本作"三分"。
④ 五十片：元刻本、日本抄本、文瑞楼本同，明抄本、乾隆本作"二两"。
⑤ 一：元刻本、日本抄本、文瑞楼本同，明抄本、乾隆本作"二"。
⑥ 三枚：元刻本、日本抄本、文瑞楼本同，明抄本、乾隆本作"一分"。

槟榔一枚。剉　乌梅一两。一半去核，一半和核　京三稜炮。半两　青橘皮去白，焙。一两　缩砂去皮。半两　巴豆去皮心，别研。二两　胡椒半两

上七味，将六味捣罗为末，入巴豆研匀，白面糊和丸如绿豆大。每服三丸，温生姜汤下，食后服。

治脾积痃气，痰逆恶心，腹胁满闷，胸膈噎塞，可^①思饮食，**金液丸方**

京三稜炮　蓬莪茂炮　白术　丁香皮刮去粗皮　牵牛子麸炒　青橘皮　陈橘皮并汤浸，去白，焙　肉豆蔻大者。去壳　槟榔炮。各一两　干姜炮　丁香　硇砂研。各半两　巴豆半两。和皮秤，去皮，研如膏，纸压出油尽，以不污纸为度

上一十三味为末，搅拌匀，用头醋煮稠，面糊和丸如绿豆大。每服五丸，米饮下，食后。

治脾积痃气，心腹胀满，呕逆噫酸，**快气丸方**

槟榔三枚。剉　木香一两　肉豆蔻去壳。半两　甘遂半两。麸炒黄　大戟一分。炮　白牵牛一两。炒　墨烧赤，醋淬。一分　沉香半两　陈橘皮汤浸，去白，焙　青橘皮汤浸，去白，焙　京三稜炮。各一两

上一十一味，捣罗为末，白面糊为丸如梧桐子大。每服三丸，食后生姜汤下。

治脾积痃气，胃脘不安，肌瘦减食，**匀气汤方**

大腹两枚。连皮剉　牵牛子一两。半生半熟　高良姜炮。半两　白术　陈曲炒　桂去粗皮　麦蘖炒。各一两　甘草炮。二两　郁李仁半生半熟　厚朴去粗皮，姜汁炙。各一两

上一十味，粗捣筛。每服三钱匕，水一盏，入生姜二片，枣一枚，擘，同煎至七分，去滓稍热服，日三。

治痃气胁肋满闷，**白术汤方**

白术　柴胡去苗　生姜去皮，薄切，焙干　厚朴去粗皮，涂生姜

---

① 可：元刻本、日本抄本、文瑞楼本同，明抄本、乾隆本作"不"。

汁炙香熟　桂去粗皮。各三两　甘草炙，剉。一两　槟榔剉。十枚

上七味，粗捣筛。每服三钱匕，水一盏，煎至七分，去滓温服，微利为度。

息 贲

论曰：凡积气在右胁下，覆大如杯者，肺积也。气上贲冲，息有所妨，名曰息贲。此本心病传肺，肺当传肝，肝以春适王而不受邪，复贲于肺，故结为积。久不已，令人洒淅寒热，喘咳，发肺痈。所以然者，肺主气，外合于皮毛，今肺气留积，故有寒热、喘咳、肺痈之病。

治肺积息贲，气胀满，咳嗽，涕唾脓血，**桑白皮汤**方

桑根白皮剉　麦门冬去心，焙。各一两半　桂去粗皮　甘草炙，剉。各半两　陈橘皮汤浸，去白，焙　猪牙皂荚酥炙，去皮。各一两

上六味，粗捣筛。每服三钱匕，水一盏，入生姜半分，拍碎，煎至七分，去滓温服，空心晚食前各一。

治肺积息贲，上气胸满咳逆，**枳实汤**方

枳实去瓤，麸炒　木香　槟榔剉　甘草炙，剉　吴茱萸汤浸，焙干，炒　葶苈纸上炒令紫色。各半两　杏仁汤浸，去皮尖、双仁，炒。三分

上七味，粗捣筛。每服三钱匕，水一盏，生姜一分，拍碎，同煎至七分，去滓温服，空心食前，日二。

治肺积息贲上①气，**防己汤**方

防己　大腹和皮子用。各一两半　郁李仁汤去皮　大麻仁炒　槟榔剉　陈橘皮汤浸，去白，焙　桑根白皮炙，剉　甘草炙，剉　诃黎勒微煨，去核。各一两

上九味，除郁李、大麻仁外，粗捣筛，再同捣匀。每服三钱匕，入生姜半分，拍碎，以水一盏煎至八分，去滓温服，空心午

---

① 上：原作"下"，元刻本、日本抄本、文瑞楼本同，据明抄本、乾隆本及文义改。

时各一，以利为度。

治肺积息贲咳嗽，**半夏汤**方

半夏汤洗去滑，七遍，焙干 桑根白皮炙，剉 细辛去苗叶 前胡去芦头。各一两半 桔梗炒 甘草炙，剉 贝母去心 柴胡去苗 人参 诃黎勒微煨，去核 白术各一两

上一十一味，粗捣筛。每服三钱匕，水一盏，入枣三枚，擘破，生姜半分，拍碎，煎至七分，去滓温服，食后、夜卧各一。

治肺积息贲上气，**皂荚丸**方

皂荚二梃。不蛀者，酥炙，去皮子，剉 桂去粗皮 干姜炮 贝母去心

上四味等分，捣罗为末，炼蜜和丸如梧桐子大。空心日午生姜汤下十五丸，加至二十丸。

治肺积息贲气上①，**枳实木香丸**方

枳实去瓤，麸炒。二两 木香 陈橘皮汤浸，去白，焙 人参 海藻水洗去咸，焙 葶苈纸上炒令紫色。各一两 芍药剉 丁香各三分

上八味，捣罗为末，煮枣肉和丸如梧桐子大。每服二十丸，渐加至三十丸。用炒豆煎汤下，空心日午夜卧各一服。

贲 豚

论曰：凡积气发于少腹，上至心下，若豚状，或上或下无时者，肾积也。肾水乘心，其状贲冲如豚，名曰贲豚。此本脾病传肾，肾当传心，心以夏适王而不受，邪气留于肾，故结为积。久不已，令人喘逆、骨痿、少气。所以然者，肾藏骨髓之气，若其气留积，不能荣养骨髓，故变为骨痿之病。

治贲豚气逆冲心满闷，**槟榔散**方

槟榔剉 诃黎勒煨，去核。各二两 吴茱萸陈者，汤洗，焙干，炒。一两半 牵牛子微炒。三两

---

① 上：元刻本、日本抄本、文瑞楼本同，明抄本、乾隆本此后有"咳嗽"。

上四味，捣罗为散。每服一钱匕，童子小便半盏，空心调下，不过三服效。如患阴阳二毒伤寒及脚气，亦可服。

治积气不散，久伏于脐腹间，发似豚状，贲上冲心，**木香汤方**

木香　桂去粗皮。各三分　赤茯苓去黑皮　槟榔剉　桑根白皮剉。各一两半　甘草炙。半两　陈橘皮汤浸，去白，焙　紫苏茎叶各一两

上八味，粗捣筛。每服三钱匕，水一盏，入生姜半枣大，拍破，煎至七分，去滓温服，空心日午近晚各一。

治肾脏久积成贲豚，气注小腹急疼，发即不识人，**吴茱萸饮方**

吴茱萸汤洗，焙干　桃仁汤浸，去皮尖、双仁。各一分　黑豆半两

上三味同炒，以黑豆熟为度。用童子小便一升浸少顷，煎至六合。去滓分三服，空心日午夜卧各一。

治久积贲豚气，时攻膀胱切痛，**四味丸方**

蜀椒去目及闭口，炒出汗　蘹香子炒　附子炮裂，去皮脐　肉苁蓉酒浸，切，焙。各一两

上四味，捣罗为末，炼蜜丸如梧桐子大。每服十五丸，空心温酒下。

治肾积频发，小腹急胀疼痛，唇口青黑，**木香硫黄丸方**

木香　硫黄研　青橘皮汤浸，去白，焙　干姜炮　桂去粗皮　沉香锉　肉豆蔻去壳　蘹香子炒　附子炮裂，去皮脐　铜青研　槟榔剉。各一两

上一十一味，将九味捣罗为末，与别研二味和匀捣研，糯米饭为丸如梧桐子大。每服十丸，蘹香酒下，加至二十丸。

治肾虚积气，**桃仁丸方**

桃仁汤浸，去皮尖、双仁，炒。二两。研。以酒二升，煎成膏　木香　桂去粗皮　青橘皮汤浸，去白，焙　蘹香子炒。各半两　干姜炮。一分　槟榔剉。三分

上七味，捣罗六味为末，入桃仁煎，丸如梧桐子大。每服十五丸至二十丸，空心温酒下。

治肾脏久积气在膀胱，虚胀上攻，膨^①满疞痛，**蘹香子丸方**

蘹香子三两。微炒为末，以米醋二升，熬如饧　附子炮裂，去皮脐。一两　青橘皮汤浸，去白，焙　木香　狼毒炒　当归切，焙。各三分　阿魏一两^②。研，以酒一升煎取半　硇砂一两半。研，沸汤化澄，熬取霜，入阿魏煎中，同熬如饧，入蘹香煎，搅匀　自然铜煅，醋淬，研。各一两半

上九味，除煎研外，捣罗为末，同入煎内和捣，丸如梧桐子大。如硬，入炼蜜少许。每服十五丸至二十丸，空心温酒下。

治肾积，**化气沉香汤方**

沉香　黄耆　人参各三分^③　蘹香子炒　甘草炙　木香　桂去粗皮　乌药　附子炮裂，去皮脐　石斛去根　牛膝酒浸，切，焙　五味子炒　巴戟天去心　陈橘皮汤浸，去白，焙　高良姜各半两

上一十五味，剉如麻豆。每服三钱匕，水一盏，生姜一分，拍碎，煎至七分，去滓温服，空心日午食前各一。

治贲豚气成块，上冲腹胁满痛，**蘹香槟榔散方**

蘹香子炒　槟榔剉　京三棱煨，剉　青橘皮汤浸，去白，切，盐炒。各半两　木香一分

上五味，捣罗为散。每服二钱匕，热汤调服，不拘时。

治贲豚气上冲心腹，**三神煎方**

桃仁去皮尖、双仁。四两。汤浸，研细取汁，三升　京三棱煨，剉。二^④两　鳖甲去裙襕，醋炙。三两

上三味，捣二味为末。先煎桃仁汁至二升，次下药末，不住手搅良久，更入好醋一升同煎如饧，以瓷合收。每服半匙，空心

---

① 膨：元刻本、日本抄本、文瑞楼本同，明抄本、乾隆本作"胸"。

② 一两：元刻本、日本抄本、文瑞楼本同，明抄本、乾隆本作"一两半"。

③ 三分：元刻本、日本抄本、文瑞楼本同，明抄本、乾隆本作"五钱"。

④ 二：元刻本、日本抄本、文瑞楼本同，明抄本、乾隆本作"三"。

温酒调下。

治贲豚气冲心，吸吸短气，发作有时，**李根皮汤方**

李根白皮剉，焙。八两　半夏汤洗七遍，焙。七两　干姜炮　桂去粗皮。各四①两　赤茯苓去黑皮。三两　人参　甘草炙。各二两　附子炮裂，去皮脐。一②两

上八味，㕮咀如麻豆大。每服五钱匕，水一盏半，煎至八分，去滓温服。

治贲豚气上冲，胸心迫满③，**吴茱萸汤方**

吴茱萸汤浸，焙，炒。一两　半夏汤洗七遍。四两　桂去粗皮。三两　人参　甘草炙。各二④两

上五味，粗捣筛。每服五钱匕，水一盏半，入生姜一枣大，拍碎，煎至八分，去滓温服，不拘时。

治一切风，及肾脏贲豚气上冲，心胸闷乱，**木香散方**

木香一两　青橘皮汤浸，去白，焙　白芷炒　沉香剉　藿香子炒　桂去粗皮　蓬莪茂炮，剉　杉木节各半两　枳壳去瓤，麸炒　木瓜焙。各三分

上一十味，捣罗为散。每服二钱匕，炒生姜盐汤调下。

治贲豚冷气上冲，昏乱，四肢软弱不收，**磁石散方**

磁石烧，醋淬，研　肉豆蔻去壳　木香　槟榔剉。各一两

上四味，捣研为散。每服三钱匕，以生葱一茎，细切，热酒投调下。

治贲豚气从少腹奔冲上心，昏乱呕吐，痛甚，**木香郁李仁丸方**

木香一两　郁李仁去皮，生用。三两　沉香剉　槟榔剉　桂去粗皮　青橘皮去白，焙　附子炮裂，去皮脐　藿香子炒。各一两

上八味，捣罗为末，炼蜜和丸如梧桐子大。藿香子或薄荷酒

---

① 四：元刻本、日本抄本、文瑞楼本同，明抄本、乾隆本作"三"。
② 一：元刻本、日本抄本、文瑞楼本同，明抄本、乾隆本作"二"。
③ 迫满：元刻本、日本抄本、文瑞楼本同，明抄本、乾隆本作"逆渴"。
④ 二：元刻本、日本抄本、文瑞楼本同，明抄本、乾隆本作"四"。

下二十丸，一日三服。脐下有块，服一月永除。

治肾积气贲豚，从少腹上冲心，昏乱呕吐，疼痛，**槟榔丸方**

槟榔一两。一半煨，一半生　木香微炒。半两　吴茱萸汤洗，焙　安息香研。各一分①　桂去粗皮　青橘皮去白，麸炒。各半两

上六味，捣罗为末。以猪胆二十枚，水煮如饧，和前六味末，捣二千下，丸如小豆大。每服空心嚼破七丸，暖酒下。

治贲豚气，上下攻走疼痛，**天雄丸方**

天雄生，去皮脐。一两　桃仁去皮尖、双仁，炒黄　桂去粗皮　薅香子炒　蜀椒去目并合口，炒出汗　干蝎炒。各半两

上六味，捣罗为末。用狗里外肾并胆细切，就银石器中，以无灰酒一升煎成膏②，入药末杵丸如梧桐子大。每服二十丸，空心，生姜盐汤下。

治贲豚气脐腹左右坚硬，横连如臂，若弓弦急痛，**木香丸方**

木香　鳖甲去裙襕，醋炙　诃黎勒皮　桂去粗皮。各二两　吴茱萸汤浸，焙，炒。一两半　牵牛子炒。二两

上六味，捣罗为末，炼蜜丸如梧桐子大。每服三十丸，温酒下，加至四十丸。

治贲豚气，自少腹上至心下若豚状，腰腹③疼痛，或冲心满闷，**七气汤方**

桂去粗皮　赤茯苓去黑皮　高良姜炒　诃黎勒皮各一两半　大腹连皮剉。一两　吴茱萸汤洗，焙炒。三分④　牵牛子炒。半两

上七味，粗捣筛。每服三钱匕，水一盏，煎至七分，去滓温服，微利两三行为度。

治贲豚气上冲胸膈，**压气木香丸方**

木香　丁香　白豆蔻去皮　肉豆蔻去壳　吴茱萸醋浸一宿，炒

---

① 分：元刻本、日本抄本、文瑞楼本同，明抄本、乾隆本作"两"。
② 狗里外肾……煎成膏：此22字元刻本、日本抄本、文瑞楼本同，明抄本、乾隆本作"猪胆汁煮桃仁膏为丸"。
③ 腹：元刻本、日本抄本、文瑞楼本同，明抄本、乾隆本作"腿"。
④ 分：元刻本、日本抄本、文瑞楼本同，明抄本、乾隆本作"两"。

圣济总录

一六二二

令黄色。各半两　沉香三分　青橘皮汤去白，焙。一分　麝香别研。二钱

上八味，除麝香外，捣罗为末，入麝香研匀，用硇砂煎猪胆汁和丸如梧桐子大。每服温酒下二十丸。

治贲豚气上冲胁肋疗痛，**七宝丸方**

丁香　沉香剉　硇砂汤浸，绵滤澄，入陈曲同煎成膏，丸。诸药各半两　蒺藜子炒，去角　木香各三分　附子炮裂，去皮脐。一两①　麝香一分。研

上七味，除煎外，捣研为末，用前煎搜和丸如梧桐子大。每服十丸，炒生姜酒，或炒生姜黑豆小便下。

治肾脏积冷，贲豚气攻，少腹疼痛，上冲胸胁，**沉香石斛汤方**

沉香剉　石斛去根　陈曲炒。各一两　人参　赤茯苓去黑皮　五味子微炒　巴戟天去心，炒　桂去粗皮　白术　芎䓖各三分　木香　肉豆蔻仁各半两

上一十二味，粗捣筛。每服三钱匕，水一盏，姜三片，枣三枚，擘，煎至六分，去滓，食前热服。

治肾脏气发动，筑人心腹，面黑闷②欲绝，及诸气贲豚喘甚，妇人伤冷，血气发攻心等，**应急撞气丸方**

铅二两　石亭脂为末。二两　丁香为末。一两　木香为末。一两　麝香研。一分

上五味，先将铅于铫子内慢火炒令干，入石亭脂末，急手炒转，莫令焰起。以水微喷之，慢火再炒令干，倾于净地坑子内，以盏子覆之。候冷取出，细研如面，次入诸药，相和研之，以粟米饭丸如鸡头大。每用时研破二丸，热酒浸之顿服。或汗，或下气，或通转即愈。如秘不通，每一丸入玄明粉半两；如气满胸膈，服药皆吐，即以炒豆、炒盐等熨，令气下便服此药，无不验。

---

① 两：元刻本、日本抄本、文瑞楼本同，明抄本、乾隆本作"枚"。
② 闷：元刻本、日本抄本、文瑞楼本同，明抄本、乾隆本作"胸闷"。

治积气不散，结伏贲豚，发即上冲心胸，令人喘逆，骨痿少气，**木香槟榔散方**

木香　槟榔煨，剉　沉香剉　磁石煅，醋淬　诃黎勒去核　蘹香子炒　芎藭　白芷炒　牡蛎煅。各半两　桂去粗皮　陈橘皮汤浸，去白，焙。各三分

上一十一味，捣罗为散。每服二钱匕，炒生姜盐汤调下。

卷第七十二

积聚门

积聚心腹胀满　积聚宿食不消　久积癥癖　食癥　诸癥

积聚门

积聚心腹胀满

论曰：腑脏不和，则气血留滞而成积聚。其积聚蕴结，气不宣通，与脏气①相搏，故令人心腹胀满，烦闷短气。若为寒邪所并，则搏于腑脏，阴阳相击而致心腹疼痛，甚则泄利也。

治积聚心腹胀满，食已腹痛，饮食不化，呕哕恶心，胸胁胀闷，大便秘利不定，**磨滞丸方**

木香　青橘皮汤浸，去白，焙　桂去粗皮。各一两　吴茱萸汤浸，焙干，炒。三两　硇砂醋熬成霜，研末。一钱匕　巴豆霜半钱匕

上六味，捣罗四味为末，与硇砂、巴豆霜同拌匀，醋煮面糊为丸如绿豆大。每服三丸，加至五丸，早晚食后、临寝服，大便溏利时减丸数。

治积聚不散，心腹胀满，呕吐酸水，恶闻食气，脏腑不调，或秘或泄，**硇砂丸方**

硇砂一两。以醋一盏半同化，入面一匙煮成糊　乌梅去核，炒。三两　巴豆霜一钱匕②　没药研　蓬莪茂煨，剉　丁香　木香　京三棱煨，剉　干漆炒令烟出。各半两

上九味，捣研八味为末，令匀，以硇砂糊丸如绿豆大。每服二丸至三丸，煎丁香乌梅汤下，食后服，更量虚实加减。

治积聚心腹胀满，宿食不消，疗刺疼痛，恶心呕吐，可③思饮

---

① 气：元刻本、日本抄本、文瑞楼本同，明抄本、乾隆本作"腑"。
② 一钱匕：元刻本、日本抄本、文瑞楼本同，明抄本、乾隆本作"五分"。
③ 可：元刻本、日本抄本、文瑞楼本同，明抄本、乾隆本作"不"。

食，**积气丸方**

桂去粗皮。二两　附子炮裂，去皮脐。半①两　丹砂研。四②两　桃仁汤浸，去皮尖、双仁，研。一两半　巴豆去皮、心、膜，压出油。一百枚　京三棱煨，剉　干漆炒烟出　鳖甲去裙襕，醋炙。各一两　硇砂研。二两　大黄生用。一两　麝香研。一两　木香一两

上一十二味，捣研为末，先以好醋一升熬成膏，和前件药丸如绿豆大。每服三丸五丸，量虚实加减，煎木香汤下，食后。

治积聚心腹胀满，不思饮食，**沉香煎丸方**

沉香　木香　胡椒　青橘皮去白，焙　阿魏醋化面和作饼，炙　没药研　槟榔剉　丹砂研　硫黄研　硇砂研　高良姜各一两　巴豆霜二钱匕　丁香半两

上一十三味，除研外，捣罗为末，一处研匀，用重汤煮蜜丸如梧桐子大。每服三丸，煎橘皮汤下。

治积聚不消，心腹满，疠刺疼痛，呕逆醋心，可③思饮食，**代赭丸**④**方**

代赭研　木香　桂去粗皮　丹砂研。各半两　京三棱煨，剉。一两　杏仁去皮尖、双仁，炒，研。一分　槟榔剉。三分　巴豆去皮、心、膜，研出尽油。三十粒

上八味，捣研为末，以醋煮面糊丸如梧桐子大。每服三丸，食后温橘皮汤，或生姜汤下。

治积聚不消，心腹胀满，醋心呕逆，不思饮食，**木香三棱丸方**

木香　京三棱煨，剉　槟榔剉。各半两　乌梅肉炒。二两　缩砂仁一两　青橘皮去白，焙。一两半　巴豆去皮、心、膜，研出油。

---

① 半：元刻本、日本抄本、文瑞楼本同，明抄本、乾隆本作“一”。
② 四：元刻本、日本抄本、文瑞楼本同，明抄本、乾隆本作“一”。
③ 可：元刻本、日本抄本、文瑞楼本同，明抄本、乾隆本作“不”。
④ 代赭丸：本方药物组成，元刻本、日本抄本、文瑞楼本同，明抄本作“代赭石　槟榔　京三棱　乌梅肉二两　砂仁一两　青皮炒　巴豆一分。去皮心油”，乾隆本作“代赭石　槟榔　京三棱　乌梅肉各二两　砂仁一两　青皮去白，炒。一两半　巴豆一分。去皮心油”。

一分

上七味，捣研为末，用醋煮面糊丸如麻子大，阴干，丹砂为衣。每服三丸至五丸，温橘皮汤下，食后服。

治积聚心腹胀满，气攻刺痛，呕逆恶心，可①思饮食，**小分气丸方**

青橘皮汤浸，去白，焙。一两　胡芦巴三分②　沉香剉。一两　补骨脂炒。半两　蓬莪茂煨，剉。一两　白豆蔻仁半两　蘹香子舶上者，炒。一两

上七味，捣罗为末，酒煮面糊丸如梧桐子大，丹砂为衣。每服二十丸，食前生姜米饮下。

治积聚心腹胀满。利胸膈，散滞气，消宿食，**木香干漆丸方**

木香半两　干漆炒烟出。三分③　肉豆蔻去壳　京三稜煨　青橘皮汤浸，去白，焙　陈橘皮汤浸，去白，焙　桂去粗皮。各一两　槟榔剉　补骨脂炒。各半两　牵牛子炒。一两

上一十味，捣罗为末，酒煮面糊丸如梧桐子大。每服十丸，生姜汤下，早晚食后服。

治积聚心腹胀满，肠鸣醋心，呕吐冷痰，可④思饮食，**京三稜散方**

京三稜煨，剉　蓬莪茂煨，剉。各二两⑤　益智去皮，炒　缩砂仁　槟榔剉　青橘皮汤浸，去白，焙　姜黄各半两　丁香一分　甘草炙，剉。三分

上九味，捣罗为散。每服二钱匕，沸汤点服，不拘时候。

治积聚气块，心腹膨胀，胸膈痞闷，气逆噎塞，**三稜汤方**

京三稜三两。椎破，以好醋三升，银石器内用文武火煮醋尽

---

① 可：元刻本、日本抄本、文瑞楼本同，明抄本、乾隆本作"不"。
② 三分：元刻本、日本抄本、文瑞楼本同，明抄本、乾隆本作"五钱"。
③ 三分：元刻本、日本抄本、文瑞楼本同，明抄本、乾隆本作"五钱"。
④ 可：元刻本、日本抄本、文瑞楼本同，明抄本、乾隆本作"不"。
⑤ 二两：元刻本、明抄本、乾隆本、文瑞楼本同，日本抄本作"一分"。

为度，再剉，焙　枳壳去瓤，麸炒　青橘皮汤浸，去白，焙　木香　槟榔剉。各一两　干姜炮。半两　桂去粗皮。一两　甘草二两。炙，剉

上八味，粗捣筛。每服三钱匕，水一盏，煎至七分，去滓温服，不拘时。

治积聚不消，心腹胀满，**金翼丸方**

沉香　木香　青橘皮汤浸，去白，焙　陈橘皮汤浸，去白，焙　京三棱煨，剉　五灵脂各半两　芫花[①]醋炒焦色　干漆炒烟出。各一分　寒食面炒。三分　墨烧，研。一分[②]

上一十味，捣研为末，每秤药末一两，用去皮、心、膜巴豆仁秤一钱[③]，入净臼内捣令极细，方入药末再捣匀，用硇砂末半钱，新汲水浸化，旋入臼内再捣千百下，候硬软得所，丸如麻子大。每服三丸，食后、临卧温熟水下。心胸痞闷不快，温甘草汤下。

治老幼久积冷毒，呕吐酸水，心腹膨胀疠痛，不美饮食，兼治小肠疝气，大便不通，**紫金丸方**

硇砂别研。一两　干漆炒烟出　乌头生，去皮脐　干姜生用。各一两

上四味，除硇砂外，捣罗为细末，入硇砂研匀。别以巴豆去皮、心、膜秤三[④]分，细研，厚纸压出油，与前药同研匀，以水煮枣肉，和捣令得所，作一团。用好湿纸裹三五重，别取好净泥去砂石，多入纸筋，盐水拌和如胶。将前药一团固济，可厚一豆许，暴令泥干，或于文武火灰中煨干亦得。次烧熟炭火十斤，煅通赤。取出候冷，打去泥，刮取里面药再捣，更入少枣肉杵匀，可丸即丸如梧桐子大。每服三丸五丸，量虚加减。疝[⑤]气及诸般冷气撮痛及泄泻，浓煎艾汤；癖积胁下刺痛妨闷，酒食过度，膨胀，木瓜

---

① 芫花：元刻本、日本抄本、文瑞楼本剂量同，明抄本、乾隆本作"五钱"。
② 一分：元刻本、日本抄本、文瑞楼本同，明抄本、乾隆本作"五钱"。
③ 一钱：元刻本、日本抄本、文瑞楼本同，明抄本、乾隆本作"五分"。
④ 三：元刻本、日本抄本、文瑞楼本同，明抄本、乾隆本作"二"。
⑤ 疝：原作"元"，元刻本、日本抄本、文瑞楼本同，据明抄本、乾隆本改。

汤；妇人血刺，醋汤下。

治久寒积聚，心腹胀痛，食饮不下，**乌头丸方**

乌头炮裂，去皮脐　吴茱萸汤洗，焙干，炒。各三两　细辛去苗叶　附子炮裂，去皮脐　藁本去苗、土。各二两

上五味，捣罗为末，炼蜜和丸如梧桐子大。每服五丸至十丸，空心温酒下。

治积聚心腹胀满，宿食不化，气刺疗痛，泄泻，善噎吞酸，食欲呕吐，手足逆冷，**白豆蔻散方**

白豆蔻去皮。三分　桂去粗皮　丁香　附子炮裂，去皮脐。各半两　高良姜　木香　肉豆蔻去壳。各一分①　人参　枳壳去瓤，麸炒　甘草炙，剉　陈橘皮去白，焙，炒。各半两

上一十一味，捣罗为散。每服二钱匕，煎木瓜生姜汤调下。

治胃中诸食结滞不消，心腹胀满，吐泻不止，**白豆蔻散方**

白豆蔻去皮　干木瓜各一两　生糯米三合　干姜炮。三分②　甘草炙，剉。半两　缩砂仁一两半

上六味，捣罗为散。每服二钱匕，新汲水调下③。

治积聚胀闷，减食黄瘦，**参苓丸方**

人参　赤茯苓去黑皮　细辛去苗、土　枳壳去瓤，麸炒　熟干地黄焙　当归切，焙　麦门冬去心，焙　附子炮裂，去皮脐　干姜炮　大黄剉，炒　厚朴去粗皮，涂生姜汁炙　桂去粗皮　甘草炙，剉。各一两一分　乌头炮裂，去皮脐　桔梗炒　紫菀去苗、土　蜀椒去目并闭口，炒出汗。各一两

上一十七味，捣罗为末，炼蜜和丸如梧桐子大。每服七丸，空心温酒下，日再，渐加至十丸，以知为度。

治荣卫壅滞，流传脏腑，心腹胀满，饮食不消，腹痛不止，**化气丸方**

---

① 分：元刻本、日本抄本、文瑞楼本同，明抄本、乾隆本作“两”。
② 三分：元刻本、日本抄本、文瑞楼本同，明抄本、乾隆本作“五钱”。
③ 新汲水调下：元刻本、日本抄本、文瑞楼本同，明抄本作“木瓜姜汤下”，乾隆本作“米饮空心下，姜汤下亦可”。

紫苏子炒，研。一两　干姜炮　槟榔剉　莱菔子炒，研　芜荑炒。各半两　青木香　诃黎勒煨，去核　甘草炙，剉　青橘皮汤浸，去白，焙　草豆蔻去皮。各三分

上一十味，捣罗为末，以曲末作糊和丸如梧桐子大。每服二十丸，生姜盐酒下。

治腑脏不和，气血留滞，积聚胀满，心腹妨闷，食物减少，烦闷短气，**京三棱汤方**

京三棱煨，剉　大腹连皮子，剉　延胡索　天雄炮裂，去皮脐　芎䓖　白术各一两半　桃仁汤浸，去皮尖、双仁，炒。三十枚　桂去粗皮　当归切，焙　消石各一两　郁李仁汤浸，去皮。一两一分

上一十一味，㕮咀如麻豆大。每服四钱匕，水一盏半，入生姜二片，煎至七分，去滓温服。

治积聚心腹胀满，甚则泄利，及气不升降，**芍药汤方**

赤芍药　赤石脂　大腹皮　京三棱煨，剉　桑根白皮剉，焙。各一两半　肉豆蔻去壳。一枚　桃仁去皮尖、双仁，炒。三十枚　桂去粗皮。半两　附子炮裂，去皮脐　白术　木香　枳壳去瓤，麸炒　当归切，焙　麻黄去根节　黄连去须。各一两

上一十五味，剉如麻豆。每服五钱匕，水一盏半，入生姜三片，同煎至八分，去滓温服。

治冷积不去，气涩腹痛，饮食不下，**旋覆花汤方**

旋覆花微炒。三分　当归切，焙　黄连去须　陈曲炒　桑根白皮　牛膝切，焙　芎䓖　射干　白术　龙骨各一两半　枳壳去瓤，麸炒　桂去粗皮　地榆各一两　杏仁汤浸，去皮尖、双仁，炒。二十枚　附子炮裂，去皮脐　赤石脂　厚朴去粗皮，生姜汁炙。各二两　黄芩去黑心。半两　黑豆一合　草豆蔻去皮。二枚　桃仁去皮尖、双仁，炒。二十一枚

上二十一味，细剉。每服五钱匕，水一盏半，煎至八分，去滓温服。

治虚积潮热，心腹胀满疼痛，**妙香丸方**

丹砂研。一两　牛黄研　龙脑研　麝香研。各一分　金箔十四①片　粉霜　腻粉各一②钱　巴豆去皮、心。一百二十③粒，肥者。研　蜡二两

上九味研细，丸如弹丸。量虚实加减，夜半后，龙脑浆水下。脏虚，即旋丸如小豆大，每服三丸，龙脑米饮下；疾坚者，加至十丸。皆以针刺作数孔，以行药力。小儿取积，丸如绿豆，每服三丸。又治小儿吐逆，并米饮下。

治气胀心腹满闷，胸胁痛，气壅不通，**沉香散方**

沉香剉　青木香剉　陈橘皮汤浸，去白，焙。各半两　郁李仁汤浸，去皮，别研　大黄煨，剉。各一两　桂去粗皮。半两　枳壳去瓤，麸炒　槟榔半生半熟　诃黎勒皮各三分

上九味，捣罗为散。每服二钱匕，炒生姜酒调下。

治积聚心腹胀满，痞塞不通，大肠结燥，腰腹疠痛，面赤口干，**香桂汤方**

桂去粗皮　陈橘皮去白，焙炒　槟榔生，剉　当归切，焙　甘草炙，剉　木香　芍药　枳壳去瓤，麸炒　大黄剉，炒。各半两

上九味，粗捣筛。每服五钱匕，水一盏半，煎至八分，去滓，食后温服。

治久积气不散，心膈满闷，四肢不收，痞塞不通，**枳实丸方**

枳实去瓤，麸炒。一两　白术　槟榔剉　陈橘皮汤浸，去白，焙。各三分　甘草④炙，剉　生姜切，炒。各一⑤分　赤茯苓去黑皮　青木香　桂去粗皮　昆布洗去咸，焙　诃黎勒皮　大黄煨，剉。各半两　草豆蔻去皮。一两

上一十三味，捣罗为末，炼蜜和丸如梧桐子大。每服二十丸，生姜木瓜汤下。

---

① 十四：元刻本、日本抄本、文瑞楼本同，明抄本、乾隆本作"廿"。
② 一：元刻本、日本抄本、文瑞楼本同，明抄本、乾隆本作"二"。
③ 一百二十：元刻本、日本抄本、文瑞楼本同，明抄本、乾隆本作"百"。
④ 甘草：元刻本、日本抄本、文瑞楼本剂量同，明抄本、乾隆本作"一两"。
⑤ 一：元刻本、日本抄本、文瑞楼本同，明抄本、乾隆本作"三"。

积聚宿食不消

论曰：饮食入胃，脾脏化之。若腹内素有积聚，摄养乖度，食饮不时，则脾胃愈弱，饮食迟化，故为宿食不消之病。其状噫气食臭[①]，胃胀[②]烦满是也。

治积聚宿食不消，中脘痞滞，烦满气促，腹内[③]刺痛，噫气[④]，不思饮食，**木香丸方**

木香半两　槟榔剉。一两　陈橘皮汤浸，去白，焙。半两　丁香一分[⑤]　京三棱煨。一两　干姜炮。一分[⑥]　蓬莪茂煨。半两　巴豆去皮、心、膜，出油。半钱　硇砂水飞，研。半两

上九味，除研外，捣罗为末，入巴豆、硇砂，研令匀，汤浸蒸饼丸如绿豆大。每服二丸至三丸，温生姜橘皮汤下，食后服。

治积聚宿食不消，胸膈痓闷，腹肚胀满，疠痛不食[⑦]，**丁香丸方**

丁香一两　青橘皮汤浸，去白，焙。二两　桂去粗皮　干姜炮　附子炮裂，去皮脐。各一两　蓬莪茂煨，剉　京三棱煨，剉　干漆炒烟出。各二两　猪牙皂荚酥炙，去皮、子　木香各一两　牵牛子细末。二两　墨一两。十二味，别捣罗为细末　硇砂醋研　大黄生，为末。各二两　巴豆一两。去皮、心、膜，研如膏，于新瓦内摊，去油取霜

上一十五味，先将后三味于石锅内醋煎硇砂[⑧]令热，先下巴豆霜，煎三两沸，次下大黄末熬成膏，和前一十二味药末熟杵，丸

---

　①　臭：元刻本、日本抄本、文瑞楼本同，明抄本、乾隆本此后有"吞吐酸水"。
　②　胃胀：元刻本、日本抄本、文瑞楼本同，明抄本、乾隆本作"胸腹"。
　③　腹内：元刻本、日本抄本、文瑞楼本同，明抄本、乾隆本作"心腹"。
　④　噫气：元刻本、日本抄本、文瑞楼本同，明抄本、乾隆本此后有"吞酸"。
　⑤　分：元刻本、日本抄本、文瑞楼本同，明抄本、乾隆本作"两"。
　⑥　分：元刻本、日本抄本、文瑞楼本同，明抄本、乾隆本作"两"。
　⑦　胸膈……不食：此12字元刻本、明抄本、日本抄本、文瑞楼本同，乾隆本作"中脘痞滞，烦满气促，心腹刺痛，噫气吞酸，不思食"。
　⑧　醋煎硇砂：原作"煎硇砂醋"，元刻本、日本抄本、文瑞楼本同，据明抄本、乾隆本乙正。

如绿豆大。常服一丸二丸，茶汤任下。如要取积，生姜汤下七丸，更量力加减。

治积聚宿食不化，留滞成块，心腹疼痛，脾倦多困，日渐黄瘦，**木香丸方**

木香三分　蓬莪茂　京三稜二味煨，剉。各一两　巴豆去皮、心、膜，研出油。二十粒　丹砂研。三分

上五味，将前三味捣罗为末，入巴豆、丹砂同研令匀，醋煮面糊丸如绿豆大。每服三丸至五丸，生姜橘皮汤下，食后临卧服。

治久积气块，宿食不消，胸膈痞闷，痰逆恶心，不思饮食，脐腹刺痛，醋心噎塞，**小分气丸方**

木香一两　槟榔剉　陈橘皮汤浸，去白，焙　楝实剉，炒　干姜炮　青橘皮汤浸，去白，炒。各半两　蓬莪茂醋浸一宿，煨。一两　巴豆去皮、心、膜，研出油　半夏汤洗七遍去滑，焙　大黄煨，剉。各一分　雄黄研。一两

上一十一味，捣研为末，醋煮面糊丸如绿豆大。每服五丸七丸，温生姜汤下，食后临卧服。

逐①积滞，化宿食，利胸膈，**宽中丸方**

乌头炮裂，去皮脐　吴茱萸汤浸，焙炒　高良姜　甘遂麸炒　大黄　栀子仁各半两　巴豆去皮、心、膜，研出油。四十九粒

上七味，捣研为末，用枣肉丸如小绿豆大。每服一丸，生姜橘皮汤下。

消积化气，温胃思食，治②食后心膈妨闷，**如意丸方**

威灵仙去苗、土③　附子生，去皮脐。二味各半两。同为末，用好醋半盏浸一宿　硇砂细研。一分　巴豆二十一粒。去皮、心、膜，出油，二味同研，用酒半升、醋半升同煎，与前二味同熬成膏　蓬莪

① 逐：元刻本、日本抄本、文瑞楼本同，明抄本、乾隆本此前有"治积聚宿食不消"。

② 治：元刻本、日本抄本、文瑞楼本同，明抄本、乾隆本此后有"积聚食不消"。

③ 去苗土：元刻本、日本抄本、文瑞楼本同，明抄本、乾隆本作"醋浸一日"。

莪煨、剉　木香各半两　青橘皮汤浸，去白，炒。一两　大黄剉，炒。三分　陈曲炒。半两　丁香一分

上一十味，将后六味为末，以前四味膏和，更别熬醋少许，研墨汁同丸如绿豆大。每服五丸至七丸，生姜汤下。

消积滞，化宿食痰饮，治[1]胸膈痞闷，**桂香匀气丸方**

桂去粗皮　丁香皮　缩砂仁　益智去皮，炒　陈橘皮汤浸，去白，焙　青橘皮汤浸，去白，焙　槟榔剉　木香　蓬莪茂煨。各一两　乌梅和核。一两半　巴豆去皮、心、膜，研出油。六十四粒

上一十一味，除巴豆外，捣罗为末和匀，煮面糊丸如麻子大。每服七丸至十丸，茶酒任下，食后服。

治一切积滞，宿食不消，痰逆恶心，吐泻霍乱，膈气痞满，胁肋膨闷，呕哕心疼，泄痢，宜服**积气丸方**

代赭研　赤石脂研。各一分[2]　大戟　木香　龙胆各半两　杏仁汤浸，去皮尖。四十九粒　巴豆去皮、心、膜，研出油为霜。三十[3]粒

上七味，除别研外，捣罗为末，入杏仁、巴豆霜同研匀，用面糊丸如梧桐子大。每服三丸至五丸，食后临卧，木香汤下。

治久积伏滞，胸膈膨胀，心腹刺痛，不化饮食，及妇人血气疼痛，**紫沉消积丸方**

沉香剉　阿魏醋化研　巴豆霜各一两　硇砂研。四两。四味同研匀，用蜜一斤，酒二盏共熬成膏，以瓷合盛　丹砂研。二[4]两　硫黄研　青橘皮汤浸，去白，焙　高良姜　槟榔剉　木香　人参　桂去粗皮　胡椒各四两　丁香　干姜炮。各二[5]两

上一十五味，将前四味蜜酒熬成膏，余并捣罗为末，用膏和捣千百杵，丸如绿豆大。每服五丸七丸，温橘皮汤下。如心痛，

---

① 治：元刻本、日本抄本、文瑞楼本同，明抄本、乾隆本此后有"积聚"。
② 分：元刻本、日本抄本、文瑞楼本同，明抄本、乾隆本作"两"。
③ 三十：元刻本、日本抄本、文瑞楼本同，明抄本、乾隆本作"廿一"。
④ 二：元刻本、日本抄本、文瑞楼本同，明抄本、乾隆本作"一"。
⑤ 二：元刻本、日本抄本、文瑞楼本同，明抄本、乾隆本作"一"。

温酒下；妇人血气，当归汤下。

消[①]积化气，进食，**黑神丸方**

木香　硇砂研　蓬莪茂煨，剉　京三棱煨，剉。各半两　桂去粗皮　附子炮裂，去脐、皮　干姜炮　干漆捣碎，炒烟出　大黄煨，别为末　青橘皮汤浸，去白，焙　墨烧过　巴豆去皮、心、膜，细研出油。各一两

上一十二味，以好醋一大碗，先熬硇砂令沸，入巴豆又熬数沸，次又入大黄末熬成膏，余药并捣罗为末，以膏杵和丸如莱菔子大。每服三丸五丸，茶酒任下。如消食化气，生姜橘皮汤下；小肠疝气，茴香酒下；妇人血气，当归酒下。

治积聚，宿食留饮不消，**丁香丸方**

丁香　木香　沉香剉　安息香　乳香[②]　硇砂别研　肉豆蔻去壳[③]　桂去粗皮　京三棱煨　当归切，焙　陈橘皮汤浸，去白，焙　槟榔剉[④]　荜澄茄各一两　附子炮裂，去皮脐。半两　巴豆十枚。于糠灰内炮，去皮，细研

上一十五味，先将安息香、乳香、硇砂三味，用少许酒浸良久，别研如膏，更与巴豆研匀，余药并捣罗为末，同用酒煮面糊丸如麻子大。每服五丸至七丸，熟水下。若大段气痛，加至十丸，用生姜汤下。

治积聚气滞，胸膈满闷，心腹疞痛，不化饮食，**乳香丸方**

乳香研　丁香　木香各一两　附子炮裂，去皮脐　五灵脂为末　干姜炮。各半两　桂去粗皮　芫花醋拌炒焦黄　青橘皮汤浸，去白，炒。各三分[⑤]　猪牙皂荚去皮，酥炙。一两　巴豆去皮、心、膜，别研如膏，新瓦内摊去油，取霜。一钱

---

① 消：元刻本、日本抄本、文瑞楼本同，明抄本、乾隆本此前有"治积聚宿食不消"。

② 乳香：元刻本、日本抄本、文瑞楼本同，明抄本、乾隆本此后有"炙去油"。

③ 去壳：元刻本、日本抄本、文瑞楼本同，明抄本、乾隆本作"酒洗"。

④ 剉：元刻本、日本抄本、文瑞楼本同，明抄本、乾隆本作"微煨"。

⑤ 三分：元刻本、日本抄本、文瑞楼本同，明抄本、乾隆本作"一两"。

上一十一味，除乳香、五灵脂末、巴豆霜外，八味捣罗为末，入上三味拌匀，煮陈曲糊丸如绿豆大。每服二丸三丸，温生姜汤下，量虚实加减，食后临卧服。

治积聚癖块，一切所伤，吃食减少，日渐黄瘦，**如圣丸方**

巴豆去皮、心、膜，研出油。一两　丁香三钱　乌梅去核。一两半　干漆捣碎，炒烟出。一两　滑石一钱

上五味，先捣罗四味为末，然后入巴豆同研匀，用粳米饭同烂捣丸如粟米大。每服二丸至三丸，随所伤物下，更量虚实加减。

消食化气，利胸膈及①积聚凝滞，脏腑刺痛，饮食减少，**木香丸方**

木香为末　丁香为末　巴豆去皮、心、膜，研出油。各半两　硇砂研。半两　大枣去皮、核　乌梅去核，为末。各三十枚

上六味，先将水拌白面作一薄饼，以枣肉铺饼上，次以前四味药末和匀，复上铺枣肉上作馒头裹就，同用炭火四围炙燺。候面焦黑，约药透取出，地面上出火毒。候冷打破，去焦面不用，将药与乌梅末同捣，稀面糊丸如黄米大。每服二丸三丸，食后生姜汤下，或随所伤物汤下。

消食化气，破积聚，治心腹胀满，噫醋恶心，**八仙丸方**

京三棱煨，剉　蓬莪茂煨，剉　五灵脂各一两　乌梅六十枚。和核用　缩砂一百枚。去皮　干漆半两。炒烟出　巴豆四十粒。去皮，不出油，研　木香一分

上八味，捣罗为末，用酸粟米饭三两匙，再入白杵五七百下，丸如绿豆大。每服五丸至七丸，生姜汤下。小儿一丸，如要宣转，十五丸，更量虚实加减。

取积聚，消宿食，**槟榔丸方**

槟榔生，剉。两枚　巴豆去皮、心、膜，麸炒。二十一粒　青橘皮汤浸，去白，焙。半两　牵牛子炒　大黄湿纸裹煨　干漆炒烟

---

① 及：元刻本、日本抄本、文瑞楼本同，明抄本、乾隆本作"治"。

出。各一分　硇砂研。一钱^①

上七味，捣研罗为末，汤浸蒸饼丸如绿豆大，以丹砂为衣。每服一丸二丸，温水下。如要宣转取食积，三五丸或七丸十丸，量虚实，空心煎葱白汤下。宣后，服和气人参汤。

和气人参汤方

人参　白茯苓去黑皮　厚朴去粗皮，生姜汁炙　甘草炙　肉豆蔻去壳　陈橘皮去白，麸炒　蘹香子炒　木香　白术　桂去粗皮。各半两

上一十味，捣为粗末。每服二钱匕，水一盏，生姜三片，枣一枚，擘，同煎至七分，去滓温服。

治脾胃虚冷，积聚沉结，宿食不消，**益智散方**

益智去皮，炒　蓬莪茂煨，剉　京三棱煨，剉　青橘皮　陈橘皮二味并汤浸，去白，炒　白茯苓去黑皮。各一两　人参　甘草炙，剉。各半^②两　木香一分^③　厚朴去粗皮，生姜汁炙。一两一分

上一十味，捣罗为散。每服一钱匕，入盐少许，沸汤点服，不拘时候。

治久积聚宿滞不消，或翻胃吐逆，恶心干哕^④，及脾寒疾等，**藿香煮散方**

藿香叶　木香　陈橘皮汤浸，去白，焙　肉豆蔻去壳　诃黎勒皮　人参　白茯苓去粗皮　甘草炙　草豆蔻去皮　麦蘖炒　陈曲炒。各一两　干姜炮　高良姜剉，炒。各半^⑤两　厚朴去粗皮，生姜汁炙。一两半

上一十四味，捣罗为散。每服二钱匕，水一盏，生姜一块，拍破，同煎至七分，入盐一捻热服。水泻及肠风脏毒，热陈米饮调下。

---

① 钱：元刻本、明抄本、乾隆本、文瑞楼本同，日本抄本作"分"。

② 半：元刻本、日本抄本、文瑞楼本同，明抄本、乾隆本作"一"。

③ 分：元刻本、日本抄本、文瑞楼本同，明抄本、乾隆本作"两"。

④ 哕：元刻本、乾隆本、日本抄本、文瑞楼本同，明抄本此后有"并胸膈胀闷"。

⑤ 半：元刻本、明抄本、乾隆本、文瑞楼本同，日本抄本作"一"。

治诸积宿食不消，**黑虎丸方**

芫花炒^①　甘遂炒　乌头炮裂，去皮脐　大戟炒，剉　京三稜煨，剉　牵牛子炒　干姜炮　陈橘皮去白，焙。各半两　干漆二^②两。炒烟出尽

上九味，捣罗为末，以醋煮面糊丸如绿豆大。每服二丸。消食化气，温水下；取积滞，米汤下；温病伤寒，姜醋汤下；气痛，艾汤下；本脏气虚，炒蘹香子酒下；疟疾，桃枝汤下；妇人血气劳气，醋汤下；寸白虫，煎牛肉汤下。

治一切积滞，化气消食，补益真气，产后逐败血，补虚损，**硇砂煎丸方**

硇砂拣通明无石者，别研如粉　当归酒浸一宿，去芦头，切，焙　肉苁蓉酒浸一宿，薄切作片，焙干　巴戟天酒浸一宿，去心，焙　槟榔生。各一两　楝实洗过切破，四两，酒浸一宿，候软，以刀子刮下瓤，去皮核不用。二两　蘹香子微炒　木香　沉香剉　附子炮裂，去皮脐　天雄用酒煮五七百沸，候软，刮去皮脐。各一两　阿魏半两。米醋磨成膏，入诸药

上一十二味，捣研为细末，以无灰酒煮，白面糊丸如梧桐子大。每服三十丸，空心日午温酒下。尝有妇人，病蓐中下痢日久，甚困笃，百方不差。医曰蓐中痢与他痢不同，常痢可用苦涩药止之。蓐中痢生于血不足，投涩药则血愈不行，痢当愈甚。产后痢者，宜投硇砂丸，日三服，痢顿减半，次日遂愈。此药产后虽无病亦宜服之，能养血去积滞。

治积聚宿食不消，胁肋坚硬，心腹刺痛及诸病，**礞石丸方**

礞石研。半两^③　硇砂一两。米醋三升化　巴豆霜一两半　京三稜醋浸一宿，煨。一两　大黄煨，剉。一两半　木香　槟榔剉　肉豆蔻去核　猪牙皂荚去皮，炒　桂去粗皮　干姜炮　丁香　芫花醋浸一宿，炒，微有烟　蓬莪荗炮。各一两　青橘皮去

---

① 炒：元刻本、日本抄本、文瑞楼本同，明抄本、乾隆本作"醋炒"。
② 二：元刻本、明抄本、乾隆本、文瑞楼本同，日本抄本作"三"。
③ 半两：元刻本、日本抄本、文瑞楼本同，明抄本、乾隆本作"两半"。

白，焙　白豆蔻去皮　墨烧八分过。各半两　胡椒　粉霜研。各一分　白面二两。酒半升化

上二十味，捣研各为末，先以硇砂、醋合巴豆煮两食久，投礜石、三稜，又投酒面，又投大黄，相去皆半食久，乃入众药熬成稠膏，丸如绿豆大。每服三丸，酒饮下。凡坚积饮食所伤，皆能愈。

治肋下结块，连心腹痛，食冷物即剧，**鳖甲散方**

鳖甲去裙襕，醋炙　蒺藜子炒，去角。各二两　黄芩去黑心。半两　桂去粗皮。一两　柴胡去苗　桔梗炒　当归切，焙　牛膝酒浸，切，焙　芍药　赤茯苓去黑皮　大黄剉，醋拌炒　人参　陈橘皮汤浸，去白，焙　槟榔剉　诃黎勒煨，去核。各二①分

上一十五味，捣罗为散。每服二钱匕，煮枣汤调下。

久积癥癖

论曰：癥之为病，虽有形证，推之不动；癖之为病，僻在胁肋，按之水鸣。此皆饮食留滞所致也。不即治，日渐增长，盘结牢固，邪气日盛，令人正气衰微，累岁不已，甚则身瘦腹大，名曰久积癥癖。

治久积癥癖，冷热不调，痰逆痞闷，心腹刺痛，喘满膨胀，泄利羸困，不思饮食，**消积丸方**

代赭煅，醋淬三七遍，研　礜石研。各一两　桂去粗皮　白茯苓去黑皮　青橘皮汤浸，去白，焙　巴豆去皮、心、膜，压出油。各半两　京三稜煨，剉　楝实肉各一分　硇砂研。三分

上九味，捣研为末拌匀，酒煮面糊和丸如梧桐子大。每服二丸至三丸，木香汤下。看虚实加减。

治久积伏滞成块，妇人血癖血块及产后败血不行，儿枕刺痛，小儿奶癖。常服利胸膈，除伤滞，**比金丸方**

---

① 二：元刻本、日本抄本、文瑞楼本同，明抄本、乾隆本作"三"。

没药研。一钱① 五灵脂研。半两 皂荚去皮子，酥炙捣末。三钱。不蚛者 白丁香雄者，研 硇砂研 乳香研。各一钱半② 巴豆一百粒。去皮、心、膜，不出油，烂研

上七味，同研为细末。用大枣十枚，去核，刮巴豆膏入在枣内，线缠了，慢火炙熟。去线捣烂，与前项药末合匀，和捣成剂，丸如绿豆大。大人脏腑实者五丸，虚者三丸。小儿芥子大，一岁三丸，五七岁以上七丸，十岁以上十丸。取积，用烧皂子浓煎汤放冷下；利胸膈，用枣一枚，烂嚼裹药干咽，不得嚼药，并临卧服。急患，不拘时。

治久积癖气，心胸不和，呕吐痰逆，胁肋胀满疼痛，**如神丸方**

乌头去皮脐 干漆 干姜 桂去粗皮。各一两。以上三味同为末 硇砂别研。半两 巴豆半两。去皮、心、膜，研为霜

上六味，合研令匀。取炊枣肉和成块，用湿纸厚裹，盐泥固济，厚一指许，阴三日暴干。地坑子内以火三斤簇烧，候火销半取出，看硬软捣细为丸如小豆大。每服三丸至五丸，木瓜汤下，不拘时。

治久积冷气攻心腹疼痛，痰癖呕逆，腹胀不思饮食，肌肤瘦瘁，腰膝倦痛，下痢泄泻，疟疾肠风，并妇人血海久冷无子，**陈橘皮煎丸方**

陈橘皮汤浸，去白，焙。十五③两。别捣罗为末 巴戟天去心 石斛去根 牛膝酒浸，切，焙 肉苁蓉酒浸，切，焙 鹿茸去毛，酒炙 菟丝子酒浸三日，别捣，焙 杜仲去粗皮，炙，剉 阳起石酒浸，研如粉 厚朴去粗皮，生姜汁炙 附子炮裂，去皮脐 吴茱萸汤洗，焙干，炒 当归切，焙 干姜炮 京三棱煨，剉 萆薢各三两 甘草炙，剉。一两

上一十七味，捣罗为末。先以好酒五碗于银石器内煎橘皮末，

① 一钱：元刻本、日本抄本、文瑞楼本同，明抄本、乾隆本作"一钱五"。
② 一钱半：元刻本、日本抄本、文瑞楼本同，明抄本、乾隆本作"二钱"。
③ 十五：元刻本、日本抄本、文瑞楼本同，明抄本、乾隆本作"十"。

令如饧。入诸药搅匀，再捣三五百杵。稍干，更入酒少许和丸如小豆大。每服二十丸至三十丸，空心温酒下，盐汤亦得。

治脏腑久积，气块冷痞，不思饮食，**沉香三棱煎丸方**

沉香剉　人参各一两　京三棱三两。捣末，用陈粟米醋五升、硇砂三分细研，同入在醋内搅化，以银器内慢火熬成膏　青橘皮汤浸，去白，焙。一两半

上四味，捣罗三味为末，入三棱、硇砂煎内和匀成剂。如有余煎，更于火上慢熬，同捣纳千杵，丸如梧桐子大。每服三十丸，食前米饮下。妇人醋汤下，日再。

治久积癥块，心腹胀满，胸膈不利，痰实胃胀，**硇砂丸方**

硇砂好者，二①钱。研　狼毒剉，醋炒干　芫花醋浸一宿，炒干　干漆炒烟出　鳖甲去裙襕，醋炙。各一两　硫黄好者，一分。研如粉　巴豆二七②粒。去皮、心、膜，以好醋一升，煮令紫色

上七味，捣研为末和匀，煮面糊丸如豌豆大。每服三丸，食后临卧，温生姜汤下。

治多年积气癥癖，**三棱丸方**

京三棱煨，剉　鸡爪三棱煨，剉　陈橘皮汤浸，去白，焙　青橘皮汤浸，去白，焙　巴豆去皮、心、膜，出油　石三棱煨，剉。各五两　槟榔十枚。半生用，半炮，剉　肉豆蔻十枚。去壳，醋浸二宿　丁香　益智去皮。各一两　木香二③两　硇砂一两半。研，飞过

上一十二味，捣研为末，醋煮面糊和丸如梧桐子大，每服三丸。如当心气块，茱萸汤下；左右气块，木香汤下；本脏气块，蘹香子汤下。

治久积食癖，心腹时发疼痛，胸膈不快，痰逆恶心，脏腑不调，不思饮食，或下利脓血，里急后重。散恶气，逐结滞，**丁香丸方**

---

① 二：元刻本、日本抄本、文瑞楼本同，明抄本、乾隆本作"一"。
② 二七：元刻本、日本抄本、文瑞楼本同，明抄本、乾隆本作"二十七"。
③ 二：元刻本、日本抄本、文瑞楼本同，明抄本、乾隆本作"一"。

丁香　木香　桂去粗皮　阿魏面裹煨，去面，研　麝香研　硫黄研　水银二味于盏内结成沙子　硇砂研，飞过　粉霜研　胡粉研。各一分　巴豆去皮、心、膜，研取霜。四钱

上一十一味，捣罗三味为末，与八味合研匀细，用安息香半两，酒化滤过，入蜜少许，重汤同熬和剂，旋丸如梧桐子大。每服三丸至五丸，临卧煎生姜枣汤下，更看虚实加减，取下积聚恶物为效。

治男子妇人远年积气，消磨癥块，取虚中积，**礞石丸方**

礞石半两。青色者，生用，捣罗为细末　硇砂醋浸，澄去砂石　丁香　桂去粗皮　干姜炮。各二①两　木香　京三稜煨，剉　蓬莪茂煨，剉　芫花醋浸一宿，炒焦　猪牙皂荚去皮，炙黑　槟榔煨，剉，为末　肉豆蔻仁各一两　白豆蔻仁　青橘皮汤浸，去白，焙　墨烧八分熟。各半两　巴豆一两半②。去皮、心、膜，出油尽　大黄一两半。半两生用，半两煨熟，半两炒焦　胡椒　粉霜细研。各一分

上一十九味，各捣研为末，用醋三升，飞硇砂于银石器中，文武火熬二十沸。次入巴豆，又熬五七沸。次入礞石、京三稜末，又熬三五沸。次取白面二两，以无灰酒半升调入药中，又熬一两沸。次入大黄末，又熬三两沸。次下诸药末，不住用柳木杖子搅匀。候稠，捣千杵，丸如绿豆大。每服三丸，不问男女长幼。心痛，醋汤下；左胁下疼，煎姜枣汤下；右胁下疼，煎木香汤下；妇人血癖血气，炒生姜醋汤下；久患冷痢，煎黄连汤下；小儿常服，冷水③下。有妊者不得服。小儿以意减丸数。

治久虚积癥癖，**水银丸方**

水银　豉研　礞石末滴酒和匀，瓷合内慢火逼干。各半两　京三稜末　石三稜末　鸡爪三稜末　腻粉　粉霜　白丁香末　硇砂

---

① 二：元刻本、日本抄本、文瑞楼本同，明抄本、乾隆本作"一"。
② 一两半：元刻本、日本抄本、文瑞楼本同，明抄本、乾隆本作"一分"。
③ 冷水：元刻本、日本抄本、文瑞楼本同，明抄本、乾隆本作"熟水"。

研。各三钱　肉豆蔻去壳　槟榔各二枚。为末　丹参①三钱。研

上一十三味，合研匀细，用枣肉和丸如绿豆大。每服五丸，温水下。又一方，治丈夫病，入茴香、补骨脂各一分；治妇人病，入血竭、没药各一分。

治远年癥块积聚，**木香丸方**

木香　硇砂研　当归切，炒。各一两　礞石研。三分　大黄煨，剉　陈曲不蚛者，炒　麦蘖炒　墨研　白面各半两　大戟炒　干漆炒烟出　腻粉各一分　豉少许　巴豆仁一两一分。不出油，研②

上一十四味，捣研为末，以腊月雪水同捣三二百杵，丸如绿豆大。每服一丸，空心，用干柿烂嚼裹药，随所伤物煎汤下，不得吐津。

治男子、妇人，久气块癥癖，两胁下积冷，胸腹气刺痛，**紫金丹方**

铁滓一斤。淘净，控干　硇砂二③两　硫黄半斤。水飞过

上三味，先取铁滓、硫黄二味于瓷器内用米醋一斗慢火煎，候煎硫黄火上无焰，即煿干。刮此二味入瓷合内，固济了，用大火煅三度毕。取盒内药再用水飞，不用铁滓，控硫黄令干，入细瓷合内，坐在平地。别用火一秤，煅至火尽取出，入硇砂二两，同研令细。再入盒内，用火一斤，就灰池中养三日，放冷，取二两，再入下项药：

硇砂半两　木香末　丁香末　腻粉研　丹砂研　肉豆蔻去壳，末　干漆炒烟尽，研　胡椒末　阿魏用醋化，面和作饼子，烧熟为末。各一钱　砒霜末。一字半

上一十味研细，再同硫黄研匀，用酒醋中④半煎五灵脂，薄面糊和丸如梧桐子大。每服从五丸渐加至二十丸，以意加减服。若

---

① 丹参：元刻本、日本抄本、文瑞楼本同，明抄本、乾隆本作"丹砂"。
② 不出油研：元刻本、日本抄本、文瑞楼本同，明抄本、乾隆本作"去油"。
③ 二：元刻本、明抄本、乾隆本、文瑞楼本同，日本抄本作"一"。
④ 中：元刻本、日本抄本、文瑞楼本同，明抄本、乾隆本无。疑为"各"之误。

取积滞癥癖及酒食积、急气、冷气，一切滞气等疾，更入后药：

巴豆仁研。一两　大戟末半两　芫花末半两　草乌头末一分　五灵脂末一两　腻粉二钱　硇砂研。半两

上七味，以米酽醋二升以来，铫子内熬成膏，便与前药末搜为剂，丸如梧桐子大。量虚实加减服，逐一丸加，用醋汤或茶清下。

治久积癥癖，气攻左胁如覆杯及妇人血瘕，**蓬莪茂丸方**

蓬莪茂炒。一两　桂去粗皮。三分　芍药　槟榔剉　枳壳去瓤，麸炒　当归切，焙　木香　昆布洗去咸汁　沉香剉　白芷炒。各半两

上一十味，捣罗为末，炼蜜和丸如梧桐子大。每服二十丸，煨姜木瓜汤下。

治五毒、五积、五劳，并一切气疾，癥癖块及远年积，**丁香丸方**

丁香半两[1]　附子炮裂，去皮脐　乌头炮裂，去皮脐　槟榔剉　芫花醋炒　大戟炒　甘遂炒　紫菀去土。各一分　腻粉研。一分半　硇砂醋飞过，焙干，研。一两[2]

上一十味，先将八味捣罗为细末，入研药和匀，面糊丸梧桐子大。每服七丸至十丸，醋汤下。

治久积癥癖不散，心下结痛，状如伏梁，**三棱汤方**

京三棱炒　鳖甲醋炙，去裙襴　大腹剉，炒。各一两[3]　桂去粗皮　芍药　陈橘皮去白，焙　当归切，焙　枳壳去瓤，麸炒　高良姜各三分　木香　诃黎勒煨，去核。各半两

上一十一味，细剉。每服五钱匕，水一盏半，煎取八分，去滓温服。

治久癖块聚，心腹胀满，**人参丸方**

人参　玄参　沙参　丹参　防风去叉　苦参　附子炮裂，去皮脐。各一两　巴豆去皮、心，煮，研出油。三十枚　蜀椒去目并

---

① 半两：元刻本、日本抄本、文瑞楼本同，明抄本、乾隆本作"一分"。
② 两：元刻本、日本抄本、文瑞楼本同，明抄本、乾隆本作"分"。
③ 两：元刻本、明抄本、乾隆本、文瑞楼本同，日本抄本作"分"。

闭口,炒出汗。一合^①　干姜炮。半^②两　䗪虫三十枚。熬　葶苈微炒,研。一合^③

上一十二味,捣研为末,炼蜜和丸如梧桐子大。每食后米饮下一丸。未利,再服。

治久癖结硬,两胁脐下坚如石,按之痛剧,食饮不下,**鳖甲丸方**

鳖甲去裙襕,醋炙。二两　牛膝酒浸,切,焙　芎䓖　防葵　当归切,焙　干姜炮　桂去粗皮　附子炮裂,去皮脐　甘草炙。各一两　巴豆二枚。去皮、心、膜,研　大黄剉,炒。一两半

上一十一味,捣罗为末,炼蜜和丸梧桐子大。每服空心温酒下三丸,加至五丸,日二服,以利为度。

治久积癖瘕,**鳖甲丸方**

鳖甲大者一枚。净洗,去筋膜,面裹外面二三分厚,上面用纸固济。泥一风炉子,安鳖甲在上面,别入桃仁半斤,去尖、皮、双仁。研以米醋四升,无灰酒三升,硇砂三两,同搅拌,旋入向鳖甲中煎为膏,取出,用盒盛,却将鳖甲去纸泥,炙令黄色　青橘皮去白,焙　麦蘖炒　沉香剉　肉豆蔻去壳。各三^④两　丁香　木香　槟榔一半生,一半炒　陈曲炒　京三稜煨,剉　大黄生,剉　厚朴去粗皮,生姜汁炒令紫。各二两　柴胡去苗。半斤　桂去粗皮。二两

上一十四味,捣罗为末,再研令匀,用桃仁煎并熟蜜和丸如梧桐子大。空心,米饮下二十丸。

食癥

论曰:脾胃虚弱,饮食累伤,积久不去,结在腹内,与正气

---

① 合:元刻本、日本抄本、文瑞楼本同,明抄本、乾隆本作"两"。
② 半:元刻本、日本抄本、文瑞楼本同,明抄本、乾隆本作"一"。
③ 合:元刻本、日本抄本、文瑞楼本同,明抄本、乾隆本作"两"。
④ 三:元刻本、明抄本、乾隆本、文瑞楼本同,日本抄本作"二"。

交争则心腹硬痛，妨害饮食，肢体消瘦，以手按之，积块有形，谓之食癥。

治食癥气①，**槟榔丸方**

槟榔煨，剉。三两　木香　郁李仁去皮，研细　柴胡去苗　大黄剉②。各一两半　枳壳麸炒，去瓤　桂去粗皮　诃黎勒煨，去核。各一两　干姜炮。半两　草豆蔻去皮。五枚

上一十味，捣罗九味为末，入郁李仁同研令匀，炼蜜和丸如梧桐子大。每服十五丸，空心温酒下，日晚再服。

治食癥，咽酸吐津，胸膈疼痛，气噎，食饮进退，**麦蘖汤方**

麦蘖炒　陈曲炒　厚朴去粗皮，生姜汁炙　槟榔剉　紫菀去苗、土　鳖甲去裙襕，醋炙　当归切，焙　大黄剉，炒。各半两

上八味，粗捣筛。每服五钱匕，水一盏半，煎至七分，去滓温服，空心午时临卧各一。

治食癥冷气及伤寒后一切气疾，食物不消，**木香散方**

木香　槟榔剉　青橘皮汤浸，去白，焙　肉豆蔻去壳　食茱萸　红豆蔻去皮　干姜炮　白术　葛根剉　草豆蔻去皮　虎杖　麻黄去根节　厚朴去粗皮，生姜汁炙　桔梗炒　桂去粗皮　羌活去芦头　人参　芎䓖

上一十八味，等分，捣罗为细散。每服三钱匕，空心，炒姜盐汤调下。

治食癥气③，**五通丸方**

干姜炮。一两　巴豆半分。去皮、心、膜，醋一盏，煮醋尽，研如膏　陈橘皮汤浸，去白，焙　黄连去须　白术各一分④

上五味，捣罗四味为末，与巴豆同研令匀，煮面糊和丸如梧桐子大。每服一丸，空心盐汤下，加至两丸。茶清下亦得。如有

---

① 气：元刻本、日本抄本、文瑞楼本同，明抄本、乾隆本此后有"肢体消瘦"。

② 剉：元刻本、日本抄本、文瑞楼本同，明抄本、乾隆本作"炒"。

③ 气：元刻本、日本抄本、文瑞楼本同，明抄本、乾隆本作"气块"。

④ 分：元刻本、日本抄本、文瑞楼本同，明抄本、乾隆本作"两"。

滞积，生姜橘皮汤下；要转，冷茶下五丸，热茶投之。

治食癥气聚不消[1]，**万金丸方**

槟榔剉　肉豆蔻去壳　青橘皮汤浸，去白，焙　干姜炮　木香各一两　巴豆去皮、心、膜。五十粒。炒黑色，研如膏

上六味，捣罗五味为末，入巴豆同研令匀浸，研盐豉和丸如梧桐子大。每服一二丸，煎生姜橘皮汤下，良久以粥饮投之，以利为度。

治食癥痕癖聚，血结刺痛一切疾，**黑金丸方**

沉香剉　附子炮裂，去皮脐。半两　木香　青橘皮汤浸，去白，焙　干姜炮　细墨烧红，醋研　京三棱煨，剉　蓬莪茂煨，剉　桂去粗皮。各一分[2]　大黄剉　干漆炒烟出　麝香研。各半分[3]　硇砂研，水飞。一两

上一十三味，各捣研为末，将京三棱、蓬莪茂、大黄、硇砂四味，用米醋煮烂，研作糊，入众药末和丸如梧桐子大。每服十丸至十五丸，姜汤下，不拘时。

治食癥积气成块，胸膈痞闷，腹胁胀满，宿食不消，心腹疼痛，不能饮食，**化积丸方**

硇砂无石者，研　芫花炒　巴豆去皮、心、膜，研如膏，出油尽。各半两　干漆炒烟出。一两　乌头炮裂，去皮脐　猪牙皂荚去尖，炙。各三分。以上除硇砂、巴豆外，捣罗为末，拌和令匀，用米醋三升，于银石器内，慢火熬成膏　大黄一两。蒸熟，焙干　鳖甲去裙襕，醋炙　青橘皮汤浸，去白，焙　京三棱煨，剉　当归切，焙　陈曲炒。各一两　木香　桂去粗皮。各三分

上一十四味，捣罗八味，用前膏和丸如绿豆大。每服二丸至三丸，茶酒任下。如取积，量虚实加减。

---

① 气聚不消：元刻本、日本抄本、文瑞楼本同，明抄本、乾隆本作"积聚成块，心腹胀闷，食不消"。

② 一分：元刻本、日本抄本、文瑞楼本同，明抄本、乾隆本作"一分半"。

③ 干漆……半分：此11字元刻本、日本抄本、文瑞楼本同，明抄本、乾隆本作"干漆炒烟出。半分　麝香研。一两"。

治食癥结块，疼痛发歇①，化气，消酒食，**硇砂丸方**

硇砂细研　干漆炒烟出。各一分　木香　丁香　蓬莪茂煨，
剉　京三棱煨，剉　青橘皮汤浸，去白，焙　芫花炒②。各半两　肉
豆蔻五枚③，大者。去壳　巴豆一分半。去皮、心、膜，压出油

上一十味，将米醋一碗，浸蓬莪茂、芫花、三棱一宿后焙干，
与五味同捣罗为末，入硇砂、巴豆拌匀，醋煮面糊和丸如大麻子大，
每服三二丸。如要取转，看虚实加减，生姜汤下；妇人血气，醋汤
下；小儿疳气，甘草汤下；男子膈气，龙脑汤下；泻痢，干姜汤下。

治食癥④气块痃癖等疾，**八灵丸方**

京三棱煨，剉　石三棱煨，剉　鸡爪三棱煨，剉　木香　槟榔
剉。各一两　肉豆蔻去壳。半两　巴豆去皮、心、膜，煎黄，出油
尽　硇砂研。各一分

上八味，捣罗六味为末，入巴豆霜、硇砂末拌匀，醋煮面糊
和丸如小豆大，每服五七丸。丈夫，生姜汤下；妇人，醋汤下；
痃癖气，煎木香汤下。

治食癥劳气，五积五膈，脾胃久冷，吃食无味，饮食不化，
四肢少力，痰毒气胀，胸膈不利，**三棱丸方**

京三棱　石三棱　鸡爪三棱　黑三棱　蓬莪茂各煨、剉　巴
豆连皮　干姜炮　附子炮裂，去皮脐，各一两。以上八味，用酽醋
一斗，于银石器中煮令尽，除巴豆不用外，并切，焙干　丁香　木
香　桂去粗皮　青橘皮去白，炒　槟榔剉　肉豆蔻去壳。各半两

上一十四味，捣罗为末。每秤一两末，别用巴豆七枚，去皮、
心、膜，出油，细研拌匀。更用硇砂一分，醋化，煮面糊和丸如
大麻子大，丹砂末为衣。每服三丸至五丸，生姜汤下。

治远年食癥积气，并酒食所伤，胸膈胀满及妇人血块，**木香**

---

① 疼痛发歇：元刻本、文瑞楼本同，明抄本、乾隆本作"气痛发"，日本抄
本作"疼疝发歇"。

② 炒：元刻本、日本抄本、文瑞楼本同，明抄本、乾隆本作"醋炒"。

③ 五枚：元刻本、日本抄本、文瑞楼本同，明抄本、乾隆本作"分半"。

④ 癥：元刻本、日本抄本、文瑞楼本同，明抄本、乾隆本此后有"五积、
五膈，一切"。

三稜丸方

木香　京三稜煨，剉　补骨脂炒　牵牛子炒　丁香皮剉　干漆炒烟出。各一两　陈橘皮汤浸，去白，焙　乌梅肉炒　五灵脂末各二[①]两　巴豆霜一分。同五灵脂末，用醋一升调匀，慢火熬成膏　沉香半两

上一十一味，捣罗九味为末，入二味膏子和丸如绿豆大。每服五丸至七丸，食后临卧生姜汤下。

治食癥气坚，腹中疼痛，**丁香丸方**

丁香　乳香研　木香　肉豆蔻去壳　当归切，焙　青橘皮去白，焙　京三稜煨，剉。各半[②]两　紫菀去苗、土　干姜炮　附子炮裂，去皮脐　巴豆去皮、心、膜，出油研。各一两　鳖甲去裙襕，醋炙。二两　丹砂研。一分[③]

上一十三味，捣罗十味为末，与丹砂、巴豆、乳香拌匀，又入荞麦面一匙，旋滴新汲水，和捣五千杵，众手丸如绿豆大。每服三丸至五丸，先煎浆水令沸，入药煮少顷，漉出暴干，茶酒任下。要转利，以冷茶下，热茶投之。

治食癥气块，心腹胀满，吐逆酸水，**小三稜煎丸方**

京三稜　蓬莪茂各四两　芫花一两

上三味，同入瓷瓶内，用米醋五升浸，封瓶口，以煻火煨微干，取出三稜并蓬莪茂杵碎，芫花以余醋炒微焦，同焙干为末，米醋煮面糊和丸如梧桐子大。每服三丸至五丸，生姜盐汤下。妇人醋汤下。

诸　癥

论曰：积气在[④]腹中久不差，牢固推之不移者，癥也。此由寒温失宜，饮食不节，致腑脏气虚弱，食饮不消。按之其状如杯盘牢结，久不已，令人身瘦而腹大，至死不消。诊其脉弦而伏[⑤]，其

---

① 二：元刻本、明抄本、乾隆本、文瑞楼本同，日本抄本作"一"。
② 半：元刻本、日本抄本、文瑞楼本同，明抄本、乾隆本作"一"。
③ 分：元刻本、日本抄本、文瑞楼本同，明抄本、乾隆本作"两"。
④ 在：元刻本、日本抄本、文瑞楼本同，日本抄本旁注"'在'下有'人'字"，明抄本、乾隆本此后有"人"。
⑤ 伏：元刻本、文瑞楼本同，明抄本、乾隆本、日本抄本作"坚"。

坚①不转动者，死之候也。

治诸癥结痛，起于胁下，按之而坚，妨痛不能饮食，渐加羸瘦，**当归煮散**方

当归切，焙　鳖甲用醋频蘸，炙令黄色　桂去粗皮　木香　桔梗炒　桃仁汤浸，去皮尖、双仁，炒，别研如膏。各一两半　吴茱萸陈者，水淘七遍，炒干。半两

上七味，除桃仁外，捣罗为末，入桃仁同研令匀。每服三钱匕，水一盏，煎至六分，去滓温服，逐日空腹日午、夜卧各一。

治积年癥块，**京三棱汤**方

京三棱炮，剉。一两　青橘皮去白，焙。半两　桂去粗皮。一分②　大黄剉碎，炒。半两　木香一分③　槟榔剉。半两

上六味，粗捣筛。每服五钱匕，水一盏半，煎至七分，去滓温服，空腹日午夜卧各一。

治癥块④冲心，气满食不下，手足烦闷，**鳖甲丸**方

鳖甲去裙襕，醋蘸，炙黄色　诃黎勒微煨，去核。各二⑤两　防葵　甘草炙，剉　人参　大黄剉，炒。各一两半　白术　桂去粗皮　郁李仁去皮，别研　杏仁去皮尖、双仁，熬熟，别研如膏。各一两

上一十味，除研外，捣罗为末，入郁李仁、杏仁同研匀，炼蜜丸梧桐子大。空腹温酒下二十丸，渐加至三十丸，以微利为度。

治积年癥块，血气凝滞，**木香丸**方

木香　吴茱萸陈者，淘七遍，炒干　青橘皮去白，焙。各半两　巴豆去皮。九十粒。研如膏，用纸裹，压出油，研　硇砂用沸汤化于瓷碗中，用慢火熬水尽，收霜再研。一分

上五味，除研外，捣罗为末，入巴豆、硇砂研令匀，于熸火

---

① 坚：元刻本、文瑞楼本同，明抄本、乾隆本、日本抄本作"状"。
② 分：元刻本、日本抄本、文瑞楼本同，明抄本、乾隆本作"两"。
③ 分：元刻本、日本抄本、文瑞楼本同，明抄本、乾隆本作"两"。
④ 块：元刻本、日本抄本、文瑞楼本同，明抄本、乾隆本作"决"。
⑤ 二：元刻本、日本抄本、文瑞楼本同，明抄本、乾隆本作"一"。

中煨，粟米饭丸绿豆大。每服温酒下三丸至五丸，食后服。溏利勿怪，老小减服。

治癥癖腹满如鼓，坐卧不安，食即欲吐，气闷喘急，**槟榔汤方**

槟榔二两。微煨，剉　赤茯苓去黑皮　芍药　京三棱微煨，剉　陈橘皮汤浸，去白，焙。各一两半　郁李仁汤浸，退去皮。一两　食茱萸去叶。三分

上七味，粗捣筛。每服三钱匕，水一盏，煎至七分，去滓温服，空腹午后各一。

治癥癖气胀，腹痛，胁肋胀满，不思食饮，**柴胡汤方**

柴胡去苗　赤茯苓去黑皮。各三分　桔梗炒　木通剉。各一两　芍药　鳖甲去裙襕，醋蘸，慢火炙令黄色　郁李仁汤浸，去皮。各半两

上七味，粗捣筛。每服三钱匕，水一盏，煎至七分，去滓温服，空腹、午后各一。

治癥癖气块，胁肋妨满，腹胀不能饮食，腹痛，**防葵丸方**

防葵剉碎　柴胡去苗　赤茯苓去黑皮。各三分　桂去粗皮　木香各半两　鳖甲去裙襕，醋蘸，慢火炙令黄色　槟榔剉。各一两半　桔梗炒　郁李仁汤浸，去皮尖，别研如膏。各一两　大黄剉碎，微炒。一两一分　当归切，焙　京三棱炮，剉　五味子各半两

上一十三味，除研外，捣罗为末，入郁李仁同研匀，炼蜜丸梧桐子大。空腹，温酒下二十丸。

治癥癖食气食劳，五膈痰逆，**夹食丸方**

乳香别研如粉　木香　丁香　肉豆蔻去壳　当归切，焙　青橘皮去白，焙　京三棱炮，剉。各半[1]两　紫菀[2]去苗、土　干姜炮裂　附子炮裂，去皮脐　巴豆去皮、心，别研，纸裹压出油。各一两　鳖甲去裙襕，用醋蘸，慢火炙令黄色。二两　丹砂一分[3]。别研

---

① 半：元刻本、日本抄本、文瑞楼本同，明抄本、乾隆本作"一"。
② 紫菀：元刻本、日本抄本、文瑞楼本剂量同，明抄本、乾隆本作"二两"。
③ 分：元刻本、日本抄本、文瑞楼本同，明抄本、乾隆本作"两"。

如粉

上一十三味，除乳香、丹砂、巴豆外，捣罗为末，然后入乳香等三味同研令匀，都入臼中，用荞麦面与药末，临时以意看多少入面，徐徐入新汲水捣，候可丸即止，丸如绿豆大。煎淡浆水令沸，旋旋入药，煮三五沸漉出，于日中暴干。每服五丸，食后用茶酒温水下。

治癥癖气块，**鳖甲丸方**

鳖甲去裙襕，醋蘸炙黄色　木香　乌头炮裂，去皮脐　柴胡去苗。各一两半　京三棱炮，剉　当归切，焙　桂去粗皮　厚朴去粗皮，涂生姜汁，炙令微烟出，剉　陈橘皮汤浸，去白，焙。各二两　甘草炙，剉　槟榔剉。各半两　大黄剉碎，炒　朴消研如粉。各三两

上一十三味，除朴消外，捣罗为末，同研令匀，炼蜜丸梧桐子大。空腹，用温酒下十丸，饮下亦得。

治癥块，**粉砂饼方**

粉霜　胡粉各一两　硇砂　丹砂　白丁香　腻粉各半两

上六味，研为末，入面一两，水和捏作饼如棋子大，慢火烧熟。每服一饼，麝香米饮嚼破服。

治积年血气癥块，往来疼痛，吐逆不纳饮食，**保命丸方**

当归切，炒　乌头炮裂，去皮脐　芍药　桂去粗皮　干姜炮。各半两　大黄剉，炒。一两　斑猫二十一枚。用糯米炒令黄色为度，去翅、足

上七味，捣罗为末，醋煮面糊丸梧桐子大。空心食前，温酒下一丸。

治虚积食气，蛊胀水气，年深癥癖，**五食丸方**

大戟刮去皮　甘遂各半两。生　猪牙皂荚生，去皮子。一两　胡椒一分　芫花半两。醋浸一宿，炒干　巴豆半两。去皮、心、膜，醋煮三十沸，漉出，研

上六味，捣研为末，合研匀，水煮面糊和丸如绿豆大。每服五丸，用米面菜豆肉煎汤放温下。量病人大小，加至七丸。

治癥块气积，下结胸，一切积滞，**半夏礞石丸方**

半夏四十枚。汤浸七遍　巴豆四十粒。去皮、心、膜　杏仁去皮尖、双仁。四十枚　猪牙皂荚去皮。四十梃。四味用好醋浸七日取出，以布绞取汁，熬成膏，入众药　礞石研细。抄五①钱　丁香　木香　沉香各二钱②　槟榔半两　腻粉　硇砂　粉霜各一分

上一十二味，将后八味捣研为末，入在前膏子内，一处再捣纳令匀，丸小豆大。看虚实，煎枣汤下二丸，烂嚼干柿，干咽下亦得。

治癥块，消食积，止心腹疼，**木香扁丸方**

木香　硇砂通明者。各一钱　半夏中等者，一十枚。生姜浆水洗七遍　桂去粗皮。三钱　荜拨四十九枚，中等者　杏仁二十一粒。去皮尖、双仁　巴豆二十一粒。去皮、心、膜，出油三二分

上七味，先将杏仁、巴豆同研如泥，以好米醋八分一盏，熬至二分以下成稠膏，入前药末和匀，再入枣肉，丸绿豆大，捏扁丸。常服，食后良久一丸，生姜汤下。要转，三丸。男子、妇人心痛，炒莱菔醋汤下。

治癥癖，化气取食积，及本脏气，水疾蛊胀，**大戟丸方**

大戟半两　芫花醋炒。一两　巴豆一百粒。去皮，以水五升，煮水尽为度，去心，少出油，细研　甘遂　干姜炮　陈橘皮去白，焙　硇砂　姜黄　桂去粗皮。各一两

上九味，捣研为末，于银石器内炒令极热，勿令焦，炼蜜丸梧桐子大。常服，生姜汤下一丸。如取转，量脏腑虚实加减。

治癥积五积食气，诸药无效者，**没药丸方**

没药研　硫黄研　白丁香生　当归切，焙　芫花醋浸半日，炒　硇砂通明者，研　乳香研　丹砂研。各一分　巴豆四十九粒。去皮、心，不出油③。研

上九味，捣研为末，合研匀，用水浸炊饼和剂，捣一千杵，

---

① 五：元刻本、日本抄本、文瑞楼本同，明抄本、乾隆本作“二”。
② 钱：元刻本、日本抄本、文瑞楼本同，明抄本、乾隆本作“两”。
③ 不出油：元刻本、日本抄本、文瑞楼本同，明抄本、乾隆本作“微去油”。

丸梧桐子、绿豆、麻子三等大，每服一丸。妇人血气，童子小便和酒下；心头高硬，当归酒下；远年癥积，五积食气，生姜汤下；小儿脾积，癖气，腊茶清下。大人与大丸，十五以下与中等，十岁以下与第三等者服。

治积聚癥块及涎积等，**续随子丸方**

续随子三十枚。去皮　腻粉二钱　青黛炒。一钱匕。研

上三味，先研续随子令烂，次下二味，合研匀细，以烧糯米软饭和丸如鸡头大。每服先烧大枣一枚，剥去皮核烂嚼，取药一丸椎破，并枣同用冷腊茶清下。服后便卧，并不搜搅，至中夜后，取下积聚恶物为效。

破癥块，消积气，**干漆丸方**

干漆四两。捣为末，炒令烟尽　五灵脂用瓶子盛，地坑子内，以火煅烟尽，取灰。二两　皂荚长五寸许。剉，以麻缠定，用泥固济，火煅烟尽，取灰。二两　蘹香子炒令香　木香鸡骨者　槟榔结实者，剉　桂去粗皮　附子炮裂，去皮脐　青橘皮去白，炒　陈橘皮去白，炒　白牵牛炒令香熟　大黄劈开，锦文者，炒　蓬莪茂炮，剉　京三棱用醋纸裹煨，剉　芫花米醋浸一宿，炒干用。各二两

上一十五味，捣罗为末，炼蜜为丸如梧桐子大。生姜汤下二十丸至三十丸。忌猪、鱼、热面等物。

卷第七十三

积聚门

结　瘕

论曰：结瘕者，积聚之类也。结伏聚积久不散，谓之结；浮流腹内，按抑有形，谓之瘕。结之证，形体瘦瘁，食不作肌肤，遇阴寒冷湿之气，则发而腹胁块硬，隐隐然痛者是也。瘕之证，腹中气痛，动转横连胁下，有如癖气，遇脾胃有冷，阳气不足而发动者是也。

治结瘕癖实，腹满如鼓，食即欲吐，喘息急，其脉弦而紧，**防己散方**

防己煮　诃黎勒煨，去核　郁李仁汤退皮，研如膏　白术　槟榔剉。各一两半　吴茱萸陈者，淘七遍，炒。三分

上六味，除郁李仁外，捣罗为散，入郁李仁同研令匀。每服三钱匕，水一盏，煎至六分，和滓空心温服。

治结瘕脉弦，腹满，坐卧不安，食即欲吐，喘急，**槟榔汤方**

槟榔白者，剉。一两半　赤茯苓去黑皮　芍药　陈橘皮汤浸，去白，焙　吴茱萸陈者，淘七遍，炒　郁李仁汤退去皮，别研如膏　诃黎勒煨，去核。各三分　京三棱煨，剉　桑根白皮焙，剉。各一两

上九味，粗捣筛。每服五钱匕，水一盏半，煎至八分，去滓温服，食前后各一服。若服后频利，即减槟榔、郁李仁。

治结瘕气积，腹满如石，气急少卧，小便不利，**防己汤方**

防己　百合干者　郁李仁去皮，别研如膏。各一两　木通剉。一两半①　吴茱萸陈者，淘七遍，炒。半两　陈橘皮汤浸，去白，

---

① 一两半：元刻本、日本抄本、文瑞楼本同，明抄本、乾隆本作"一两"。

焙　当归切，焙　赤茯苓去黑皮。各三分

上八味，捣筛为散。每服三钱匕，水一盏，生姜半分，煎至六分，去滓，空心温服。

治结瘕喘嗽，腹中疗痛，饮食减少，四肢乏力，**防葵丸**方

防葵三分　桂心半两[1]　木香半两　吴茱萸半两。汤浸七遍，焙干，微炒　鳖甲一两半。涂醋，炙令黄，去裙襴　桔梗三分。去芦头　大黄一两。剉碎，微炒　当归半两。剉，微炒　京三棱三分。微煨，剉　赤芍药三分　五味子半两　槟榔一两半　郁李仁一两。汤浸，去皮，微炒

上一十三味，捣罗为细末，炼蜜和捣三二百杵，丸如梧桐子大。每服二十丸，温酒下。

治结瘕久不差，令人不思饮食，羸瘦少力，**芎䓖散**方

芎䓖一两　桂心一两　川大黄二两。剉碎，微炒　鳖甲二[2]两。涂醋，炙令黄，去裙襴　京三棱一两。微炮，剉　槟榔一两

上六味，捣筛为散。每服三钱匕，水一盏，生姜半枣大，拍破，同煎至七分，去滓温服，空心日午夜卧各一服。

治结瘕气块，饮食不消，肺积气发，心胸痰逆气喘，卒中风毒，脚气，大肠秘涩，奔豚气痛，**羌活丸**[3]方

羌活去芦头　桂去粗皮　芎䓖　木香[4]　槟榔剉。各一两　郁李仁汤浸，去皮，研如膏。五两　大黄剉，炒。二两

上七味，除郁李仁外，捣罗为末，与郁李仁研匀，炼蜜和丸如梧桐子大。每服二十丸，空腹煎生姜汤，或姜枣汤下。气痛，温酒下。

治结瘕腹胀，坚硬如石，肚上青筋浮起，**紫葛丸**方

紫葛一两　芍药赤者　桔梗炒　紫菀去苗、土　木香　诃黎勒皮各三分　大黄剉，熬。一两半　牵牛子半两。半生半炒　郁李仁汤浸，去皮，研。一两

---

① 半两：元刻本、日本抄本、文瑞楼本同，明抄本、乾隆本作"三分"。
② 二：元刻本、日本抄本、文瑞楼本同，明抄本、乾隆本作"一"。
③ 羌活丸：本方药物组成，元刻本、日本抄本、文瑞楼本同，明抄本、乾隆本尚有"白芷二两"。
④ 木香：元刻本、日本抄本、文瑞楼本剂量同，明抄本、乾隆本作"二两"。

上九味，捣研为末，炼蜜和丸梧桐子大。每服十五丸，空腹，煎木通及枣汤下，老幼量减丸数。

治结瘕腹胀，坚硬不消，**木通汤方**

木通剉　赤茯苓去黑皮。各一[1]两　赤芍药　吴茱萸汤洗，焙炒。各三分[2]　槟榔白者，煨。一枚。剉　紫菀去苗、土　郁李仁去皮尖，炒。各半两

上七味，粗捣筛。每服三钱匕，水一盏半，煎取七分，空腹服，日再。

治积聚气块癖瘕，**干柿丸方**

硇砂研[3]　砒霜　粉霜　干漆烧烟出　鳖甲去裙襴，醋炙　黄连去须。各一分　旋覆花炒　京三棱炮。各半两　杏仁去皮尖、双仁，麸炒　干姜炮。各一两　皂荚四梃。不蚛者。去皮，酥炙　巴豆四十九粒。去皮、心、膜，出油

上一十二味，各研捣为细末，先将干漆、鳖甲、京三棱三味末，用粟米半盏，不淘洗，以酽醋五升同熬成粥，入众药拌和丸如豌豆大。每服三丸，烂嚼干柿裹药，临卧温水下。

治远年虚实积聚瘕块，**木香汤方**

木香一两　海马子一对，雌雄者。雌者黄色，雄者青色　大黄剉，炒　青橘皮汤浸，去白，焙　白牵牛炒。各二两　巴豆四十九粒

上六味，以童子小便浸青橘皮软，裹巴豆，以线系定，入小便内再浸七日取出，麸炒黄，去巴豆，只使青橘皮并余药粗捣筛。每服二钱匕，水一盏，煎三五沸。去滓，临卧温服。

治结瘕积聚，血结刺痛，**木香煎丸方**

木香　巴豆去皮、心、膜，不出油，细研　大黄剉，炒　京三棱生，剉　筒子干漆碎，炒烟出　青橘皮汤浸，去白，焙　蓬莪茂

---

① 一：元刻本、明抄本、日本抄本、文瑞楼本同，乾隆本作"三"。
② 分：元刻本、日本抄本、文瑞楼本同，明抄本、乾隆本作"两"。
③ 研：元刻本、日本抄本、文瑞楼本同，明抄本、乾隆本作"取霜"。

炮，剉^①　附子炮裂，去皮脐　桂去粗皮　干姜炮裂。各一分　墨一
指大^②。研　硇砂半两。好醋一盏，化一宿，去砂石

上一十二味，各研捣为细末，先将大黄、京三棱、巴豆等三
味同于银石器内，用醋一升，煎一二沸。次入硇砂，同熬成膏，
次入诸药末和匀，再入臼杵千下，丸如绿豆大。每服五丸，伤冷
食、冷酒、冷水不消，结聚成气块痛者，干姜汤或橘皮汤下；冷
面黏食不消者，煮面汤下；牛、羊、鳖肉等不消，各以本肉煎淡
汁下；宿酒不消，温酒下；妇人诸血气，当归酒下。妊娠不可服。
欲宣转者，茶下七丸，小儿三丸。

痃　气

论曰：痃气，谓脐腹左右紧硬而痛，横连如臂。取象如弓
弦之急，故谓之痃气。盖因寒温失宜，房室过度，真阳虚惫，
阴冷内生。所以水饮入于胃而不能销铄，流于胁下，经久不去，
遂成痼疾。若遇阴寒，或食冷物则作痛。久则不能饮食，肌肤
消瘦。

治痃气急痛^③，日渐黄瘦，**大黄汤**方

大黄剉，炒　芍药各二两　桂去粗皮　鳖甲醋炙，去裙襕。各
一两半　甘草炙　诃黎勒微煨，去核　防葵各一两

上七味，粗捣筛。每服三钱匕，水一盏，煎至六分，去滓，
下朴消一字搅匀，温服，空心日晚各一，以利下烂肉血为验。

治痃气口吐酸水，醋心，常似有物在胸膈间，**牵牛子丸**方

牵牛子生，捣罗为末，以生姜汁一升，慢火熬如饧。二两　硇
砂汤中慢火熬，取霜^④。一两　桃仁汤退去皮尖、双仁，炒黄，别

---

① 炮剉：元刻本、日本抄本、文瑞楼本同，明抄本、乾隆本作"醋煮。
五钱"。

② 一指大：元刻本、日本抄本、文瑞楼本同，明抄本、乾隆本作"二钱"。

③ 痛：元刻本、日本抄本、文瑞楼本同，明抄本、乾隆本此后有"胸膈
闷痛"。

④ 汤中慢火熬取霜：元刻本、日本抄本、文瑞楼本同，明抄本、乾隆
本作"醋熬"。

研。一两半　附子炮裂，去脐皮　槟榔煨，剉　人参　干姜炮　木香　丁香各三分

上九味，除煎研外，捣罗为末，入硇砂、桃仁研令匀，同入牵牛子煎中和搜丸如梧桐子大。每日空心、食后煎生姜汤下一十丸，渐加至二十丸，以利下积滞物为度。

治痃气胸臆多满，大肠常涩，**诃黎勒丸方**

诃黎勒煨，去核　大黄剉，炒　芍药　防葵　桂去粗皮　甘草炙　乌梅[1]各一两　鳖甲去裙襴，醋炙。二两

上八味，捣罗为末，炼蜜和丸如梧桐子大。空腹，煎生姜汤下二十丸，日午、临卧再服。

治痃气急痛，呕吐酸水[2]，食物多噎，**枳壳丸方**

枳壳去瓤，麸炒捣末。米醋二升，别煎如膏　木香　薏苡仁　黄连去须　大黄剉，炒　人参　白茯苓去黑皮　附子炮裂，去脐皮　蠡实微炒　郁李仁汤去皮尖，别研。各一两

上一十味，除煎研外，捣罗为末，入郁李仁同研匀，入枳壳煎中和搜。如硬，入少炼熟蜜，丸如梧桐子大。空腹，煎黄耆汤下二十丸，日晚再服。

治积冷痃气，口吐清水，面色萎黄[3]，**附子丸方**

附子炮裂，去脐皮　草豆蔻去皮。各二两　桂去粗皮　吴茱萸汤浸，焙干，炒。各[4]一两　丁香三分　木香半两　桃仁汤去皮尖、双仁，炒黄，别研。三两

上七味，除桃仁外，捣罗为末，入桃仁同研匀，别捣罗曲末，煮糊和丸如梧桐子大。每服二十丸，空腹煎生姜橘皮汤下，日晚再服。

---

①　乌梅：元刻本、文瑞楼本同，明抄本、乾隆本、日本抄本作"乌药"。
②　水：元刻本、日本抄本、文瑞楼本同，明抄本、乾隆本此后有"胸膈满闷"。
③　治积冷……萎黄：此13字元刻本、日本抄本、文瑞楼本同，日本抄本旁注"作痃气急痛，呕吐酸水"，明抄本、乾隆本作"治痃气急痛，呕吐酸水"。
④　各：原无，元刻本、明抄本、乾隆本、文瑞楼本同，据日本抄本及文义补。

治痃气搐痛，吐酸水，大便不通①，**大黄丸方**

大黄二两。捣罗为末，以酒二升，慢火熬如饧　槟榔煨，剉　丁香各三分②　诃黎勒煨，去核　桂去粗皮　木香各一两

上六味，除煎外，捣罗为末，入大黄煎中和搜丸如梧桐子大。每服食后临卧，温酒下二十丸，渐加至三十丸。

治痃气急痛，多吐苦水，日夜发歇无常，**木香丸方**

木香　干姜炮。各一两　乌头炮裂，去皮脐。一两半　桂去粗皮。三分

上四味，捣罗为末，用米醋三升，慢火煎如稀糊，和药末杵丸如梧桐子大。每服一十五丸，空腹，煎生姜汤下，日晚再服。

治痃气上攻，心脾注痛，呕吐酸水，醋心，**乌头丸方**

乌头生用，去脐皮。二③两　附子生用，去脐皮　干姜生用。各一两。三味同捣罗为末　阿魏④研末，入前三味末中研匀，别取生地黄汁四升，用铜银器中慢火煎成膏　木香　肉豆蔻去壳　龙胆去土　干椿叶各三分　当归切，焙。一两半　桂去粗皮。一两⑤

上一十味，将木香等六味捣罗为末，入前煎中和为剂，再入臼捣匀熟，硬即入少蜜丸如梧桐子大。每服，空腹用温水下二十丸，日三。若心脾有痛，温水调蛤粉汤下。

治痃气心痛，**巴豆丸方**

巴豆三枚。去皮、心、膜，炒黄，研　杏仁七枚。去皮，炒黄，研　大黄一两。剉，炒，捣末

上三味，同研令匀，炼蜜和丸如梧桐子大。每日空心，温酒下两丸。

---

① 治痃气……大便不通：此12字元刻本、日本抄本、文瑞楼本同，日本抄本旁注"作治痃气急痛，呕吐酸水，大便不通，满闷"，明抄本、乾隆本作"治痃气搐痛，呕吐酸水，大便不通，满闷"。

② 分：元刻本、明抄本、乾隆本、文瑞楼本同，日本抄本作"两"。

③ 二：元刻本、明抄本、乾隆本、文瑞楼本同，日本抄本作"一"。

④ 阿魏：元刻本、日本抄本、文瑞楼本同，明抄本、乾隆本此后有"一两"。

⑤ 一两：元刻本、日本抄本、文瑞楼本同，明抄本、乾隆本作"三分"。

治痃气 ①，**甘遂丸方**

甘遂微炒黄色　芫花醋炒黄色　桃仁汤去皮尖、双仁，炒黄，别研　芎䓖　当归切，焙　柴胡去苗　蜀椒去闭口及目，炒出汗　吴茱萸汤淘七遍，焙干，炒　厚朴去粗皮，姜汁炙　桂去粗皮。各一两

上一十味，除桃仁外，捣罗为末，入桃仁捣令匀，炼蜜和丸如梧桐子大。每日空腹，煎生姜汤下十丸，日二。

治痃气成块，在脐两边疼痛，**甘草丸方**

甘草炙　桂去粗皮　卢会别研　蜀椒去目及闭口，炒出汗　豉微炒　木香　柏子仁　芜荑各一两

上八味，除卢会外，捣罗为末，入卢会，研令匀，炼蜜和丸如梧桐子大。每食后临卧，用温酒下二十丸，渐加至三十丸。

治痃癖气块，**鳖甲丸方**

鳖甲醋炙，去裙襕。秤二两　干姜炮　大黄剉，炒　硇砂去砂石。各一两半　附子炮裂，去皮脐　槟榔剉　桂去粗皮　干漆炒出烟　京三棱煨　木香　诃黎勒皮　水银与诸药末同研。各一两　墨烧。半两

上一十三味，捣研为末，用曲末三两，浓醋二升同煎成膏，和上件药丸如梧桐子大。每服七丸，加至十丸，不拘时候，日三。丈夫，温酒下；妇人，醋汤下，不嚼破。取下血块如鸡肝色是效。

治痃癖气及两胁积聚，并妇人血刺疼痛，**槟榔煎丸方**

槟榔三两。剉，捣为末，酒一升熬成膏　吴茱萸为末，醋一升熬成膏　京三棱为末，醋半升，熬成膏　硫黄　巴豆各一两。去皮，以绢袋子盛，用水五升，与硫黄同煮及一升，将硫黄与巴豆同研　木香　白豆蔻去皮　肉豆蔻去壳　桂去粗皮　陈橘皮汤浸，去白，焙　青橘皮汤浸，去白，焙　高良姜　荜拨　诃黎勒皮　白术

---

① 治痃气：元刻本、日本抄本、文瑞楼本同，明抄本作"同上"，乾隆本作"治痃气心痛"。

各一两　胡椒一分　当归切，焙　干漆炒烟出。各半两　草豆蔻去皮。一两

上一十九味，捣罗为末，与前三味膏同搜丸如绿豆大。每服生姜汤下三五丸，食后服。

治痃癖气块，冷物所伤^①，**消积丸方**

代赭火烧醋淬三七遍，研　青礞石研末。各一两　桂去粗皮　白茯苓去黑皮　青橘皮汤浸，去白，焙　巴豆去皮，出油。各半两　京三棱炮　楝实各一分　硇砂三分。取霜

上九味，研杵为末，拌令匀，酒煮面糊和丸如梧桐子大。每服一丸至二丸，木香汤下。量虚实加减。

治五积痃癖气块，**三棱丸方**

鸡爪三棱　石三棱　京三棱煨　木香　青橘皮汤浸，去白，焙。各半两　槟榔剉　肉豆蔻去壳。各二枚　硇砂研。三分

上八味，捣罗为末，用生姜汁面糊和丸如绿豆大。每服十五丸，空心，临卧生姜汤下。

治丈夫、妇人痃癖气，一切积滞，**京三棱丸方**^②

京三棱椎碎　芫花各三两。二味醋浸五七日，炒黄　蓬莪荗剉，炒　桂去粗皮。各一两　巴豆三十个。用硫黄一皂子大研细，醋两盏，煎令醋尽为度，只用巴豆

上八味，捣研令匀，每用药末二两，熔黄蜡一两，蜜少许同和丸如梧桐子大，丹砂为衣。生姜木瓜汤下二丸至三丸，甘草生姜汤下亦得，看虚实临时用。

治痃癖结块，面黄肌瘦，心腹引痛，不欲饮食，宿滞冷痰，**二香三棱丸方**

丁香　木香各一两　京三棱煨，剉　鸡爪三棱　石三棱各三分　硇砂研　牵牛子炒　大黄炮　蓬莪荗炮。各半两　槟榔剉。一两　巴豆五十个。去皮、心，出油七分，细研　乌梅肉焙干。二两

---

① 伤：元刻本、日本抄本、文瑞楼本同，明抄本、乾隆本此后有"积滞"。

② 京三棱丸方：本方药物组成，元刻本、文瑞楼本同，明抄本、乾隆本、日本抄本尚有"附子一两　乳香一分　硇砂一分"。

上一十二味，捣研为末，再研匀，酒煮面糊和丸如绿豆大。每服五丸至七丸，陈橘皮汤下，食后服。

治痃气急痛，腹胀，胃管不下食^①，**缓中汤方**

干姜炮　槟榔　甘草炙。各一分　鳖甲去裙襕，醋炙　附子炮裂，去皮脐　芍药炒　陈橘皮汤浸，去白，焙　厚朴去粗皮，生姜汁炙　人参　枳壳去瓤，麸炒　桂去粗皮　半夏汤洗去滑，七遍，焙。各半两

上一十二味，剉如麻豆，每服五钱匕，水一盏半，生姜五片，煎取八分，去滓温服。

治痃气胃中寒癖，不思食，**肉豆蔻散方**

肉豆蔻仁　枳壳去瓤，麸炒。各三分　芜荑炒。二两　吴茱萸汤洗，焙　木香各半两　高良姜一两　生姜并皮用。一斤

上七味，剉如麻豆，拌匀，面裹煨令香熟，去面取药，捣罗为散。每服二钱匕，冷生姜茶清调下。

治积冷痃气，口吐清水，面色萎黄，**白术丸方**

白术　蓬莪茂炮，剉　木瓜切，焙　桂去粗皮　陈曲炒，别为末　木香　芜荑炒　姜屑各半两　北亭^②汤研滤清，入曲末，同煎成膏　益智各三分

上一十味，捣罗九味为末，用北亭膏搜和丸如梧桐子大。每服二十丸，炒生姜盐汤下。

治痃癖积聚，腹胀气逆，烦满呕逆，**大通散方**

沉香剉　木香　白术　陈橘皮汤浸，去白，焙　桑根白皮剉　木通剉。各一分　胡椒一钱一字　黑牵牛三两。半生半炒，捣取粉一两半，余者不用

上八味，除牵牛外，别捣罗为细散。每服一钱匕，入牵牛末一钱匕。五更初，以沸汤点腊茶调热服，却卧，不住以热茶及热

---

① 胃管不下食：元刻本、乾隆本、日本抄本、文瑞楼本同，明抄本作"胃脘痛，不下食，呕逆"。

② 北亭：元刻本、日本抄本、文瑞楼本剂量同，明抄本、乾隆本作"五钱"。

粥投，取利为效。少壮多用牵牛，少用药末；老弱多用药末，少用牵牛。

癖 气

论曰：癖气者，聚于两胁间，有时而痛是也。以其僻在胁下，故名癖气。又云：饮水过多，或卧觉饮水复卧，久皆成癖。此由气脉不宣，水饮停积，寒气加之，故为是病。

治癖气胁肋妨满，腹胀痛，不思食，**防葵丸**方

防葵　柴胡去苗　赤芍药各三分　桂去粗皮　木香　当归切，焙　五味子各半两　鳖甲去裙襴，醋炙。一两半　桔梗炒。一两　大黄蒸三遍，剉，炒。一两一分　京三棱煨，剉。三分　郁李仁去皮。一两　槟榔煨，剉。一两半

上一十三味，捣罗为末，炼蜜和丸如梧桐子大。每服二十丸，空心温酒下。

治癖气腹痛，两胁胀满，不思饮食，**柴胡饮**方

柴胡去苗　赤茯苓去黑皮。各三分　赤芍药　鳖甲去裙襴，醋炙　郁李仁去皮。各半两　桔梗炒　木通剉，炒。各一两

上七味，粗捣筛。每服五钱匕，水一盏半，煎至八分，去滓，食后温服，日再。

治癖气在胁下痛，久不去，**京三棱散**方

京三棱煨，剉。半斤　枳壳去瓤，麸炒。一两　甘草炙，剉。三①两

上三味，捣罗为散。每服三钱匕，入盐半字，沸汤点服，空心食前。

治癖气疼痛，腹胁胀满，发歇不定，可②思饮食，**硇砂丸**方

硇砂醋一盏化尽，熬成膏　芫花醋拌，炒干　干姜炮　京三棱剉碎，醋浸三宿，焙干。各半两

---

① 三：元刻本、日本抄本、文瑞楼本同，明抄本、乾隆本作"一"。
② 可：元刻本、乾隆本、日本抄本、文瑞楼本同，明抄本作"不"。

上四味，除硇砂外，捣罗为末，入硇砂，醋膏内和丸如绿豆大。每服十丸，生姜橘皮汤下，不计时候。

治食气癖块，胸膈噎塞，冷气攻刺，吐酸水，不美饮食，腹胁胀痛，气不升降，**三稜丸方**

京三稜炮，剉　芍药　桔梗炒　干姜炮　槟榔生，剉　吴茱萸汤浸焙干，炒　乌头炮裂，去皮脐。各半两　大黄煨，剉　诃黎勒煨，去核。各一两　鳖甲去裙襕，醋炙。一两半　桃仁汤浸，去皮尖、双仁，麸炒，研。三分 [①]

上一十一味，捣罗为末，酒煮面糊为丸如梧桐子大。每服十五丸，炒橘皮盐汤下。如酒食所伤，胸膈不快，腹胀醋心，熟水下。

治积年癖气，及气块上攻心腹，**鳖甲丸方**

鳖甲去裙襕，醋炙。一两　干姜炮。半两　京三稜炮，剉。一两　青橘皮汤浸，去白，焙。半 [②] 两　巴豆去皮、心、膜，研，用醋一盏熬膏。一分

上五味，除巴豆外，捣罗为末，入巴豆膏和丸如绿豆大。每服三丸至五丸，生姜汤下，空心食前。

治癖气块聚，心胸痛，食不消，妇人带下淋沥，羸瘦困怠无力，**温白丸方**

乌头炮裂，去皮脐　紫菀去苗、土　吴茱萸汤洗，焙干，炒　菖蒲　柴胡去苗　厚朴去粗皮，生姜汁炙　桔梗炒　皂荚酥炙，去皮子　赤茯苓去黑皮　干姜炮　黄连去须　蜀椒去目并闭口，炒出汗　人参　巴豆去皮、膜，出油尽

上一十四味等分，除巴豆外，捣罗为末，入巴豆研匀，白蜜和，再杵千下，丸如梧桐子大。每服三丸，不利，渐加至七丸。十五日后，下恶脓血如鸡肝。

治癖气积气，血结刺疼，**木香硇砂煎丸方**

---

① 分：元刻本、明抄本、乾隆本、文瑞楼本同，日本抄本作"两"。
② 半：元刻本、明抄本、乾隆本、文瑞楼本同，日本抄本作"一"。

木香一分　硇砂醋一盏化尽，滤去砂石。半两　巴豆去皮膜，不出油①，研　大黄炮　京三棱生，剉　干漆炒烟出　青橘皮汤浸，去白，焙　蓬莪茂炮　附子炮裂，去皮脐　桂去粗皮　干姜炮。各一分　墨一指节大。研②

上一十二味，将大黄、京三棱、巴豆三味，各捣研为末，同于银石器内，以醋一升，煎一两沸。次入硇砂，同熬成膏。次将诸药捣罗为末，用膏和成剂，杵千下为丸如绿豆大。每服五丸，炒生姜汤下。结聚腹③内气块痛，干姜汤或橘皮汤下；食冷面黏食不消，成块聚，煮面④汤下；食牛、羊、鳖肉，成气块不散，各用本肉淡汁下；宿酒不消，温酒下；妇人诸般血气，当归酒下。妊娠不得服。如要宣转，茶清下，加至七丸，小儿三丸。

治虚积，导滞气，消癖块，**如意丸方**

硇砂半皂子大。十二块　巴豆三十六枚。去皮　大枣十二枚。去核，取六枚。每枚各入巴豆肉三枚，硇砂一块，各用湿纸裹两重，煻火内煨焦。候有烟，取出去纸，于地上以盏子合定一宿，出火毒。其余枣并巴豆、硇砂，并生用　白丁香八十四个。坚实者　腻粉一钱

上五味，将已去核枣六枚，水煮熟同捣，内余药捣成膏，丸如绿豆大。每服五丸，煎生姜汤下。小儿二丸至三丸，煎皂子汤下，临卧服。

治癖气结硬不消，胸胁胀闷，**消癖丸方**

巴豆去皮心，研压去油，别研。一分　硇砂酒一盏化尽，慢火熬成膏。半两　猪牙皂荚去皮，酥炙。四两

上三味，先将皂荚捣罗为末，入巴豆研匀，用硇砂膏和丸如绿豆大。每服一丸，食后临卧，粥饮下。

---

① 去皮膜不出油：元刻本、日本抄本、文瑞楼本同，明抄本、乾隆本作"去皮、心、膜、油"。

② 一指节大研：元刻本、日本抄本、文瑞楼本同，明抄本、乾隆本作"醋淬，二钱"。

③ 腹：元刻本、明抄本、乾隆本、文瑞楼本同，日本抄本作"肠"。

④ 煮面：元刻本、日本抄本、文瑞楼本同，明抄本、乾隆本作"陈曲"。

治丈夫、妇人腹内癖气，**郁李仁丸方**

郁李仁去皮　京三稜剉　芫花　蓬莪茂剉　木香各一两

上五味，用醋一升同煮，醋尽焙干，捣罗为末，面糊和丸如绿豆大。每服三五丸，生姜汤下，日三。

治男子、妇人、小儿虚中癖气，脏腑不调，食饮不消，久致瘦弱，不可取转者，服之自然安好。又治虚气膨胀，心胸闷滞，并妇人产后，血积蓐劳，瘦瘁甚者，**鳖甲三稜丸方**

鳖甲九肋①，重四两以上者。水浸，洗去脊骨、裙襴，醋浸一宿，炙为末　京三稜水浸两宿，剉，醋浸一宿，焙干为末　干漆炒烟出。各三两　木香　干姜②炮　补骨脂炒　槟榔剉，为末　没药研　硇砂研　墨研。各一分

上一十味，捣研为末，再同研匀，醋煮面糊为丸如绿豆大。每服二十丸，生姜盐汤下。妇人血病，醋汤下。

治癖气发歇，冲心疼痛，不知人，**蓬莪茂散方**

蓬莪茂煨，剉。半两　胡椒一分　附子炮裂，去皮脐。半两

上三味，捣罗为散。每服半钱匕，醋汤调下，不计时候。

治癖气发歇，疼痛不可忍者，宜急服**应痛丸方**

桂去粗皮　干漆③炒烟出　京三稜大者。煨，剉　当归切，炒

上四味等分，捣罗为末，醋煮面糊为丸如梧桐子大。烧纸灰酒，下十五丸至二十丸。

治癖积，健脾胃，消宿滞，**鳖甲大黄丸方**

鳖甲去裙襴，醋炙黄。二两　大黄煨，剉　槟榔　附子炮裂，去皮脐　麦蘖炒。各一两　乌药剉　诃黎勒煨，去核　木香　白术　桂去粗皮　蓬莪茂炮，剉　京三稜炮，剉。各三分　枳壳去瓤，麸炒　吴茱萸炒。各半两

上一十四味，并捣罗为末，后将硇砂三两细研，醋三升滤去滓，将前药末平分，一半入硇砂内搅和，于铫子内煎成膏，搏余

① 肋：元刻本、文瑞楼本同，明抄本、乾隆本无，日本抄本作"两"。
② 干姜：元刻本、日本抄本、文瑞楼本剂量同，明抄本、乾隆本作"三两"。
③ 干漆：元刻本、日本抄本、文瑞楼本同，明抄本、乾隆本作"干姜"。

药和丸如梧桐子大。空心，炒生姜盐汤下二十丸。

治冷癖，醋心呕逆，宿食不消，中酒后腹脏雷鸣，时发腹痛，一切虚冷等，**温胃丸方**

吴茱萸汤洗，醋炒　陈曲炒黄　陈橘皮汤浸，去白，焙　白术　人参　桂去粗皮　熟干地黄焙　甘草炙。各一两

上八味，捣罗为末，炼蜜和丸如梧桐子大。空心，饭饮下十丸。

寒　癖

论曰：寒癖者，有癖积在胁下，遇寒即痛是也。此由饮冷过度，停积不散。能使气道升降，胃府和调则饮食消化，陈寒癖积亦自去矣。

治寒癖积聚，**巴豆丸方**

巴豆三七①枚。去皮、心，研，纸裹压去油　杏仁五十枚。汤浸，去皮尖、双仁，炒令熟，研如膏　桔梗锉，炒　皂荚去黑皮子，涂酥炙黄色　藜芦去苗，微炒。各二两

上五味，除研者外，捣罗为末，入研药拌匀，炼蜜和丸如梧桐子大。每服食前，米饮下一丸，日三服。欲利者，服二丸。

治久寒癖积，胸胁痞满，心腹坚硬，短气呕逆，手足厥冷，腰背引痛，**吴茱萸丸方**

吴茱萸汤洗七遍，焙干，炒。一两　附子炮裂，去皮脐。半两　厚朴去粗皮，生姜汁炙透　桂去粗皮　白矾烧令汁尽，研如粉　人参　半夏汤洗去滑，七遍，焙干　枳实麸炒　干姜炮。各三分

上九味，捣研为末，炼蜜和丸如梧桐子大。每服二十丸，空心温酒下。

治久寒宿癖，心腹刺痛，痰逆呕吐，饮食不消，下利羸瘦，**白术丸方**

白术　吴茱萸汤洗七遍，焙干，炒。各二两　桔梗炒。一

---

① 三七：元刻本、日本抄本、文瑞楼本同，明抄本、乾隆本作"二十一"。

两　当归切，焙　赤茯苓去黑皮。各一两　干姜炮。二^①两　桂去粗皮　附子炮裂，去皮脐　生干地黄焙　细辛去苗叶　椒去目并闭口者，炒出汗　甘草炙，剉。各一两

上一十二味，捣罗为末，炼蜜和丸如梧桐子大。每日空心，温酒下二十丸。

治寒癖宿滞，食饮不消，**千金丸方**

丹参去芦头。半两　干姜炮。二两　附子炮裂，去皮脐　人参　戎盐研如粉。各半两　半夏汤洗，去皮，焙干。一两半　大黄剉，炒。二两　苦参剉　桂去粗皮。各半两　石膏二两。研如粉　巴豆三十枚。去皮、心，纸裹压去油，别研

上一十一味，捣研为末，再同研匀，炼蜜和丸如小豆大。每日食后，温酒下三丸。

治寒癖，饮食不化，心下虚满如水状，**枳实汤方**

枳实麸炒　白术各一两　半夏汤洗去滑，暴干　前胡去芦头。各二两　桂去粗皮　甘草炙，剉。各一两　赤茯苓去黑皮。二两

上七味，粗捣筛。每服五钱匕，水一盏半，生姜一小块，拍碎，同煎至八分，去滓温服，空心日午临卧各一。

治寒冷癖积，虚中积滞及下痢，心腹疼痛，**木香丸方**

木香　硇砂研。各半分^②　附子去皮脐，生用　高良姜　胡椒各一分　硫黄研。半分^③　巴豆二十八粒。去皮、心、膜，出油研

上七味，捣研为末，再同研匀，用粟米饭和丸如绿豆大。每服五丸，煎干柿汤下，临卧服。

治寒癖留滞不消，**胡芦巴丸方**

胡芦巴　补骨脂各一钱　木香　蘹香子炒。各一分　楝实炒。半两　硇砂研。一钱　铜绿研。一钱　五灵脂研　腻粉研。各一分　巴豆三钱。去皮、心、膜，不出油，研　草乌头半两。用麸和巴豆同炒黑色

---

① 二：元刻本、日本抄本、文瑞楼本同，明抄本、乾隆本作"一"。
② 分：元刻本、明抄本、乾隆本、文瑞楼本同，日本抄本作"两"。
③ 分：元刻本、明抄本、乾隆本、文瑞楼本同，日本抄本作"两"。

上一十一味，捣研为末，用楼葱汁和丸如豌豆大。看虚实，炒盐酒下三五丸，空心服。

治寒癖积气，疞痛下利，**大沉香煨姜丸方**

沉香一两半　硇砂研　木香各半两　附子一枚。炮裂，去皮脐　黑三棱炮，剉　鸡爪三棱炮，剉　京三棱炮，剉。各半两　青橘皮汤浸，去白，焙　当归切，焙。各一两

上九味，捣研为末，酒煮面糊和丸如小樱桃大。每服用生姜一块，剜作瓮子，入药一丸，以湿纸裹煨令香熟，安地上出去火毒少时，细嚼盐汤下。

治寒癖虚冷，久积成块。进食化痰，解风秘①，**皂荚丸方**

皂荚不蚛者，去黑皮并子，涂酥炙　肉苁蓉酒浸一宿，薄切，焙干　白芷　附子炮裂，去皮脐。各一两

上四味，捣罗为末，炼蜜和丸如梧桐子大。每服二十丸，温酒熟水任下，空心食前服。如关隔服暖药不得者，服此便通快。

治寒癖积块②，**丁香丸方**

丁香　沉香　附子炮裂，去皮脐　硇砂研。各半两　陈曲末③。三两

上五味，除硇砂、陈曲外，捣罗为末，用木瓜一枚大者，破开去瓤，入硇砂于木瓜内，甑上蒸烂。次入诸药末都研，看软硬。次入陈曲末，看得所为丸如梧桐子大。每服五丸，茶汤或温酒嚼下。如要疏转，可服十丸，小儿一丸。

治冷癖气因服热药发热，心惊虚悸，下冷上热，头风呕逆，**白术丸方**

白术　陈橘皮去白，焙。各一两半④　白芷三分　防风去叉　吴茱萸汤洗七遍，焙干　芎䓖　山芋　厚朴去粗皮，涂生姜汁

---

① 秘：元刻本、日本抄本、文瑞楼本同，明抄本、乾隆本此后有"通关膈"。
② 块：元刻本、日本抄本、文瑞楼本同，明抄本、乾隆本此后有"久不差"。
③ 末：元刻本、日本抄本、文瑞楼本同，明抄本、乾隆本作"炒香"。
④ 一两半：元刻本、日本抄本、文瑞楼本同，明抄本、乾隆本作"二两"。

炙熟　桂去粗皮　大麦蘖炒　干姜炮　防葵剉。各一两　甘草炙，
剉　茯神去木　人参各一两一分

上一十五味，捣罗为末，炼蜜和丸如梧桐子大。每日空心温
酒下二十丸。

酒　癖

论曰：胃弱之人因饮酒过多，酒性[1]热，使[2]渴而引饮，遇气
道否涩[3]，酒与饮俱不化，停在胁肋，结聚成癖。其状按之有形，
或按之有声，胁下弦急胀满，或致痛闷，肌瘦不能食，但因酒得
之，故谓之酒癖。

治酒癖痰多，胁胀气喘，**大黄桃仁丸方**

大黄剉，炒　桃仁去皮、双仁，炒，研　芎䓖　陈橘皮汤浸，去
瓤，焙　蜀椒去目并闭口，炒出汗。各一两　干姜炮　高良姜　小
草各三分

上八味为细末，炼蜜和捣三百杵，丸如梧桐子大。每服三十
丸，粥饮下，日三。

治酒癖食块痰积，及血气血刺血块，阴阳二毒，**水银煎方**

水银　铅各半两。结沙子　腻粉半两　硇砂通明者　蓬砂各一
两　礞石一分　巴豆二[4]粒。去皮、心、膜，出油研

上七味，除腻粉外，合研匀，用大枣八枚，去核，以水调腻
粉分填于枣内，以湿纸五重，逐枚裹之，灰火内煨熟，去纸并枣
皮，将枣肉与前药同研匀。每服皂子大一丸，安舌上勿嚼，用姜
枣汤吞下，取下积滞效。

治酒毒发，四肢黄肿，积聚成块，行风顺气，**四神散方**

甜葶苈一两。汤浸，炒令紫色　海藻一两。洗去咸味　吴茱萸

---

① 性：诸校本同，日本抄本旁注"'性'下有'辛'字"。

② 使：元刻本、日本抄本、文瑞楼本同，日本抄本旁注"使作善"，明抄
本、乾隆本作"善"。

③ 涩：元刻本、日本抄本、文瑞楼本同，日本抄本旁注"遇气道否涩作遇
气道否塞"，明抄本、乾隆本作"塞"。

④ 二：元刻本、日本抄本、文瑞楼本同，明抄本、乾隆本作"二十一"。

一两。汤浸七遍，焙干，微炒　陈橘皮一两。汤浸，去白瓤，焙

上四味，捣罗为末。每服一钱匕，水一盏，生姜半枣大，擘破，同煎至六分，和滓温服。

治酒痃癖，水不消，两胁胀满，时复呕吐，腹中如水声，**干姜丸方**

干姜一两。炮裂，剉　葛根一两。剉　白术二两　枳壳一两。麸炒微黄，去瓤　陈橘皮三分。汤浸，去白瓤，焙　甘草半两。炙微赤，剉

上六味，捣罗为细末，炼蜜和捣三二百杵，丸如梧桐子大。每服三十丸，粥饮下，日二。

又方[①]

川芎一两　京三稜一两。炮裂，剉[②]

上二味，捣罗为末。每服二钱，葱白酒调下。

治癖气在两胁，结聚不散，**硇砂丸方**

硇砂三钱。细研　巴豆十二枚。去心、皮[③]　川乌头半两。炮裂，去皮脐　芫花半两。醋拌，炒令干　皂荚半两。去黑皮，涂酥炙令焦，去子　五灵脂　干姜炮　京三稜煨。各半两

上八味，捣罗后六味为末，入前二味拌匀再罗，每秤此药末一两，入去皮、心、膜、油，煎黑色巴豆十二枚，研和匀，以醋煮面糊丸如大麻子大。每服五丸加至七丸，茶酒熟水任下。

治酒癖，**至妙通神丸方**

干姜炮　知母焙　乌头炮裂，去皮脐。各一两　巴豆去皮、心、膜，出油，研。半两

上四味，捣罗前三味为末，入巴豆同研匀，以酒煮面糊丸如绿豆大。每服七丸，加至十丸，临卧生姜汤下。

治酒癖食积①，逐痛气②，**紫金丸**方

代赭石末③　硇砂末④　巴豆霜各一分　木香末　丹砂末各抄二钱匕　腻粉　礜石末各抄三钱匕

上七味，合研匀细，以烧粟米餰⑤为丸如小豆大。每服二丸至三丸，冷橘皮汤下。

治酒癖胁下胀满，不能饮食，**栝楼散**方

栝楼实去壳，焙干。一两　陈曲末微炒。半两

上二味为细散。每服二钱匕，葱白汤调下。

治宿食酒癖，**鳖甲大黄丸**方

鳖甲生，末　大黄生末　吴茱萸末。各二两　硇砂火枯，半两。与上三味用米醋二升，慢火煎成膏，入后药　京三棱炮　陈橘皮汤浸，去白，焙　木香　白术　肉豆蔻去壳　枳壳去瓤，麸炒。各一两

上一十味，捣罗后六味为末，将前鳖甲煎搜和丸如梧桐子大。每服二十丸，酒饮任下，空心服，加至三十丸。

痃癖不能食

论曰：痃癖不能食者，由脾胃虚弱，为寒气所乘。盖脾胃者，仓廪之官，其气宜通，则能传化糟粕，受纳水谷。痃癖之人本于寒气久积腹内，不能荣养腑脏，脾胃既弱，邪气停滞，故但虚满而不能食也。

治痃气腹胀，两肋急满，不能饮食，头痛壮热，身体疼痛，**枳壳汤**方

---

① 积：元刻本、日本抄本、文瑞楼本同，明抄本、乾隆本此后有"胀满不消"。
② 逐痛气：元刻本、日本抄本、文瑞楼本同，明抄本、乾隆本作"逐风气，消积滞"。
③ 末：元刻本、日本抄本、文瑞楼本同，明抄本、乾隆本作"醋淬七次，飞过"。
④ 末：元刻本、日本抄本、文瑞楼本同，明抄本、乾隆本作"醋研末"。
⑤ 餰：元刻本、乾隆本、日本抄本、文瑞楼本同，明抄本作"捣"。

枳壳去瓤，麸炒。一两半　桔梗去芦头，炒　人参　前胡①去芦头　桂去粗皮。各一两　槟榔微煨，剉。半两　鳖甲去裙襴，醋炙。一两半

上七味，粗捣筛。每服三钱匕，水一盏半，入生姜半枣大，拍破，同煎至七分，去滓温服，日三。

治痃气两胁胀满，不能饮食，**白术汤**方

白术　赤茯苓去黑皮　枳壳去瓤，麸炒。各一两半　人参　桔梗去芦头，炒　桂去粗皮。各一两

上六味，粗捣筛。每服三钱匕，水一盏半，入生姜半枣大，拍破，同煎至七分，去滓温服，日三。

治痃气撮痛②，不能饮食，**人参汤**方

人参　陈橘皮汤浸，去白，焙　白术各一两　桂去粗皮。三分　赤茯苓去黑皮。一两半

上五味，粗捣筛。每服三钱匕，水一盏半，入生姜半枣大，拍破，同煎至七分，去滓温服，日三。

治痃气胃中寒癖，不思饮食，**肉豆蔻散**方

肉豆蔻去壳　枳壳去瓤，麸炒。各三分　芜荑仁　吴茱萸陈者，淘，焙。各二两　高良姜一两③。剉　木香半两　生姜一斤。并皮薄切，炒干

上七味，捣罗为散，用小麦面裹之，以煻灰火煨令面黄熟，去面取散。每服三钱匕，空腹用冷生姜水调下，午后再服。

治痃气胃冷，不入饮食，**木香丸**方

木香　蜀椒去闭口及目，炒令汗出　干姜炮裂。各一两

上三味，捣罗为末，熔蜡和丸梧桐子大。空心温酒下七丸。

治痃④气，积滞不消，胸膈痞闷，可思饮食，**京三棱汤**方

京三棱炮，剉　木香　甘草炙，剉　蓬莪茂炮，剉。各一

---

① 前胡：元刻本、日本抄本、文瑞楼本同，明抄本、乾隆本作"柴胡"。
② 痛：元刻本、日本抄本、文瑞楼本同，明抄本、乾隆本此后有"脾胃虚弱"。
③ 两：元刻本、日本抄本、文瑞楼本同，明抄本、乾隆本作"两半"。
④ 痃：元刻本、日本抄本、文瑞楼本同，明抄本、乾隆本此后有"癖冷"。

两　藿香叶一两半　乌药剉　薱香子炒。各半两　赤茯苓去黑皮。三分

上八味，粗捣筛。每服三钱匕，以水一盏煎至七分，去滓，食前温服。

治痃癖气，每发疼痛，不能饮食，**白术汤方**

白术　木香　益智去皮。各一两　京三稜微煨熟，剉。三两　槟榔剉。一两半

上五味，粗捣筛。每服三钱匕，水一盏，煎至七分，去滓，不计时稍热服。

治痃癖积气，不能饮食，及五膈气，妇人血气，**木香散方**

木香一分　蓬莪茂炮，剉。六两　京三稜炮，剉^①　益智去皮。各二两　陈橘皮去白，焙。四两　甘草炙，剉。三两

上六味，捣罗为散。每服二钱匕，入盐点，不计时候。

治痃癖急痛，不能饮食，**京三稜丸方**

京三稜五两。捣末，以好醋一碗，同熬成稠膏　蓬莪茂炮，剉^②　益智去皮　青橘皮去白，焙。各三两　冬用槟榔　夏用木香各一两半

上五味，内四味捣罗为末，以京三稜膏和丸如绿豆大。每服二十丸，加至三十丸，生姜汤下，食后。

治腹内痃癖积聚，心胸刺痛，面无颜色，**鳖甲散方**

鳖甲去裙襕，醋炙　附子炮裂，去皮脐　木香　白术　京三稜煨，剉　槟榔半生半熟，剉。各三分　大黄微炒　桂去粗皮　高良姜炒　芎劳各半两

上一十味，捣罗为散。每服二钱匕，炒生姜汤或炒生姜酒调下。

治痃癖不能食，心胁刺痛，发作有时，并膀胱小肠冷滞^③，**黑**

---

① 炮剉：元刻本、日本抄本、文瑞楼本同，明抄本作"醋"，乾隆本作"醋熬膏"。

② 炮剉：元刻本、日本抄本、文瑞楼本同，明抄本、乾隆本作"醋煨"。

③ 冷滞：元刻本、日本抄本、文瑞楼本同，明抄本、乾隆本作"疝气痛及女人血瘕痃癖，诸气"。

神丸方

漆六两半。生用，重汤煮半日令香　陈曲　蘹香子各四两　木香剉细　椒红　丁香各二两　槟榔四枚。剉，除椒红外，五物皆半生半炒

上七味，内六味捣罗为末，用漆和丸如弹子大，取蘹香子末十二两，铺盖阴干，并蘹香收器中，养药极干乃去蘹香，瓷合盛。若肾余气，小肠膀胱㿗癖，七疝下坠，五膈血伤，产后诸血，漏下赤白，并一丸，分四服；死胎，一丸，皆绵灰酒化下；难产，炒葵子四十枚，捣碎，酒煎浓汁化下一丸。诸疾不过三服^①。

----

　　① 服：元刻本、日本抄本、文瑞楼本同，明抄本、乾隆本此后有"《妇人良方》'痃癖诸气门'亦载有女人血瘕服三丸断根。愚意以黑神丸用干漆等药为散，以汤引化则易得也"。

圣济总录

一六七六

卷第七十四

泄痢门

泄痢统论

论曰：脾与胃合，俱①象土，外荣肌肉，腐②熟水谷，风寒暑③湿袭于外，则留连肌腠，传于脾胃；食饮不节害于内，则肠胃乃伤，不化糟粕，皆能为病。所得之源不一，故立名多端。且久风入中则为飧泄，湿胜则为濡泻，寒中则为洞泄，暑胜则为毒痢，而又或冷、或热、或赤、或白、或色杂、或肠垢、或滞下、或休息、或疳、或蛊之类，种种不同，悉由将④摄失宜，饮食不慎，致肠胃不调，邪气交攻。施治之方则有宜调补、宜攻化、宜收敛、宜渗泄，各随所宜以用之⑤。

水　泻

论曰：《内经》谓：诸厥固泄，皆属于下；暴注下迫，皆属于热。盖为冷热不调，气不相济也。脾胃怯弱，水谷不分，湿饮留滞，水走肠间，禁固不能，故令人腹胀下利，有如注水之状，谓之注泄，世名水泻。

治水泻不止，**木香散方**

青木香　黄连去须，炒。各一两　诃黎勒皮微炒。三分　龙骨半两　厚朴去粗皮，生姜汁炙令紫，剉。三分

---

① 俱：元刻本、日本抄本、文瑞楼本同，明抄本、乾隆本作"其"。
② 腐：元刻本、日本抄本、文瑞楼本同，明抄本、乾隆本作"内"。
③ 暑：元刻本、明抄本、日本抄本、文瑞楼本同，乾隆本作"水"。
④ 将：元刻本、明抄本、日本抄本、文瑞楼本同，乾隆本作"养"。
⑤ 用之：元刻本、明抄本、日本抄本、文瑞楼本同，乾隆本作"治"。

上五味，捣罗为散。每服三钱匕，空心以粥饮调下，日午再服，以差为度。小儿以意加减服之。

治一切水泻及冷痢，**厚朴散方**

厚朴去粗皮，生姜汁炙令紫，剉。一两　干姜半生半炮裂。一两　陈橘皮汤浸，去白，焙。三分　白术一两　甘草半生半炙。半①两

上五味，捣罗为散。每服三钱匕，空心米饮调下。如霍乱吐泻，新汲水调下，日晚再服。

治水泻肠鸣，脐腹撮痛，**代赭丸方**

代赭煅赤　干姜炮　龙骨各一两　附子炮裂，去皮脐。三②分

上四味，捣罗为末，研软饭和丸如梧桐子大。每服三十③丸，空心米饮下，日午再服。

治水泻无度，肠鸣腹痛，**肉豆蔻散方**

肉豆蔻去壳，为末。一两　生姜汁二合　白面二两

上三味，将姜汁和面作饼子，裹豆蔻末，煨令黄熟，研为细散。每服二钱匕，空心米饮调下，日午再服。

治水泻不止，**硇砂丸方**

硇砂研　石硫黄研。各一分　铅丹研。半两　巴豆去皮心，出油尽。一十四枚④

上四味，先将巴豆霜研细，入诸药同研细，用糯米饭为丸如小豆大。水泻，新汲水下一丸；赤白痢，煎干姜甘草汤，放冷下一丸；吐泻，煎生姜木瓜汤，放冷下一丸；白痢，煎干姜汤，放冷下一丸，不拘时候。

治暴注水泻，日夜无度，**斗门散方**

橡斗子去刺　诃黎勒煨，去核　黄连去须

上三味，等分，捣罗为散。每服一钱匕，米饮调下，食前。

①　半：元刻本、明抄本、乾隆本、文瑞楼本同，日本抄本作"三"。
②　三：元刻本、明抄本、乾隆本、文瑞楼本同，日本抄本作"二"。
③　三十：元刻本、日本抄本、文瑞楼本同，明抄本、乾隆本作"二十"。
④　一十四枚：元刻本、日本抄本、文瑞楼本同，明抄本、乾隆本作"二十七粒"。

治水泻不止，**木香丸方**

木香二①钱　草乌头生，去皮脐。半两　肉豆蔻一枚。大者。去壳　胡粉半两。研　巴豆大者。七枚。去皮、心、膜，出油尽，研

上五味，捣罗为细末，合研匀，糯米软饭和丸如黍米大。每服三丸，小儿一丸，并用冷莱菔汤下。

治水泻不止，**黑神丸方**

巴豆一②枚。去皮、心、膜，不出油　杏仁七枚。去双仁、皮尖，炒　铛墨一钱

上三味，同研极细，以糯米粥和丸如秫米大。每服一丸，冷水下立止，甚者再服一丸。

治水泻不止，**立效丸方**

铅丹炒。半钱　草乌头一枚。炮裂，去脐皮　巴豆三粒。去皮、心、膜，出油尽，研

上三味，先捣乌头为末，与二味同研极匀，以面糊和丸如绿豆大。每服一丸，煎陈粟米甘草乌梅汤，放温冷下。

治水泻，**杏仁丸方**

杏仁汤浸，去双仁、皮尖。七③粒　砒霜末　铛墨　巴豆霜各一钱

上四味，同研，枣肉和丸如粟④米大。临卧新汲水下一丸。

治水泻白痢，小腹疼痛，**玉霜丸方**

砒霜研细如粉。二两　黄蜡一两

上二味，以瓷碗盛，重汤煮熔开，以东南柳枝二七茎，各长七寸，粗细如箸，每用两茎搅药，又转一头搅，候两头并黑黄色乃已。又取两茎，依前搅七次了，将出药趁软，作条子收。遇病旋于火上烘软，丸如梧桐子大，小儿绿豆大，空心新汲水下一丸。

治水泻肠鸣，**针头丸方**

---

① 二：元刻本、明抄本、文瑞楼本同，乾隆本、日本抄本作“一”。
② 一：元刻本、日本抄本、文瑞楼本同，明抄本、乾隆本作“二”。
③ 七：元刻本、日本抄本、文瑞楼本同，明抄本、乾隆本作“二十七”。
④ 粟：元刻本、明抄本、日本抄本、文瑞楼本同，乾隆本作“黍”。

巴豆一枚。去皮膜　杏仁一枚。去皮尖。二味皆针扎，火上燎，令存性

上二味，同细研，约三百转，入大豆末一字，再研一百转，面糊和丸如针头大。每服一丸，新汲水下。

治水泻并赤白痢，**如圣丸方**

乌头端正大者。炮裂，去皮脐　绿豆

上二味，等分，捣罗为末，新水和丸如绿豆大，以丹砂为衣。每服五丸。白痢，煎干姜汤下；赤痢，煎甘草汤下；赤白痢，煎干姜甘草汤下；水泻，用新汲水下。小儿一两丸，不计时候。

治水泻方

上用青州干枣十枚，去核，入茛菪子填满，以麻缠却，用炭火烧令烟尽，研令细。每服一钱半匕，煎陈粟米稀粥饮调下。

治水泻肠滑，气虚久冷，**如圣丸方**

上四味，等分，捣罗为末，醋煮面糊和丸如梧桐子大。每服三十丸，早晨空心食前，粥饮下。

治水泻不止，伤冷虚极，**黄蜡丸方**

硫黄[①]一两

上一味，研细，先熔黄蜡，入硫黄末打匀，丸如梧桐子大。每服五丸，新汲水下。

治水泻，**诃黎勒丸方**

上取诃黎勒，不拘多少，以面裹，灰火内炮令赤黄，剥去面，取诃黎勒皮，捣罗为末，软饭和丸如梧桐子大。每服二十丸，米饮下，空腹食前。

治暴水泻不止，**厚朴散方**

厚朴去粗皮，生姜汁炙，剉　诃黎勒皮各一两　甘草炙，剉　黄连去须，微炒　肉豆蔻[②]去壳　白术剉，炒　干姜炮　赤茯苓去黑皮。各三分

---

① 硫黄：元刻本、日本抄本、文瑞楼本同，明抄本、乾隆本此后有"黄蜡一两"。

② 肉豆蔻：元刻本、明抄本、日本抄本、文瑞楼本同，乾隆本作"白豆蔻"。

上八味，捣罗为散。每服二钱匕，温米饮调下。

治脾胃虚冷肠滑水泻，如休息痢不止，**木香丸**方

木香　白垩火煅　肉豆蔻仁^①　丁香各半两　干姜炮　诃黎勒煨，取皮　龙骨各一两　黄连去须。三两

上八味，捣罗为末，炼蜜和丸如梧桐子大。每日空心米饮下三^②十丸，日晚再服。

治水泻，**芜荑丸**方

芜荑炒　黄连去须，炒　吴茱萸汤洗，焙干，炒。各三两　干姜炮。一两　枳壳去瓤，麸炒。半两　缩砂蜜二两

上六味，捣罗为末，煮浆水饭，和丸如梧桐子^③大。每服二十丸，温米饮下。

治水泻肠滑不禁，**诃黎勒丸**方

诃黎勒二^④两。以面裹煨，去核，取皮并面，为末　干姜炮　龙骨　赤石脂各一两

上四味，捣罗为末，以稀面糊丸如梧桐子大。每服空心，以米饮下二十丸。

治水泻吐哕，遍身疼痛，**诃黎勒丸**方

诃黎勒煨，去核　鹿茸酥炙，去毛　桑根白皮剉　地榆　赤石脂　天雄炮裂，去皮脐　龙骨各一两半　白芷　黄连去须　桂去粗皮　厚朴去粗皮，涂生姜汁炙　白茅根　当归切，焙。各一两　黄芩去黑心　干姜炮裂。各半两　肉豆蔻去壳。四枚

上一十六味，捣罗为末，烂饭为丸如梧桐子大。每服三十丸，温米饮下。

治水泻腹痛日夜不止，**正气散**方

缩砂蜜去皮，炒　附子炮裂，去皮脐　赤石脂　肉豆蔻去

---

① 肉豆蔻仁：元刻本、日本抄本、文瑞楼本剂量同，明抄本、乾隆本作"一两"。

② 三：元刻本、日本抄本、文瑞楼本同，明抄本、乾隆本作"二"。

③ 梧桐子：元刻本、日本抄本、文瑞楼本同，明抄本、乾隆本作"绿豆"。

④ 二：元刻本、明抄本、日本抄本、文瑞楼本同，乾隆本作"一"。

壳　龙骨　石榴皮焙　甘草炙，剉　人参　地榆　白术　吴茱萸汤浸，焙干，炒　干姜炮。各一两

上一十二味，捣罗为散。每服三钱匕，煮粳米饮调下，不拘时，以止为度。

治水泻，米谷不化，昼夜不止，**白垩丸方**

白垩一两。火煅过　干姜炮。一两　楮叶二两。生①，细研

上三味，捣研为末，面糊和丸如绿豆②大。空心，米饮下二十丸。

又方

取黄荆叶不限多少，阴干，捣罗为散。每服以米饮调下三钱匕。

又方

取羊蹄根晒干，刮去皮，捣罗为散。每服以米饮调下三钱匕。

又方

取熟艾半斤，慢火炒令热，布裹坐之，冷再炒坐③。

濡　泻

论曰:《内经》曰湿胜则濡泻。《甲乙经》曰:寒客下焦，传为濡泻。夫脾为五脏之至阴，其性恶寒湿。今寒湿之气内客于脾，则不能埤助胃气腐熟水谷，致清浊不分水入肠间，虚莫能制，故洞泄如水，随气而下，谓之濡泻。

治肠胃受湿，濡泻不止，**肉豆蔻散方**

肉豆蔻去壳，炮　黄连去须，炒　诃黎勒炮，去核。各三分　甘草炙，剉　白术　干姜炮　赤茯苓去黑皮。各半两　厚朴去粗皮，生姜汁炙。一两

上八味，捣罗为散。每服二钱匕，空心食前米饮调下，日三。

---

① 生:元刻本、日本抄本、文瑞楼本同，明抄本、乾隆本作"炒"。

② 绿豆:元刻本、日本抄本、文瑞楼本同，明抄本、乾隆本作"梧桐子"。

③ 坐:元刻本、明抄本、日本抄本、文瑞楼本同，乾隆本无。

治脾胃伤①湿，濡泻不止，**豆蔻散**方

肉豆蔻去壳，炮。五枚　甘草炙，剉。一两　厚朴去粗皮，生姜汁炙。一两半

上三味，捣罗为散。每服二钱匕，米饮或汤调下，食前温服。

治肠胃寒湿濡泻，腹内疗刺疼痛，**当归散**方

当归切，焙　木香　干姜炮　肉豆蔻去壳，炮。各半两　诃黎勒炮，去核　黄连去须，炒。各三分

上六味，捣罗为散，先用水四盏，入甘草、生姜各一分，黑豆一合，并半生半炒，同煎至二盏，去滓，分作二服，每服用调散三钱匕，空心日午服。

治濡泻水痢久不止，**桂附丸**方

桂去粗皮　附子炮裂，去皮脐　干姜炮　赤石脂各一两

上四味，捣罗为末，炼蜜丸如梧桐子大。每服二十丸，空心食前米饮下，日三。

治肠胃寒湿，濡②泻无度，嗜卧不食，**猪苓丸**方

猪苓去黑皮。半两③　肉豆蔻去壳，炮。二枚　黄檗去粗皮，炙。一分

上三味，捣罗为末，米饮和丸如绿豆④大。每服十⑤丸，食前熟水下。

治寒湿伤脾濡泻，**诃黎勒散**方

诃黎勒炮，去核　吴茱萸汤浸，焙，炒　木香　芜荑炒。各半两　黄连去须，炒。一两

上五味，捣罗为细散。每服二钱匕，空腹陈米饮调服，日再。

治肠胃受湿，濡泻无度，腹痛饮食不化，**白豆蔻汤**方

白豆蔻去皮　诃黎勒炮，去核　陈橘皮汤浸，去白，焙，

---

① 伤：元刻本、日本抄本、文瑞楼本同，明抄本、乾隆本作"受"。
② 濡：元刻本、日本抄本、文瑞楼本同，明抄本、乾隆本作"虚"。
③ 半两：元刻本、日本抄本、文瑞楼本同，明抄本作"一分"。
④ 绿豆：元刻本、日本抄本、文瑞楼本同，明抄本、乾隆本作"梧桐子"。
⑤ 十：元刻本、日本抄本、文瑞楼本同，乾隆本作"二三十"。

炒　干姜炮。各半两　厚朴去粗皮，生姜汁炙。三分

上五味，粗捣筛。每服五①钱匕，切薤白三寸，水一盏半，煎至七分，去滓，空心温服，日再。

治濡泻暴下不止，**枳壳汤方**

枳壳去瓤，麸炒。三分　黄连去须，炒　厚朴去粗皮，生姜汁炙。各一两　甘草炙，剉　阿胶炙燥。各半两

上五味，粗捣筛。每服五钱匕，水一盏半，煎至一盏，去滓，空心温服，日再。

治肠胃寒湿，濡泻不止及冷痢色白，食不消化，**附子汤方**

附子炮裂，去皮脐　甘草炙，剉　阿胶炙燥。各半两　黄连去须，炒。一两

上四味，剉如麻豆。每服五钱匕，水一盏半，煎至一盏，去滓，空心温服，日再。

治脾胃受湿，濡泻不止，建脾，**白术丸方**

白术　干姜炮。各三分　厚朴去粗皮，生姜汁炙。一两　人参三分

上四味，捣罗为末，炼蜜丸如梧桐子大。每服三②十丸，空心米饮下，日再。

治寒湿濡泻久不差，**附子丸方**

附子炮裂，去皮脐。一两　甘草炙，剉。二两

上二味，捣罗为末，炼蜜丸如梧桐子大。每服二十丸，空心生姜汤下，日再。

治伤湿濡泻不定，**厚朴汤方**

厚朴去粗皮，生姜汁炙。一两半　黄连去须，炒。一两

上二味，粗捣筛。每服五③钱匕，水一盏半，大枣二枚，擘破，煎至一盏，去滓。空心温服，日再。如腹痛加当归三分。

治濡泻不止，或冷痢无度，**附子丸方**

---

① 五：元刻本、日本抄本、文瑞楼本同，乾隆本作“三”。
② 三：元刻本、日本抄本、文瑞楼本同，明抄本、乾隆本作“二”。
③ 五：元刻本、日本抄本、文瑞楼本同，明抄本、乾隆本作“三”。

附子炮裂，去皮脐　高良姜各一两　甘草炙，剉。一分

上三味，捣罗为末，陈米①煮糊，丸如梧桐子大。每服二十丸，米饮下，不拘时服。

治濡泻里急后重数走圊②，**樗根散方**

樗根皮剉。一两　枳壳去瓤，麸炒。半两　甘草炙，剉。一分

上三味，捣罗为散。每服二钱匕，粥饮调下，食前一服止。

治胃虚泄泻，老人冷泻，**建脾汤方**

乌头炮裂，去皮脐。三分　厚朴去粗皮，生姜汁炙　甘草炙，剉　干姜炮。各一分

上四味，剉如麻豆。每服三钱匕，水一盏，生姜二片，煎至七分，去滓。热服，并二服止。

治久患脾泄泻③，**姜连散方**

生姜四两　黄连去须。一两

上二味，㕮咀如麻豆，一处慢火炒，令姜赤色，去姜，取黄连为细散。每服二钱匕，空腹腊茶清调下，不过二服差。

飧泄

论曰：《内经》曰：清气在下，则生飧泄。又曰：久风为飧泄。夫脾胃，土也，其气冲和以化为事。今清浊交错，风邪之气得以干胃，故冲气不能化而食物完出。夕食谓之飧，以食之难化者，尤在于夕，故食不化而泄出，则谓之飧泄，此俗所谓水谷痢也。

治风冷入中，飧泄不止，脉虚而细，日夜数行，口干腹痛，**白术汤方**

白术　厚朴去粗皮，生姜汁炙　当归切，焙　龙骨各一两　熟艾炒。半④两

---

① 陈米：元刻本、日本抄本、文瑞楼本同，明抄本、乾隆本作"姜汁"。

② 圊：元刻本、日本抄本、文瑞楼本同，明抄本、乾隆本此后有"不下"。

③ 久患脾泄泻：元刻本、日本抄本、文瑞楼本同，明抄本、乾隆本作"水泻久泄泻"。

④ 半：元刻本、乾隆本、日本抄本、文瑞楼同，明抄本作"一"。

上五味，粗捣筛。每服四①钱匕，水一盏，入生姜二片，同煎至七分，去滓，空心日晚温服。

治肠胃受风，飧泄无度，或下黄水，腹胁痛闷，**地榆汤**方

地榆　厚朴去粗皮，生姜汁炙　当归切，焙。各三分　艾叶炒　吴茱萸汤浸，焙干，炒　高良姜各半两

上六味，粗捣筛。每服四②钱匕，水一盏半，煎至八分，去滓，空心日午温服。

治肠胃风冷，飧泄注下，腹痛不止，**干姜丸**方

干姜炮　厚朴去粗皮，生姜汁炙　当归切，焙。各三分　阿胶炙燥　龙骨各一两

上五味，捣罗为末，炼蜜丸如梧桐子大。每服三③十丸，空心枣汤下，日午再服。

治飧泄，米谷完出④，**茯苓汤**方

赤茯苓去黑皮　厚朴去粗皮，生姜汁炙　黄连去须，炒。各一两　干姜炮。半两

上四味，粗捣筛。每服四⑤钱匕，以水一盏半，煎至八分，去滓，空心日午温服。

治飧泄水谷不化及诸色⑥痢，**茱萸汤**方

吴茱萸汤浸，焙干，炒　黄连去须，炒。等分

上二味，粗捣筛。每服四⑦钱匕，以水一盏半，煎至八分，去滓，空心温服，未止再服。

治飧泄色白，食不消化，**干姜丸**方

干姜炮　黄连去须，炒。各一两半⑧

---

① 四：元刻本、日本抄本、文瑞楼本同，明抄本、乾隆本作"三"。
② 四：元刻本、日本抄本、文瑞楼本同，明抄本、乾隆本作"三"。
③ 三：元刻本、日本抄本、文瑞楼本同，明抄本、乾隆本作"二"。
④ 出：元刻本、明抄本、日本抄本、文瑞楼本同，乾隆本此后有"泄"。
⑤ 四：元刻本、日本抄本、文瑞楼本同，明抄本、乾隆本作"三"。
⑥ 诸色：元刻本、明抄本、日本抄本、文瑞楼本同，乾隆本作"一切"。
⑦ 四：元刻本、日本抄本、文瑞楼本同，明抄本、乾隆本作"三"。
⑧ 一两半：元刻本、日本抄本、文瑞楼本同，明抄本、乾隆本作"二两"。

上二味，捣罗为末，先以酒一升，微火煎，候可丸，即丸如梧桐子大。空心米饮下三①十丸，日午再服。

治飧泄气痢，腹胀满，不下食，**荜拨散方**

荜拨半两　肉豆蔻去壳，半生半煨。一两　干姜炮。半两　诃黎勒半生半炮，去核。一两　白术三分　甘草半生半炙，剉。半两　木香半生半炒。一两

上七味，捣罗为散。每服二钱匕，空心米饮调下，日晚再服。

治脾胃气虚，飧泄不止，饮食不消，雷鸣，腹内疞痛，**桂心丸方**

桂去粗皮　赤茯苓去黑皮　赤石脂各三分　黄连去须，炒。一两　麦蘖炒　陈曲炒　石斛去根　干姜炮　当归切，焙　人参　附子炮裂，去皮脐　蜀椒去目并闭口，炒出汗　龙骨各半两

上一十三味，捣罗为末，炼蜜丸如梧桐子大。每服三十丸，空心暖酒下，日午再服，米饮亦得。

治②泄痢无问老少，**地榆汤方**

地榆剉　甘草炙，剉　酸石榴皮各三分　阿胶炙，炒。半两　厚朴去粗皮，生姜汁炙。三分　白石脂研。半两　赤芍药三分　龙骨半两

上八味，粗捣筛。每服五③钱匕，水一盏半，煎至一盏，去滓，空心日午温服。

治肠胃受风，久为飧泄，下痢呕逆，腹内疞痛，**高良姜汤方**

高良姜　木香　赤茯苓去黑皮　槟榔剉　人参各三分　肉豆蔻去壳　吴茱萸汤浸，焙，炒　陈橘皮汤浸，去白，炒　缩砂蜜去皮。各半两　干姜炮。一分

---

① 三：元刻本、日本抄本、文瑞楼本同，明抄本、乾隆本作"二"。
② 治：元刻本、明抄本、日本抄本、文瑞楼本同，乾隆本此后有"一切"。
③ 五：元刻本、日本抄本、文瑞楼本同，明抄本、乾隆本作"三"。

上一十味，粗捣筛。每服四^①钱匕，水一盏半，煎至八分，去滓，不拘时，日三服。

治飱泄水谷不分，温脾，止腹痛，进食，**豆蔻散方**

草豆蔻去皮　干姜　甘草　高良姜　陈橘皮汤浸，去白

上五味，等分。剉碎，都作一处，用胡饼剂裹，煻灰内炮令黄熟，取出药去面，捣罗为散。每服二钱匕，陈米饮调下，食前服。

治泄痢无度，**诃黎勒散方**

诃黎勒　母丁香各五枚　肉豆蔻面裹烧。一枚　甘草炙，剉。一钱

上四味，捣罗为散。米饮调下半^②钱匕，食前服。

治肠胃冷气，飱泄不止，**木香散方**

木香　阿胶炙，炒　诃黎勒炮，去核　黄连去须，炒。各半两　干姜炮　吴茱萸汤浸，焙，炒　龙骨各一分

上七味，捣罗为散。每服三^③钱匕，空心米饮调下，日晚再服。

治脾胃气虚腹胀，飱^④泄困劣，服暖药即呕逆，食饮不下，**姜米散方**

陈米一升。用生姜二斤，取汁浸米，焙，捣筛为末，炒令黄　肉豆蔻三枚。去壳　草豆蔻十枚。煨，去皮　陈橘皮去白，炒　甘草炙，剉　烧盐各一两。研

上六味，捣研为散。每服二钱匕，沸汤点服，不拘时候。

洞泄寒中

论曰:《内经》谓长夏善病洞泄寒中。洞泄，谓食已即泄，乃飱泄之甚者。此因春伤于风，邪气留连，至夏发为飱泄，至长夏

---

① 四：元刻本、日本抄本、文瑞楼本同，明抄本、乾隆本作"三"。
② 半：元刻本、日本抄本、文瑞楼本同，明抄本、乾隆本作"二"。
③ 三：元刻本、日本抄本、文瑞楼本同，明抄本、乾隆本作"二"。
④ 飱：元刻本、日本抄本、文瑞楼本同，明抄本、乾隆本作"冷"。

发为洞泄。盖当春之时，阳气在表，为风邪所中，入客于经，未至腑脏。风者，阳气也，东方木也，木能胜土，脾胃受之，仲夏则阳盛之时，以阳邪之气，逢阳盛之时，重阳必阴，病在脾胃，故为飧泄。阴生于午，至未而盛①，是为长夏之时，脾土当王②，脾为阴中之至阴，则阴气盛，阴③盛生内寒，故令人腑脏内洞而泄，是为洞泄寒中之病。

治洞泄寒中，注下水谷，或痢赤白，食入④即出，食物不消，**附子丸**方

附子炮裂，去皮脐　乌梅肉炒干。各一两　干姜炮。一两半　黄连去须，炒。二两

上四味，捣罗为末，炼蜜和丸如梧桐子大。每服十五⑤丸，空心米饮下，日晚再服。

治洞泄冷痢，**熟艾汤**方

熟艾炒　附子炮裂，去皮脐　甘草炙，剉　干姜炮　赤石脂各半两　黄连去须。一两　阿胶炙令燥。三分

上七味，剉如麻豆。每服五⑥钱匕，水一盏半，煎至八分，去滓，空心食前温服。

治洞泄不拘冷热，注下不止，**如神散**方

附子炮裂，去皮脐　白术椎碎，用浆水煮半日，焙干。各一两　干姜炮　甘草炙，剉。各半两

上四味，捣罗为散。每服一⑦钱匕，空心温米饮调下；如热泻，新水调下。

治寒中洞泄不止及年高久泻，**建脾汤**方

乌头炮裂，去皮脐。三分　厚朴去粗皮，姜汁炙　甘草炙，

---

① 盛：元刻本、明抄本、日本抄本、文瑞楼本同，乾隆本作“甚”。
② 王：元刻本、日本抄本、文瑞楼本同，明抄本、乾隆本作“旺”。
③ 阴：元刻本、明抄本、日本抄本、文瑞楼本同，乾隆本作“既”。
④ 入·元刻本、明抄本、日本抄本、文瑞楼本同，乾隆本作“已”。
⑤ 十五：元刻本、日本抄本、文瑞楼本同，明抄本、乾隆本作“二十”。
⑥ 五：元刻本、日本抄本、文瑞楼本同，明抄本、乾隆本作“三”。
⑦ 一：元刻本、日本抄本、文瑞楼本同，明抄本、乾隆本作“二”。

剉　干姜炮。各一分

上四味，剉如麻豆。每服三钱匕，水一盏，生姜三片，煎至七分，去滓，连并热服。

治大肠积冷，洞泄不止，**天仙子丸方**

天仙子　干姜炮　陈橘皮汤浸，去白，焙　诃黎勒皮各一①两

上四味，先为粗末，用醋拌匀浸一宿，炒令黄色，再为细末，醋煮面糊和丸如梧桐子②大。每服二十丸，食前米饮③下。

治洞泄不止，兼治霍乱，**附子汤方**

附子一枚重七钱者。炮裂，去皮脐

上一味细剉，分二服。每服以水一盏，盐半④钱匕，煎至六分，去滓温服。

治洞泄寒中，注下不禁，不思饮食，**红豆散方**

红豆拣　附子大者。炮裂，去皮脐　干姜炮　硫黄细研。各一两

上四味，捣研为散，和匀。每服一⑤钱匕，空心温粥饮调下，再服当愈。

治洞泄不止，**豆蔻汤方**

肉豆蔻七枚。去壳　乌头　白术各一两

上三味，用油四两，先煎后二味，候白术黄色，乌头外裂里黄，取出乌头，去皮脐，入肉豆蔻，三味剉如麻豆。每服三钱匕，水一盏，煎至七分，去滓，空心食前稍热服。

治脾胃虚寒洞泄不止，四肢逆冷，心腹疞痛，**温中丸方**

肉豆蔻仁　硫黄研　干姜生用　附子炮裂，去皮脐　龙骨各二两

---

① 一：元刻本、日本抄本、文瑞楼本同，明抄本、乾隆本作"二"。
② 梧桐子：元刻本、日本抄本、文瑞楼本同，明抄本、乾隆本作"小豆"。
③ 米饮：元刻本、日本抄本、文瑞楼本同，乾隆本作"姜汤"。
④ 半：元刻本、日本抄本、文瑞楼本同，明抄本、乾隆本作"二"。
⑤ 一：元刻本、日本抄本、文瑞楼本同，明抄本、乾隆本作"二"。

上五味，为细末，用面糊和丸如梧桐子大。每服三①十丸，食前艾汤下。

治脾胃虚寒，洞泄注下，腹胀肠鸣，**肉豆蔻丸**方

肉豆蔻五枚。去壳　木香一分　蝎梢炒。一钱②　陈橘皮去白，焙　附子炮裂，去皮脐　干姜炮　胡椒各半两

上七味，捣罗为末，面粥和丸如豌豆③大。每服十五④丸，食前米饮下。

治脾胃虚冷，洞泄不止，**厚朴干姜丸**方

厚朴去粗皮，生姜汁炙。三两　干姜炮。二两　附子炮裂，去皮脐　白术各一两　诃黎勒皮三分

上五味，为细末，醋煮面糊，丸如梧桐子大。每服二十丸至三十丸，空心食前熟米⑤饮下，日三。

治脾胃久寒，大肠虚滑洞泄，**豆蔻附子散**方

肉豆蔻仁面裹，炮熟　附子去皮脐，剉，盐炒　缩砂去皮。各半两　木香半分

上四味，捣罗为细散。每服一⑥钱匕，食前米饮调下。

治脾冷洞泄，**丁香散**方

丁香二钱　厚朴去粗皮，生姜汁炙。半两　肉豆蔻去壳。二枚。面裹炮熟　槟榔一枚。炮，剉

上四味，为细散。每服二钱匕，热粥饮调下。

治脾胃气寒，大肠虚滑日夜不止，**火轮散**方

附子炮裂，去皮脐。一枚　肉豆蔻去壳。半两。面裹炮熟　干姜炮。一分

上三味，为细散。每服二钱匕，陈粟米⑦饮调下。

---

① 三：元刻本、日本抄本、文瑞楼本同，明抄本、乾隆本作"二"。
② 钱：元刻本、日本抄本、文瑞楼本同，明抄本、乾隆本作"两"。
③ 豌豆：元刻本、日本抄本、文瑞楼本同，明抄本、乾隆本作"梧桐子"。
④ 十五：元刻本、日本抄本、文瑞楼本同，明抄本、乾隆本作"二十"。
⑤ 熟米：元刻本、日本抄本、文瑞楼本同，明抄本、乾隆本作"姜汤"。
⑥ 一：元刻本、日本抄本、文瑞楼本同，明抄本、乾隆本作"二"。
⑦ 陈粟米：元刻本、日本抄本、文瑞楼本同，明抄本、乾隆本作"空心"。

治脾胃虚寒，洞泄不止，**橘皮散方**

陈橘皮去白，焙　白术炒。各二两　诃黎勒皮炮　干姜炮　枳壳去瓤，麸炒　桂去粗皮　木香炮　人参　甘草炙，剉。各一两　草豆蔻煨，去皮。五枚　槟榔炮，剉。七枚　半夏汤洗七遍，生姜汁制。三分　厚朴去粗皮，生姜汁炙。一两半

上一十三味，为细散。每服二钱匕，煎生姜枣汤调下。

治脾寒洞泄，**黄连饮方**

黄连去须，炒　诃黎勒煨，去核　地榆　芍药炒。各一两　木香　当归切，焙。各三分　甘草炙。二分

上七味，细剉。每服五钱匕，水一盏半，煎至八分，去滓温服，日三[1]。

治洞泄寒中，**二黄丸方**

黄连去须，炒　黄檗去粗皮，炙，剉　附子炮裂，去皮脐　乌梅肉炒　干姜炮。各半两　甘草炙，剉。一分

上六味，捣罗为末，炼蜜和丸如梧桐子大。每服十五[2]丸至二十丸，空心米饮下。

治脏腑冷极或久冷伤惫，洞泄下痢，谷米不化，饮食无味，肌肉瘦瘁，心多嗔恚，及妇人产后虚冷下痢，一切水泻冷痢，**木香散方**

木香　补骨脂各一两　高良姜　缩砂仁　厚朴去粗皮，生姜汁炙。各三分　陈橘皮去白，焙　桂去粗皮　白术各半两　胡椒　吴茱萸汤洗三五遍。各一分[3]　赤芍药半两　肉豆蔻四枚[4]。去壳　槟榔剉。一枚

上一十三味，捣罗为散。每服三钱匕，用不经水猪肝四两，去筋膜，批为薄片，重重糁药，置一鼎中，入浆水一碗，醋半[5]

---

① 三：元刻本、日本抄本、文瑞楼本同，明抄本、乾隆本作"二"。
② 十五：元刻本、日本抄本、文瑞楼本同，明抄本、乾隆本作"二十"。
③ 分：元刻本、日本抄本、文瑞楼本同，明抄本、乾隆本作"两"。
④ 四枚：元刻本、日本抄本、文瑞楼本同，明抄本、乾隆本作"一两"。
⑤ 半：元刻本、日本抄本、文瑞楼本同，明抄本、乾隆本作"一"。

合，盖覆煮肝熟，入盐一钱，葱白三茎，细切，生姜弹子许，拍破，同煮水欲尽。空心为一服，冷食之，初服微泻不妨，此是逐下冷气，少时自止，渴即饮粥汤。

治洞泄大肠切痛，肠鸣食不化，**木香诃黎勒丸方**

木香半生半炒。共一两　诃黎勒煨，去核。三^①分　白术一两　桂去粗皮　芜荑炒。各一两半　附子炮裂，去皮脐　厚朴去粗皮，生姜汁炙焦。各二两　高良姜炒　肉豆蔻去壳。各一两　甘草炙，剉。半两　干姜炮。一分^②

上一十一味，捣罗为末，用陈曲末煮糊为丸如梧桐子大。每服三^③十丸，煨生姜盐汤下。

治因伤水饮后变成暴泄，**白芷黄连汤**方

白芷一两半　黄连去须。一两　地榆一两半　当归剉，焙。一两　附子炮裂，去皮脐。一两半　木香一两　赤石脂一两半　黄芩去黑心。半两　芎䓖一两半　诃黎勒皮煨。一两　肉豆蔻一枚。煨，去壳　白术一两　桂去粗皮。一两

上一十三味，剉如麻豆。每服五^④钱匕，水一盏半，入生姜五片，煎至八分，去滓，空心温服，日三。

治大肠洞泄，水谷入即注下，**乌梅丸方**

乌梅肉炒。四两　附子炮裂，去皮脐。一两　干姜炮。二两　黄连去须，炒。五^⑤两　肉豆蔻去壳。五枚

上五味，捣罗为末，炼蜜和丸如梧桐子大。每服三^⑥十丸，米饮下。

治^⑦洞泄水谷注下^⑧，**黄连阿胶汤方**

---

① 三：元刻本、日本抄本、文瑞楼本同，明抄本、乾隆本作"二"。
② 一分：元刻本、日本抄本、文瑞楼本同，明抄本、乾隆本作"五钱"。
③ 三：元刻本、日本抄本、文瑞楼本同，明抄本、乾隆本作"二"。
④ 五：元刻本、日本抄本、文瑞楼本同，明抄本、乾隆本作"三"。
⑤ 五：元刻本、日本抄本、文瑞楼本同，明抄本、乾隆本作"四"。
⑥ 三：元刻本、日本抄本、文瑞楼本同，明抄本、乾隆本作"二"。
⑦ 治：元刻本、日本抄本、文瑞楼本同，明抄本、乾隆本此后有"大肠"。
⑧ 水谷注下：元刻本、日本抄本、文瑞楼本同，明抄本、乾隆本作"米谷不化，食即注下"。

黄连去须　阿胶炙燥　乌梅肉炒。各二两　山栀子仁三十枚　黄檗去粗皮，剉。一两①

上五味，粗捣筛。每服五②钱匕，水一盏半，煎至八分，去滓温服，空心食前，日二。

治五脏泄痢，**诃黎勒丸方**

诃黎勒半生半煨，并去核　肉豆蔻去壳　木香各三分　干姜炮　甘草炙，剉。各半两

上五味，捣罗为末，煮醋糊和丸如梧桐子大。每服二十丸至三十丸，米饮下。

治洞泄寒中，水谷不化，**黄连当归汤方**

黄连去须　当归切，焙　甘草炙，剉。各二两　酸石榴皮剉，炒。四两

上四味，粗捣筛。每服五钱匕，水一盏半，煎至八分，去滓温服，空心食前。

鹜溏

论曰：脾气衰则鹜溏。盖阴中之至阴，脾也，为仓廪之官。若脾胃气虚弱，为风冷所乘，则阴气盛，阴气盛则脏寒，糟粕不化，故大便色黑，状如鹜溏也。又大肠有寒，亦曰鹜溏。

治脾气不足，鹜溏青黑，**茱萸丸方**

吴茱萸汤浸，焙，炒　干姜炮　赤石脂　陈曲炒　当归切，焙。各三分　厚朴去粗皮，生姜汁炙，剉。一两

上六味，捣罗为末，炼蜜丸如梧桐子大。每服三③十丸，空心食前米饮下，日三。

---

① 两：元刻本、日本抄本、文瑞楼本同，明抄本、乾隆本作"分"。
② 五：元刻本、日本抄本、文瑞楼本同，明抄本、乾隆本作"三"。
③ 三：元刻本、日本抄本、文瑞楼本同，明抄本、乾隆本作"二"。

治大便青黑，状如^①鹜溏，**龙骨散方**

龙骨　黄连去须，炒。各一两　白矾熬令汁枯　阿胶炙燥　干姜炮　白石脂研　当归切，焙　胡粉炒　赤石脂研　牡蛎煅。各三分^②。研　甘草炙，到　附子炮裂，去皮脐。各半两

上一十二味，捣研为散。每服三^③钱匕，食前米饮调下，日再。

治大便滑泄，色如鹜溏^④，**龙骨黄连汤方**

龙骨碎^⑤。一两　黄连去须，炒。三分　当归切，焙　干姜炮　甘草炙，到。各半两

上五味，粗捣筛。每服五^⑥钱匕，水一盏半，煎至八分，去滓，食前温服，日再。

治鹜溏所下瘀^⑦黑，**木香丸方**

木香　乌头生，去皮脐　当归切，焙。各三分^⑧　乌梅肉炒干。半两

上四味，捣罗为末，用粟米一合，醋一升半，慢火煎调，和丸如梧桐子大。每服十丸至十五丸，食前米饮下，日三。

治大便^⑨鹜溏滑利不止，**附子散方**

附子炮裂，去皮脐。三分^⑩　干姜炮　龙骨各一两

上三味，捣罗为散。每服三^⑪钱匕，食前煎乌梅汤调下，日再。

---

① 大便青黑状如：元刻本、日本抄本、文瑞楼本同，明抄本、乾隆本作"脾气虚弱不足"。

② 三分：元刻本、日本抄本、文瑞楼本同，明抄本、乾隆本作"五钱"。

③ 三：元刻本、日本抄本、文瑞楼本同，明抄本、乾隆本作"二"。

④ 大便滑泄色如鹜溏：元刻本、日本抄木、文瑞楼本同，明抄本、乾隆本作"脾气不足，鹜溏青黑"。

⑤ 碎：元刻本、日本抄本、文瑞楼本同，明抄本、乾隆本作"五色者。一两。煅"。

⑥ 五：元刻本、日本抄本、文瑞楼本同，明抄本、乾隆本作"三"。

⑦ 瘀：元刻本、日本抄本、文瑞楼本同，明抄本、乾隆本作"乌"。

⑧ 三分：元刻本、日本抄本、义端楼本同，明抄本、乾隆本作"五钱"。

⑨ 大便：元刻本、日本抄本、文瑞楼本同，明抄本、乾隆本作"脾虚"。

⑩ 三分：元刻本、日本抄本、文瑞楼本同，明抄本、乾隆本作"一两"。

⑪ 三：元刻本、日本抄本、文瑞楼本同，明抄本、乾隆本作"一"。

治肠胃久寒，大便鹜溏，**荜拨丸方**

荜拨　附子炮裂，去皮脐　干姜炮　厚朴去粗皮，生姜汁炙　肉豆蔻仁各一两　龙骨　诃黎勒皮　缩砂仁各半两

上八味，捣罗为末，面[①]糊和丸如梧桐子大。每服二十丸，食前米[②]饮下，日再。

---

① 面：元刻本、日本抄本、文瑞楼本同，明抄本、乾隆本作"姜汁"。
② 米：元刻本、日本抄本、文瑞楼本同，明抄本、乾隆本作"姜汤"。

卷第七十五

泄痢门

白滞痢　冷痢　热痢　赤痢

泄痢门

白滞痢

论曰：白滞痢者，冷痢之类。盖肠虚受冷，留而不去，与津液相搏，结滞如脓，或如凝脂，腹痛而下，故为白滞痢。

治白滞痢及小便白，**人参汤**方

人参　龙骨　当归切，焙　干姜炮裂　白茯苓去黑皮。各半两　甘草炙，剉。半两　厚朴去粗皮，涂生姜汁炙熟。一两

上七味，粗捣筛。每服五钱匕，水一盏半，煎至一盏，去滓，空心服，日晚再服。如小儿患，量大小以意加减。

治白滞痢及食不消化，**黄檗丸**方

黄檗去粗皮，炙。三分　乌梅肉炒干。一两　熟艾微炒。一两　甘草炙，剉。半①两

上四味，捣罗为末，炼蜜和丸如梧桐子大。每服一十五丸，空心米饮下，日午再服。

治白脓②痢，**赤石脂散**方

赤石脂碎。一两　干姜炮。三分

上二味，捣罗为末。每服二③钱匕，空心米饮调下，日晚再服。

治白脓及诸痢，**当归丸**方

当归切，焙　黄连去须，炒。各三分　乌梅肉炒干　阿胶炙燥。各半两

---

① 半：元刻本、明抄本、日本抄本、文瑞楼本同，乾隆本作"一"
② 脓：元刻本、日本抄本、文瑞楼本同，明抄本、乾隆本作"滞"。
③ 二：元刻本、日本抄本、文瑞楼本同，明抄本无，乾隆本作"一"。

上四味，捣罗为末，熔蜡和丸梧桐子大。每服空心温粥饮下二十丸，日午再服。

治白滞痢及腹痛不止，**陈曲汤**方

陈曲炒黄。半两　黄连去须，炒　厚朴去粗皮，涂姜汁炙紫色。各一两　附子炮裂，去皮脐　干姜炮。各半两

上五味，剉如麻豆。每服五①钱匕，水一盏半，煎至八分，去滓，空心服，日晚再服。

治白滞痢心腹胀满，不下食，**豆蔻汤**方

肉豆蔻去壳　甘草炙，剉。各半两　厚朴去粗皮，涂生姜汁炙紫色。一两半　干姜炮。半两

上四味，粗捣筛。每服三钱匕，水一盏，煎至七分，去滓，空心温服，日午再服。

治白滞痢及水痢，日夜一二十行，心下痛，**白术汤**方

白术三分②　甘草炙，剉。半两　厚朴去粗皮，涂生姜汁炙令紫色。一两　黄檗去粗皮，炙　龙骨各半两

上五味，粗捣筛。每服五钱匕，水一盏半，生姜三片，同煎至八分，去滓，空心温服，日晚再服。

治冷白滞痢及腹痛，**附子汤**方

附子炮裂，去皮脐。一两半　赤石脂一两　干姜炮。一两半　芍药　甘草炙，剉。各半两　当归切，焙　龙骨各一两半　白术二两　人参三分③　牡蛎熬。一两半

上一十味，剉如麻豆。每服五④钱匕，水一盏半，煎至八分，去滓，空心温服，日晚再服。有脓，加厚朴一两，去粗皮，姜汁涂炙紫色；若呕，加陈橘皮一两，汤浸，去白焙。

治白滞痢，**龙骨丸**方

---

① 五：元刻本、日本抄本、文瑞楼本同，明抄本、乾隆本作"三"。
② 三分：元刻本、日本抄本、文瑞楼本同，明抄本作"二两"，乾隆本作"五钱"。
③ 三分：元刻本、日本抄本、文瑞楼本同，明抄本、乾隆本作"二两"。
④ 五：元刻本、日本抄本、文瑞楼本同，明抄本、乾隆本作"三"。

龙骨一两半① 干姜炮。半两 附子炮裂，去皮脐。一两半②

上三味，捣罗为末，醋煮面糊丸如梧桐子大。食前米饮下十五③丸。

治脾胃气虚滑泄，下痢白脓，**厚朴汤方**

厚朴四④两。去皮，涂姜汁炙令紫 干姜炮。二两

上二味，粗捣筛。每服三钱匕，浆水一盏，煎至六分，去滓温服，食前。

治丈夫妇人久患白滞痢如鱼脑，**阿魏丸方**

阿魏别研。一分 桂去粗皮，为末。半两 木香为末。半两 安息香一⑤分。酒浸，别研 独头蒜二颗。煨熟，去皮，研烂

上五味，再同研极细，温酒和丸如梧桐子大。每服三⑥十丸，空心陈米饮下，日午再服。

治白滞痢腹脏撮痛，**豆蔻丸方**

肉豆蔻面裹煨熟，为末 草豆蔻面裹煨熟，为末 缩砂仁 母丁香各一两 木香 沉香剉 墨烧红为末。各半两 地榆二两 枇杷叶去毛，炙。一两

上九味，捣罗为末，烧粟米饭和丸如樱桃大。每服二⑦丸，米饮化下，食前服。

治白痢多脓⑧，腹中疔痛，**黄芩丸方**

黄芩去黑心 黄连去须 黄檗去粗皮。各一两半，吴茱萸汤洗，焙干，炒。一两 诃黎勒皮炒。二两半

上五味，捣罗为末，炼蜜和丸如梧桐子大。每服四⑨十丸，食前橘皮汤下，日再。

---

① 一两半：元刻本、日本抄本、文瑞楼本同，明抄本、乾隆本作"一两"。
② 一两半：元刻本、日本抄本、文瑞楼本同，明抄本、乾隆本作"一两"。
③ 十五：元刻本、日本抄本、文瑞楼本同，明抄本、乾隆本作"二十"。
④ 四：元刻本、日本抄本、文瑞楼本同，明抄本、乾隆本作"二"。
⑤ 一：元刻本、日本抄本、文瑞楼本同，明抄本、乾隆本作"二"。
⑥ 三：元刻本、日本抄本、文瑞楼本同，明抄本无，乾隆本作"二"。
⑦ 二：元刻本、日本抄本、文瑞楼本同，明抄本、乾隆本作"二十"。
⑧ 白痢多脓：元刻本、日本抄本、文瑞楼本同，明抄本、乾隆本作"白滞痢"。
⑨ 四：元刻本、日本抄本、文瑞楼本同，明抄本、乾隆本作"二"。

治脏寒下痢白脓，心腹疙痛，**姜附散方**

干姜炮　附子炮裂，去皮脐　诃黎勒煨，取皮　龙骨各一两

上四味，捣罗为散。每服三①钱匕，煎乌梅汤，空心调下。

治白滞痢久不差②，**黄连汤方**

黄连去须，炒厚朴去粗皮，生姜汁炙。各二两

上二味，粗捣筛。每服五③钱匕，水一盏半，煎至八分，去滓，食前服。

冷　痢

论曰：下痢其色或青或白或黑者，皆冷痢也。此因肠胃虚弱，寒气乘之，故令人大便痢下青黑。若其痢色白而食不消者，寒中也。当诊其脉，沉则生，浮则死。其人素有积寒即成久冷痢，有脓也。

治冷痢，**肉豆蔻汤方**

肉豆蔻去壳　甘草炙，剉。各一④两

上二味，粗捣筛。每服五⑤钱匕，水一盏半，煎至八分，去滓，空心日午温服。

治久冷痢，**枳壳汤方**

枳壳去瓤，麸炒。一两　甘草炙，剉。半两⑥　厚朴去粗皮，姜汁炙。一两半　干姜炮　赤茯苓去黑皮。各一两

上五味，粗捣筛。每服五⑦钱匕，水一盏半，煎至八分，去滓温服，空心日午二服。

治冷白滞痢腹痛，**牡蛎汤方**

牡蛎煅。三分　赤石脂一两　干姜炮　当归切，焙　龙

---

① 三：元刻本、日本抄本、文瑞楼本同，明抄本、乾隆本作"二"。

② 差：元刻本、日本抄本、文瑞楼本同，明抄本、乾隆本作"止"。

③ 五：元刻本、日本抄本、文瑞楼本同，明抄本、乾隆本作"三"。

④ 一：元刻本、日本抄本、文瑞楼本同，明抄本、乾隆本作"二"。

⑤ 五：元刻本、日本抄本、文瑞楼本同，明抄本、乾隆本作"三"。

⑥ 半两：元刻本、日本抄本、文瑞楼本同，明抄本、乾隆本作"三钱"。

⑦ 五：元刻本、日本抄本、文瑞楼本同，明抄本、乾隆本作"三"。

骨　白术各三分①　附子炮裂，去皮脐　甘草炙，剉　人参　芍药
各半两

上一十味，剉如麻豆。每服五②钱匕，水一盏半，煎至八分，
去滓。空心食前温服，日三服。或下脓，加厚朴去粗皮，以姜汁
炙，一两；或呕逆，加陈橘皮，汤浸，去白，焙，一两。

治冷痢不调，水痢不止，**黄连散方**

黄连去须，炒　无食子烧令烟尽，存性　黄檗去粗皮，炙　醋
石榴皮炒　干姜炮。各一两

上五味，捣罗为散。每服三③钱匕，空心日午米饮调服。

治冷痢及赤白滞下，**附子汤方**

附子炮裂，去皮脐。半两　黄连去须，炒。一两　阿胶炙令燥。
三分④　甘草炙，剉　干姜炮。各半两　赤石脂　厚朴去粗皮，姜汁
炙。各一两

上七味，剉如麻豆大。每服五⑤钱匕，水一盏半，煎至八分，
去滓温服，空心食前，日三。

治冷痢疠痛，肠滑不差，**黄连汤方**

黄连去须，炒。半两　阿胶炙令燥　鼠尾草洗净，慢火焙
干　当归切，焙　干姜炮。各三分

上五味，粗捣筛。每服四⑥钱匕。若冷甚白多，以酒一盏半，
煎至八分，去滓，空心温服，日午再服；若热及不痛，即去干姜、
当归，用水煎，依前服。

治冷痢，**熟艾汤方**

熟艾炒　附子炮裂，去皮脐。各半两　黄连去须，炒。一
两　阿胶炙令燥。三分⑦　甘草炙，剉　干姜炮　赤石脂各

---

① 分：元刻本、日本抄本、文瑞楼本同，明抄本、乾隆本作"两"。
② 五：元刻本、日本抄本、文瑞楼本同，明抄本、乾隆本作"三"。
③ 三：元刻本、日本抄本、文瑞楼本同，明抄本无，乾隆本作"一"。
④ 三分：元刻本、日本抄本、文瑞楼本同，明抄本、乾隆本作"一两"。
⑤ 五：元刻本、日本抄本、文瑞楼本同，明抄本、乾隆本作"三"。
⑥ 四：元刻本、日本抄本、文瑞楼本同，明抄本、乾隆本作"三"。
⑦ 三分：元刻本、日本抄本、文瑞楼本同，明抄本、乾隆本作"一两"。

半两

上七味，剉如麻豆。每服三钱匕，水一盏，煎至七分，去滓。空心食前温服，日三。

治冷痢，**厚朴饮方**

厚朴去粗皮，姜汁炙。一两　肉豆蔻去壳。半两①　龙骨　白术各三分

上四味，剉如麻豆。每服四②钱匕，水一大盏，入生姜三片，同煎至七分，去滓，空心食前温服，日三。

治冷痢下色白，食不消，**甘草汤方**

甘草炙，剉。半两　黄连去须，炒　附子炮裂，去皮脐。各三分　阿胶炙令燥。半两

上四味，剉如麻豆。每服五③钱匕，水一盏半，煎至八分，去滓，空心日午温服，日二。

治冷痢，**诃黎勒汤方**

诃黎勒炮，去核。三分　高良姜　白芍药　枳壳去瓤，麸炒　白茯苓去黑皮。各半两　厚朴去粗皮，姜汁炙。三分

上六味，㕮咀如麻豆。每服五④钱匕，水一盏半，入生姜三片，煎至八分，去滓，空心食前温服，日三。如腹胀，加人参半两，甘草半两，炙。

治冷白滞痢腹痛，**龙骨汤方**

龙骨一两半　当归切，焙　厚朴去粗皮，姜汁炙。各一两　赤石脂一两半

上四味，粗捣筛。每服五⑤钱匕，水一盏半，煎至八分，去滓，空心食前温服，日三。或热，加白头翁三分，水洗晒干，牡蛎一两，烧令赤。

① 半两：元刻本、日本抄本、文瑞楼本同，明抄本、乾隆本作“三分”。
② 四：元刻本、日本抄本、文瑞楼本同，明抄本、乾隆本作“三”。
③ 五：元刻本、日本抄本、文瑞楼本同，明抄本、乾隆本作“三”。
④ 五：元刻本、日本抄本、文瑞楼本同，明抄本、乾隆本作“三”。
⑤ 五：元刻本、日本抄本、文瑞楼本同，明抄本、乾隆本作“三”。

治一切冷^①痢，**附子丸方**

附子炮裂，入水少时，去皮脐　干姜炮　熟艾微炒为末。各一^②两

上三味，捣罗为末，以新汲水调面，拌和为丸如弹子大。每服二丸，用面一钱匕，以水一盏半化开，煎三五沸，空心服之。服后觉热，以饭压之。或患冷病，丸如梧桐子大，空心米饮下三十丸至五十丸。

治大肠积冷，下痢不止，里急后重，疼痛，**五神散方**

附子炮裂，去皮脐。半两　干姜炮　诃黎勒炮，去核　延胡索各一两　乌梅去核。半两

上五味，为粗散。和白面裹，慢火内，烧令面熟为度，去面焙干，捣罗为细散。每服一^③钱匕，空心食前米饮调下。

治冷极泄泻久作，肠滑不禁，不欲饮食，**玉粉散方**

附子炮裂，去皮脐　红豆　干姜炮。各一^④两。三味同捣罗为末　硫黄研如粉。一两

上四味，再同研令极细。每服一^⑤钱匕，稀粟米粥调，候温冷得所服之。

治大肠虚滑，冷痢日夜不止，**火轮散方**

附子炮裂，去皮脐。一两　肉豆蔻去壳。半两　干姜炮。一分^⑥

上三味，捣罗为散。每服一^⑦钱匕，陈粟米饮调下，空心食前服。

治脾胃虚冷，下痢滑泄，不思饮食和一切冷气，**诃黎勒汤方**

诃黎勒炮，去核　厚朴去粗皮，姜汁炙　甘草炙，剉　白术　草豆蔻去皮　陈橘皮汤浸，去白，焙。各一两

上六味，粗捣筛。每服三钱匕，水一盏，入生姜三片，枣二枚，擘破，同煎至七分，去滓，食前温服。

治脾脏冷滑不止，腹痛疗刺，和阴气，进饮食，**乌头汤方**

乌头生，去皮脐。四两。切作片子　益智去皮。三两　干姜生　青橘皮汤浸，去白，焙。各二两　蘹香子炒。一两

上五味，剉如麻豆。每服二[1]钱匕，水一盏，入盐少许，煎至六分，去滓温服。如小肠气攻刺，急煎一两服，热服。

治冷痢久不差，**干姜丸方**

干姜炮　附子生，去皮脐　赤石脂　黄连去须。各一两

上四味，捣罗为末，面糊和丸如梧桐子大。米饮下二十丸，加至三十丸，日三服。

治冷痢不消化，食已腹中胀痛气满，**地榆丸方**

地榆六两　赤石脂　龙骨各一两三分　厚朴去粗皮，生姜汁炙　乌梅肉炒　干姜炮。各一两半　黄连去须。二两半　白术　当归切，焙　艾叶炒。各一两一分　甘草炙，剉。一两[2]

上一十一味，捣罗为末，炼蜜和丸如梧桐子大。每服三[3]十丸，米饮下。空心食前，日二服。

治冷痢久不差，脐腹疗痛，时下白脓，食物不消，**茱萸人参丸方**

食茱萸炒　人参　芎䓖　桔梗炒　枳实炒　甘草炙，剉。各一两　干姜炮　陈曲炒。各四两　附子炮裂，去皮脐。二两

上九味，捣罗为末，炼蜜和丸如梧桐子大。每服三[4]十丸，米饮下，空心食前。

治冷痢下脓血，脐腹疗痛胀满，食不消化，**吴茱萸丸方**

吴茱萸汤洗，焙干，炒　干姜炮。各一两半　赤石脂　陈曲炒。

---

① 二：元刻本、日本抄本、文瑞楼本同，明抄本、乾隆本作"三"。
② 一两：元刻本、日本抄本、文瑞楼本同，明抄本、乾隆本作"一两三分"。
③ 三：元刻本、日本抄本、文瑞楼本同，明抄本、乾隆本作"二"。
④ 三：元刻本、日本抄本、文瑞楼本同，明抄本、乾隆本作"二"。

各二两 厚朴去粗皮，生姜汁炙 当归切，焙。各四两

上六味，捣罗为末，炼蜜和丸梧桐子大。每服三①十丸，米饮下，空心食前，日二服。

治冷脓②痢腹痛不止，**黄连散方**

黄连去须，炒 厚朴去粗皮，生姜汁炙。各一两 干姜炮 木香一半生，一半炒 甘草炙，剉 阿胶炙燥 陈曲炒。各三分③ 诃黎勒皮一半生，一半煨。一两

上八味，捣罗为散。每服二钱匕，米饮调下。

治远年冷痢，食物不化，或青或黄，四肢沉重，起即目眩，两④足逆冷，时苦转筋，**赤石脂丸方**

赤石脂 艾叶炒。各一两 干姜炮。三两 蜀椒去目并闭口者，炒出汗。三百粒⑤ 乌梅肉炒。五两⑥

上五味，捣罗为末，炼蜜和丸梧桐子大。每服二十丸，米饮下，空心食前，日三服。

治冷痢，**四白散方**

龙骨 白石脂 胡粉熬⑦令黄 白矾烧成灰。各半两

上四味，捣研为散。每服二钱匕，米饮调下

热　痢

论曰：凡痢色黄色赤，并热也，甚则下血汁。此由肠胃虚弱，邪热之气乘虚入客于肠间，故其证下痢黄赤或血杂下，腹间热痛⑧，小便赤涩，身热烦渴，故谓之热痢。

治热痢不止，**生地黄汤方**

---

① 三：元刻本、日本抄本、文瑞楼本同，明抄本、乾隆本作"二"。

② 脓：元刻本、日本抄本、文瑞楼本同，明抄本、乾隆本无。

③ 三分：元刻本、日本抄本、文瑞楼本同，明抄本、乾隆本作"五钱"。

④ 两：元刻本、日本抄本、文瑞楼本同，明抄本、乾隆本作"手"。

⑤ 三百粒：元刻本、日本抄本、文瑞楼本同，明抄本、乾隆本作"一两半"。

⑥ 两：元刻本、明抄本、日本抄本、文瑞楼本同，乾隆本作"钱"。

⑦ 熬：元刻本、明抄本、日本抄本同，乾隆本作"炒"，文瑞楼本作"蒸"。

⑧ 腹间热痛：元刻本、日本抄本、文瑞楼本同，明抄本、乾隆本作"腹中热"。

生地黄半两　甘草炙。一分　地榆三分

上三味，㕮咀，如麻豆大。水二盏，煎至一盏^①，去滓，分温二服，空心日晚再服。

治热毒痢注下赤黄，**苦参丸方**

苦参　陈橘皮汤浸，去白，焙　独活去芦头　阿胶生用　蓝青　黄连去须　鬼臼　黄檗去粗皮　甘草炙

上九味，等分。除阿胶外为末，以水煮阿胶和，并手丸如梧桐子大。每服十^②丸，米饮下，日三服。治卒下痢大良。

治诸热痢不差，**乌梅丸方**

乌梅肉炒　黄连去须。各四两

上二味，捣罗为末，炼蜜和丸如梧桐子大。每服二^③十丸，米饮下，日二夜一服。

治热痢无度，**黄连散方**

黄连去须。一两　鸡子二枚

上二味，捣罗黄连为散，取鸡子白和药为饼子，烧令黑，再捣罗为细散。每服三^④钱匕，空心粥饮调下，日晚再服。

治一切热痢，**黄连丸方**

黄连去须。二两半^⑤　羚羊角镑　黄檗去粗皮。各一两半　赤茯苓去黑皮。半两

上四味，捣罗为末，炼蜜为丸如梧桐子大。每服二^⑥十丸，姜蜜汤下。暑月下痢，用之尤验。

治挟热痢，多下赤脓，**黄连散**^⑦方

黄连去须　灶突中黑尘各一两

---

① 煎至一盏：元刻本、日本抄本、文瑞楼本同，明抄本、乾隆本作"水煎三钱"。

② 十：元刻本、日本抄本、文瑞楼本同，明抄本、乾隆本作"二三十"。

③ 二：元刻本、日本抄本、文瑞楼本同，明抄本作"二三"，乾隆本作"三"。

④ 三：元刻本、日本抄本、文瑞楼本同，明抄本、乾隆本作"二"。

⑤ 二两半：元刻本、日本抄本、文瑞楼本同，明抄本、乾隆本作"二两"。

⑥ 二：元刻本、日本抄本、文瑞楼本同，明抄本、乾隆本作"二三"。

⑦ 黄连散：元刻本、日本抄本、文瑞楼本同，明抄本、乾隆本作"黄连灶墨散"。

上二味，捣罗为细末。每服二钱匕，温酒调，空心服，日再。

治夏月暴下热痢，**甘草汤**方

甘草炙，剉。半两　生姜切。一分　生蜜一合

上三味，用浆水五合，同煎至四合，去滓，空心温分二服。

治热痢，腹内疠痛，日夜百行，气欲绝，**黄连汤**方

黄连去须。一升　附子炮裂，去皮脐。一两　龙骨　白术各二两　阿胶炙燥　干姜炮　当归焙　赤石脂各三①两

上八味，㕮咀如麻豆大。每服五钱匕，水一盏半，煎至八分，去滓温服。

治热痢，**蒲根汤**方

蒲根剉。二两　粟米淘。二合

上二味，以水三盏，煎取一盏半②，去滓，分温二服，空心日午再服。

赤　痢

论曰：热痢之甚者，为赤痢。本由肠虚，为风邪所伤，又挟邪热，血得热而妄行，乘虚必凑，渗入肠中，与痢相杂，其色纯赤，名为赤痢。若肠虚不复，则为久赤痢，变成呕哕疳蛊之候矣。

治痢下黄赤水或黄赤脓，四肢烦，皮肤冷者，**黄檗丸**方

黄檗去粗皮。一两　黄连去须，炒。二两　熟艾半两　黄芩去黑心。一两一分

上四味，捣罗为末。用白蜜三两炼熟，入蜡一两熔化，入前药末和捣，丸如梧桐子大。每服三③十丸，空心米饮下，日晚再服。

治诸热毒痢，下黄汁及如赤烂豆汁，如赤带状又如鱼脑，壮热，**牡蛎汤**方

牡蛎煅过，研　白头翁焙　当归切，焙　犀角镑　艾叶炒　甘

---

① 三：元刻本、文瑞楼本同，明抄本、乾隆本作"一"，日本抄本作"二"。

② 一盏半：元刻本、日本抄本、文瑞楼本同，明抄本、乾隆本作"水煎三钱"。

③ 三：元刻本、日本抄本、文瑞楼本同，明抄本、乾隆本作"二三"。

草炙，剉　桑寄生剉。各半两　黄檗去粗皮，蜜炙，剉　黄连去须，炒　黄芩去黑心　升麻　酸石榴皮炙。各三分

上一十二味，粗捣筛。每服五①钱匕，水一盏半，煎至一盏，去滓，空心温服，日午再服。

治赤痢腹痛，四肢羸②困，**伏龙肝丸方**

伏龙肝　艾叶炒　木香　地榆　阿胶炙令燥　当归切，炒　黄连去须，炒　赤芍药　黄芩去黑心。各一两

上九味，捣罗为末，炼蜜丸如梧桐子大。每服三③十丸，温粥饮下，不拘时。

治暴赤痢如鹅鸭肝，其痛不可忍，**黄连汤方**

黄连去须，炒　黄芩去黑心。各二两

上二味，粗捣筛。每服三钱匕，水一盏，煎至七分，去滓，热服，不拘时。

治赤痢腹内疼痛，**无食子丸方**

无食子　地榆各半两　黄连去须，炒。一两半④　黄檗去粗皮，蜜炙。二两　酸石榴皮一两

上五味，捣罗为末，醋煮面糊丸如梧桐子大。每服十五⑤丸，食前温米饮下。

治赤痢及赤白等痢，**茯苓丸方**

赤茯苓去粗皮　当归　黄连去须，炒　黄檗去粗皮。各一⑥两

上四味，捣罗为末，炼蜜丸如梧桐子大。每服二⑦十丸，空心米饮下。赤白痢，加阿胶末一两⑧。

治热痢，**香连丸方**

---

① 五：元刻本、日本抄本、文瑞楼本同，明抄本、乾隆本作“三”。
② 羸：元刻本、日本抄本、文瑞楼本同，明抄本、乾隆本作“乏”。
③ 三：元刻本、日本抄本、文瑞楼本同，明抄本、乾隆本作“二”。
④ 一两半：元刻本、日本抄本、文瑞楼本同，明抄本、乾隆本作“二两”。
⑤ 十五：元刻本、日本抄本、文瑞楼本同，明抄本、乾隆本作“二三十”。
⑥ 一：元刻本、日本抄本、文瑞楼本同，明抄本、乾隆本作“二”。
⑦ 二：元刻本、日本抄本、文瑞楼本同，明抄本无，乾隆本作“三”。
⑧ 一两：元刻本、日本抄本、文瑞楼本同，明抄本、乾隆本无。

木香　黄连去须，炒　甘草炙，剉　肉豆蔻去壳

上四味，等分。捣罗为末，砂糖和丸如梧桐子大。每服十五^①丸，空心米饮下，更以意加减。

治诸痢久不差^②，**黄连丸**^③方

黄连去须，炒。一两　乌梅肉炒干。一两半　乱发灰汁洗净，烧灰。三两

上三味，捣罗为末，用蜜二两半^④，炼熟，入蜡一^⑤两，醋二合，羊脂一两，煎令蜡化，入前药末，于铜器中，重汤熬令可丸，即丸如梧桐子大。每服三^⑥十丸，空心米饮下，日再。

治一切痢，**二黄丸方**

黄檗去粗皮。一两　黄连去须，炒。一两半　羚羊角镑　赤茯苓去黑心。各半两

上四味，捣罗为末，炼蜜丸如梧桐子大。每服三十丸。空心米饮下，日再，姜汤亦得。

治赤痢兼大肠下血，**黄连散方**

黄连去须，炒　黄檗去粗皮，蜜炙　厚朴去粗皮，生姜汁炙　木香各一两

上四味，捣罗为散。每服三^⑦钱匕，空心粥饮调下，日午再服。

治一切痢疾，**地榆汤方**

地榆　樗皮去粗皮，炙　黄连去须，炒。各一两　当归切，炒　陈橘皮汤浸，去白，炒　枳壳去瓤，麸炒　桂去粗皮　桔梗炒。各三分　大腹皮一两半　甘草炙，剉。半两

---

① 十五：元刻本、日本抄本、文瑞楼本同，明抄本、乾隆本作"三十"。

② 诸痢久不差：元刻本、日本抄本、文瑞楼本同，明抄本、乾隆本作"一切热痢"。

③ 黄连丸：元刻本、日本抄本、文瑞楼本同，明抄本、乾隆本作"黄连乌梅丸"。

④ 二两半：元刻本、日本抄本、文瑞楼本同，明抄本、乾隆本作"一两"。

⑤ 一：元刻本、日本抄本、文瑞楼本同，明抄本、乾隆本作"二"。

⑥ 三：元刻本、日本抄本、文瑞楼本同，明抄本、乾隆本作"二"。

⑦ 三：元刻本、日本抄本、文瑞楼本同，明抄本、乾隆本作"二"。

上一十味，粗捣筛。每服五①钱匕，水一盏半，生姜五片，煎至一盏，去滓，空心温服。

治赤痢不止，**枳壳散方**

枳壳　胡桃各七枚　皂荚不蚛者。一梃

上三味，就新瓦上，以草火烧令烟尽，取研极细，分为八服。每临卧及二更五更时各一服，荆芥茶调下②。

治赤痢腹痛，**紫参散方**

紫参三分　肉豆蔻去壳。一两　乌贼鱼骨去甲。二两

上三味为细散。每服一③钱匕，食前温米饮调下。

治因冷饮食变成赤痢，**黄连汤方**

黄连去须。一两　桂去粗皮。一两　白芷一两半　赤石脂一两半　肉豆蔻一枚。煨，去壳　地榆一两　诃黎勒皮煨。一两半　黄芩去黑心。半两　附子炮裂，去皮脐。一两半　当归焙。一两　黄耆一两半　吴茱萸洗，炒。一两

上一十二味，剉如麻豆。每服五④钱匕，水一盏半，入生姜五斤，煎至一盏，去滓，空腹温服，日三。

治赤痢腹痛或下纯血，**六神汤方**

黄连去须，炒　车前子各二两　地榆　山栀子仁　甘草炙，剉。各半两　陈橘皮汤浸，去白，焙。一两

上六味，粗捣筛。每服五钱匕，以浆水一盏半，煎至八分，去滓，空心服。

① 五：元刻本、日本抄本、文瑞楼本同，明抄本、乾隆本作"三"。
② 调下：元刻本、日本抄本、文瑞楼本同，明抄本无，乾隆本此后有"一钱"。
③ 一：元刻本、日本抄本、文瑞楼本同，明抄本无，乾隆本作"二"。
④ 五：元刻本、日本抄本、文瑞楼本同，明抄本无，乾隆本作"三"。

卷第七十六

泄痢门

血痢　脓血痢　赤白痢

泄痢门

血　痢

论曰：邪热[1]客于血脉之中，肠胃虚弱，血随热行，流渗肠间，因便血下，故名血痢。其脉见虚小者生，身热疾数者难治。

治痢下鲜血，**茜根汤方**

茜根　黄连去须　地榆各一两　山栀子仁十四[2]枚　犀角屑一分

上五味，粗捣筛。每服五[3]钱匕，入薤白[4]、香豉[5]各少许，以水一盏半，煎至六分，去滓，不拘时温服，日再。

治血痢腹痛，**芍药汤方**

赤芍药　黄檗去粗皮，炙　地榆各一[6]两

上三味，粗捣筛。每服五[7]钱匕，以浆水一盏，煎至七分，去滓，不拘时温服。

治血痢不止，**地榆汤方**

地榆二两　甘草炙，剉。半两

上二味，粗捣筛。每服五钱匕，以水一盏，煎取七分，去滓温服，日二夜一。

治血痢昼夜不止，**黄檗汤方**

---

① 热：元刻本、日本抄本、文瑞楼本同，明抄本、乾隆本作"气"。
② 十四：元刻本、日本抄本、文瑞楼本同，明抄本、乾隆本作"二十一"。
③ 五：元刻本、日本抄本、文瑞楼本同，明抄本、乾隆本作"三"。
④ 薤白：元刻本、日本抄本、文瑞楼本剂量同，明抄本、乾隆本作"三寸"。
⑤ 香豉：元刻本、日本抄本、文瑞楼本剂量同，明抄本、乾隆本作"一撮"。
⑥ 一：元刻本、日本抄本、文瑞楼本同，明抄本、乾隆本作"二"。
⑦ 五：元刻本、日本抄本、文瑞楼本同，明抄本、乾隆本作"三"。

黄檗去粗皮，炙　黄连去须。各二两　木香一两

上三味，粗捣筛。每服五钱匕，以水一盏，煎至七分，去滓，食前温服，日三。

治血痢，**茜根散方**

茜根　贯众　槐花陈者　椿根剉　甘草炙，剉

上五味，等分，捣罗为散。每服一①钱匕，米饮调下，食前，日再服。

治一切血痢腹痛，**人参散方**

人参三分　肉豆蔻去壳，炮　乌贼鱼骨去甲。各二两

上三味，捣为罗散。每服一②钱匕，温米饮调下，食前。

治热血痢不定，日夜频滑③，**地榆散方**

地榆半两　酸石榴皮三分　黄芩去黑心。半两　枳壳去瓤，麸炒。三分　赤石脂半两　甘草一两。炙，剉

上六味，捣罗为散。每服二钱匕，以米饮调下，食前。

治血痢不止，**枳壳散方**

枳壳七枚④　胡桃七枚　皂荚半挺。不蚛者

上三味，都盛一新瓦上，炭火烧令烟尽，研。每服一钱匕，临卧时用荆芥茶下，二更三更各一服。

治血痢腹中疠刺，日夜无度，**通圣散方**

大枣　乌梅各七枚　干姜三块⑤如枣大　甘草一尺。各细剉

上四味，捣筛为散。每服一⑥钱匕，水一盏，生姜半枣大，拍破，同煎至六分，去滓温服。

治血痢久患，醋⑦**石榴皮散方**

---

① 一：元刻本、日本抄本、文瑞楼本同，明抄本、乾隆本作“二”。
② 一：元刻本、日本抄本、文瑞楼本同，明抄本、乾隆本作“二”。
③ 频滑：元刻本、日本抄本、文瑞楼本同，明抄本、乾隆本作“不止”。
④ 枚：元刻本、明抄本、乾隆本、文瑞楼本同，日本抄本作“两”。
⑤ 块：元刻本、日本抄本、文瑞楼本同，明抄本、乾隆本作“钱”。
⑥ 一：元刻本、日本抄本、文瑞楼本同，明抄本、乾隆本作“三”。
⑦ 醋：元刻本、日本抄本、文瑞楼本同，明抄本、乾隆本作“酸”。

醋^① 石榴皮一两　枳壳一两。麸炒微黄，去瓤　当归二分。剉，微炒

上三味，捣罗为细末。每服二钱，粥饮调下。

治血痢不止，**黄连丸方**

黄连去须，微炒　黄檗炙微赤，剉　黄芩各一两

上三味，捣罗为细末，炼蜜和丸如梧桐子大。每服食前粥饮下十五^②丸。

治血痢里急后重，肠中疼痛，**当归散方**

当归三分^③。剉，微炒　黄连一^④两。去须，微炒　龙骨二两

上三味，捣罗为细散。每服二钱匕，粥饮调下，不拘时候，日二。

治血痢久不差，脐腹刺痛，**肉豆蔻丸方**

肉豆蔻一两　陈米一两半　櫰子一两

上三味，先二味捣筛为粗散，同米拌令匀，同炒黄色去米，一分单炒，一分生用，同焙捣为末，研粟米粥，和捣为丸如梧桐子大。每服五^⑤十丸，空心温陈米饮下，一二服效。

治血痢及妇人产后血痢，**葵子散方**

冬葵子不以多少

上一味，捣罗为散。每服二钱匕，入腊茶末一钱，以沸汤七分，一盏调服，并三两服差。

治泻血^⑥血痢，**乌金丸方**

乌药不以多少。炭火烧存性

上一味，捣罗为末，陈粟米饭丸如梧桐子大。每服三^⑦十丸，米饮下。

---

① 醋：元刻本、日本抄本、文瑞楼本同，明抄本、乾隆本作"酸"。
② 十五：元刻本、日本抄本、文瑞楼本同，明抄本、乾隆本作"二＝十"。
③ 分：元刻本、日本抄本、文瑞楼本同，明抄本乙，乾隆本作"钱"。
④ 一：元刻本、日本抄本、文瑞楼本同，明抄本、乾隆本作"三"。
⑤ 五：元刻本、日本抄本、文瑞楼本同，明抄本、乾隆本作"二"。
⑥ 泻血：元刻本、明抄本、文瑞楼本同，乾隆本、日本抄本作"一切"。
⑦ 三：元刻本、日本抄本、文瑞楼本同，明抄本、乾隆本作"二三"。

治丈夫妇人便血下痢，**地榆散方**

地榆一两。焙干　矾石烧汁尽，细研。半两

上二味，捣罗为散，用生猪肉二两，批开，渗①药一钱匕在肉上，用炭火炙熟。细嚼米饮下，并两服立效。

治血痢不止方

木耳半两。烧作灰，研细

上一味，以井华水一盏调，空腹顿服之。

治肠胃虚热血痢，**地榆散方**

地榆　酸石榴皮焙，剉　木贼各一两

上三味，捣罗为散。每服一②钱匕，煎诃黎勒汤调下，食前服。

治久虚撮痛后重，下血不止，**乌头丸方**

乌头生用，去皮脐　蛤粉各半两

上二味，捣为细末，用面糊为丸梧桐子大。用盐豉汤下十五③丸，食前。

治血痢腹中疗痛，**犀角丸方**

犀角镑　地榆　黄芩去黑心　黄檗去粗皮　甘草炙，剉。各一两半　茜根二两　柏叶炙。三两

上七味，捣罗为末，炼蜜和丸如梧桐子大。每服三④十丸，米饮下，食前服。

治脏毒下血脏腑疗痛，日夜五七十行及血痢甚者，**黄连饮方**

黄连去须　阿胶炙燥　当归切，焙　赤石脂各四两　附子炮裂，去皮脐。一两　龙骨　白术各二两

上七味，㕮咀如麻豆。每服五⑤钱匕，水二盏，煎至一盏，去滓温服，空心食前。

---

① 渗：元刻本、日本抄本同，明抄本无，乾隆本、文瑞楼本作"掺"。
② 一：元刻本、日本抄本、文瑞楼本同，明抄本、乾隆本作"二"。
③ 十五：元刻本、日本抄本、文瑞楼本同，明抄本、乾隆本作"二十"。
④ 三：元刻本、日本抄本、文瑞楼本同，明抄本、乾隆本作"二"。
⑤ 五：元刻本、日本抄本、文瑞楼本同，明抄本、乾隆本作"三"。

治血痢，**黄连丸方**

黄连去须　龙骨　禹余粮煅，醋淬　伏龙肝各二两　代赭煅，醋淬　干姜炮。各一两半

上六味，捣罗为末，炼蜜和丸如梧桐子大。每服三[①]十丸，米饮下，空心食前，日二服。

治血痢不止，少腹疞痛，**艾叶饮方**

艾叶焙　当归切，焙　黄连去须　龙骨　诃黎勒皮各一两半[②]

上五味，粗捣筛。每服三钱匕，水一盏，煎至七分，去滓温服。

治久患血痢，**诃黎勒散方**

诃黎勒一枚。不去核，炮　干姜炮。一块　高良姜一指节大。炮　甘草炙。一寸　白矾一块。烧灰。如良姜一半大

上五味，捣罗为散。先吃好茶一盏，后用乌梅一枚，椎破，以水一盏，煎至六分。调药二钱匕，微利即差。

治血痢不止及积毒泻血，**地榆汤方**

地榆剉，焙　樗根剉，焙。各一两　醋石榴皮干者。半两

上三味，粗捣筛。每服三钱匕，浆水一盏，煎至七分，去滓温服，不拘时候。

治痢血[③]方

上取盐水梅除核，研一枚，合腊茶加醋汤沃服之，一服差。

治痢血[④]，**三物散方**

胡黄连　乌梅肉焙　灶下土各等分

上三味，捣罗为散。每服二钱匕，腊茶清调下，空腹服。

治血痢日夜数十行，**葛粉饮方**

葛粉　白蜜各一两

上二味，相和，新汲水四合调，空腹服之。

---

① 三：元刻本、日本抄本、文瑞楼本同，明抄本、乾隆本作"二"。
② 一两半：元刻本、文瑞楼本同，明抄本、乾隆本作"二两"，日本抄本无。
③ 痢血：元刻本、明抄本、文瑞楼本同，乾隆本、日本抄本作"血痢"。
④ 痢血：诸校本作"血痢"。

治痢下脓血，里急后重，肠中疼痛，磨化虚积，**丹砂礞石丸方**

丹砂研末。四钱匕　青礞石研末。一钱匕　砒霜研末。二钱匕　黄连捣罗末。三钱匕　肉豆蔻捣罗末。二钱匕①　乌头炮裂，去皮脐，捣罗为末。一钱匕　巴豆霜一钱匕

上七味，同研匀，煮糯米粥和丸如麻子大。每服十②丸，温熟水下，临寝服。妊妇不宜服。

治血痢不止，**蛇含散方**

蛇含两枚

上一味，煅、醋淬十数度，研如面。每服三钱匕③，陈米饮调下。兼止肠风泻血、妇人血伤等。

脓血痢

论曰：春伤于风，邪气留连，夏为洞泄。若遇热气乘之，则血随热行，渗入肠中④，又与肠中津液相搏，积热蕴结，血化为脓，脓血相杂，故成脓血痢。秋冬诊脾脉微涩者是也。其脉滑大或微小、沉细、虚迟者，皆生；若悬绝或实急⑤、或数大，身热者，皆死。

治下痢脓血羸瘦，**黄连丸方**

黄连去须　龙骨　苦参　厚朴去粗皮，生姜汁炙。各一两　熟艾叶炒　白矾熬令汁枯　甘草炙　陈曲炒　赤石脂　干姜炮。各半两

上一十味，捣罗为末，炼蜜丸如梧桐子大。每服三⑥十丸，空心米饮下。

---

① 二钱匕：元刻本、明抄本、乾隆本、文瑞楼本同，日本抄本作"一钱"。
② 十：元刻本、日本抄本、文瑞楼本同，明抄本、乾隆本作"三五"。
③ 三钱匕：元刻本、日本抄本、文瑞楼本同，明抄本、乾隆本此后有"至晚再下二钱"。
④ 肠中：元刻本、日本抄本、文瑞楼本同，明抄本、乾隆本作"大肠"。
⑤ 急：元刻本、日本抄本、文瑞楼本同，明抄本、乾隆本作"疾"。
⑥ 三：元刻本、日本抄本、文瑞楼本同，明抄本、乾隆本作"二"。

治脓血诸痢及痢后腹痛，**阿胶散方**

阿胶炙令燥　龙骨　无食子各三①两　桃叶炒　柏叶去梗，焙。各一两　甘草炙　肉豆蔻去壳，炙。半两

上七味，捣罗为细散。每服三②钱匕，米饮调下，不拘时。

治下痢脓血，肠胃虚滑，米谷完出，**黄连汤方**

黄连去须。一两　干姜炮　熟艾炒　附子炮裂，去皮脐　阿胶炙令燥③　蜀椒去目并闭口，炒出汗。各半两

上六味，剉如麻豆大。每服五④钱匕，水一盏半，煎至一盏，去滓，食前温服。

治久痢脓血，**木香散方**

木香炮。半两　阿胶炙令燥。一两半　诃黎勒炮，去核　黄连去须。各一两

上四味，捣罗为散。每服二钱匕，空心用冷粥饮调服。

治伏热下痢脓血，**贯众丸方**

贯众剉。一两　黄连去须　板蓝根各半两　木香⑤　胡黄连一分⑥　诃黎勒皮　肉豆蔻去壳。各三分

上七味，捣罗为末，煮面糊丸如梧桐子大。每服十五⑦丸，煎甘草汤下，不拘时。

调脏气，止便泄，治下痢脓血，脐腹疗痛，虚气痞满，肠鸣里急⑧，**香连丸方**

黄连去须。三两　地榆剉　赤石脂各二两　龙骨　阿胶炙令燥　木香　赤芍药　艾叶炒　黄芩去黑心。各一两　肉豆蔻去壳。一两半　无食子三分

---

① 三：元刻本、日本抄本、文瑞楼本同，明抄本、乾隆本作"一"。

② 三：元刻本、日本抄本、文瑞楼本同，明抄本无，乾隆本作"二"。

③ 炙令燥：元刻本、日本抄本、文瑞楼本同，明抄本、乾隆本作"蛤粉炒"。

④ 五：元刻本、日本抄本、文瑞楼本同，明抄本、乾隆本作"三"。

⑤ 木香：元刻本、日本抄本、文瑞楼本剂量同，明抄本、乾隆本作"三分"。

⑥ 一分：元刻本、日本抄本、文瑞楼本同，明抄本、乾隆本作"五钱"。

⑦ 十五：元刻本、日本抄本、文瑞楼本同，明抄本、乾隆本作"二十"。

⑧ 里急：元刻本、日本抄本、文瑞楼本同，明抄本、乾隆本此后有"后重"。

上一十一味，捣罗为末，煮面糊丸如梧桐子大。每服三^①十丸，米饮下，不拘时。

治脓血久痢，腹内疼痛，**柏叶丸方**

柏叶去梗　黄连去须　阿胶炙令燥　地榆剉　当归焙。各半两

上五味，捣罗为末，炼蜜丸如梧桐子大。每服二十丸，温米饮下，不拘时。

治脓血痢，**茱萸汤方**

吴茱萸汤浸，焙，炒。一两　诃黎勒皮　当归切，炒　黄连去须。各二两　干姜炮。半两

上五味，粗捣筛。每服五^②钱匕，水一盏半，煎至八分，去滓，食前温服。

治脓血痢，食入即注下不安，**乌梅丸方**

乌梅肉炒　黄连去须。各一两　附子炮裂，去皮脐。半两　干姜炮。三分

上四味，捣罗为末，炼蜜丸如梧桐子大。每服三十丸，食前米饮下。

治脓血痢下^③腹痛，**龙骨丸方**

龙骨　赤石脂　黄连去须　犀角镑　附子炮裂，去皮脐　羚羊角镑　当归切，炒　白矾熬令汁枯　龙胆　甘草炙　熟艾炒　干姜炮。各半^④两

上一十二味，捣罗为末，炼蜜丸如梧桐子大。每服二十丸，温米饮下，空心食前。

治脓血痢日久不差，**干姜丸方**

干姜炮　黄连去须　黄檗去粗皮。各一两　熟艾炒　附子炮裂，去皮脐　乌梅肉炒。各三分　甘草炙。半^⑤两

---

① 三：元刻本、日本抄本、文瑞楼本同，明抄本、乾隆本作"二三"。
② 五：元刻本、日本抄本、文瑞楼本同，明抄本、乾隆本作"三"。
③ 下：元刻本、日本抄本、文瑞楼本同，明抄本、乾隆本作"小"。
④ 半：元刻本、日本抄本、文瑞楼本同，明抄本、乾隆本作"一"。
⑤ 半：元刻本、日本抄本、文瑞楼本同，明抄本、乾隆本作"一"。

上七味，捣罗为末，炼蜜丸如梧桐子大。每服三^①十丸，食前米饮下。

治脓血下痢不禁^②，**女萎丸方**

女萎　半夏汤洗七遍，焙。各一两　附子炮裂，去皮脐。三分　藜芦去芦头。半两

上四味，捣罗为末，陈醋煮沸，和药末为丸如梧桐子大。每服三^③十丸，陈米饮下，日午再服；未止，加至五丸。

治久痢脓血，日夜不止，**白矾丸方**

白矾研　铅丹研　硇砂研　硫黄研。各一分^④

上四味，先入矾于瓷合子内，次入硫黄、硇砂、铅丹覆之，用瓦片盖面，文武火煅赤倾地上，候火气绝再为末，蒸饼丸如梧桐子大。每服十^⑤丸，米饮下。

治下痢脓血不止，**茱萸丸方**

吴茱萸汤浸，焙干，炒　干姜炮　诃黎勒皮各半两　胡粉　白矾灰各一分

上五味，捣研为末，醋煮面糊丸如梧桐子大。每服十^⑥丸，食前米饮下。

治新久脓血痢，**橡实散方**

橡实二^⑦枚。满壳，入密陀僧末，炭火煅赤为末　诃黎勒皮为末。与前等分

上二味，共研细^⑧，分作五服。每服用温米饮调下，空心食前服。

---

① 二：元刻本、日本抄本、文瑞楼本同，明抄本、乾隆本作"二"。
② 不禁：元刻本、日本抄本、文瑞楼本同，明抄本、乾隆本作"日久不止"。
③ 三：元刻本、日本抄本、文瑞楼本同，明抄本、乾隆本作"二"。
④ 分：元刻本、日本抄本、文瑞楼本同，明抄本、乾隆本作"两"。
⑤ 十：元刻本、日本抄本、文瑞楼本同，明抄本、乾隆本作"十丸至二十"。
⑥ 十：元刻本、日本抄本、文瑞楼本同，明抄本、乾隆本作"二十"。
⑦ 二：元刻本、乾隆本、日本抄本、文瑞楼本同，明抄本作"一"。
⑧ 细：元刻本、日本抄本、文瑞楼本同，明抄本、乾隆本此后有"和匀，饮下二钱"。

治痢下脓血，**黄连汤方**

黄连去须。一两　厚朴去粗皮，生姜汁炙。一两半

上二味，粗捣筛。每服五[1]钱匕，水一盏半，生姜二片，煎至八分，去滓温服，不拘时。

治脓血痢，**二宜散方**

黄连去须　吴茱萸汤浸，焙，炒。各一[2]两

上二味，各捣罗为末。每赤脓多，用茱萸末一钱匕，黄连末倍之；白脓多，即黄连末一钱匕，茱萸末倍之。空心食前米饮调下。

治脓血痢，**借气散方**

黄连去须　生姜并细剉。各一两

上二味，同用银石器炒焦赤色，去姜，取黄连为细散。每服二钱匕，空心食前陈米饮下。

治脓血痢困极，**木香散方**

木香一块，方一寸[3]　黄连去须，细剉。一两

上二味，先将木香一块，置银石器中，次下黄连盖之，以水二盏，同熬水尽，取木香切焙为散，分三服。第一服甘草汤下[4]，第二服陈米饮下[5]，第三服腊茶清下，并食前服大妙。其黄连别捣末，专治赤痢。每服二钱匕，陈米饮下。

治脓血痢[6]，**通神丸方**

没药研　五灵脂研　乳香研。各一钱[7]　巴豆去皮、心、膜，研出油。五粒

上四味，合研令匀，滴水丸如粟[8]米大。每服一[9]丸，生木瓜

---

① 五：元刻本、日本抄本、文瑞楼本同，明抄本、乾隆本作"三"。
② 一：元刻本、日本抄本、文瑞楼本同，明抄本、乾隆本作"二"。
③ 一块方一寸：元刻本、日本抄本、文瑞楼本同，明抄本、乾隆本作"五钱"。
④ 下：元刻本、日本抄本、文瑞楼本同，明抄本、乾隆本此后有"二钱"。
⑤ 下：元刻本、日本抄本、文瑞楼本同，明抄本、乾隆本此后有"三钱"。
⑥ 痢：元刻本、日本抄本、文瑞楼本同，明抄本、乾隆本此后有"困极"。
⑦ 钱：元刻本、日本抄本、文瑞楼本同，明抄本、乾隆本作"两"。
⑧ 粟：元刻本、日本抄本、文瑞楼本同，明抄本、乾隆本作"黍"。
⑨ 一：元刻本、日本抄本、文瑞楼本同，明抄本、乾隆本作"一二至三"。

汤下，不拘时。

治脓血痢，腹痛滑泄，**胡粉丸方**

胡粉　阿胶炙令燥　乌贼鱼骨去甲。各半两　龙骨　白矾熬令汁枯。各一两　密陀僧一分

上六味，捣研为细末，粟米粥①丸如梧桐子大。每服二十丸，空心食前粟米饮下。

治脓血痢，后重里急，日夜频并，**赤石脂汤方**

赤石脂　白芷　天雄炮裂，去皮脐　龙骨　当归切，焙。各一两半　肉豆蔻去壳　黄连去须　厚朴去粗皮，生姜汁炙，剉　地榆　白术　桂去粗皮　诃黎勒煨，取皮　木香各一两　吴茱萸汤洗，焙干，炒　黄芩去黑心。各半两

上一十五味，剉如麻豆。每服五钱匕，水一盏半，入生姜五片，煎至八分，去滓温服，空心食前。

赤白痢

论曰：赤白痢者，由肠胃虚弱，冷热相乘，客于肠间，变而为痢也。盖热乘于血，流渗肠内则赤，冷气入搏，津液凝滞则白。其候里急后重，数至圊而不能便，脓血相杂，故谓之赤白痢。重者，状如脓涕而血杂之；轻者，白②脓上有赤脉薄血，状如鱼脂脑，世谓之鱼脑痢也。

治赤白痢腹中痛，口干或作寒热，**黄连散方**

黄连三分。去须，微炒　白术半两　黄芩半两　当归三分。剉，微炒　乌梅肉半两。微炒　干姜半两。炮裂，剉　阿胶一两。捣碎，炒令黄燥　甘草半两。炙微赤，剉

上八味，捣筛为散。每服三钱匕，水一中盏，煎至五分，去滓，不计时候稍热服。

治赤白痢日夜不绝，**赤石脂散方**

---

① 粟米粥：元刻本、日本抄本、文瑞楼本同，明抄本、乾隆本作"蜜"。
② 白：元刻本、日本抄本、文瑞楼本同，明抄本、乾隆本作"血"。

赤石脂一两　龙骨一两　阿胶一两。捣碎，炒令黄燥　地榆一两　厚朴一两半①。去粗皮，涂生姜，炙令香熟　诃黎勒一两。煨，用皮　当归一两。剉，微炒　干姜一两。炮裂，剉　黄连一两。去须，微炒

上九味，捣罗为细末。每服二钱匕，以粥饮调下，不计时，日二。

治赤白痢及水谷冷热气痢，**白术丸方**

白术三分　赤石脂三分　犀角屑三分　干姜半两。炮裂，剉　厚朴一两。去粗皮，涂生姜，炙令香熟　龙骨三分　黄连一两。去须，剉，炒过　乌梅肉三分。微炒　当归三分。剉，微炒　甘草半两。炙微赤，剉

上一十味，捣罗为细末，炼蜜和捣五百杵，丸如梧桐子大。每于食前粥饮下三②十丸。

治痢白多赤少，**没石子散方**

没石子半两　黄连一两。去须，微炒　干姜一两。炮裂，剉　白茯苓半两　厚朴一两。去粗皮，涂生姜，炙令香熟　当归一两。剉，微炒

上六味，捣罗为细散。每服二钱匕，粥饮③调下，不计时。

治赤白痢日夜不止，**橡实散方**

橡实一两　醋石榴皮一两。微炒　黄牛角䚡一两。烧灰

上三味，捣罗为细散。粥饮调下二钱，日三。

治赤白痢冷热相攻，腹中疞刺疼痛，**龙骨阿胶散方**

龙骨　赤石脂　厚朴去粗皮，姜汁炙　楮皮炙，剉　地榆炙，剉　阿胶炙令燥。等分

上六味，捣罗为散。每服二钱匕，陈米④饮调下，日三服。

治气虚冷热不调，脐腹疼痛，下痢脓血，日夜频滑，四肢少

---

① 一两半：元刻本、日本抄本、文瑞楼本同，明抄本、乾隆本作"二两"。
② 三：元刻本、日本抄本、文瑞楼本同，明抄本、乾隆本作"二"。
③ 粥饮：元刻本、日本抄本、文瑞楼本同，明抄本、乾隆本作"姜汤"。
④ 陈米：元刻本、日本抄本、文瑞楼本同，明抄本、乾隆本作"空心"。

力，里急后重，不进饮食，**赤石脂丸方**

赤石脂　龙骨　白矾灰各二两　胡粉研。一两　密陀僧研。半两　阿胶炙令燥　乌贼鱼骨各一两

上七味，捣研为末，再同研匀，以粟米饭和丸如梧桐子大。每服二十丸至三十丸①，温米饮下，食前服。

治赤白痢久不止，腹中疠痛及下血脱肛，**乌梅散方**

乌梅肉焙　樗根皮炙，剉　赤石脂　当归切，焙　地榆炙。各半两　黄连去须，炒　干姜炮。各三分　甘草炙。一分

上八味，捣罗为散。每服二钱匕。温米饮调下，空心食前服。

治一切赤白冷热下痢，腹内疼痛，**赤地利丸方**

赤地利　阿胶炙令燥　赤石脂各二两　当归切，焙　干姜炮。各一两半　地榆炙，剉　茜根各一两　木香半两　黄连去须，炒。三两

上九味，捣罗为末，以米醋二升，入药末一两，同熬成膏，和丸如梧桐子大。每服二十丸，食前温米饮下。

治赤白痢，**诃黎勒丸方**

诃黎勒煨，去核　附子切作片，用生姜汁煮令汁尽　芜荑仁瓦上炒熟　黄连吴茱萸少许，同炒令焦，去茱萸不用　陈橘皮汤浸，去白，米醋浸一宿，焙

上五味，等分，捣罗为末，用浆水煮粟米饭，和为丸如梧桐子②大。每服三③十丸，空心生姜汤下，日三④。

治赤白痢诸药无效，**麝香丸方**

麝香一分　绿豆粉一分⑤　朱砂半分　巴豆一分。去皮心，研烂出油

---

① 二十丸至三十丸：元刻本、日本抄本、文瑞楼本同，明抄本、乾隆本作"二十"。

② 梧桐子：元刻本、日本抄本、文瑞楼本同，明抄本、乾隆本作"小豆"。

③ 三：元刻本、日本抄本、文瑞楼本同，明抄本、乾隆本作"二"。

④ 三：元刻本、日本抄本、文瑞楼本同，明抄本、乾隆本作"二"。

⑤ 分：元刻本、日本抄本、文瑞楼本同，明抄本、乾隆本作"升"。

上四味，捣罗为细末，粟米饭和丸如绿①豆大。食前冷粥饮下二丸。当日忌热食物。

治赤白痢，**内补散方**

黄连一两。去须，微炒　甘草半两。炙微赤，剉　干姜半两。炮裂，剉　紫笋茶半两。微炒

上四味，捣罗为细末。每服二钱匕，粥饮调下，不计时候，日三。

治赤白痢日夜无度，攻脐腹痛，**桃花丸方**

赤石脂一两　干姜一两。炮

上二味，捣罗为细末，白面糊为丸如梧桐子大。每服三十丸，食前日二服。若血痢，甘草汤下；白痢，干姜汤下。

治冷热赤白痢泻血，**加减姜黄丸方**

干姜炮　黄连去须，炒

上二味，等分，各捣罗为末，各用水煮面糊和丸如梧桐子大，阴干，两处收贮。白痢冷泻，每服干姜三十丸，黄连十五丸，同用温米②饮下；赤痢泻血，黄连三十丸，干姜十五丸，亦用米饮下；赤白相杂者，黄连、干姜各二十丸③，共服同用米饮下，空心食前服。未愈，加丸数，取差为度。

治大人小儿赤白痢，滑肠不止，**绿白散方**

绿矾　白矾　石灰　铅丹四味同入罐子内，烧通赤，放冷研　龙骨　赤石脂　缩砂仁各半两

上七味，捣研为散，更合研匀。每服一钱匕，小儿半钱匕，或一字匕，并米饮调下。治肠滑极有效，作丸服亦得。

治赤白痢久不差，脐腹痛，**丹硫丸方**

丹砂研　硫黄研。各二钱④　乌头末炒。半钱　巴豆一钱半。去

---

① 绿：元刻本、日本抄本、文瑞楼本同，明抄本、乾隆本作"小"。

② 温米：元刻本、日本抄本、文瑞楼本同，明抄本、乾隆本作"空心"。

③ 二十丸：元刻本、日本抄本、文瑞楼本同，明抄本作"各半"，乾隆本作"十五丸"。

④ 钱：元刻本、日本抄本、文瑞楼本同，明抄本、乾隆本作"两"。

皮、心、膜，出油　砒霜研。半钱　麝香研。少许　蛤粉二钱

上七味，合研为细末，用枣肉为丸如黍米大，米饮下一丸。

治赤白痢肠胃虚滑，**龙骨散**方

龙骨半两　黄连去须　牡蛎煅。各一两　乌梅肉焙干。三分

上四味，捣罗为散。每服二钱匕，温米饮调下，食前服。

治赤白痢腹痛不止，**铅丹丸**方

铅丹半^①钱　丹砂研。二钱　巴豆七枚。去皮、心，出油尽　杏仁七枚。汤退去皮尖、双仁，研　乳香研。一钱　砒霜半钱。如秋后不用砒，入砒黄末半钱

上六味，合研令匀细，熔黄蜡和丸如黄米大。每服三丸至五丸，煎干姜甘草汤下，食前临卧。

治赤白痢脐腹疼痛，肠滑后重，**妙攻散**^②方

大黄湿纸裹煨。半两　莨菪子炒令黑。一撮许

上二味，捣罗为散。每服一^③钱匕，米饮调下。

治赤白泻痢，腹脏疼痛，里急后重，并治疝气，**万灵汤**方

罂子粟炒赤。半斤　甘草炙，剉。一两

上二味，粗捣筛。每服五^④钱匕，水一盏半，煎至八分，去滓，临卧腹空温服。

治赤白痢，**橡实汤**方

橡实壳^⑤炒　甘草炙　荔枝壳　石榴皮

上四味，等分，细剉。每服半两^⑥，水一盏半，煎至八分，去滓温服。

治赤白痢，止泻，**乌金丸**^⑦方

巴豆二十一枚。去皮　大枣青州者，二十一枚。去核

---

① 半：元刻本、日本抄本、文瑞楼本同，明抄本、乾隆本作"五"。

② 妙攻散：元刻本、明抄本、乾隆本、文瑞楼本同，日本抄本作"妙功散"。

③ 一：元刻本、日本抄本、文瑞楼本同，明抄本、乾隆本作"二"。

④ 五：元刻本、日本抄本、文瑞楼本同，明抄本、乾隆本作"三"。

⑤ 橡实壳：元刻本、日本抄本、文瑞楼本同，明抄本、乾隆本作"橡实子"。

⑥ 半两：元刻本、日本抄本、文瑞楼本同，明抄本、乾隆本作"三钱"。

⑦ 乌金丸：元刻本、乾隆本、日本抄本、文瑞楼本同，明抄本作"马金丸"。

上二味，每一枚枣，入巴豆一枚，烧令烟出绝，以器覆之，后捣研为细末，更入轻粉二钱，黄连末三钱，烧陈粟米饭丸如绿豆①大。每服五丸，煎独扫汤下。

治赤白痢，**矾石丸方**

白矾四两　消石一两半

上二味，捣为末，米醋拌和，入罐子内，砖头阁起罐底，将瓦片盖口，慢火烧熟，置冷地上出火毒一夜，研细，用米醋浸炊饼心，丸如梧桐子②大。每服十丸，空心米饮下。夜起频，盐酒下。

治赤白痢，**赤石脂丸方**

赤石脂　桑根白皮剉　桔梗炒　诃黎勒皮煨　天雄炮裂，去皮脐。各一两半　龙骨　白芷　黄连去须　地榆　当归切，焙　桂去粗皮　厚朴去粗皮，涂生姜汁炙　木香各一两　黄芩去黑心　干姜炮裂。各半两　肉豆蔻一枚。去壳

上一十六味，捣罗为末，面糊和丸如梧桐子大。每服三十丸，米③饮下。

治赤白痢，**阿胶丸方**

阿胶炙燥　枳壳去瓤，麸炒。各半两　诃黎勒煨，去核　甘草炙，剉　干姜炮　芍药炮　黄连去须，炒　木香一半生，一半炒。各一两　当归切，焙　地榆剉。各一两半

上一十味，捣罗为末，用陈苦酒和丸如梧桐子大。每服二十丸，米饮下，食前。

治赤白痢疼痛不止，**当归汤方**

当归切，焙　厚朴去粗皮，生姜汁炙　阿胶炙燥　芍药炒。各一两　甘草炙，剉。半两　黑豆炒。一合　干姜炮　赤茯苓去黑皮。各三分　乌梅去核，炒。二两④

---

① 绿豆：元刻本、日本抄本、文瑞楼本同，明抄本、乾隆本作"小豆"。
② 梧桐子：元刻本、日本抄本、文瑞楼本同，明抄本、乾隆本作"小豆"。
③ 米：元刻本、日本抄本、文瑞楼本同，明抄本、乾隆本作"空心"。
④ 二两：元刻本、日本抄本、文瑞楼本同，明抄本、乾隆本作"一合"。

上九味，细剉。每服三钱匕，水一盏，煎取七分，去滓温服。

治赤白脓血痢，**黄连散方**

黄连去须　龙骨各二两　赤石脂一两半　厚朴去粗皮，生姜汁炙，剉。一两　人参三分　干姜炮　地榆　黄芩去黑心。各一两

上八味，捣罗为散。空心粥饮下二钱匕，日再服。

治赤白痢久不差，取虚积^①，**软红丸方**

丹砂研。半两　粉霜一钱　砒霜研。半钱　硫黄研　硇砂飞，研　消石研。各一钱　轻粉二钱　龙脑研。半钱

上八味，再同研匀细，入去皮心膜巴豆半两研匀，用黄蜡半两，熔作汁，同和旋丸如绿豆^②大。每服三丸至五丸，温浆水下。

治赤白痢，里急后重，**黄连丸方**

黄连去须，炒　龙骨　地榆剉，焙　诃黎勒煨，去核　赤石脂各半两　草豆蔻去皮。一分

上六味，捣罗为末，水浸炊饼^③为丸如梧桐子大。每服二^④十丸，米饮下，空心食前，日三服。

治赤白痢脐腹疠痛，及久水泻白浊如米泔，**马蔺子饮方**

马蔺子三合^⑤　地榆　艾叶炒。各二两　赤石脂　当归切，焙。各四两　龙骨　白茯苓去黑皮。各二两半

上七味，粗捣筛。每服五^⑥钱匕，水一盏半，煎至八分，去滓，空腹温服。

治赤白痢血多，痛不可忍，**艾叶丸方**

艾叶炒　黄连去须，炒　木香一半生，一半炒　肉豆蔻去壳。各三分　地榆剉。一两　阿胶炙燥　当归切，焙。各半两

---

① 积：元刻本、日本抄本、文瑞楼本同，明抄本、乾隆本作"损"。
② 绿豆：元刻本、日本抄本、文瑞楼本同，明抄本、乾隆本作"小豆"。
③ 炊饼：元刻本、日本抄本、文瑞楼本同，明抄本、乾隆本作"糊"。
④ 二：元刻本、日本抄本、文瑞楼本同，明抄本、乾隆本作"三"。
⑤ 三合：元刻本、日本抄本、文瑞楼本同，明抄本、乾隆本作"二两"。
⑥ 五：元刻本、日本抄本、文瑞楼本同，明抄本、乾隆本作"三"。

上七味，捣罗为末，炼蜜和丸如梧桐子大。每服三^①十丸，米饮下。

治赤白痢，疼痛不止，**甘草汤方**

甘草炙　地榆　当归切，焙　黄连去须，炒　芍药炒。各半^②两

上五味细剉。每服三钱匕，浆水一盏，煎取六分，去滓温服。

治赤白痢，**龙骨黄连丸方**

龙骨　黄连去须　白石脂各一两半　胡粉炒黄　白矾熬令汁枯。各一两

上五味，捣罗为末，炼蜜丸如梧桐子大。每服二十丸，米饮下，日三。

治赤白痢^③，**香连散**^④方

黄连去须，炒。一两　木香一两　丁香　干姜炮　诃黎勒皮炒。各半两

上五味，捣罗为散。每服三钱匕^⑤，陈米饮调下，日再。

治赤白痢，腹痛不止，**阿胶丸方**

阿胶炒。三两　黄连去须。二两　当归切，焙　胡粉研。各一两

上四味，捣研为末，稀糊丸如梧桐子大。每服三^⑥十丸，食前米饮下。

治赤白痢，无问远近，**黄连丸方**

黄连去须　黄檗去粗皮　当归切，焙　赤茯苓去黑皮。等分

上四味，捣罗为末，炼蜜丸如梧桐子大。每服四^⑦十丸，空腹

---

① 三：元刻本、日本抄本、文瑞楼本同，明抄本、乾隆本作"二"。
② 半：元刻本、日本抄本、文瑞楼本同，明抄本、乾隆本作"一"。
③ 痢：元刻本、日本抄本、文瑞楼本同，明抄本、乾隆本此后有"不止"。
④ 散：元刻本、日本抄本、文瑞楼本同，明抄本、乾隆本"丸"。
⑤ 三钱匕：元刻本、日本抄本、文瑞楼本同，明抄本作"二十丸"，乾隆本作"二钱"。
⑥ 三：元刻本、日本抄本、文瑞楼本同，明抄本、乾隆本作"二"。
⑦ 四：元刻本、日本抄本、文瑞楼本同，明抄本、乾隆本作"二"。

饭饮下，以差为度。

治赤白痢，**万全**① **茯苓散方**

赤茯苓去黑皮　黄连去须　阿胶炙燥　黄檗去粗皮。等分

上四味，捣罗为散。每服二钱匕，空腹甘草汤下，日再，以差为度。如三岁以下小儿，每服半钱匕；五岁至十岁，每服一钱匕。

治赤白痢，**肉豆蔻散方**

肉豆蔻去壳。五枚　鹿角屑炙。一两　胡粉烧，研　密陀僧各三分。烧过，于冷地上出火毒

上四味，捣罗为散。每服二钱匕，米饮调下。

治赤白痢，后重肠痛，**四神散方**

干姜炮　黄连去须，炒　当归切，焙　黄檗去粗皮，切，炒。各等分

上四味，为散。每服二钱匕，以乌梅三个，煎汤调下。水泻等分，赤痢加黄檗，白痢加干姜，后重肠痛加黄连，腹中痛加当归各一倍，并空心食前服。大凡泄痢，宜食酸苦，盖酸收苦坚故也。

治下痢赤白，**木香散方**

木香　肉豆蔻去壳　槟榔一半生，一半炮。各一两　干姜炮。半两

上四味，捣罗为散。每服二钱半匕，米饮调下。

治赤白痢腹痛，**驻车丸方**

黄连去须，炒。一两半　干姜炮　当归切，炒　阿胶剉，炒，碾末，再炒再碾。各一两

上四味，各为细末，以好醋调阿胶和丸如梧桐子大。每服四②十丸，空心陈米饮下，日再。

治冷热赤白痢疾，**吴茱萸汤方**

---

① 万全：元刻本、乾隆本、日本抄本、文瑞楼本同，明抄本作"万金"。
② 四：元刻本、日本抄本、文瑞楼本同，明抄本、乾隆本作"二三"。

吴茱萸汤洗，焙，炒。半两　黄连去须，炒　赤芍药各一两

上三味，粗捣筛。每服三钱匕，水一盏，煎至八分，去滓温服，食前。

治冷热痢腹痛里急，**和中散方**

附子①炮七度，水淬，去皮脐，为末　黄连去须。各一两。为末　乳香研。一分

上三味，如患冷热痢，取黄连、附子各半钱，乳香一字，以陈米饮调下，未止再服，以青橘皮汤调下；如患赤痢，附子末半钱，黄连末一钱，乳香一字；如患白痢，黄连末半钱，附子末一钱，乳香一字，米饮调下。未止，以黑豆七粒，煎汤止之。

治冷热痢，**甘草饮方**

甘草大者，二寸许②。一半生，一半炙　乌梅五枚。拍碎　诃黎勒皮五枚

上三味，细剉，用水一盏，煎取五分③，去滓，一半冷服，一半热服。

治赤白痢并血痢，**栀子仁汤方**

山栀子仁四七④枚。剉

上一味，以浆水一升半⑤，煎至五合，去滓，空心食前，分温二⑥服。

治赤白痢，**橘皮散方**

陈橘皮汤浸，去白，焙，炒为末。一两　冬瓜汁一合　生姜汁一合

上三味，合调令匀。每服一匙。如赤多，增瓜汁；白多，增姜汁和白汤调下。

治赤白痢不止，**豆蔻散方**

---

① 附子：元刻本、明抄本、乾隆本、文瑞楼本剂量同，日本抄本作"七枚"。
② 二寸许：元刻本、日本抄本同，明抄本、乾隆本作"三钱"，文瑞楼本无。
③ 五分：元刻本、日本抄本、文瑞楼本同，明抄本、乾隆本作"三钱"。
④ 四七：元刻本、日本抄本、文瑞楼本同，明抄本、乾隆本作"四十九"。
⑤ 一升半：元刻本、日本抄本、文瑞楼本同，明抄本、乾隆本作"半斤"。
⑥ 二：元刻本、日本抄本、文瑞楼本同，明抄本、乾隆本作"三"。

肉豆蔻去壳。一分　诃黎勒炮，取皮。二分

上二味，捣罗为散。每服二钱匕，米饮调下。

治赤白痢久不止，**白矾丸方**

白矾　铅丹各二两。二味拌匀，用瓷瓶子固济，封却头，以火烧令通赤，候一两炊久，方可取出，放冷，杵碎，于地上出火毒一宿，研

上二味，研令极细，用粟米饮①和丸如梧桐子大。每服三②丸，空心米饮下。

治赤白等痢，**巴豆丹砂丸方**

巴豆五粒。去皮心，麸炒　杏仁七粒。去皮、双仁，炒黄

上二味，入丹砂一钱，同研极细，以蒸饼为丸如绿豆③大。每服一丸至二丸，空心陈米饮下。

治赤白痢，服诸药不差者，**黑豆汤方**

黑豆半升。炒去皮，拣净者四合为末　甘草一两。半炙半生，为末

上二味，绵裹，以浆水三升，煎至一升，去滓，空心分温二服。

治赤白痢，**香连丸方**

黄连去须，炒　木香各二两

上二味，捣罗为末，以面④糊和丸如梧桐子大。每服五⑤十丸，空心陈米饮下，日再。

---

① 粟米饮：元刻本、日本抄本、文瑞楼本同，明抄本、乾隆本作"糊"。
② 三：元刻本、日本抄本、文瑞楼本同，明抄本无，乾隆本作"一二十"。
③ 绿豆：元刻本、日本抄本、文瑞楼本同，明抄本、乾隆本作"小豆"。
④ 面：元刻本、日本抄本、文瑞楼本同，明抄本无，乾隆本作"醋"。
⑤ 五：元刻本、日本抄本、文瑞楼本同，明抄本无，乾隆本作"二三"。

卷第七十七

泄痢门

气　痢

论曰：气痢者，由冷气停于肠胃间，致冷热不调，脾胃不和，腹胁虚满，肠鸣腹痛，便痢赤白，名为气痢。治法宜厚肠胃，调冷热，补脾气，则痢当自愈。

治气痢久不止，气力困弱，**赤石脂散方**

赤石脂三分　干姜炮。三分　厚朴去粗皮，生姜汁炙。一两　龙骨三分　黄连去须。一两　白茯苓去黑皮。三分　无食子二枚。炒令烟出　当归切，焙。三分

上八味，捣罗为散。每服三[①]钱匕，空心米饮调下，日晚再服。

治气痢，胃与大肠虚不能制，昼夜无度，渐令人黄瘦，食不为[②]肌肉，困重无中力，眼目多[③]涩，十年不愈，**缩砂蜜丸方**

缩砂蜜去皮。一两　肉豆蔻去壳。半两　黄连去须。二两　当归切，焙　赤石脂　陈橘皮去白，酒浸一宿，暴干。各一两

上六味，捣罗为末，炼蜜为丸如梧桐子大。每服二十丸，空心温浆水下，日晚再服。老人及妊娠人并可服。

治久气痢不止，或差或剧，**黄连丸方**

黄连去须，微炒　当归切，焙　乌梅肉微炒　诃黎勒炮，去核。各一两

上四味，捣罗为末，炼蜜和丸如梧桐子大。每服三十丸，空

---

① 三：元刻本、日本抄本、文瑞楼本同，明抄本、乾隆本作“二”。
② 为：元刻本、日本抄本、文瑞楼本同，明抄本、乾隆本作“生”。
③ 多：元刻本、明抄本、文瑞楼本同，乾隆本、日本抄本作“昏”。

心用姜制过厚朴煎汤下，日晚再服。

治气痢久不止，**木香丸方**

木香一两　诃黎勒炮，去核。二①两

上二味，捣罗为末，用粥饮和丸如梧桐子大。每服二十丸，空心温浆水下，日午再服。

治气痢久不差，**桃仁丸方**

桃仁去皮尖、双仁，炒令香。一分。别研入　安息香半②两。别研入　木香半两　诃黎勒炮，去核。一两

上四味，将木香、诃黎勒捣罗为末，与二味研了药相和，重细研，入少许米饮为丸如梧桐子大。每服三十丸，空心用暖浆水下，日晚再服。

治积年冷痢日三五行，胀闷肠鸣，食不消化，面黄渐瘦，**厚朴丸方**

厚朴去粗皮，生姜汁炙令紫　干姜炮　陈橘皮汤浸，去白，焙　诃黎勒炮，去核　白茯苓去黑皮　芜荑微炒香　阿胶炙令燥　熟艾微炒，别捣　胡粉炒黄　黄石脂赤石脂亦可　乌梅去核，炒干　当归切，焙　蜀椒去目并闭口，炒出汗。各一③两

上一十三味，除胶艾二味外，捣罗为末，先以米醋一升半，于无风处，煮艾水减约八分，绞去艾，次下阿胶，候消尽，乘热入药末和匀，杵千百下，并手丸如梧桐子大，暴干。每服空心，用温浆水下五④十丸，日午再服。

治气痢年深⑤不差，**陈橘皮丸方**

陈橘皮酒浸，去白，焙。一两　白茯苓去黑皮。三分　陟厘微炒。半两　麦蘖炒熟。三分　白石脂一两　赤石脂三分　无食子三枚。烧令烟出　龙骨一两　酸石榴皮炙黄。一两

---

① 二：元刻本、日本抄本、文瑞楼本同，明抄本、乾隆本作"一"。
② 半：元刻本、日本抄本、文瑞楼本同，明抄本、乾隆本作"一"。
③ 一：元刻本、日本抄本、文瑞楼本同，明抄本、乾隆本作"二"。
④ 五：元刻本、日本抄本、文瑞楼本同，明抄本、乾隆本作"三"。
⑤ 深：元刻本、日本抄本、文瑞楼本同，明抄本、乾隆本作"久"。

上九味，捣罗为末，用面糊和丸，梧桐子大。每服二十五^①丸，空心以温浆水下，日午再服。

治冷劳气痢久不差，**猪肝丸方**

獖^②猪肝一具。去筋膜，切作柳叶片，以醋一升，煎醋令尽　大蒜煮令熟，去壳研。二两　乌梅肉炒干。一两　桂去粗皮。一两　厚朴去粗皮，生姜汁炙令紫。二两　干姜炮。一两　陈橘皮汤浸，去白，焙。一两　诃黎勒煨，去核。一两　黄连去须，炒。二两　当归切，焙。一两

上一十味，除猪肝、蒜外，捣罗为末，将猪肝与蒜细研如面糊，入药末和匀，捣数百下，丸如梧桐子大。每服二十丸，空心用热面汤下，日午再服。

治气痢，止泻^③痢霍乱，**厚朴散方**

厚朴去粗皮，生姜汁炙令紫。三两　甘草炮　白芷^④　干姜炮　蘹香子略炒。各半两　陈橘皮去白，焙干。一两　吴茱萸汤洗，焙干，炒。三分^⑤

上七味，捣罗为散。每服二钱匕。凡气不和，盐汤调下；霍乱吐泻，煎木瓜紫苏汤调下；泄泻，米饮调下；赤白痢，甘豆^⑥汤调下，并食前。

治气痢泄泻，心腹疞痛，**木香散方**

木香　沉香剉　桂去粗皮　没药　胡椒各一分　肉豆蔻仁一枚　当归切，焙。一分　龙骨半^⑦两　赤石脂半^⑧两　干姜炮。一分　附子炮裂，去皮脐。一分　甘草炙，剉。一分　密陀僧一分

上一十三味，捣罗为散。每服一钱匕，米饮调下，食前服。

---

① 二十五：元刻本、日本抄本、文瑞楼本同，明抄本、乾隆本作"二十"。
② 獖：元刻本、文瑞楼本同，明抄本、乾隆本作"雄"，日本抄本无。
③ 止泻：元刻本、日本抄本、文瑞楼本同，明抄本、乾隆本作"滞"。
④ 白芷：元刻本、明抄本、日本抄本、文瑞楼本同，乾隆本作"白豆"。
⑤ 三分：元刻本、日本抄本、文瑞楼本同，明抄本、乾隆本作"二两"。
⑥ 甘豆：元刻本、日本抄本、文瑞楼本同，明抄本作"甘草炒豆"，乾隆本作"甘草炒豉"。
⑦ 半：元刻本、日本抄本、文瑞楼本同，明抄本、乾隆本作"一"。
⑧ 半：元刻本、日本抄本、文瑞楼本同，明抄本、乾隆本作"一"。

治诸积泻痢及暴气^①泻，**红蜡丸方**

丹砂研令极细　粉霜　硫黄各一分。三味同研　巴豆去皮，取半两不破者，微用油炒，热汤洗去油，拭干

上四味，同研如膏，熔黄蜡一两半剂匀，旋丸黍米大，米饮下二三丸。暴泻水下赤痢，甘草汤下；白痢，干姜汤下；赤白，甘草干姜汤下；妇人血气，红花酒下。

治气泻不止，**木香丸方**

木香　丁香　缩砂仁　肉豆蔻去壳。各一两　诃黎勒皮　藿香叶　赤石脂各半两

上七味，捣罗为末，用面糊和丸梧桐子大。空心食前，米饮下十五^②丸。

治冷劳气痢，腹胁疼痛，水谷不消，**神验丸方**

陈曲炒　吴茱萸汤浸，焙干，炒。各一两　黄连去须，炒　芜荑炒。各三分

上四味，捣罗为末，姜汁和丸梧桐子大。每服十五丸，温米饮下，食前。

治诸气痢不止，**木香丸方**

木香　肉豆蔻仁　缩砂仁　赤石脂各半两

上四味，捣罗为末，以枣肉和丸梧桐子大。每服二十丸，温米饮下，食前服。

治气痢腹痛，睡卧不安，**香艾丸方**

艾叶炒　陈橘皮汤浸，去白，焙。等分

上二味，捣罗为末，酒煮烂饭和丸如梧桐子大。每服二十丸，空心盐汤下。

治气痢，腹内虚鸣日久不差，**龙骨散方**

龙骨　黄连去须　黄檗去粗皮　干姜炮　阿胶炙燥　人参　厚朴去粗皮，生姜汁炙。各二两

---

① 气：元刻本、日本抄本、文瑞楼本同，明抄本作“气痢”，乾隆本作“痢”。
② 十五：元刻本、日本抄本、文瑞楼本同，明抄本、乾隆本作“三十”。

上七味，捣罗为散。每服二钱匕，空腹粥饮下，日再。

治脾毒气痢，下血如鹅鸭肝，腹痛不止，**地榆汤方**

地榆　诃黎勒皮各一两　甘草炙　当归切，焙。各半两　柏叶　茜根　芍药　赤茯苓去黑皮。各三分

上八味，细剉。每服三钱匕，水一盏，煎取六分，去滓温服，食前。

又方

胡黄连末用鸡子白调作饼子，炙令黄，研为末，入樗皮汁和，再作饼，用蜜涂，炙令黄

上一味，不拘多少，捣罗为散。米饮调下二钱匕。

治气痢瘦弱，诸疗不损者，**苍术丸方**

苍术　厚朴去粗皮，生姜汁炙　黄连去须　当归焙　诃黎勒皮炒　干姜炮。各一两半　吴茱萸汤洗，炒干秤。一两　艾叶炒。三分　龙骨　附子炮裂，去皮脐。各二两

上一十味，捣罗为末，米饮和，众手丸如梧桐子大。每服三[①]十丸，食前生姜汤下，日再。

治气痢不差，疲劣，变成冷劳痢，**乌梅丸方**

乌梅肉炒。一两　猪肝一大叶。以醋煮令烂，研如糊　草豆蔻去皮　厚朴去粗皮，生姜汁炙。各一两　甘草炙，剉。一分　肉豆蔻去壳　当归切，焙　干姜炮　荜拨　诃黎勒皮炒。各三分[②]　桂去粗皮。半两

上一十一味，捣罗十味为末，用猪肝煎和丸如梧桐子大。每服二[③]十丸，米饮下，陈曲汤亦得。

治气痢腹胁虚满，肠鸣腹痛，便下赤白，**地榆饮方**

地榆　樗皮　当归切，炒　黄连去须，炒　陈橘皮汤浸，去白，炒　枳壳去瓤，麸炒　桔梗　桂去粗皮　大腹去皮，剉　甘草炙，剉。各一两

---

① 三：元刻本、日本抄本、文瑞楼本同，明抄本、乾隆本作"二"。
② 分：元刻本、日本抄本、文瑞楼本同，明抄本、乾隆本作"钱"。
③ 二：元刻本、日本抄本、文瑞楼本同，明抄本、乾隆本作"三"。

上一十味，粗捣筛。每服五钱匕，水一盏半，生姜一枣大，拍碎，煎至八分，去滓，空心服。

治气痢腹胀，腹中虚鸣，**木香缩砂散方**

木香二两半　缩砂仁一两半　枳壳去瓤，麸炒　诃黎勒皮各三两

上四味，捣罗为细散。每服一①钱匕，空心以陈米饮调下，良久以食压之。

治脾胃虚②冷，兼肠间泄泻，变成气痢，**荜拨丸方**

荜拨　槟榔剉。一两一分　干姜炮　附子炮裂，去皮脐。各一两半　诃黎勒皮　芜荑仁各二两　白术　黄连去须。各三两③　阿魏三两。以水四合，煎五六沸，同蜜和药　枳壳去瓤，麸炒。一两三分

上一十味，捣罗为末，炼蜜丸如梧桐子大。每服三④十丸，空腹生姜汤下，日再，渐加至四十丸。

治气痢⑤并休息痢，**人参汤方**

人参　陈橘皮汤浸，去白，焙　黄连去须，炒　赤茯苓去黑皮　樗皮　地榆　当归切，炒　五味子　黄芩去黑心　枳壳去瓤，麸炒　白术炒　甘草炙，剉　桂去粗皮　大腹剉。各一两

上一十四味，粗捣筛。每服五钱匕，水一盏半，入生姜一枣大，拍碎，煎至八分，去滓，空心顿服。

治气痢腹胀不下食，**肉豆蔻散方**

肉豆蔻一半生，一半炮　诃黎勒皮一半生，一半煨　木香一半生，一半炮。各一两　白术剉，炒。三分　甘草剉。一半生，一半炙　荜拨　干姜炮。各半两

上七味，捣罗为散。每服二钱匕，米饮调下。

治气痢赤白不止，下冷上⑥热，**橘皮丸方**

---

① 一：元刻本、日本抄本、文瑞楼本同，明抄本、乾隆本作"二"。
② 虚：元刻本、日本抄本、文瑞楼本同，明抄本、乾隆本作"气"。
③ 两：元刻本、日本抄本、文瑞楼本同，明抄本、乾隆本作"分"。
④ 三：元刻本、日本抄本、文瑞楼本同，明抄本、乾隆本作"二"。
⑤ 痢：元刻本、日本抄本、文瑞楼本同，明抄本、乾隆本作"痛"。
⑥ 上：元刻本、日本抄本、文瑞楼本同，明抄本、乾隆本作"下"。

陈橘皮汤浸，去白，焙。三两　干姜　木香　枳壳去瓤，麸炒　芍药各三两　桂去粗皮　大黄各一两

上七味，捣罗为末，炼蜜丸如梧桐子大。每服三十丸，空腹煎生姜汤下，日再。

治气痢久不差，及诸痢困弱者，**荜拨煎**方。

荜拨为末。三钱匕　牛乳半升

上二味，同于银石器中，慢火煎令减半。空腹顿服，神效。

休息痢

论曰：肠中宿挟瘤滞，每遇饮食不节，停饮不消，即乍差乍发，故取名为休息痢。治疗当加之以治饮消，削陈寒瘤积之剂则愈。

治休息痢，**阿胶汤**方

阿胶炙令燥　黄连去须，炒　龙骨各一两①　艾叶微炒。半两　仓米二合。炒

上五味，粗捣筛。每服五②钱匕，以水一盏半，煎至八分，去滓。空心温服，日午再服。

治休息气痢久不差，**肉豆蔻丸**方

肉豆蔻去壳　诃黎勒煨，去核　乌梅肉炒干。各一两　黄连去须，炒。一两半　白矾熬令汁枯。半两

上五味，捣罗为末，炼蜜和丸如梧桐子大。每服二十丸，空心用粥饮下，或煎白梅生姜汤下亦得，更加丸数服。

治休息痢不能食及羸瘦，**麦蘖丸**方

大麦蘖炒　附子炮裂，去皮脐　陈曲炒　桂　乌梅肉炒　人参　白茯苓以上各一两

上七味，捣罗细末，炼蜜为丸如梧桐子大。每服三③十丸，煮枣粥饮下，不计时候。

治休息痢诸药无效，**黄丹散**方

① 两：元刻本、日本抄本、文瑞楼本同，明抄本、乾隆本作"分"。
② 五：元刻本、日本抄本、文瑞楼本同，明抄本、乾隆本作"三"。
③ 三：元刻本、日本抄本、文瑞楼本同，明抄本、乾隆本作"二"。

黄丹三两。炒令紫色 枣肉三十枚。捣为一块，用纸紧裹，大火烧令赤，候冷取出 枳壳半两。麸炒微黄，去瓤 黄连半两。去须，微炒

上四味，捣罗为末。每服一钱，空心粥饮调下。忌油腻冷物。

治休息痢立效，**栝楼散**方

栝楼一枚。出却一半瓤 白矾一两 白石英一两

上二①味，入栝楼中，湿纸裹，烧赤为度，候②冷捣细，杵为散。每服一③钱匕，食前粥饮调下。

治休息痢日夜频并，**白茯苓丸**方

白茯苓半两 黄连二两半④ 黄檗 羚羊角各一两半

上四味，捣罗为末，炼蜜和丸如梧桐子大。每服空心，以米饮下三⑤十丸，日午再服。

治休息痢，**缩砂丸**⑥方

缩砂蜜去皮。一两。为末 肉豆蔻去壳。半两。为末 羊肝去筋膜。半具⑦。细切

上三味，拌和令匀，用面和作饼子裹，又以湿纸三重裹，于煻灰火内煨令香熟，去焦面纸，研细为丸如梧桐子大。每服三十丸，空心用米饮下，日再服。

治休息痢及赤白痢，**附子丸**方

附子炮裂，去皮脐。半两 鸡子二枚。去黄取白

上二味，先将附子捣罗为末，以鸡子白和为丸如梧桐子大，一时倾入沸汤内，煮数沸漉出。分作两服，米饮下，空心日午各一服。

---

① 二：元刻本、文瑞楼本同，乾隆本、日本抄本作"三"。
② 候：元刻本、日本抄本作"后"，明抄本、乾隆本、文瑞楼本无。
③ 一：元刻本、日本抄本、文瑞楼本同，明抄本、乾隆本作"二"。
④ 二两半：元刻本、日本抄本、文瑞楼本同，明抄本、乾隆本作"二两"。
⑤ 三：元刻本、明抄本、日本抄本、文瑞楼本同，乾隆本作"二"。
⑥ 缩砂丸：元刻本、明抄本、日本抄本、文瑞楼本同，日本抄本旁注"作砂仁丸"，乾隆本作"砂仁丸"。
⑦ 具：元刻本、日本抄本、文瑞楼本同，明抄本、乾隆本作"斤"。

治休息痢，**黄连汤**方

黄连去须，炒　龙骨各半两　艾叶一握。微炒　阿胶炙令燥。半两

上四味，细剉三味，以水三盏，先煎黄连等三味，至一盏半，去滓。次下阿胶，再煎至一盏，分为二服，空心一服，如人行十里，再一服。每服药后，浓煎干艾叶汤，饮之亦佳。

治休息痢，**玉液丹**方

白矾二两。熬令汁枯　硫黄　消石各半两

上三味，于乳钵内相和研作末，即入砂瓶子内，以炭火熔成汁，取出候冷，更研令细，用面糊为丸如绿豆①大。每服十②丸，空心米饮下，兼治肠风痔漏诸疾③。

治休息痢④，**紫金散**方

定粉研　铅丹各一两　大枣二两⑤。去核　荬蓉子一两半⑥　诃黎勒炮，去核。一两

上五味相和，捣成一团，以面重裹，于火中烧令烟尽，取出去灰土令净，捣罗为散。每服三钱匕，空心米饮调下，日晚再服。

治休息痢脾胃气虚冷，大肠转泄或发或止，饮食减少，四肢无力，**没石子散**方

没石子半两　肉豆蔻半两　桂心半两　诃黎勒一两。煨，用皮　厚朴一两半。去粗皮，涂生姜汁，炙令香熟　龙骨一两　麝香一⑦分。细研

上七味，捣罗为末。每服一⑧钱匕，粥饮半盏调下，食前

---

① 绿豆：元刻本、日本抄本、文瑞楼本同，明抄本、乾隆本作"小豆"。

② 十：元刻本、日本抄本、文瑞楼本同，明抄本、乾隆本作"一二十"。

③ 痔漏诸疾：元刻本、日本抄本、文瑞楼本同，明抄本、乾隆本作"下血"。

④ 休息痢：元刻本、日本抄本、文瑞楼本同，明抄本、乾隆本此后有"及赤白痢不止"。

⑤ 两：元刻本、日本抄本、文瑞楼本同，明抄本作"十枚"，乾隆本作"二十枚"。

⑥ 一两半：元刻本、日本抄本、文瑞楼本同，明抄本、乾隆本作"一两"。

⑦ 一：元刻本、日本抄本、文瑞楼本同，明抄本、乾隆本作"三"。

⑧ 一：元刻本、日本抄本、文瑞楼本同，明抄本、乾隆本作"二"。

服之。

治休息痢发歇不定，经久不差，**硫黄丸方**

硫黄一两　砒黄[1]一两　何首乌一两末　白矾一两

上四味，相和研令匀，入瓷瓶子中，五月五日，取不食井水，和六一泥，固济封头候干，安瓶子向火中，烧令通赤，候冷取药细研，以面糊和丸如绿豆[2]大。患近者，黄连汤下[3]；久老，橘皮汤下一丸。

治休息痢久不差，**四霜丸方**

巴豆霜半[4]钱匕　百草霜二钱匕　粉霜一钱匕　砒霜半钱匕　乳香末二[5]钱匕

上五味，再研细令匀，用黄蜡半两，熔汁和为丸如绿豆[6]大。每服一丸，新汲水下，食前服。

治一切休息痢，日夜不止，四体倦怠，**黄芩丸方**

黄芩去黑心。半两　砒霜煅，研。三分　乌梅肉炒干　黄檗剉。各一分

上四味，捣研为末，炼蜜和丸如绿豆[7]大。每服五[8]丸，冷水下。

治冷气腹痛不止，休息气痢，劳损，消化水谷，温暖脾胃，及治冷滑下痢不禁，虚赢，**缩砂丸方**

缩砂蜜去皮　附子炮裂，去皮脐　干姜炮　厚朴去粗皮，生姜汁炙　陈橘皮汤浸，去白，焙　肉豆蔻去壳。各半两

上六味，捣罗为末，炼蜜和丸如梧桐子大。每服三十丸，米饮下，食前服。

---

① 砒黄：元刻本、日本抄本、文瑞楼本同，明抄本、乾隆本作"白砒"。
② 绿豆：元刻本、日本抄本、文瑞楼本同，明抄本、乾隆本作"小豆"。
③ 下：元刻本、日本抄本、文瑞楼本同，明抄本、乾隆本此后有"一丸"。
④ 半：元刻本、日本抄本、文瑞楼本同，明抄本、乾隆本作"五"。
⑤ 二：元刻本、日本抄本、文瑞楼本同，明抄本、乾隆本作"一"。
⑥ 绿豆：元刻本、日本抄本、文瑞楼本同，明抄本、乾隆本作"小豆"。
⑦ 绿豆：元刻本、日本抄本、文瑞楼本同，明抄本、乾隆本作"小豆"。
⑧ 五：元刻本、日本抄本、文瑞楼本同，明抄本、乾隆本作"三五"。

治下痢乍差乍发，病名休息，**丹粉丸**方

丹砂研。半两　粉霜三钱　腻粉　铅丹各四钱①　白矾灰三钱　消石研　砒霜研。各二钱。伏火者

上七味，再同研匀，用水浸炊饼心为丸如豌豆②大。每服三丸，冷面汤下，看虚实加减。

治多年休息痢疾，**四神丸**方

当归切，焙。半两　乌梅七③枚。去核　黄连去须，微炒。一两　龙骨半两

上四味，捣罗为细末，以薤白细研和丸如梧桐子④大。每日空心以温浆水下十五丸至二十丸⑤。

治休息痢，**当归丸**方

当归剉，炒　黄连去须　乌梅去核，焙。各一两

上三味，捣罗为细末，以生蒜⑥汁和，众手丸如梧桐子大，焙干。每服三十丸，空心煎厚朴汤下，加至五十丸。

治休息痢，**金石散**方

石灰　铅丹各一分　糯米一合。炒黑

上三味，将前二味，慢火炒一炊久，入糯米同研令细。每服二钱匕，空心陈米饮调下。

蛊痢

论曰：凡下痢，脓血间杂，瘀黑有片，如鸡鸭肝，与血皆下者，蛊痢也。此由岁时寒暑不调，湿毒之气，袭人经脉，渐至脏腑，毒气挟热，与血相搏，客于肠间，如病蛊注之状，故名蛊痢也。

---

① 钱：元刻本、日本抄本、文瑞楼本同，明抄本、乾隆本作"两"。
② 豌豆：元刻本、日本抄本、文瑞楼本同，明抄本、乾隆本作"小豆"。
③ 七：元刻本、日本抄本、文瑞楼本同，明抄本、乾隆本作"二"。
④ 梧桐子：元刻本、日本抄本、文瑞楼本同，明抄本、乾隆本作"小豆"。
⑤ 十五丸至二十丸：元刻本、日本抄本、文瑞楼本同，明抄本、乾隆本作"二十"。
⑥ 生蒜：元刻本、日本抄本、文瑞楼本同，明抄本、乾隆本作"姜"。

治蛊痢下血如鸡鸭肝片，腹痛烦闷，**地榆汤方**

地榆锉　犀角镑　黄连去须，微炒　柏叶微炒　黄檗去粗皮，炙，锉　当归锉，微炒　黄芩去黑心　生干地黄焙　赤地利各半两

上九味，粗捣筛。每服三钱匕，以水一盏，煎取七分，去滓温服，不拘时候。

治蛊痢下血如鸡肝，疼痛①，**桔梗散方**

桔梗去芦头，锉，炒　犀角镑。等分

上二味，捣罗为散。酒服一钱匕，日三。不能自服者即灌之，药下心中当烦，须臾自静，七日乃止。可食猪脾以补养之。

治肠蛊先下赤后下黄白②沫，连年不差方

牛膝一两

上一味，切，椎碎，以醇酒一升，渍一宿。平旦空心服之，再服愈。

治时岁蛊毒下痢，**黄连散方**

黄连去须。一两　白矾烧令汁尽　干姜炮　附子炮裂，去皮脐。各三分

上四味，捣罗为细散。每服一③钱半匕，温酒调下，空心日午服。

治蛊痢下血如鸡肝，腹中疞痛难忍，**茜根饮方**

茜根　升麻　犀角镑　桔梗去芦头，锉，炒　黄芩去黑心　黄檗去粗皮。各三分　地榆　白蘘荷各一两

上八味，捣为粗散。每服五④钱匕，水一盏半，煎至七分，去滓，空心日午服。

治脏腑伤动，肠胃虚弱⑤，血渗肠间，风冷相乘，大便下血，

---

① 疼痛：元刻本、日本抄本、文瑞楼本同，明抄本、乾隆本作"腹痛烦闷"。

② 黄白：元刻本、日本抄本、文瑞楼本同，明抄本、乾隆本作"血"。

③ 一：元刻本、日本抄本、文瑞楼本同，明抄本、乾隆本作"二"。

④ 五：元刻本、日本抄本、文瑞楼本同，明抄本、乾隆本作"三"。

⑤ 虚弱：元刻本、日本抄本同，明抄本、乾隆本作"气弱"，文瑞楼本作"弱虚"。

瘀黑有片①，或五痔肿痛久下脓血者，**猬皮丸方**

猬皮一具。切，炙令黑　当归剉，焙　续断　黄耆　连翘　槐实炒　干姜炮　附子炮裂，去皮脐　白矾飞。各二两　生干地黄五两

上一十味，同捣罗为末，炼蜜和丸如梧桐子大。每服五十②丸，空心食前，米饮下。

治岁时蛊痢，黄檗丸方

黄檗去粗皮　黄连去须。各一两

上二味，捣罗为末，饭饮为丸如梧桐子大。每服三十丸，空心米饮下，日午再服。

治蛊毒痢如鹅鸭肝，腹痛不可忍，黄芩③汤方

黄芩去黑心　黄连去须，炒。各半两

上二味细剉，以水二盏，煎取一盏，去滓，空心日晚乘热服，冷即凝。

治蛊毒痢下血片，脐下疗刺痛，升麻汤方

升麻　地榆　茜根　黄芩去黑心。各一两半　犀角镑。一两　山栀子二七④枚。去壳

上六味，粗捣筛。每服五钱匕，水一盏半，入生地黄一分，切，薤白三茎，切，豉三七粒，同煎至八分，去滓，空心温服，日晚再服。

治中蛊下⑤痢日数十行方

巴豆十四⑥枚。去皮、心、膜，出油　藜芦去芦头　芫青去翅足，炒　附子炮裂，去皮脐　白矾熬令枯。各半两

上五味，捣罗为末，和匀。以绵裹药一大豆许，内下部中，日三。

---

① 有片：元刻本、日本抄本、文瑞楼本同，明抄本、乾隆本作"如鸡鸭肝"。
② 五十：元刻本、日本抄本、文瑞楼本同，明抄本、乾隆本作"二十"。
③ 黄芩：元刻本、日本抄本、文瑞楼本同，明抄本、乾隆本作"芩连"。
④ 二七：元刻本、日本抄本、文瑞楼本同，明抄本、乾隆本作"二十一"。
⑤ 中蛊下：元刻本、日本抄本、文瑞楼本同，明抄本、乾隆本作"蛊毒"。
⑥ 十四：元刻本、日本抄本、文瑞楼本同，明抄本、乾隆本作"二十七"。

久　痢

论曰：久痢不差则谷^①气日耗，肠胃损伤，湿气散溢^②，肌肉浮肿，以胃土至^③虚故也。虫因虚动，上蚀^④于膈，则呕逆烦闷；下蚀肠中，则肛门疮烂；久而不差，变成痔蠹；或下赤汁，水血相半，腥不可近。是谓五脏俱损而五液杂下，此为难治。

治久痢经年不差，**云母散**方

云母粉　白茯苓去黑皮　附子炮裂，去皮脐。各三分　龙骨　赤石脂各半两

上五味，捣罗为细散。每服一^⑤钱匕，温酒或米饮调服，日三夜一。

治痢积年不差，**厚朴汤**方

厚朴去粗皮，生姜汁炙　干姜炮　酸石榴皮炒　阿胶炒燥　黄连去须　艾叶炒。各一两

上六味，粗捣筛。每服三钱匕，水一盏，煎至七分，去滓温服，不拘时。

治久痢不止，**地榆丸**方

地榆一两　龙骨　赤石脂　无食子炮　熟艾微炒。各半两　黄檗去粗皮。三分　橡实壳炒。半两

上七味，捣罗为末，炼蜜和丸如梧桐子大。每服三^⑥十丸，米饮下，不拘时。

治积年痢困笃，肠极滑，医所难疗，**干姜汤**方

干姜炮　黄檗去粗皮，炒　阿胶炒令燥　酸石榴皮炒。各一两

上四味，粗捣筛。每服三钱匕，水一盏，煎至七分，去滓温服，不拘时。

---

① 谷：元刻本、日本抄本、文瑞楼本同，明抄本、乾隆本作"元"。
② 溢：诸校本作"入"。
③ 至：诸校本作"久"。
④ 蚀：元刻本、日本抄本、文瑞楼本同，明抄本、乾隆本作"食"。
⑤ 一：元刻本、日本抄本、文瑞楼本同，明抄本、乾隆本作"二"。
⑥ 三：元刻本、日本抄本、文瑞楼本同，明抄本、乾隆本作"二"。

治下痢数年不止，**桂附丸方**

桂去粗皮　附子炮裂，去皮脐　黄连去须　黄檗去粗皮　陈曲炒黄　干姜炮　麦蘖炒。各一两　吴茱萸汤洗，焙，炒干　蜀椒去目及闭口者，炒出汗　乌梅肉炒。各一两半

上一十味，捣罗为末，炼蜜和丸如梧桐子大。每服二十丸，米饮下。

治久痢不止脾胃虚弱，食饮不消化，腹鸣疞痛，**茯苓丸方**

白茯苓去黑皮。三分　陈曲炒。一两　赤石脂三分　黄连去须。一两　附子炮裂，去皮脐。半两　人参半两　黄檗去粗皮　干姜炮　当归切，焙　龙骨各三分　甘草炙。半两

上一十一味，捣罗为末，炼蜜和丸如梧桐子大。每服二十丸，米饮下，不拘时。

治久痢，**密陀僧丸方**

密陀僧　白矾　阳起石　伏火砒　伏龙肝　赤石脂各半① 两

上六味，捣令细，入瓶子中，盐泥固济，以文火养三日后，煅令通赤，候冷，重研极细，水浸蒸饼和丸如梧桐子大。每服三②丸，煨生姜汤下，空心日午夜卧服。

治久下痢赤白不止，**吴茱萸丸方**

吴茱萸汤洗，焙干，炒　干姜炮　黄连去须　诃黎勒皮　白矾灰各半两

上五味，捣罗为末，醋煮面糊和丸如梧桐子大。每服十③丸，粟米饮下，食前服。

治久痢，**金星鳝散方**

金星鳝④醋炙　白矾　铅丹各半两

上三味，捣罗为散。每服二钱匕，米饮调下，食前。

治肠虚久痢，**天仙散方**

---

① 半：元刻本、日本抄本、文瑞楼本同，明抄本、乾隆本作"一"。
② 三：元刻本、日本抄本、文瑞楼本同，明抄本、乾隆本作"十"。
③ 十：元刻本、日本抄本、文瑞楼本同，明抄本、乾隆本作"三十"。
④ 金星鳝：元刻本、日本抄本、文瑞楼本同，明抄本、乾隆本后有"一条"。

天仙子　铅丹各二两　大枣三十枚。去核。三味同捣，作饼子，炭火烧通赤，入地坑出火毒，为末　诃黎勒皮一两。末　赤石脂半两。烧过细研

上五味，为细散，和令匀。每服二钱匕，米饮调下，食前服。

治肠滑久痢，神效无比，**黑神散**方

醋①石榴一枚。擘破，炭火簇烧令烟尽，急取出，不令作灰，用瓷碗盖一宿，出火毒

上一味，捣为散。每服用醋石榴一瓣，以水一盏，煎汤调下二钱匕。久泻亦治。

治一切赤白痢久不差，**干姜散**方

干姜　榭白皮姜汁炙五度。一两

上二味，捣罗为散。每服二钱匕，空心食前，温米饮调下。

治久患滑泄下痢，**龙骨丸**方

龙骨一两。烧，醋淬三五度　白矾灰半两　铅丹炒黑。一分

上三味，捣罗为末，面糊为丸梧桐子大。每服十丸，腊茶清下，不拘时服。

治诸般痢多年不差，日夜百十行不止，**抵圣丸**方

丹砂一钱　硇砂半钱

上二味，以巴豆二七②粒和壳，用黄蜡半两煎，候黑烟起，良久取出巴豆，就内拣取一七粒好者去壳，先将丹砂、硇砂于乳钵内，同研令细后，方入剥了巴豆，共研令匀，用煎者蜡一小块，更同熬令匀，作一剂。如有患者，旋丸如黍米大，先用艾汤下三丸，取出积聚，溏转一两行，并不搜搅疼痛，后以冷水空心下三丸即差。

治泄痢久不止方

生姜切　砂糖各一分③

上二味，以三重湿纸裹煨，五更初，都作一服，以腊茶嚼下。

治久痢不止，沉困怠堕，**诃黎勒散**方

---

① 醋：元刻本、日本抄本、文瑞楼本同，明抄本、乾隆本作"酸"。
② 二七：元刻本、日本抄本、文瑞楼本同，明抄本、乾隆本作"二十一"。
③ 分：元刻本、日本抄本同，明抄本、乾隆本、文瑞楼本作"两"。

诃黎勒炮，取皮　木香　黄连去须　地榆各半两　吴茱萸汤浸，焙，炒。一分

上五味，捣罗为散。每服三①钱匕，沸汤调下，食前服。

治久痢不差将变疳䘌，**虚积**②**丸方**

硫黄　水银二味同结沙子　巴豆去皮、心，不去油，与沙子同研。各一两　礞石捣碎，细研　硇砂研。各半两

上五味，再同研匀，以好醋和令得所，先作一地坑，如茶盏大，深四指，净火煅通赤，去灰火，用醋纸衬摊药在内，碗盖土，焙一宿取出，候干面糊为丸如小豆大。每服二丸或三丸，生姜枣汤下。

治久痢不止或赤或白，**煨姜苋方**

马齿苋细切。一握　生姜细切。二两

上二味，和匀，用湿纸裹煨熟，不拘多少，细嚼米饮咽下。

治新久泻痢，**龙骨汤方**

龙骨　桑根白皮　赤石脂　天雄炮裂，去皮脐　厚朴去粗皮，生姜汁炙　麻黄去节根。各一两半　白芷　黄连去须　地榆　桂去粗皮　当归切，焙　木香　白术　诃黎勒皮煨。各一两　黄芩去黑心。半两　肉豆蔻去壳。二枚

上一十六味，剉如麻豆。每服三钱匕，水一盏，入生姜一枣大，切，煎至六分，去滓温服。

---

① 三：元刻本、日本抄本、文瑞楼本同，明抄本、乾隆本作"二"。
② 积：元刻本、日本抄本、文瑞楼本同，明抄本、乾隆本作"损"。

卷第七十八

泄痢门

下痢里急后重

论曰：下痢里急后重者，有瘕聚也。《经》所谓大瘕泄者，里急后重，数至圊而不能便，茎中痛是矣。法当和冷①而祛蕴滞，则脾胃和平，饮食腐化，其脓血自消，大肠自固也。

治里急后重，下赤白痢及下部疼痛，**当归散方**

当归切，焙　黄连去须，炒　干姜炮　黄檗去粗皮，蜜炙。各一两

上四味，捣罗为散。每服三钱匕，浓煎乌梅汁调下，空心食前日二服。若腹中疼痛，加当归；下赤②，加黄连；下白③，加干姜。

治后重下痢赤白，滞下腹内结痛，**当归黄连汤方**

当归切，焙。三分　黄连去须，炒。一两半　赤茯苓去黑皮。三分　地榆一两　犀角屑。三分　甘草炙，剉。半两　厚朴去粗皮，生姜汁炙。一两

上七味，粗捣筛。每服五④钱匕，水一盏半，入生姜一枣大，拍碎，同煎至八分，去滓。空心温服，日再。

治大病后重下赤白痢，腹中疼痛，**石钟乳汤方**

石钟乳别研。半两　黄连去须，炒。一两　防风去叉　附子炮裂，去皮脐　黄檗去粗皮，蜜炙　当归切，焙　干姜炮。各一两　蜀椒去目并闭口者，炒出汗。半两

---

① 冷：元刻本、日本抄本、文瑞楼本同，日本抄本旁注"《纂要》冷作气"，明抄本、乾隆本作"气"。

② 下赤：元刻本、日本抄本、文瑞楼本同，明抄本、乾隆本作"赤多"。

③ 下白：元刻本、日本抄本、文瑞楼本同，明抄本、乾隆本作"白多"。

④ 五：元刻本、日本抄本、文瑞楼本同，明抄本、乾隆本作"三"。

上八味，除钟乳外，剉如麻豆，再同和匀。每服四①钱匕，水一盏半，煎至八分，去滓温服，空心食前，日二服。

治冷热不和，下痢赤白，脐腹作痛，里急后重，**圣功散方**

干姜炮　五倍子各一两　诃黎勒煨，去核　甘草炙，剉。各半两

上四味，捣罗为细散。每服二钱匕，食前米饮调下。

治肠虚冷热不和，赤白下痢，里急后重，**诃黎勒汤方**

诃黎勒煨，去核　草豆蔻去皮，炒　延胡索各半两　干姜炮。一分②

上四味，粗捣筛。每服三钱匕，水一盏，煎至七分，去滓，食前温服。

治后重下脓血，**如圣散方**

臭橘　草薢各一两

上二味，同捣碎，炒令烟出，放冷，捣罗为细末。每服二钱至三钱匕，茶清调下。

治脏气不调，里急后重，**匀气汤方**

苍术米泔浸一宿，去皮，切，暴干　厚朴去粗皮，生姜汁炙。各四两　甘草生，剉。三③两　干姜生，剉。三分

上四味，粗捣筛。每服三钱匕，水一盏，煎至六分，去滓，食前温服，夏末秋初最宜服。

治热痢下重者，**白头翁汤方**

白头翁二两　黄檗去粗皮，剉　黄连去须　秦皮④剉。各三两

上四味，粗捣筛。每服三钱匕，水一盏，煎至六分，去滓，食前温服，日二。

治冷痢里急后重，**当归丸方**

当归切，焙。半两　胡椒炒。一两　黄连去须　厚朴去粗皮，生姜汁炙。各二两　阿胶炙燥。一两。别为末　干姜炮。一两半

———

① 四：元刻本、日本抄本、文瑞楼本同，明抄本、乾隆本作"三"。
② 分：元刻本、日本抄本、文瑞楼本同，明抄本、乾隆本作"两"。
③ 三：元刻本、文瑞楼本同，明抄本、乾隆本作"二"，日本抄本作"一"。
④ 秦皮：元刻本、日本抄本、文瑞楼本同，明抄本、乾隆本作"秦艽"。

上六味，除阿胶，捣罗为末，用好醋调阿胶为膏和剂，丸如梧桐子大。每服十五[①]丸，食前橘皮汤下，加至二十丸。

治腹痛虚滑，里急后重，心胸痞闷逆满，或伤冷暴泻，手足厥冷，脉息沉伏，**诃黎勒丸方**

诃黎勒去核。一两　肉豆蔻去壳。半两　白矾熬令汁枯。一两　木香半两　龙骨二两[②]　乌头炮裂，去皮脐　缩砂仁各一两

上七味，捣罗为末，粟米粥和为丸如梧桐子大。每服二十丸，食前粟米饮下。

治脏寒下痢，脐腹撮痛，肠鸣胀满，里急后重，不思饮食，日渐羸瘦，**胜金丸方**

黄连去须。五两　龙骨四两　草豆蔻去皮　赤芍药　当归切，焙　干姜炮　地榆　橡实各三两　干桑叶　木香各二两　赤石脂　代赭煅赤，研。各四两

上一十二味，捣罗为细末，醋煮面糊和丸如梧桐子大。每服二十丸至三十丸[③]，煎艾醋汤下，空心食前服。

治洞泄飧泄，里急后重，**姜桂散方**

干姜炮。三[④]两　甘草一两。剉。二味用砂糖二两，水微化开，同炒干　桂去粗皮。一分

上三味，捣罗为散。每服二钱匕，白汤调下。兼治腹痛，止虚[⑤]渴。

治脓血杂痢，后重疼痛，日久不差，**通神丸方**

没药　五灵脂　乳香各一钱　巴豆霜半钱

上四味，各研细，再同研匀，滴水丸如黄米[⑥]大。每服七[⑦]丸，

---

① 十五：元刻本、日本抄本、文瑞楼本同，明抄本、乾隆本作"二十"。

② 两：元刻本、日本抄本、文瑞楼本同，明抄本、乾隆本作"钱"。

③ 二十丸至三十丸：元刻本、日本抄本、文瑞楼本同，明抄本、乾隆本作"三十丸"。

④ 三：元刻本、明抄本、乾隆本、文瑞楼本同，日本抄本作"二"。

⑤ 虚：元刻本、日本抄本、文瑞楼本同，明抄本、乾隆本作"嗢"。

⑥ 黄米：元刻本、日本抄本、文瑞楼本同，明抄本、乾隆本作"小豆"。

⑦ 七：元刻本、日本抄本、文瑞楼本同，明抄本、乾隆本作"五七"。

煎生木瓜汤下，小儿三丸^①，随岁数加减，空心食前服。

治下痢赤白，日久不差，里急后重，取冷积，**玉粉丸方**

白丁香直者，研。一两　粉霜研。三分　硫黄研　腻粉研　硇砂研。各半两　乳香熔过，研。一分

上六味，再同研匀，用生姜自然汁煮枣肉，研和作剂。每服旋丸如豌豆^②大。临卧煎生姜枣汤，下七丸；未动，次夜服十丸。老少以意加减。

治下痢赤白，里急后重，大肠虚滑，**丹砂丸方**

丹砂研　草乌头末　乳香研。各一钱匕　巴豆大者。去皮、心，研。七枚

上四味，再同研令匀细，用醋煮面糊和丸如梧桐子^③大。每服一丸，冷乳香汤下，不拘时候。

治下痢腹胀，里急后重，**木瓜饮方**

干木瓜焙　白芷　厚朴去粗皮，生姜汁炙　白术剉，炒　木香各一两　桂去粗皮　黄连去须　当归炙，剉　缩砂蜜去皮　龙骨　诃黎勒皮煨。各一两半　陈橘皮去白，焙。三分　杏仁去皮尖、双仁，炒。十五枚　赤石脂三两

上一十四味，粗捣筛。每服五钱匕，以水一盏半，煎取八分，去滓温服。

痢兼渴

论曰：痢不差则肠胃虚弱，津液减耗，不能上润于咽嗌，故口舌焦干而内烦，使人引饮。饮多则湿气淫溢，肌肉虚浮，而痢亦不差也。

治下痢冷热相冲，脏腑气不和顺，本来下虚，津液耗少，口干咽燥，常思饮水，人初不许饮水，毒气更增，烦躁转甚，宜急与汤饮救之，不得令至过度，止渴，**栝楼根汤方**

---

① 三丸：元刻本、日本抄本、文瑞楼本同，明抄本、乾隆本作"减半"。
② 豌豆：元刻本、日本抄本、文瑞楼本同，明抄本、乾隆本作"小豆"。
③ 梧桐子：元刻本、日本抄本、文瑞楼本同，明抄本、乾隆本作"小豆"。

栝楼根剉　甘草炙，剉　白茯苓去黑皮。各半两

上三味，粗捣筛。每服五钱匕，水一盏半，麦门冬一分去心，枣二枚，擘破，同煎至七分，去滓，不拘时温服。

治久痢食即呕吐，烦渴不可忍，**乌梅汤**方

乌梅肉炒。半两　黄连去须，炒。三分　白茯苓去黑皮　黄芩去黑心　龙骨各半两　诃黎勒炮，去核。三分　厚朴去粗皮，生姜汁炙，剉。一两　阿胶炙令燥。半两

上八味，粗捣筛。每服五①钱匕，浆水一盏，生姜三片，同煎至七分，去滓，空心温服，日午再服。

治痢后渴不止，**石膏丸**方

石膏别研入　麦门冬去心，焙　栝楼根　茯神去木　知母焙　黄连去须　枸杞根皮　白茯苓去黑皮。各一两　胡粉炒黄色。半两

上九味，捣研为末，炼蜜丸如梧桐子大。每服三十丸，空心米饮下，晚食前再服。或作散，冷熟水调二钱匕服亦得。

治泄痢脏腑虚躁，烦渴不止，**黄芩汤**方

黄芩三分。去黑心，秤　石膏碎　甘草炙，剉　枳壳去瓤，麸炒　黄檗去粗皮，剉　女萎　栝楼根剉　白茯苓去黑皮。各半两　榉皮②去粗皮，剉　淡竹叶各三分。切

上一十味，粗捣筛。每服五③钱匕，水一盏半，煎至一盏，去滓，空心温服，未止再服。小儿量大小服之。

治泄痢上膈虚热，烦渴引饮，口疮不下食，困劣，**人参汤**方

人参　白茯苓去黑皮　木香　麦门冬去心，焙　葛根剉　前胡去芦头　栀子仁　黄耆剉　陈橘皮汤浸，去白，焙　诃黎勒炮，去核。各一两　半夏汤洗七遍，焙。二两　甘草炙，剉。半两

上一十二味，粗捣筛。每服四钱匕，水一盏半，生姜三片，陈米一合，同煎至七分，去滓，空心温服，日晚再服。

治下痢烦渴，**黄连丸**方

---

① 五：元刻本、日本抄本、文瑞楼本同，明抄本、乾隆本作"三"。
② 榉皮：元刻本、日本抄本、文瑞楼本同，明抄本、乾隆本作"梓皮"。
③ 五：元刻本、日本抄本、文瑞楼本同，明抄本、乾隆本作"三"。

黄连去须，炒。二两　当归切，焙。一两　乌梅肉炒。半两

上三味，捣罗为末，炼蜜丸如梧桐子大。每服三十丸，空心米饮下，日晚再服。痢甚者，熔蜡为丸服。

治热痢黄脓，发渴，四肢烦闷，**黄连丸方**

黄连去须。一两半　黄芩去黑心　黄檗去粗皮。各二^①两　熟艾叶炒。一两

上四味，捣罗为末，炼蜜为丸如梧桐子大。每服二十丸，空心饭饮下，日晚再服。

治痢兼渴，**麦门冬汤方**

麦门冬去心。一两半　乌梅碎。七枚

上二味，用水二盏，煎取一盏，去滓，分温二服，空心晚食前服。

治吐痢后大渴，饮水不止，**陈米汤方**

陈廪米水淘净。二合

上一味，用水二盏，煎至一盏，去滓，空心温服，晚食前再煎服。

治痢后渴，**糯米汁方**

糯米二合

上一味，以水一盏半，同研，绞取汁，空心顿服之。

痢兼肿

论曰：下痢身体浮肿者，久痢所致也。痢久则胃气弱而肠虚。胃者，土也，所以化水谷而充肌肉。若胃土气衰不能胜湿，则水气妄行流溢皮肤，故痢而兼肿也。得小便利者乃愈。

治夏月暴冷忽^②壮热，泄痢引饮，变通身浮肿，脉沉细小数，**泽漆汤方**

泽漆炒。一两半　吴茱萸汤洗，焙干，炒　赤茯苓去黑皮　白术　桔梗锉，炒　当归切，焙　犀角镑　青木香　海藻洗去咸，

---

① 二：元刻本、日本抄本、文瑞楼本同，明抄本、乾隆本作"一"。
② 忽：元刻本、日本抄本、文瑞楼本同，明抄本、乾隆本作"或"。

焙　芍药　大黄炒。各二两

上一十一味，剉如麻豆。每服以水二盏，煎药五钱匕，取八分，去滓温服。下后休息五六日，可与女曲散。

治利后虚肿水肿者，服此药小便利，肿亦消，**女曲散方**

女曲二两　干姜炮　细辛去苗叶　椒目微炒　附子炮裂，去皮脐　桂去粗皮。各一两

上六味，捣罗为散，酒服一①钱匕，不知，加至三钱匕，日三。若妇人产后虚满，服此大良。

治痫后肿满②，气急喘嗽，小便如血，**泽漆汤方**

泽漆叶微炒。五两　桑根白皮炙令黄色，剉　郁李仁汤浸，去皮尖，炒熟。各三两　杏仁汤浸，去皮尖及双仁者，炒香　人参各一两半　白术剉，炒　陈橘皮汤浸，去白，焙干。各一两

上七味，粗捣筛。每服五钱匕，水二盏，入生姜三片，煎取八分，去滓温服，后半时辰再服，取下黄水数升，或小便利为度。

治下痢后脾胃虚弱，不能制输水气，致身肿胀满，**桑白皮汤方**

桑根白皮炙令黄色，剉　赤茯苓去黑皮　郁李仁汤浸，去皮尖，麸炒，研。各二③两　陈橘皮汤浸，去白，焙。一两　海藻洗去咸，炙。一两半　赤小豆炒。半升

上六味，粗捣筛。每服五④钱匕，用水一盏半，煎取八分，去滓温服，日三。

治痫后遍身浮肿，**茯苓汤方**

赤茯苓去黑皮　白术剉，微炒。各一两　防己　黄芩去黑心　射干　泽泻各三两　桑根白皮炙黄色，剉。三两　泽漆叶切，微炒。一两

---

① 一：元刻本、日本抄本、文瑞楼本同，明抄本、乾隆本作"二"。
② 肿满：元刻本、日本抄本、文瑞楼本同，明抄本、乾隆本作"虚肿"。
③ 二：元刻本、明抄本、乾隆本、文瑞楼本同，日本抄本作"一"。
④ 五：元刻本、日本抄本、文瑞楼本同，明抄本、乾隆本作"三"。

上八味，粗捣筛，每用五钱匕，先以水三盏，煮大豆一合，取二盏，去滓内药，煎取一盏，分为二服。未差，频服两料。

治下痢体肿，**香菽散方**

大豆炒熟，挞去黑皮用。一合

上一味，捣罗为散。用粥清调一①钱匕服，日二②。

治虚劳下痢，心胸壅闷喘促，四肢肿满，**细辛饮方**

细辛去苗叶　防己　桂去粗皮　当归切，炒。各半两　枳壳去瓤，麸炒　白术　赤茯苓去黑皮　赤芍药各三分　黄耆剉。一两③

上九味，粗捣筛。每服三钱匕，以水一盏，入生姜三片，煎至七分，去滓温服，不拘时。

治痢后四肢浮肿，喘息促急，坐卧不安，小便不利，**防己汤方**

防己　猪苓去黑皮　桑根白皮剉　赤茯苓去黑皮。各三分　陈橘皮汤浸，去白，焙　槟榔煨，剉　紫苏用茎叶　木通剉。各一两　木香　白术各半两

上一十一味，粗捣筛。每服三钱匕，以水一盏，入生姜三片，煎至七分，去滓温服，不拘时。

治下痢后虚损，脐下痛，四肢浮肿，**木香汤方**

木香　五加皮剉　桑根白皮剉　槟榔煨，剉　桃仁汤浸，去皮尖及双仁，微炒　郁李仁汤去皮尖，微炒。各一两　松节剉。二两　薏苡仁　陈橘皮汤浸，去白，焙。各三分④

上九味，粗捣筛。每服三钱匕，以水一盏，煎至六分，去滓，不拘时候稍热服。

治痢后四肢浮肿，**麻仁汤方**

大麻仁　商陆　防风去叉　附子炮裂，去皮脐　陈橘皮汤浸，

---

① 一：元刻本、日本抄本、文瑞楼本同，明抄本、乾隆本作"三"。

② 二：元刻本、日本抄本、文瑞楼本同，明抄本无，乾隆本作"三"。

③ 一两：元刻本同，明抄本作"三分"，乾隆本作"二分"，文瑞楼本作"一分"。

④ 分：元刻本、日本抄本、文瑞楼本同，明抄本、乾隆本作"两"。

去白，焙　防己各一两

上六味，剉如麻豆。每服五①钱匕，以水一盏半，入赤小豆一百粒，同煎至八分，去滓，食前服。

痢后脱肛

论曰：下痢脱肛者，因大肠虚弱，冷气壅滞，至圊不能便，极力于下，肛门脱出，故谓之脱肛，温其脏则愈。古方有坐汤温熨之疗，皆良法也。

治肛门不收，里急后重，**磁石散方**

磁石火煅，醋淬。四两　桂去粗皮。一两　猬皮一枚。炙令黄熟

上三味，捣罗为末。每服二②钱匕，米饮调下。慎举重及急衣带，断房室，周年乃佳。

治痢后脱肛，**蜗牛散方**

蜗牛三七枚。烧灰，细研　磁石火煅，醋淬。一两。细研

上二味，重合研如粉。每服二钱匕，空心米饮调下，日午再服。

治痢后脱肛，**莨菪散方**

莨菪子炒黄。半两　鳖头③二枚④。烧灰　铁精半两。研

上三味，捣罗为末。每服二钱匕，空心米饮调下，日晚再服。仍将药末少许裹肛上，炙故麻履底搜入，即不出。

治泻痢日久，脱肛疼痛，**黑圣散方**

大蜘蛛一枚。用瓠子叶两重裹，以线系定，合子内烧令黑色，勿太过

上一味，细研，入黄丹少许研匀，每先用白矾葱椒煎汤洗浴，拭干后，将药掺在软帛子上，将手掌搜托上，肛头即不下。

---

① 五：元刻本、日本抄本、文瑞楼本同，明抄本、乾隆本作“三”。

② 二：元刻本、日本抄本、文瑞楼本同，明抄本、乾隆本作“一”。

③ 鳖头：元刻本、日本抄本、文瑞楼本同，明抄本、乾隆本作“鳖甲”。

④ 枚：元刻本、日本抄本、文瑞楼本同，明抄本、乾隆本作“两”。

治冷热不和，下部痛，里急后重，虚滑或结涩，肠头脱出，**硇砂丸方**

硇砂飞。一两　硫黄研　白矾研。各一分

以上三味，同研匀，用莱菔一枚，重五两者，割开，留元盖子，剜作坑子，填上件末在内，将瓦盖用竹签定，以面剂十五两裹了，开地坑子一枚，方一尺，铺马粪厚三寸，安面球在上，更以马粪盖之，上发火烧，候面黑即止，去面，将莱菔药烂捣如膏，更入后药。

肉豆蔻去壳　胡芦巴各半两　诃黎勒皮　附子炮裂，去皮脐　补骨脂炒。各一两　蘹香子一①分。炒

上六味，捣罗为末，通前药膏同捣，滴少好酒和纳令匀，丸如梧桐子大。每服十五丸至二十丸，空心食前温米饮下。

治洞泄，肛门脱出，**猪肝散方**

猪肝一片。切，慢火熬干　黄连去须　阿胶炒令燥　芎䓖各一两　乌梅取肉。二两半②。熬　艾叶半两。醋炒

上六味，捣罗为散。每服二钱匕，温酒调下，白米饮亦可，食前，日再服。

治肛门脱出，**壁土散方**

故屋东壁上土五合　皂荚三挺，各长一尺者

上二味，捣罗土为细末。傅肛头，取皂荚炙暖，更互熨入则止。

治脱肛不收，**蒲黄傅方**

上用蒲黄一味，以猪脂和，傅肛上，手按抑令入，日二三，愈。

治积冷下痢脱肛，**枳实熨方**

枳实一枚，石上磨令滑泽，钻安柄子，蜜涂炙，令暖熨之，冷更易之，肛缩入即止③。

---

① 一：元刻本、日本抄本、文瑞楼本同，明抄本、乾隆本作“二”。

② 二两半：元刻本、日本抄本、文瑞楼本同，明抄本、乾隆本作“二两”。

③ 即止：元刻本、日本抄本、文瑞楼本同，明抄本、乾隆本此后有“一方以猪脂和蒲黄傅肛上，手按令入，日二三愈”。

疳䘌

论曰：疳有五种，久变为虫䘌。一曰白疳，令人皮肤干燥而无润泽之气；二曰赤疳，令人毛发焦枯；三曰蛲疳，令人腰脊强重；四曰疳䘌，令人下部挛急，背强不能俯仰；五曰黑疳，患者必死，令人五脏俱损或下瘀血。此盖肠胃虚弱，嗜甘味过度，致脾气①缓弱，谷气衰微，荣卫②虚损，肠间诸虫因虚而动，虫蚀于上，则手足烦疼，心中懊恼，嘿嘿不欲饮食，腰脊无力，食不知味，精神恍惚，夜梦颠倒，喉咽生疮，齿龂黯黑损烂，脓血俱出，胃气逆则变呕哕，下蚀肠胃，便痢脓血或下瘀黑，久不已则肛门烂开，渐至危殆。

治久患疳痢不差，**兀子矾散方**

兀子矾烧，研　黄连去须。各二两　白矾烧，研　龙骨研　云母粉研。各一③两半　桂去粗皮　麝香研。各半两④　无食子烧。七颗

上八味，捣研为散。空心生姜汁调下三⑤钱匕，日再服。

治积年疳痢羸瘦面色萎黄方

硫黄研　黄连去须　艾各一两　蜜一合

上四味，以水二升，先煮黄连、艾，取半升，后内硫黄末，更煮三五沸，绞去滓。又内蜜，更煮三五沸，分三服。

治疳痢久不差羸瘦欲死方

新出羊粪一升

上一味，以水一升，渍经宿，明旦绞汁，顿服之，日午唯食煮饭。极重者，不过三服差。

治久痢赤白疳湿诸疾，**五皮汤方**

---

① 气：元刻本、日本抄本、文瑞楼本同，明抄本、乾隆本作“胃”。
② 荣卫：元刻本、日本抄本、文瑞楼本同，明抄本、乾隆本作“卫气”。
③ 一：元刻本、日本抄本、文瑞楼本同，明抄本、乾隆本作“二”。
④ 半两：元刻本、日本抄本、文瑞楼本同，明抄本、乾隆本作“三分”。
⑤ 三：元刻本、日本抄本、文瑞楼本同，明抄本、乾隆本作“二”。

槐皮　桃皮　樗根白皮　柳皮　枣皮^①各以患人手把外截一握

上五味细剉，用水二盏，煎至一盏，去滓，空心温服，未止再服。

治久痢变痔，下部生恶疮，恶寒壮热，**二白汤**方

桃白皮　槐白皮各切。一升　苦参切。五合　熟艾三月三日^②者。五合　大枣十枚。擘

上五味，以水五升，煮取二升半，去滓，内熊胆一枣许大，搅令匀，取二升，灌下部，余分三服。

治久痢成痔，**灌洗方**

樗根白皮一握。捣绞取汁。三合。取时勿令见风日　大麻油熬如车脂　醋泔淀各二合　椒四两^③。去合口及目，炒出汗　豉二合

上五味，以水五升，先取椒豉煎，绞取汁二升，和樗汁、麻油、泔淀等三味，分为两分，用一分灌下部，隔一日更取，余者复灌，其药温用，唯得食煮饭葱白烂煮蔓菁芥等，五六十日外，以鹿脯下饭。

治丈夫妇人小儿久痢成痔，**百方不差方**

丁香　麝香研　黄连去须。各一分

上三味，捣研为散，每以一钱匕，取竹筒，吹入下部。小儿量度减之，不过三四上差。

治痔痢不止方

苦参　甘草剉　雄黄各二两

上三味，捣罗为细末，先以水五升，煮葱白五寸、豉^④一合、蜀椒三十粒，至三升，入药末三撮于汁中，候冷热得所，先饮少

---

①　枣皮：元刻本、日本抄本、文瑞楼本同，明抄本、乾隆本作"枣树皮"。

②　三月三日：元刻本、日本抄本、文瑞楼本同，明抄本、乾隆本作"二月二日"。

③　两：日本抄本、文瑞楼本同，元刻本作"合"，明抄本、乾隆本无。

④　豉：元刻本、日本抄本、文瑞楼本同，明抄本、乾隆本作"豆"。

许豉汁，食一口饭，乃侧卧，徐徐灌下部讫，多时卧不出为佳，大急乃出之，于净地当有痔湿虫如白马尾，头黑，是其效也。若重者肛大难差，当取桃枝绵裹头，浸前件药汁，适寒温烙之，近脊点烙一上三十度乃差。

治久痢成痔，便下白色，食不为肌肤^①，**石榴丸方**

石榴皮焙，剉　橡实　附子炮裂，去皮脐。各二两　无食子四枚　厚朴去粗皮，生姜汁炙，剉　干姜炮。各一两半

上六味，捣罗为末，米饮和，众手丸如梧桐子大。每服三十丸，食前生姜汤下，日再。

湿 䘌

论曰：凡下痢不止，或时气之余为水湿所乘，客于肠胃，令九虫皆动，侵蚀腑脏，故为湿䘌之病。所谓䘌者，虫动于匿而难知故也。谓其虫因湿而动，故名湿䘌。其证上则蚀唇口，下则蚀肛门。上唇生疮，是虫蚀五脏，令人心烦懊憹；下唇生疮，是虫蚀下部，令人肛门伤烂。若胃虚气逆则变为呕哕，甚即腑脏被伤，齿上下龂皆生疮，齿色黯黑，是其候也。下痢出瘀血者，不可治。

治湿䘌痢不止，**芜荑丸方**

芜荑仁微炒　吴茱萸汤洗，焙，炒　干姜炮。各半两　枳壳去瓤，麸炒　黄连去须，炒。各三分

上五味，捣罗为末，煮浆水饭和丸如梧桐子^②大。每服二^③十丸，空心日午米饮下。

治湿䘌痢不止，**芜荑黄连丸方**

芜荑仁微炒。半两　黄连去须，炒。一两

上二味，捣罗为末，炼蜜和丸如梧桐子大。每服五^④丸，空心

---

① 为肌肤：元刻本、日本抄本、文瑞楼本同，明抄本、乾隆本作"生肌"。
② 梧桐子：元刻本、日本抄本、文瑞楼本同，明抄本、乾隆本作"小豆"。
③ 二：元刻本、日本抄本、文瑞楼本同，明抄本、乾隆本作"三"。
④ 五：元刻本、日本抄本、文瑞楼本同，明抄本、乾隆本作"三十"。

食前暖米饭下，加至七丸。

治痔䘌蚀下部，**苦参汤**方

苦参　青葙子各一两　甘草炙，剉　熊胆研。各半两

上四味，除熊胆外，粗捣筛。每服四①钱匕，水一盏半，煎至八分，去滓，入胆半分搅和，空心顿服，日午再煎服之。

治湿䘌痢虫蚀下部，**参连汤**方

苦参一两半②　黄连去须，炒。二两　阿胶炙令燥。一两

上三味，粗捣筛。每服五③钱匕，水一盏半，煎至八分，去滓，空心温服，日晚再服。

治痔湿䘌蚀口齿及下部，**青葙子散**方

青葙子　苦参　甘草生，剉。各一两

上三味，捣罗为散。每服一④钱匕，食前暖生地黄汁调下。

治痢⑤湿䘌下部疮烂，**黄连汤**方

黄连去须。四两　熟艾炒。二两　苦参　槐白皮各三两⑥

上四味，细剉如麻豆大。每服五钱匕，水二盏，煎至八分，去滓温服，重者不过三剂。

治痔䘌蚀人下部，通见五脏，痢下脓血，举体不安，遍身疼痛，面无颜色，手足虚肿，**苦参散**方

苦参　矾石熬令汁尽　青葙子各半两　藜芦一分

上四味，捣罗为散。每用二钱匕，置竹筒中，吹下部，日三二度。小儿只一钱匕。

治痔䘌下部上攻⑦，移热杀虫，**猪胆煎**方

猪胆一枚　米醋五合

上二味，煎醋令百沸，入胆汁更三五沸，满口饮之，虫死

---

① 四：元刻本、日本抄本、文瑞楼本同，明抄本、乾隆本作"三"。
② 一两半：元刻本、日本抄本、文瑞楼本同，明抄本、乾隆本作"一两"。
③ 五：元刻本、日本抄本、文瑞楼本同，明抄本、乾隆本作"三"。
④ 一：元刻本、日本抄本、文瑞楼本同，明抄本、乾隆本作"二"。
⑤ 痢：元刻本、日本抄本、文瑞楼本同，明抄本、乾隆本作"痔"。
⑥ 两：元刻本、日本抄本、文瑞楼本同，明抄本、乾隆本作"分"。
⑦ 攻：元刻本、明抄本、乾隆本、文瑞楼本同，日本抄本作"吹移"。

即差。

治痔䘌无问所在皆治之方

上取死虾蟆，烧灰研末，以油和涂疮上。

治痔蚀人诸处但是赤血痢久不差，用之即差方

虾蟆一枚。五月五日采，烧灰，研　金银土锅　人屎灰一方云发灰。各五两　麝香研。一分　银末小豆许。错

上五味，捣研为末。每用少许，傅疮上即差。痢者吹入下部。

治痔䘌蚀下部生疮，脓血杂下，身面有浮气，**雄黄散方**

雄黄研　青葙子各二两　苦参三两　矾石熬令汁枯　雌黄研　藜芦　铁衣各一两　麝香研。半两

上八味，捣研为散，每和酸枣大，以竹管送内下部中，日一。小儿以大豆许，此方能救死。

治痔湿䘌下赤黑血，肛门虫蚀赤烂，日夜疼痛，**熏黄散方**

雄黄研　丹砂研　食盐研　青黛研　丁香　矾石熬令汁枯，研　铁衣　栀子仁　麝香研。各一分　莨菪子　细辛去苗叶　土瓜根　干姜炮　甜葶苈纸上炒　菖蒲①　虾蟆烧灰，研　蜀椒去目及闭口，炒出汗　故靴底烧灰，研。各一钱　天灵盖枯腐者。一分。炙

上一十九味，捣研为散。每用一钱匕，以绵裹内下部中，日再易，有疮即傅其上。

治痔湿䘌，洗熨下部，**丁香散方**

丁香一分　麝香研。一钱　犀角镑　甘草剉。各三分

上四味，捣研为散，以盐椒各三合，豉②二合，水三升，都煎至一升，去滓，乘热用绵蘸洗熨下部，冷即再暖用。

治痔湿䘌杀虫，**青葙子散方**

青葙子　雄黄研　硫黄研　芜荑仁　雷丸各半两　苦参剉　狼牙③各三分　藜芦去芦头。一分

上八味，捣研为散。以绵裹一钱匕，内下部中，日再易之。

---

① 菖蒲：元刻本、日本抄本、文瑞楼本同，明抄本、乾隆本作"石菖蒲"。
② 豉：元刻本、日本抄本、文瑞楼本同，明抄本、乾隆本作"豆"。
③ 狼牙：元刻本、日本抄本、文瑞楼本同，明抄本、乾隆本作"狼毒"。

治下部痔蟨疮经年不差，**丁香散方**

丁香　青黛研　黄连去须　木香研　石灰研　蚺蛇胆各半
两　麝香一钱。细研

上七味，捣研为散。每用半钱匕，傅疮上，日三两易。

卷第七十九

水肿门

水肿统论　水肿　十水　涌水　风水　石水　大腹水肿

水肿门

水肿统论

论曰:《内经》谓:肾者,胃之关也。关闭①不利,故聚水而从其类,上下溢于皮肤而为胕肿。胕肿者,聚水而生病也。其状目窠②上微肿,若新卧起。然颈脉微动,时作咳嗽,股冷肤肿,口苦舌干,不得正偃,偃则咳清水,不得卧,卧则惊而咳,甚则小便黄涩,以手按肿处,随手而起,如裹水之状是也。以脉别之,脉沉者水病也,洪大者可治,微细者难医。水病有不可治者五:唇黑伤肝,一也;缺盆平伤心,二也;脐出伤脾,三也;足下平满伤肾,四也;背平伤肺,五也。盖脾肾气虚,三焦闭塞,至阴之气内蓄,五③阳之气不得宣通,如是则水道不利,饮湿攻脾,散于肌肉,而为水肿之病矣。

水　肿

论曰:水肿之病,以脾肾④气虚不能制水,水气⑤妄行,溢于皮肤。其证⑥股冷肤肿,时作咳嗽,不得安卧,小便黄涩,以手按肿处,随手而起是也。

治水病不限年月深浅,洪肿大喘,儿不能度日,**防己饮方**

---

① 关闭:元刻本、乾隆本、日本抄本、文瑞楼本同,日本抄本旁注"《纂要》闭作门",明抄本作"闭门",《灵枢·水热穴论》作"关门"。

② 窠:明抄本、乾隆本、《灵枢·水胀》同,元刻本作"里",日本抄本、文瑞楼本作"裹"。

③ 五:元刻本、文瑞楼本同,明抄本、乾隆本、日本抄本作"巨"。

④ 肾:元刻本、日本抄本、文瑞楼本同,明抄本、乾隆本作"胃"。

⑤ 气:元刻本、日本抄本、文瑞楼本同,明抄本、乾隆本作"溢"。

⑥ 证:元刻本、日本抄本、文瑞楼本同,明抄本、乾隆本作"胫"。

防己一分　大戟炒　木香　赤茯苓去黑皮　海蛤　犀角镑　胡黄连　白术　诃黎勒煨，去核　防风去叉　木通剉　桑根白皮剉，炒　紫苏去梗　陈橘皮去白，焙　牵牛子　葶苈隔纸炒　郁李仁各一两　白槟榔煨。一两半　大黄剉，炒。二①两

上十九味，剉如麻豆大。每服二钱匕，水一盏半，煎至一盏，去滓，入麝香少许，再煎一沸，平旦空心服，如人行五里再服，不可冷服。若久病肠胃虚弱，至第二服即微利；若肠胃实者，约至数服。亦须转下恶浊黄水或青黑恶物，出三五升，此气化为之也。泻若不甚困，更服；如觉力乏，即以浆水粥止之。

治水气服前药差后，服此**补气丸**方

防己　犀角镑　葶苈隔纸炒　牵牛子半生半熟　赤茯苓去黑皮　诃黎勒煨，去核　海蛤　芎䓖　生干地黄焙。各一两　大黄二两半　木通剉　桑根白皮剉，炒　陈橘皮去白，焙　大戟炒　防风去叉　郁李仁去皮尖，炒　木香各一两

上一十七味，捣罗为末，炼蜜丸如梧桐子大。每服空心米饮下十②丸。若觉气壅加至十五丸，如觉通则减三丸至五丸，大小便不通即服三十丸。此不独疗水气，但是气疾皆治之。

服前防己饮差，百日内更服，**五灵汤**方

葶苈隔纸炒　木通剉　赤茯苓去黑皮　防己　陈橘皮去白，焙。各一③两

上五味，粗捣筛。每服二④钱匕，水一盏，煎三两沸，去滓饮之，觉热即勿服。

治水肿，**牵牛汤**方

牵牛子　槟榔煨，剉　木香　赤茯苓去黑皮　陈橘皮去白，焙。各一两

---

① 二：元刻本、日本抄本、文瑞楼本同，明抄本、乾隆本作"一"。
② 十：元刻本、日本抄本、文瑞楼本同，明抄本、乾隆本作"二十"。
③ 一：元刻本、明抄本、乾隆本、文瑞楼本同，日本抄本作"二"。
④ 二：元刻本、日本抄本、文瑞楼本同，明抄本、乾隆本作"三"。

上五味，粗捣筛。每服二钱匕，水一盏，煎三两沸，去滓温服。此药不独疗水病，凡肺气、脚气、贲豚气，上筑心胸不可忍，皆治之。

治一切水气四肢肿满，**妙香汤**方

蘹香子炒　乌药生用　高良姜汤浸，焙干　青橘皮去白。各一两

上四味，同粗捣筛。每服二①钱匕，酒半盏，煎数沸，去滓，稍热服。

治水气肿满，**炮肾散**②方

巴戟天去心，麸炒黑　甘遂炒黄。各一分　槟榔一枚生，一枚炮　木香　苦葶苈纸上炒。各一分　大麦蘖　芫花醋浸，炒黄　陈橘皮去白，炒。各半两　腻粉一钱　沉香剉　泽泻各一分

上一十一味，捣罗为散。每服二钱匕，用猪腰子一只，以竹刀子割开，去筋膜，作三片，掺药末在内，用湿纸裹，慢火煨令香熟，先煮葱白三茎，令熟细切，将葱与粟米同煮粥一碗，先食粥一半，方食腰子，药后再食粥令尽，临卧服。如至五更大便并小便下赤黄恶物乃验。

治水气肿满，**夺命丸**方

大戟麸炒　甘遂炒。各一分　苦葶苈半两。一半生，一半熟　泽泻一分半

上四味，捣罗为末，煮枣肉和丸梧桐子大。若四肢肿者，名为顺水，温浆水下三丸，星月③上时服，至天晓利下恶物。若四肢瘦腹肿者，名为逆水，煎苦葫芦子陈曲汤，下三丸，小便频快是效。三日后，服补药。

治水病补药，**矾石丸**方

白矾半两　雄黄研　丹砂研。各一分

上三味，捣罗为末，粟米饭和丸绿豆大，丹砂为衣。每服五

---

① 二：元刻本、日本抄本、文瑞楼本同，明抄本、乾隆本作"三"。
② 炮肾散：元刻本、明抄本、文瑞楼本同，乾隆本、日本抄本作"暖肾散"。
③ 月：元刻本、明抄本、乾隆本、文瑞楼本同，日本抄本作"日"。

丸至七丸，食前生姜汤下，日二。

治水气肿满，**槟榔散方**

槟榔二枚。生　郁李仁去皮尖，炒　芫花炒　甘遂炒　续随子　木通剉。各二两　海蛤一钱　陈橘皮去白，焙　商陆各一分

上九味，捣罗为散。每服一[1]钱匕，温酒调下，临卧服，至五更取下恶物为验。

治水肿久不差，**大戟丸方**

大戟炒　陈橘皮去白，焙。各一分　巴豆七粒。去皮，大麦内炒熟，不用大麦

上三味，捣罗为末，用大麦面糊丸如梧桐子大。每服三丸，生姜汤下，空心日晚服。

治水肿腹满，**二气汤方**

牵牛子半两。生用　甘遂一[2]钱。微炒

上二味，粗捣筛，分作二服。每服水一盏，煎至五分，放温细呷，不计时。

治水肿[3]，**大黄汤方**

大黄剉碎，醋炒。二两　桂去粗皮　甘草炙，剉　人参　细辛去苗叶。各一两　桑根白皮炙黄色，剉。二两

上六味，粗捣筛。每服用水三盏，药五钱匕，入枣二枚，擘破，同煎至九分，去滓，入白糖一匙头，更煎一沸，温服，日三，利小便三五升即差。

治水肿及肢满澼饮，**芫花汤方**

芫花炒黄色　大黄剉碎，醋炒　甘遂微炒　甘草炙，剉　大戟去皮，微炒。各一两

上五味，粗捣筛。每服三钱匕，水二盏，枣二枚，擘破，同煎至九分，下芒消半钱匕，更煎一沸，去滓温服，以利为度。治水气，面目浮肿，因虚劳脚气所致，**鳖甲汤方**

---

① 一：元刻本、日本抄本、文瑞楼本同，明抄本、乾隆本作"二"。

② 一：元刻本、日本抄本、文瑞楼本同，明抄本、乾隆本作"五"。

③ 水肿：元刻本、日本抄本、文瑞楼本同，明抄本、乾隆本此后有"腹满"。

鳖甲去裙襕，醋炙焦。二两　人参　柴胡去苗　当归切，焙　枳壳去瓤，麸炒。各二两　甘草炙。半两　桃仁七枚。汤浸，去皮尖　白槟榔煨。二枚

上八味，粗捣筛，先用小便二盏，浸药三钱匕，经半日，煎取七分，去滓温服，以差为度。妇人病状同者，加牛膝半两。

治水肿，利小便，**郁李仁丸方**

郁李仁汤浸，去皮尖，微炒。三分　海藻洗去咸，炒　桂去粗皮。各半两　大黄剉碎，醋炒　葶苈纸上炒令紫色。各一两一分　黄连去须。半两　木通剉　石韦去毛，微炙。各一分　松萝三分

上九味，捣罗为末，炼蜜丸梧桐子大。每服米饮下十五①丸，日三，稍增，以知为度。

治水肿，**麝香丸方**

麝香研。半分　芫花炒黄。三分　甘遂微炒，去皮。半两

上三味，捣罗为末，炼蜜丸梧桐子大，强壮人酒下一十五丸，老弱人十丸。

治水肿，利小便，**商陆丸方**

商陆微炙。一两半　芒消研。一两　甘遂微炒　大黄剉碎，醋炒　芫花微炒　荛花微炒。各三分　麝香研。四钱　猪苓去黑皮。一两

上八味，捣罗为末，炼蜜丸梧桐子大。每服米饮下五丸，日三服，以微利为度。华佗方：酒客虚热，当风饮冷，腹冷胀满，加麝香、猪苓各一两。

治水肿眠卧不得，**防己丸方**

防己　海蛤研。各一两　葶苈一升。蒸熟　杏仁六十枚。汤浸，去皮尖，炒，别捣　甘遂微炒。一分

上五味，先将葶苈、杏仁一处拌和，后以三味捣罗为末，再研匀，入枣肉和丸梧桐子大。每服米饮下二十丸，渐加至二十五丸，以微利为度。其疾不过五六日即差。

---

① 十五：元刻本、日本抄本、文瑞楼本同，明抄本、乾隆本作"三十"。

治水肿久不差，**藁本丸方**

藁本去苗、土　葶苈炒紫色。各一分　大戟微炒　蜀椒去目及
闭口者，炒出汗　泽漆微炒　巴豆去皮、心，麸炒，出油尽　赤小
豆微炒　泽泻各半两　甘遂微炒。一两　牵牛子炒熟。一分　连翘
微炒。半两

上一十一味，捣罗为末，炼蜜丸梧桐子①大。每日空心温酒下
一丸加至二丸，服后小便多白色即住。

治水肿，**桑白皮丸方**

桑根白皮取上有白椹者，北阴下根白皮，剉，炙黄。二两　郁
李仁汤去皮，炒　商陆微炙　葶苈纸上炒令紫色　牵牛子炒熟　巴
豆清水煮一日，去皮、心、膜，出油尽。各一两

上六味，捣罗为末，炼蜜丸梧桐子大。每服茶汤下十五丸，
利三五行，见效即止。

治水肿，**槟榔丸方**

槟榔微煨　附子炮裂，去皮脐　吴茱萸水浸，暴干，炒　厚
朴去粗皮，涂姜汁炙　干姜炮　防己　甘草炙。各一两　葶苈纸上
炒紫色　杏仁浸去皮尖、双仁，炒　椒目微炒　赤茯苓去黑皮　黄
耆剉，炒　麻黄去根节，炒　桂去粗皮　栝楼去皮　白术剉，微
炒　海藻洗去咸汁。各一两半

上一十七味，捣罗为末，炼蜜丸梧桐子大。每服米饮下十丸，
日三，稍增至十五丸；未知，加至二十五丸，得大小便利为验。
此方兼疗老小虚肿，大病后客肿作喘。

治水气肿满，服**商陆豆**②方

生商陆切如麻豆　赤小豆与商陆等分　鲫鱼三枚。去肠存鳞

上三味，将二味实鱼腹中，以绵缚之，水三升，缓煮豆烂，
去鱼，只取二味，空腹食之，以鱼汁送下；甚者过二日再为之，
不过三剂。

---

① 梧桐子：元刻本、日本抄本、文瑞楼本同，明抄本、乾隆本作"小豆"。
② 豆：元刻本、明抄本、文瑞楼本同，乾隆本作"丸"，日本抄本作"汤"。

治水气，**逐气散方**

白商陆去粗皮，薄切，暴干

上一味，捣罗为散，用黄颡鱼三枚，大蒜三瓣，绿豆一合，水一升，同煮以豆烂为度。先食豆饮汁送下，又以汁调下药散二钱匕，水气内消。

十　水

论曰：十水之病，肿从脚起，上气而咳，名为白水，其根在肺；肿从面目起，名为青①水，其根在肝；肿从腹起，名为黄水，其根在脾；肿从脚跌起，名为黑水，其根在肾；肿从心起，名为赤水，其根在心；肿从腹起，名为气水，乍实乍虚，乍去乍来，其根在大肠；肿从头面起至足，名为垂水，其根在胆；肿从内起，坚块，四肢小肿，名为石水，其根在膀胱；肿从四肢起，腹大，名为风水，其根在胃；肿从腹起，名为里水，其根在小肠。凡此十水，生于脏腑，各从其根。究其所本，则肺与肾而已。故《内经》曰：其本在肾，其末在肺，皆积水也。又曰：津液充郭，其魄独居，精孤于内，气耗于外，形不可与衣相保。盖肾气虚弱，水气胀满，上攻于肺，肺气孤危，肾为水害，子不救母，故阴精损于内，阳气减于外，三焦闭②溢，水道不通，水满皮肤，身体痝肿。治之之法，备见于《内经》。故曰：平治权衡，去菀陈莝，微动四极，温衣，缪刺其处，以复其形，开鬼门，洁净府，精以时服，五阳已布，疏涤五脏，故精自生，形自盛，骨肉相保，巨气乃平也。

治水肿，**十水九方**

椒目微炒，治白水　大戟炒，治青水　甘遂麸炒，治黄水　玄参治黑水　葶苈炒，治赤水　芫花醋炒，治气水　赤小豆治垂水　桑根白皮炙，剉，治石水　泽泻治风水　巴豆去心、皮、膜，

---

① 青：元刻本、日本抄本、文瑞楼本同，明抄本、乾隆本作"清"。
② 闭：元刻本、日本抄本、文瑞楼本同，明抄本、乾隆本作"不"。

研出油，治里水

上一十味，等分。随病始所在，增其所主药一分，巴豆四分，去心皮，压去油，捣研为末，炼蜜丸如梧桐子[1]大。每服三丸，米饮下，以水下为度。未下，日三服；既下，当节饮，但得食干物耳。

又**十水丸**方

大戟炒，治清[2]水　葶苈炒，治赤水　甘遂炒，治黄水　藁本去苗、土，治白水　连翘去梗，治黑水　芫花炒令焦，治垂水[3]　泽漆叶。治风水　桑根白皮炙，剉，治石水　巴豆去皮、心，研出油，治里水　赤小豆治气水[4]

上一十味，等分。随证所主倍之，捣罗为细末，炼蜜丸如小豆大。每服三丸至五丸，米饮下，日三。人弱者，以意节之。

治十种水病，百方不愈，面目四肢俱肿，气息喘急，寝卧不得，小便渐涩，腹胀气闷，水不入口，垂命欲死者，旧名葶苈散，赐名**神助散**方

椒目微炒。三两　猪苓去黑皮　泽泻各四两　牵牛炒令香。五两　苦葶苈纸上炒。六两

上五味，捣罗为散。每服三钱匕，以葱白三茎，浆水一盏，煎取半盏，入清酒半盏搅匀，稍热调下，空心服，良久即熟，煮浆水葱白粥二盏，更入清酒一盏搅匀，面东热吃令尽，至午[5]后，小便或大便通利，喘定肿减，隔日再服，百日消尽。

治十种水气，**槟榔丸**方

槟榔炮，剉。三个　大戟剉，炒。半两　牵牛子炒　滑石碎　海蛤　瞿麦穗　旋覆花　甘遂炒。各一分

---

① 梧桐子：元刻本、日本抄本、文瑞楼本同，明抄本、乾隆本作"小豆"。
② 清：元刻本、日本抄本、文瑞楼本同，明抄本、乾隆本作"青"。
③ 垂水：元刻本、日本抄本、文瑞楼本同，明抄本、乾隆本作"气水"。
④ 气水：元刻本、日本抄本、文瑞楼本同，明抄本、乾隆本作"垂水"。
⑤ 午：元刻本、日本抄本、文瑞楼本同，明抄本、乾隆本作"子"。

上八味，捣罗为末，用软饭和丸如绿豆大。每服七丸至十丸，煎商陆汤下；若作散，每服一钱匕，亦煎商陆汤调下；如躁，米饮调下；如取利动，继服葶苈丸。

葶苈丸方

葶苈炒　杏仁不去皮。各一分①

上二味，捣研为细末，面糊和丸如小豆大。每服十五②丸，煎杏仁汤下。

治十种水病③，**三消丸方**

朴消色青白者，炼熟。二两　芒消色青白者　消石色青白，烧之有金色者。各一两。同上二味研令极细　犀角镑　椒目微炒。各一两。捣罗为末，合参、消重研令匀　葶苈纸上炒　莨菪子炒。各一两　杏仁去皮尖、双仁，炒。二两。以上三味，别捣末，更与诸药，合捣千杵

上八味，用大枣十一枚，煮熟，去皮核，炒令水脉泣尽，和为剂，或硬即添少许熟蜜，杵千下，为丸如小豆大。每服十五丸，空心煎生姜汤下，加至二十丸，以利为度。不宜食饱，冲冒霜寒，并单衣受风冷。虽夏中，亦宜就温。禁食咸味难消之物，不宜悲喜忧劳，兼不得近生产房室等事。惟得吃粳米、粟米、葱薤、生姜、橘皮，禁盐一年，永不发动。

治十种水病④，**大海藻汤方**

海藻洗去咸，焙　芫花炒焦　猪苓去黑皮　连翘　泽漆炒　郁李仁去皮尖、双仁，研　陈橘皮汤浸，去白，焙　桑根白皮剉，炒　白蒺藜炒。各一两　藁本去苗、土　昆布洗去咸，焙　大戟炒　防己　葶苈炒　朴消　甘遂炒　杏仁去皮尖、双仁，炒。各半两　槟榔煨，剉。七⑤枚

---

① 分：元刻本、日本抄本、文瑞楼本同，明抄本、乾隆本作"两"。
② 十五：元刻本、日本抄本、文瑞楼本同，明抄本、乾隆本作"十"。
③ 病：元刻本、日本抄本、文瑞楼本同，明抄本、乾隆本作"气"。
④ 病：元刻本、日本抄本、文瑞楼本同，明抄本、乾隆本作"气"。
⑤ 七：元刻本、日本抄本、文瑞楼本同，明抄本、乾隆本作"二"。

上一十八味，粗捣筛。每服四钱匕，水一盏半，生姜一枣大，拍碎，同煎至八分①，去滓，空腹温服，日三，以利为度。

治十种水气，遍身洪肿，气喘，小便赤涩，**槟榔汤方**

槟榔煨，剉。三枚　牵牛子炒　葶苈隔纸炒　桑根白皮炙，剉。各一两　赤小豆炒。半合　郁李仁去皮尖，炒。一两　防己　猪苓去黑皮。各三分

上八味，粗捣筛。每服五②钱匕，水二盏，生姜一枣大，拍碎，同煎至一盏，去滓，空心温服，日三，以利为度。

治十种水气，**防己槟榔丸方**

防己　槟榔煨，剉　郁李仁去皮尖，炒，研。各三③分　葶苈纸上炒。半两

上四味，捣罗为细末，炼蜜和丸如小豆大。每服十丸至二十丸，空心用后方葶苈汤下。

葶苈汤方

葶苈子炒　桑根白皮炙，剉　百合各一两

上三味，粗捣筛。每服三钱匕，水一盏，煎至六分，下前药，日三，以小便利为度。若鼓气微结，加甘遂一两。

治十水，**大黄丸方**

大黄剉，炒　消石　大戟去皮，炒　甘遂炒　芫花醋炒焦　椒目炒出汗　葶苈炒。各一分

上七味，捣罗为末，炼蜜和丸如小豆大。每服一丸，空心桑根白皮汤下，日再。渐增，以知为度。

治十种水气，**木香汤方**

木香　陈橘皮汤浸，去白，焙　白术　桑根白皮炙，剉　桂去粗皮。各半两　木通剉，炒。三分

上六味，粗捣筛，别用牵牛子二两④，于铁铫内，以纸衬

---

① 八分：元刻本、日本抄本、文瑞楼本同，明抄本、乾隆本作"三钱"。
② 五：元刻本、日本抄本、文瑞楼本同，明抄本、乾隆本作"三"。
③ 三：元刻本、日本抄本、文瑞楼本同，明抄本、乾隆本作"五"。
④ 二两：元刻本、日本抄本、文瑞楼本同，明抄本、乾隆本作"一钱五分"。

手搅，乘热捣罗为末。每服以前药末三钱匕，同牵牛末一钱半匕，水一盏半，煎至八分，去滓，五更温服，平明时吃热生姜茶粥，次用芜荑、桑根白皮各一分，煮白羯羊肉半斤，烂熟与吃。

治十种水气，**神妙汤方**

蘹香子炒　乌药　青橘皮汤浸，去白，焙　高良姜各一两

上四味，粗捣筛。每服五[1]钱匕，用童子小便半盏，酒一盏，同煎至一盏，去滓，稍热服，不拘时。

治十水，定喘急，**防己丸方**

防己　陈橘皮汤浸，去白，焙　大戟炒　苦葶苈纸上炒。各半两

上四味，捣罗为细末，枣肉和丸如梧桐子[2]大。每服二十丸，温热水下，不拘时。

治十种水气，腹胀，**比圣饼子方**

大戟　甘遂各一两

上二味，生捣罗为细末。每服一钱匕，以大麦面一两，新水和作饼子烧熟。每五更徐徐烂嚼茶下，移时，小便多是效，未退再服。

治十种水气，**四石丸方**

滑石　井泉石研　白石英研　寒水石研　硇砂研细，水和作饼子，用湿面四两，裹药饼烧紫色，去面。各二钱　白丁香半两　续随子仁二钱

上七味，捣研为末，面糊丸如梧桐子大。每服五丸，生姜汤下。第一日三服，第二日四服，第二日五服，以利为度。利已用次药补之。

治[3]下水气补药，**木香丸方**

木香　青橘皮汤浸，去白，焙。各一钱　蓬莪茂二钱

---

[1]　五：元刻本、日本抄本、文瑞楼本同，明抄本、乾隆本作"三"。

[2]　梧桐子：元刻本、日本抄本、文瑞楼本同，明抄本、乾隆本作"小豆"。

[3]　治：诸校本作"取"。

上三味，同为末，面糊丸如绿豆①大。每服十丸，白汤下。

治十种水气，**灵宝丸方**

滑石好白者。二两　腻粉一两

上二味，先捣研滑石令极细，次入腻粉和匀，熬木瓜浓汁成膏，和丸如绿豆大。每服七丸，五更空心温米饮下，日只一服。服至五七日，觉脐腹撮痛，小便多为效。忌盐一百日。觉效，便服补脾胃药。

治十种水气，大通三焦。此方《神仙经》中所载《天台山金坛石室中镌纪》，但令人忌口，无不差者，**再苏丸方**

大戟炒　甘遂炒　春大麦面炒　巴豆去心、膜，麸炒，出油尽　干姜炒　桂去粗皮　大黄剉，炒。各半两

上七味，捣罗为末，炼蜜丸如小豆大。每服十丸，空心茶下，以利为度。

治气水心下痞紧，喘息气急，大肠秘涩，**鳖甲饮方**

鳖甲去裙襕，醋炙　诃黎勒皮煨　郁李仁研　赤茯苓去黑皮。各一两半　桑根白皮剉，炒　吴茱萸汤洗，焙干，炒。各一两　槟榔剉。四枚

上七味，粗捣筛。每服三钱匕，水一盏半，煎至一盏，去滓，食前温服，如人行五里再服。

治气水头面俱肿，四肢无力，小便涩，**海蛤丸方**

海蛤研。一两半　消石研。二两　葶苈微炒，研。一两半　杏仁汤去皮尖、双仁，炒黄，研。一两

上四味，捣罗为细末，枣肉和丸如梧桐子②大。每服十丸，食前煎木通汤下，日二服。

治气水四肢不和，面目浮肿，小便涩，气急促，**槟榔饮方**

槟榔剉。五枚　桑根白皮剉，炒　陈橘皮汤去白，焙　防

---

① 绿豆：元刻本、日本抄本、文瑞楼本同，明抄本、乾隆本作"梧子"。
② 梧桐子：元刻本、日本抄本、文瑞楼本同，明抄本、乾隆本作"豆"。

己　郁李仁①研。各一两半　吴茱萸汤洗，焙干，炒。半两　木通
剉。二两

上七味，粗捣筛。每服三钱匕，水一盏半，煎至一盏，去滓，
食前温服，如人行五里再服。

治气水面目浮肿，胸满短气，小便不利，**桑白皮饮**方

桑根白皮剉，炒　赤芍药　郁李仁研　百合各一两半　木通
剉。二两　大腹五枚

上六味，粗捣筛。每服三②钱匕，水一盏半，煎至一盏，去
滓，食前温服，如人行五里再服。

涌　水

论曰：《内经》言肺移寒于肾为涌水。涌水者，按腹不坚，水
气客于大肠，疾行则鸣濯濯，如囊裹浆水然也③。夫肾为肺之子
而主水，大肠为肺之府，而为传道之官，肺受寒邪，宜传于肾，
肾受寒邪则其水闭郁而不流，且无所归，故客于大肠而不下。
夫水性流下，今乃客于大肠，不得宣通，而④其证涌溢如囊裹
浆也。

治涌水腹中动摇作水声，兼痰饮腹胸⑤胀满，**旋覆花丸**方

旋覆花　桂去粗皮　枳实去瓤，麸炒　人参各一两一分　干姜
炮　芍药　白术各一两半　赤茯苓去黑皮　狼毒　乌头炮裂，去皮
脐　礜石各二两　细辛去苗叶　大黄剉，炒　黄芩去黑心　葶苈隔
纸炒　厚朴去粗皮，姜汁炙　吴茱萸汤浸，洗，炒　芫花醋浸半日，
炒焦　陈橘皮汤浸，去白，焙。各一两　甘遂炒。三分

上二十味，捣罗为末，炼蜜丸如梧桐子⑥大。每服五丸，酒
下，日二。不知，稍加丸数，以知为度。

---

① 郁李仁：元刻本、日本抄本、文瑞楼本同，明抄本、乾隆本作"杏仁"。
② 三：元刻本、日本抄本、文瑞楼本同，明抄本、乾隆本作"五"。
③ 如囊裹浆水然也：诸校本同，《素问·气厥论》作"如囊裹浆，水之病也"。
④ 而：诸校本作"宜"。
⑤ 胸：诸校本作"胁"。
⑥ 梧桐子：元刻本、日本抄本、文瑞楼本同，明抄本、乾隆本作"小豆"。

治涌水腹满，**大黄附子丸方**

大黄剉，炒　旋覆花　附子炮裂，去皮脐　赤茯苓去黑皮　椒目　桂①去粗皮　芫花醋浸，炒焦　狼毒　干姜炮　芍药　枳实去瓤，麸炒　细辛去苗叶。各二两

上一十二味，捣罗为末，炼蜜丸如梧桐子②大。每服三丸，熟水下，渐增之，早晚食前临卧各一服。

治涌水腹满③不坚，疾行则濯濯有声，**葶苈丸方**

葶苈隔纸炒　泽泻各一两　猪苓去黑皮　椒目　桑根白皮　杏仁去皮尖、双仁，麸炒　牵牛子炒。各半两

上七味，捣罗为末，炼蜜丸如梧桐子④大。每服二十丸，葱白汤下。不知，加至三十丸。

治涌水腹满，肠间有水声，**椒目丸方**

椒目　防己　大黄剉，炒。各二两⑤　葶苈隔纸炒。一两

上四味，捣罗为末，炼蜜丸如梧桐子⑥大。每服一丸至三丸，食前温水下，日三。渴者，加芒消半两。

治涌水，**猪苓丸方**

猪苓去黑皮。三分　牵牛子炒。一两　葶苈隔纸炒。半两　桑根白皮剉。各一两　赤小豆炒。半合　郁李仁汤浸，去皮，炒　防己各一⑦两　大腹子和皮剉。三个　生姜切，焙。一两

上九味，捣罗为末，炼蜜为丸如小豆⑧大。每服十五⑨丸，米饮下。未效，加至二十丸，日二。

---

①　桂：元刻本、日本抄本、文瑞楼本剂量同，明抄本、乾隆本作"一两半"。
②　梧桐子：元刻本、日本抄本、文瑞楼本同，明抄本、乾隆本作"小豆"。
③　满：元刻本、日本抄本、文瑞楼本同，明抄本、乾隆本作"痛"。
④　梧桐子：元刻本、日本抄本、文瑞楼本同，明抄本、乾隆本作"小豆"。
⑤　各二两：元刻本同，明抄本、乾隆本、日本抄本、文瑞楼本作"一两"。
⑥　梧桐子：元刻本、日本抄本、文瑞楼本同，明抄本、乾隆本作"小豆"。
⑦　各一：元刻本、日本抄本、文瑞楼本同，明抄本、乾隆本作"二"。
⑧　小豆：元刻本、日本抄本、文瑞楼本同，明抄本、乾隆本作"梧子"。
⑨　十五：元刻本、日本抄本、文瑞楼本同，明抄本作"廿"，乾隆本作"二十"。

治涌水及支满癖饮，**干枣**[①]**汤方**

大枣去核。十[②]枚　大戟炒　甘遂炒　大黄剉，炒　黄芩去黑心。各一两　芫花醋浸，炒焦　莞花各半两

上七味，㕮咀如麻豆。每服半钱匕，水一盏，煎至七分，早晚食前温服，以利为度。

治涌水，**槟榔丸方**

槟榔煨　牵牛子炒　赤小豆炒　郁李仁汤浸，去皮，炒　桑根白皮剉　肉豆蔻去壳　杏仁去皮尖、双仁，麸炒。各一两

上七味，捣罗为末，炼蜜丸如小豆大。每服十丸，以温水下，日再。

治涌水，**海蛤汤方**

海蛤　紫菀去苗、土　远志去心。各一两　大戟　木香　防己各半两

上六味，粗捣筛。每服二钱匕，水一盏半，煎至八分热服。若取下恶水，即以白粥补之。禁盐一百二十日，兼不得服芫花、甘遂药。

治涌水诸般水肿，**商陆丸方**

商陆切，焙。一斤　陈橘皮汤浸，去白，焙。二两　木香一两　赤小豆面四两

上四味，捣罗为末，以新汲水和丸如绿豆[③]大。每服二十丸，橘皮汤下。

治涌水心下如数升油囊，㳠㳠作声，日不欲食，但欲饮水，久病则成痕，**蓖麻单方**

蓖麻子去皮。二十[④]枚

上一味熟研，以水解得三合，清旦顿服尽，日中当吐下青黄

---

①　干枣：元刻本、日本抄本、文瑞楼本同，明抄本、乾隆本作"干姜"，且方药组成中有"干姜一两"。
②　十：元刻本、日本抄本、文瑞楼本同，明抄本、乾隆本作"一"。
③　绿豆：元刻本、日本抄本、文瑞楼本同，明抄本、乾隆本作"小豆"。
④　二十：元刻本、日本抄本、文瑞楼本同，明抄本、乾隆本作"十"。

如葵汁。病不尽，即三日更增十枚，服如上法，以病尽为度，五日内只吃白糜粥。

治涌水小便涩，卧即喘息，**猪苓饮方**

猪苓去黑皮　桑根白皮剉，炒　防己　百合　郁李仁研。各一两半　瞿麦一两　木通剉。二两

上七味，粗捣筛。每服三钱匕，水一盏半，煎至一盏，去滓，食前温服，如人行五里再服。

治涌水，肠鸣腹大，**通草①饮方**

木通剉。三②两　桑根白皮剉，炒　石韦去毛　赤茯苓去黑皮　防己　泽泻各一两半　大腹炮。四枚

上七味，粗捣筛。每服三钱匕，水一盏半，煎至一盏，去滓，食前温服，如人行五里再服。

治涌水，腹满小便难，**葶苈丸方**

葶苈子炒。一两半　消石二两　杏仁汤去皮尖、双仁，炒，研。二两半

上三味，捣罗为细末，枣肉和丸如梧桐子③大。食前木通汤下十丸④，日二服。

风　水

论曰：《内经》言肾者，牝脏也，肾主水，故人勇而劳甚则肾汗出。肾汗既出，复感于风，内不得入于脏腑，外不得越于皮肤，客于玄府，行于皮里，传为胕肿。本之于肾，名曰风水，其脉自浮。其外证骨节疼痛而恶风，且身肿如裹水之状，颈脉动，时咳者是也。《金匮方》云：脉浮而洪，浮则为风，洪则为气，风气相搏，身体洪肿，汗出乃愈。恶风者，为风水；不恶风者，

---

①　通草：元刻本、日本抄本、文瑞楼本同，明抄本、乾隆本作"木通"。

②　三：文瑞楼本同，元刻本、明抄本、乾隆本、日本抄本作"二"。

③　梧桐子：元刻本、日本抄本、文瑞楼本同，明抄本、乾隆本作"小豆"。

④　十丸：元刻本、日本抄本、文瑞楼本同，明抄本、乾隆本此后有"至二十丸"。

小便通利，上焦有寒，其口多涎，此为黄汗。二者之证，不可不察。

治风水遍身肿，骨节疼痛，恶风脚弱，汗①出不仁，**麻黄石膏汤方**

麻黄去根节。六两　石膏八两　甘草炙。二两　白术三两　附子炮裂，去皮脐。一枚

上五味，㕮咀如麻豆。每服五钱匕，水二盏，入生姜一枣大，拍碎，大枣二枚，擘破，同煎至一盏，去滓温服，日三。服讫，覆令汗出愈。

治风水头重②面肿，**苍术饮方**

苍术米泔浸，切，暴干　杏仁去皮尖、双仁，炒　赤茯苓去黑皮③　桑根白皮各一两半　商陆根二两半　连皮大腹四枚　嫩楮枝切。三合

上七味，㕮咀如麻豆。每服五钱匕，水一盏半，煎至一盏，去滓，食前温服，日三。

治风水身体面目尽浮肿，腰背连引䯊股，满不能食，**麻黄汤方**

麻黄去根节。三两　桂去粗皮。二两　甘草炙。一两　附子炮裂，去皮脐。二枚

上四味，㕮咀如麻豆。每服三钱匕，水一盏半，生姜一枣大，拍碎，同煎至一盏，去滓温服，日三④。

治风水举身肿满，短气欲绝，**大豆汤方**

杏仁汤浸，去皮尖、双仁，炒。三两　黄耆剉。一两　防风去叉　白术剉。各一⑤两半　防己　麻黄去根节　赤茯苓去黑皮　甘草炙。各二两

①　汗：元刻本、日本抄本、文瑞楼本同，明抄本、乾隆本作"脚汗"。

②　重：元刻本、日本抄本、文瑞楼本同，明抄本、乾隆本作"肿"。

③　赤茯苓去黑皮：元刻本、日本抄本、文瑞楼本同，明抄本、乾隆本作"赤小豆"。

④　三：元刻本、日本抄本、文瑞楼本同，明抄本、乾隆本作"二"。

⑤　一：元刻本、日本抄本、文瑞楼本同，明抄本、乾隆本作"二"。

上八味，粗捣筛。每服五钱匕，先用水三盏，煮大豆一合取熟，去豆，入酒一合，与药同煎至一盏，去滓温服，日三，当下小便愈。

治风水面肿骨痛，恶风咳喘，**防己饮方**

防己　赤茯苓去黑皮　桑根白皮　羌活去芦头。各一①两　苍术米泔浸一宿，切，焙　郁李仁去皮。各一②两半

上六味，呚咀如麻豆。每服五钱匕，水一盏半，煎取一盏，去滓温服，不拘时候，日三③。

治风水脉浮，浮为在表，其人或头面汗出，表无他病，但腰以下肿，**防己汤方**

防己　白术剉。各二两　甘草炙。一两　黄耆剉。二两半

上四味，粗捣筛。每服三钱匕，水一盏半，生姜一枣大，拍碎，枣二枚，擘，同煎至七分，去滓温服。如喘，加麻黄二两，去根节；身重胃中不和，加桂二两，去粗皮；心下久寒，加细辛二两，去苗叶。服讫，厚衣，覆取汗则愈。

治风水恶风，举身悉肿，脉浮不渴，自汗而无大热，**越婢汤方**

麻黄去根节。三两　甘草炙。一两　石膏碎。二两④　白术四两

上四味，粗捣筛。每服三钱匕，水一盏半，生姜一枣大，拍碎，枣二枚，擘，同煎至一盏，去滓温服，日再。如恶风，加附子一枚；咳嗽肺胀，加半夏一两。

治风水遍身肿，**橘皮汤方**

陈橘皮汤浸，去白，焙。一两　楮白皮炙，剉。一两半　桑根白皮剉。二两半　紫苏子炒。二两

上四味，粗捣筛。每服三钱匕，水一盏半，生姜一枣大，拍破，同煎至一盏，去滓温服，日三。

---

① 一：元刻本、日本抄本、文瑞楼本同，明抄本、乾隆本作"二"。
② 一：元刻本、日本抄本、文瑞楼本同，明抄本、乾隆本作"二"。
③ 三：元刻本、日本抄本、文瑞楼本同，明抄本、乾隆本作"二"。
④ 两：日本抄本、文瑞楼本同，元刻本、明抄本、乾隆本作"合"。

石 水

论曰：肿从内起，坚块，四肢游肿，名为石[①]水，其根在膀胱。盖肾主水，与膀胱合。膀胱者，州都之官，津液藏焉，气化则能出矣。今肾虚[②]则膀胱气弱，膀胱气弱则不能化气，而隐滞不通[③]，水液停结于脐腹间，故其证胸腹鼓满，按之如石，胁下胀痛，其脉沉迟，身体发热，四肢头面皆肿也。

治膀胱石水，四肢瘦，**桑白皮汤**方

桑根白皮切。三两　射干　赤茯苓去黑皮　黄芩[④]去黑心　白术各二两　泽漆炙，剉　防己　泽泻各一两

上八味，粗捣筛。每服以水三盏，煮大豆一撮，至一盏半，去豆，下药末三钱匕，煎至七分，去滓温服，日二夜一。

治石水四肢细瘦，腹独肿大，状如怀娠，心中妨满，食即气急，**楮皮汤**方

楮白皮炙，剉　桑根白皮剉　防己剉。各一两半　泽漆茎叶炙，剉。半两　射干　白术　赤茯苓去黑皮。各一两　大豆炒。半两

上八味，粗捣筛。每服五钱匕，水二盏，酒一盏，煎至一盏，去滓温服，日三夜一。

治石水四肢细瘦，腹独肿大，**海蛤丸**方

海蛤研。三分　葶苈隔纸炒　桑根白皮切。各一两　赤茯苓去黑皮。一两　郁李仁汤浸，去皮，炒　陈橘皮汤浸，去白，炒。各半两　防己剉。三分

上七味，捣罗为末，炼蜜丸如小豆大。每服二十丸渐加至三十丸，米饮下，早晚各一服。

---

① 石：元刻本、日本抄本、文瑞楼本同，明抄本、乾隆本作“肾”。
② 虚：元刻本、日本抄本、文瑞楼本同，明抄本、乾隆本作“水”。
③ 通：元刻本、日本抄本、文瑞楼本同，明抄本、乾隆本作“能行水”。
④ 黄芩：元刻本、日本抄本、文瑞楼本同，明抄本、乾隆本作“猪苓”。

治石水四肢细瘦，腹肿，心中妨满，食即喘急[1]，**桑根白皮汤**方

桑根白皮剉　泽漆[2]炙，剉。各二两[3]　防己剉　射干　白术　楮白皮炙，剉　大豆各一两

上七味，粗捣筛。每服五钱匕，水二盏，煎至一盏，去滓温服，日三夜。

治石水，**鳖甲丸**方

鳖甲去裙襕，醋炙　吴茱萸汤浸去涎，焙干，炒　诃黎勒皮剉，炒　青橘皮汤浸，去白，焙　京三棱炮。各二两　牵牛子炒。一两

上六味，捣罗为末，醋煮面糊和丸如梧桐子大。每服二十丸，生姜橘皮汤下，微利为度。

治石水四肢瘦，腹肿，**杏仁丸**方

杏仁汤浸，去皮尖、双仁，炒　苦瓠取膜，微炒。各一两

上二味，捣罗为末，煮面糊和丸如小豆[4]大。每服十[5]丸，米饮下，日三服，水出为度。

治石水，**葶苈丸**方

葶苈隔纸炒　桃仁汤浸，去皮尖、双仁，炒。各二两

上二味，捣罗为末，面糊和丸如小豆大。每服十[6]丸，米饮下，日三夜一，小便利为度。

大腹水肿

论曰：《内经》言水病，下为胕肿大腹。又曰：上下溢于皮肤，故为胕肿。其证腹大四肢小，阴下湿，手足逆冷，腰痛，上气咳嗽，烦疼是也。盖三焦闭塞，水道不通，流溢皮肤，荣卫否涩，内连腹膜，则至阴内动，胀急如鼓。得病之本，多因大病之后，或积虚劳损，或新热食毕，入水自渍及浴，故令水气不散，理宜

---

① 喘急：元刻本、日本抄本、文瑞楼本同，明抄本、乾隆本作"气逆"。
② 泽漆：元刻本、明抄本、乾隆本、文瑞楼本同，日本抄本作"泽泻"。
③ 二两：元刻本、日本抄本、文瑞楼本同，明抄本、乾隆本作"二两半"。
④ 小豆：元刻本、日本抄本、文瑞楼本同，明抄本、乾隆本作"梧桐子"。
⑤ 十：元刻本、日本抄本、文瑞楼本同，明抄本、乾隆本作"二十"。
⑥ 十：元刻本、日本抄本、文瑞楼本同，明抄本、乾隆本作"二十"。

然也。

治大腹水肿，口苦干燥，此肠间有水，**防己丸方**

防己　椒目　葶苈炒令紫色　大黄剉，醋拌炒干。各一两

上四味，捣罗为末，炼蜜为丸如小豆①大。每服十丸，米饮下，日三服，稍稍增之。口中有津则止勿服。渴者，加芒消半两。

治大腹水肿，气息不通，证候危笃者，**牛黄丸方**

牛黄研。半两　昆布洗去咸，炙　海藻洗去咸，炙干。各一两一分　牵牛子炒　桂去粗皮。各一两　椒目　葶苈炒令紫色。各三分

上七味，捣罗为末，炼蜜为丸如小豆大。每服十五②丸，米饮下，日再服。稍加之，以小便利为度。正观十九年，汉阳王患水疾，医所不疗，服此药五六日差。

治水气大腹肿，**麝香丸方**

麝香一③钱。研　甘遂炒　芫花醋炒。各半两　人参一两

上四味，捣罗为末，炼蜜为丸如小豆大。每服二十④丸，米饮下。

治大腹水肿，利小便，**水银丸方**

水银水煮一日一夜，研。一两　葶苈炒令紫色　椒目各一升

上三味，捣罗为末，炼蜜为丸如小豆大。每服十丸，米饮下，日再服。

治水气腹大肿，**甘草丸方**

甘草炙，剉　防己　葶苈炒令紫色。各一两

上三味，捣罗为末，用酒熬为丸如小豆大。每服二十丸至三十丸，米饮下。

治大腹水肿，利小便，**苏合香丸方**

苏合香　水银水煮一复时，后入　白敛为末。各一两

---

① 小豆：元刻本、日本抄本、文瑞楼本同，明抄本、乾隆本作“梧桐子”。
② 十五：元刻本、日本抄本、文瑞楼本同，明抄本、乾隆本作“十”。
③ 一：元刻本、日本抄本、文瑞楼本同，明抄本、乾隆本作“二”。
④ 二十：元刻本、日本抄本、文瑞楼本同，明抄本、乾隆本作“十”。

上三味，合研令匀，炼蜜为丸如小豆大。每服十丸，米饮下，日三。

治大腹水肿，利小便，**葶苈散方**

葶苈炒令紫色。一两　杏仁二十枚[1]。汤浸，去双仁、皮尖，麸炒

上二味，捣令极烂，分为十服。每服用米饮调下，日二服。

治大腹水肿，利小便，**蓖麻饮方**

蓖麻子二十枚。成熟者，去皮

上一味细研，以水半盏调匀，一服令尽，至日中当吐下水汁。若水不尽，三日后更服三十枚。犹未尽者，更作。差后节饮及减食，食糜粥以养之。

治大腹水肿，利小便，**葶苈酒方**

葶苈一升

上一味，用酒五升，浸三宿。每服半盏，日二服，小便利为度。

治久患大腹病，其状四肢细，腹大，有小劳苦则足胫肿满，食则气急。此病服利药下极不差，宜用此酒以散除风湿，利小水，**丹参酒方**

丹参　鬼箭羽各一两半　秦艽去苗、土　知母冬月不用。各一两　猪苓去黑皮。三分　白术一两半　海藻洗去咸，炙。三分　赤茯苓去黑皮。一两　桂去粗皮　独活去芦头。各三分

上一十味，以酒九[2]升浸五日，急须者，置热灰上一日便可就。每服一盏，饮酒少者，随意减之，日三服。

---

① 二十枚：元刻本、日本抄本、文瑞楼本同，日本抄本旁注"一作二两"，明抄本作"一十一枚"，乾隆本作"二十一枚"。

② 九：元刻本、日本抄本、文瑞楼本同，明抄本、乾隆本作"五"。

卷第八十

水病门

水肿咳逆上气　水气遍身肿满　水肿胸满气急　水蛊
膜外气　徒都子论病本

水病门

水肿咳逆上气

论曰：《内经》谓肾为水肿，肺为喘呼，气逆不得卧。盖肾主水，肺主气，肾虚不能制水，水气胀满，上乘于肺，肺得水而浮，故上气①而咳嗽。古方有曰：肿从脚起，上气而咳，名曰白水，其病在肺。

治水咳逆上气，通身肿满短气，昼夜倚壁不得卧，喉中水鸡鸣，大小便不通，饮食不下而不甚渴，**白前汤方**

白前三两　紫菀去苗、土。四两　半夏汤洗七遍。五两　生泽漆根三两　桂去粗皮。三两　人参一两半　白术五两　干姜炮。二两　赤茯苓去黑皮。四两　吴茱萸汤洗，焙，炒。五两　杏仁三两。去双仁、皮尖，研　葶苈炒。二两　栝楼实三两

上一十三味，细锉如麻豆。每服五钱匕，水一盏半，枣三枚，擘破，同煎至八分，去滓温服，小便微利，气下肿减。

治水肿上气，**褚澄防己煮散方**

防己　泽漆叶　石韦去毛　泽泻五两　白术　丹参　赤茯苓去黑皮　陈橘皮汤浸，去白，焙　桑根白皮锉　木通锉。各三两　郁李仁研。五合②

上一十一味，捣罗为散。每服五钱匕，水一盏半，入生姜半分，切，煎至八分，去滓顿服，日三服，以小便利为度。

---

① 上气：元刻本、日本抄本、文瑞楼本同，明抄本、乾隆本作"虚"。
② 合：元刻本、日本抄本、文瑞楼本同，明抄本、乾隆本作"钱"。

治水气咳逆上气，四肢浮肿，坐卧不安，**防己汤方**

防己半两　桑根白皮剉　木通剉　赤茯苓去黑皮。各一两　郁李仁汤浸去皮，微炒　泽漆　甜葶苈炒令紫色。各半两　陈橘皮汤浸，去白，焙。二两　百合一两[1]

上九味，粗捣筛。每服五钱匕，以水一盏半，枣四枚，擘破，同煎至七分，去滓，食前温服。

治水肿腹大喘咳，胸胁满不得卧，**鲤鱼汤方**

鲤鱼一枚，重三[2]斤。净去鳞、肠、肚　桂去粗皮　紫菀去苗、土。各三两　防己　黄芩去黑心　消石研如粉　人参各二两

上七味，除鱼外，粗捣筛，用水一斗煮鱼如食法，取汁五升，去鱼。每服药末五钱匕，汁一盏半，煎至一盏，去滓温服，日三。

治水肿盛满，气急喘嗽，小便涩赤如血者，**泽漆汤方**

泽漆叶微炒。五两　桑根白皮炙黄，剉。三两　白术一两　郁李仁汤浸，去皮，炒熟。三两　杏仁汤浸，去皮尖、双仁，炒。一两半　陈橘皮汤浸，去白，炒干。一两　人参一两半

上七味，粗捣筛。每服五钱匕，用水一盏半，生姜一枣大，拍破，煎至八分，去滓温服，以利黄水三升及小便利为度[3]。

治水气身面肿满，气急喘嗽，小便赤涩，**郁李仁汤方**

郁李仁汤浸，去皮，炒干。一两[4]　桑根白皮炙令黄，剉。半两　泽漆茎叶微炒，切。半两　葶苈炒令紫色。二两　杏仁汤浸，去皮尖、双仁。一百枚。炒熟　赤茯苓去黑皮。一两半

上六味，粗捣筛。每服三钱匕，水二盏，生姜一枣大，拍破，同煎至八分，去滓温服，小便利佳，可服三二料。

治胸中喘，咳逆水气，身肿，利小便，**白雌鸡汤方**

白雌鸡一只。去肠脏，治如食法　泽漆切碎。二两　半夏汤洗

---

① 两：元刻本、日本抄本、文瑞楼本同，明抄本、乾隆本作"合"。

② 三：元刻本、日本抄本、文瑞楼本同，明抄本、乾隆本作"二"。

③ 及小便利为度：元刻本、日本抄本、文瑞楼本同，明抄本、乾隆本作"肿减"。

④ 一两：元刻本、日本抄本、文瑞楼本同，明抄本、乾隆本作"一两半"。

七遍，去滑。三①两　白术一两　甘草炙令赤色。一两半

上五味，除鸡外，粗捣筛，先用东流水五升，煮鸡令烂熟，去鸡，内药末五钱匕，煮赤小豆一合，大枣三枚，擘，生姜三片。俟豆熟，去滓温服，日三夜一。

治遍体浮肿，腹胀上气不得卧，大小便涩。先服大枣散，后服海蛤丸取差。差后三年，不得食肉入房，不尔，病必重发。**大枣散**方

芫花微炒。一分　甘遂②炙。半两　大戟煨，去皮。一分

上三味，捣罗为散。每服一钱匕，以大枣十枚，水一盏半，煮枣二十沸，去枣调药。空心顿服，当利勿止。如此三服后，可服海蛤丸③。

海蛤丸方

海蛤别研　赤茯苓去黑皮。各一两　狼毒煨熟。三分　桑根白皮炙，剉　玄参微炙。各一两　腻粉半两　薏苡仁　陈橘皮汤浸，去白，焙　防己　葶苈炒紫色，研　杏仁汤浸，去皮尖、双仁，炒。各一两

上一十一味，除海蛤外，捣罗为末，同海蛤再研匀，炼蜜和丸如小豆大。每服空心橘皮汤下三十丸，日三服。五日后觉齿痒即住药，齿肿口疮即是差候。

治水咳逆上气，通身洪肿，短气胀④满，昼夜不得卧，喉中鸣，大小便不通，不下食而不甚渴⑤，**大白前汤**方

白前一两半⑥　紫菀去土。二两　半夏汤洗七遍，去滑。三两　生泽漆根微炒。二⑦两

上四味，粗捣筛。每服五钱匕，水一盏半，煎至一盏，去滓，

---

① 三：元刻本、日本抄本、文瑞楼本同，明抄本、乾隆本作"一"。
② 甘遂：元刻本、日本抄本、文瑞楼本同，明抄本、乾隆本作"甘草"。
③ 海蛤丸：元刻本、日本抄本、文瑞楼本同，明抄本、乾隆本此后有"差即悬饮门十枣汤"。
④ 胀：元刻本、日本抄本、文瑞楼本同，明抄本、乾隆本作"喘"。
⑤ 不下食而不甚渴：元刻本、日本抄本、文瑞楼本同，明抄本、乾隆本作"不甚满"。
⑥ 一两半：元刻本、日本抄本、文瑞楼本同，明抄本、乾隆本作"一两"。
⑦ 二：元刻本、日本抄本、文瑞楼本同，明抄本、乾隆本作"一"。

又内后药。

桂去粗皮。一两半　人参三分　白术　赤茯苓去黑皮　吴茱萸水浸一宿，焙干，炒。各二①两　杏仁汤浸，去皮尖、双仁，炒。一两半　葶苈炒紫色　栝楼根各二②两

上八味，粗捣筛。每服三钱匕，入生姜一块，拍碎，大枣三枚，擘破，同入前药汁，再煎至八分，去滓温服，当得大小便微利，即气通肿减。

治水③咳逆上气，通身浮肿，短气肠满④，昼夜倚壁不得卧，喉中水鸡鸣，**白前汤方**

白前去土。三分　紫菀去土。一两半　半夏汤洗七遍，去滑。三两　泽漆根细切，微炒。三两半　桂去粗皮。一两半　人参　干姜炮。各半两　栝楼一枚。去皮　白术一两　吴茱萸水浸一宿，焙干，炒。二两

上一十味，粗捣筛。每服用五钱匕，水三盏，入枣二枚，生姜一块，拍破，煎至一盏半，去滓，分二服。当小便利或微溏肿即减。

治水气面体浮肿，咳嗽气促，**黄耆汤方**

黄耆剉。三分　桑根白皮炙，剉　柴胡去苗　赤芍药剉，微炒　赤茯苓去黑皮。各半两　陈橘皮汤浸，去白，焙　麦门冬去心，焙　恶实微炒　甘草炙。各三分

上九味，粗捣筛。每服三钱匕，水二盏，煎至七⑤分，去滓温服，不拘时候。

治水肿上气不得卧，头面身体悉肿，**大葶苈丸方**

葶苈一两一分。熬，研如泥　泽漆茎熬　赤茯苓去黑皮　陈橘皮汤浸，去白，焙。各半两　甘遂　牵牛子各三分　郁李仁研。

① 二：元刻本、日本抄本、文瑞楼本同，明抄本、乾隆本作"一"。
② 二：元刻本、日本抄本、文瑞楼本同，明抄本、乾隆本作"一"。
③ 水：元刻本、明抄本、日本抄本、文瑞楼本同，乾隆本作"水肿"。
④ 短气肠满：元刻本、日本抄本、文瑞楼本同，明抄本作"短气喘满"，乾隆本作"等气胸满"。
⑤ 七：元刻本、日本抄本、文瑞楼本同，明抄本、乾隆本作"五"。

半两

上七味，捣研为末，炼蜜和丸如梧桐子大。每服五丸，以赤小豆饮及大麻子饮下，日再①服，稍加至七丸，以大小便微利为度。若渴，即饮以小豆、麻子等汁。

治水气肿满，咳嗽喘痞，痰涎不利，眠睡不安，**杏仁半夏丸方**

杏仁汤浸，去皮尖、双仁，麸炒 半夏汤洗七遍，去滑。各一两 椒目半两 贝母去心，炒 防己各一两 苦葶苈二两。隔纸微炒

上六味，捣罗为末，炼蜜和丸如梧桐子大。每服二十丸，食后临卧，煎桑根白皮汤下。

治内虚外实，久有积聚，荣卫不通，甚者变为赤水。此为病从心起，入于皮肤，肿满皮厚，体重上气，卧烦而躁，**葶苈丸方**

葶苈炒令紫。半合 防己 椒目 大黄剉碎，醋拌炒。各一两半 蓖麻子去皮。半两 郁李仁汤浸，去皮，炒。一两

上六味，捣罗为末，炼蜜同枣肉和丸如小豆大。每服十丸，空心温酒下，如不动加至十五二十丸。

治水肿上气，大便涩，**牵牛子丸方**

牵牛子炒。一两半 葶苈炒熟。二两 杏仁去皮尖、双仁，麸炒。一百枚。别研 大枣煮，去皮核。十枚。研 芒消半两。研 牛酥半合

上六味，先捣前二味为末，入杏仁等研匀，次入牛酥，更捣万杵，丸如绿豆大。每服八丸至十丸，空心粥饮下。

治水在肺，令人咳喘上气，腹大脚肿，目下如卧蚕，微渴不得卧，有顷乃复，小便难，少而数，胸满隐痛。此水气迫肺也，宜利小便，**泽漆根汤方**

泽漆根生。四两 麦门冬去心，焙 甘草炙 人参 赤茯苓去

---

① 再：元刻本、日本抄本、文瑞楼本同，明抄本、乾隆本作"哺"。

黑皮。各一两　鲤鱼一斤者，一头

上六味，将五味粗捣筛，先用水三升煮鱼，取汁一升，去鱼。每服三钱匕，汁一盏，煎至七分，去滓温服，日三。以小[1]便利为度，不利增服。如大便利小便未利者，增至四合。初服一日气即下，得安卧。有寒可加生姜二两，切，焙。

水气遍身肿满

论曰：肾主水，脾胃俱主土，土克水，胃为水谷之海，其气虚，不能传化水气，使水气浸渍腑脏[2]。又脾得水湿之气，土衰不能制之，水气独[3]归于肾，肾虚三焦不泻，经络闭塞，故水气溢于皮肤，传流四肢，所以通身肿也。其候上气体重，小便黄涩，肿处按之，随手而起是也。

治通身肿喘，**款气丸方**

丁香　木香　沉香　白檀香　桂去粗皮　肉豆蔻去壳　槟榔剉　荜澄茄　大戟炒　甘遂炒。各一分[4]　木通剉。一两　续随子去皮　海蛤　郁李仁去皮　瞿麦　甜葶苈炒　桑根白皮剉，炙　牵牛子各一分　腻粉一钱[5]　巴豆慢火炮过，出油令尽。一分

上二十味，捣为细末，研白粳米饭为丸如绿豆大。每服三丸至五丸，煎橘皮汤下。

治遍身水肿，**木通汤方**

木通剉　苦葫芦子各一两半　泽泻　防己各三分　猪苓去黑皮　海蛤细研。各一两

上六味，粗捣筛。每服五钱匕，水七分，酒七分，入葱白五寸，切，煎至八分，去滓，食前温服，当下小便数升，肿消。

治水气遍身肿满，皮肉欲裂，心腹内气胀，小便不利，饮食

---

① 小：元刻本、日本抄本、文瑞楼本同，明抄本、乾隆本作"二"。
② 腑脏：元刻本、日本抄本、文瑞楼本同，日本抄本旁注"腑脏作水脏"，明抄本、乾隆本作"水脏"。
③ 独：元刻本、日本抄本、文瑞楼本同，明抄本、乾隆本作"溢"。
④ 分：元刻本、日本抄本、文瑞楼本同，明抄本、乾隆本作"两"。
⑤ 钱：元刻本、日本抄本、文瑞楼本同，明抄本、乾隆本作"分"。

不消，**甘遂丸**方

甘遂一两　葶苈炒。二两半①　赤茯苓去黑皮。一两　陈橘皮汤浸，去白，焙　郁李仁各三②分

上五味，捣罗四味为细末，别捣葶苈如脂，内散中，蜜丸如梧桐子大。空心饮下七丸，日一服。如不利稍加之，以利为度。

治水病通身微肿，腹大，食饮不消，**小消化丸**方

芫花微炒　甘遂微炒　大黄剉碎，醋拌炒干　葶苈炒令紫色。各一两　巴豆去心皮，麸炒，研出油尽。四十枚③

上五味，捣罗为末，炼蜜为丸如小豆大。每服饮下三丸。不知，稍增至五丸，以知为度。

治水病通身肿满，喘急，大小便涩，**大豆散**方

大豆黄④醋拌，炒干　大黄微煨，去皮。各一两

上二味，捣罗为散。每服二钱匕，临卧时煎葱橘皮汤调下，平明以利大肠为度。

治水⑤通身肿满，喘急，小便涩，**一字汤**方

甘遂　大戟去皮。各一两

上二味，剉，用慢火炒令黄色，粗捣筛。每服一字匕，以水半盏，煎三五沸便须倾出，不得煎过，去滓温服之，不过十服大效。

治通身肿满，喘急，小便涩，**大戟散**方

大戟去皮，细切，微炒。二两　干姜炮裂。半两

上二味，捣罗为散。每服三钱匕，用生姜汤调下，良久糯米饮投之，以大小便利为度。

治水气通身黄肿，**葶苈丸**方

葶苈微炒　防己　陈橘皮汤去白，焙　郁李仁　紫苏子　赤茯

---

① 二两半：元刻本、明抄本、日本抄本、文瑞楼本同，乾隆本作"二分"。

② 三：元刻本、日本抄本、文瑞楼本同，明抄本、乾隆本作"二"。

③ 四十枚：元刻本、日本抄本、文瑞楼本同，明抄本作"四十九粒霜"，乾隆本作"四十九粒"。

④ 大豆黄：元刻本、日本抄本、文瑞楼本同，明抄本、乾隆本作"大豆"。

⑤ 水：元刻本、日本抄本、文瑞楼本同，明抄本、乾隆本此后有"病"。

苓去黑皮。各半两

上六味，捣罗为末，炼蜜为丸如梧桐子大。麝香酒下二十丸，日三服，以小便利为度。

治水病通身洪肿，**鲤鱼汤方**

鲤鱼净去鳞、肠、肚。一头一斤　赤茯苓去黑皮。一两　泽漆微炒。一两半　甘草炙。一两　泽泻二两半　人参一两半　杏仁汤浸，去皮尖、双仁，麸炒。半两

上七味，将六味粗捣筛，先以水三升，煎鱼取一升半。每服以鱼汁一盏，入诸药末三钱匕，煎取七分，去滓温服，日二三，小便利乃止。

治水肿通身皆肿，**桑白皮汤方**

桑根白皮炙黄色，剉。五两　吴茱萸水浸一宿，炒干。二两　甘草炙。一两

上三味，㕮咀如麻豆。每服五钱匕，用水二盏，生姜一枣大，切，饧糖半匙，煎至一盏，去滓温服，日再。

治水病通身洪肿，四肢无力，喘息不安，腹中虚胀，**泽漆汤方**

泽漆微炒。三两　赤小豆微炒。二两　甘草炙。三分　鲤鱼净去肠、肚并鳞。一头重一斤①者　麦门冬去心，焙。三分　赤茯苓去黑皮。一两　人参三分

上七味，将五味粗捣筛，先用水五升将鲤鱼与小豆同煮至二升，去滓，内药末五钱匕，入生姜一分，拍破，煎一升，去滓，分二服，弱人作三服，日再。以小便利，肿气减或小溏下为度；若小便大利，还从一合始，大便利则止；若水甚，加泽漆至半斤；渴，加栝楼根一两。

治水肿遍身，小便涩，腹满，**赤小豆汤方**

赤小豆微炒。一升　桑根白皮炙，剉。一两　泽漆茎叶切，炒。三分

---

① 一斤：元刻本、日本抄本、文瑞楼本同，明抄本、乾隆本作"斤半"。

上三味，将二味绵裹，用水九升，与小豆三味煮令熟，去绵裹者药，只留小豆，饥则食小豆，渴即饮汁，以利为度。

治水气，通身肿，**麻黄汤方**

麻黄去根节。二两半　白术剉碎，微炒。二两　甘草炙。一两　石膏碎。三分　赤茯苓去黑皮。一两

上五味，粗捣筛。每服五钱匕，水二盏半，枣二枚，擘破，生姜一枣大，拍碎，同煎至一盏，去滓温服，日三，每服后盖覆，令汗出差。

治水通身肿，其脉沉迟，**芍药汤方**

芍药剉，炒。一两　桂去粗皮。半两　黄耆剉。三分

上三味，粗捣筛。每服五钱匕，用米醋①一合，水一盏半，煎至一盏，去滓温服。心当烦，勿怪，六七日即差。勿食盐。

治通身洪肿，**木香丸方**

木香　肉豆蔻去皮　青橘皮去白，焙　槟榔煨，剉。各一两

上四味，捣罗为细末，用枣肉丸如绿豆大。每服空心温酒下二十丸，渐加至三十丸。

治水气通身黄肿，**菊蓸酒方**

上用菊蓸根，捣汁一盏，酒一盏和之，置暖处一宿，旦起空心服之，差。

治荣卫不通，遍身肿满，咳嗽足肿，小便不利，通治十水，**水银丸方**

水银水煮一日　芒消　椒目微炒，出汗。各三分

上三味，捣罗为细末，炼蜜丸如绿豆大。每服十丸，空心米饮下，日二服，小便利差。

治水气肿满，气息喘急，小便不利，并男子女人虚积及遍身黄肿，**白丸子方**

腻粉半两　粉霜　滑石末。各四钱匕　硇砂　寒水石火煅过，

---

① 米醋：元刻本、日本抄本、文瑞楼本同，明抄本、乾隆本作"糯米"。

为末　白丁香直者，末。各三钱匕 ①

上六味，先将腻粉、滑石二味研匀，红纸裹，更和白面作饼子，再裹合，复用酒湿红纸，裹二十四重后用桑柴熟火烧，以面熟为度，取出与前药四味一处研匀，用水浸蒸饼心，搦干，和为丸如豌豆大。每煎生姜水下，食前吃，第一日三丸，日三；第二日四丸，日三；第三日五丸，日三；第四日六丸，日三。服后以小便无数取下水为度。服四日病未下，更加一日。如服药第二日觉口气时，便用后漱口药漱之。

漱口齿，**贯众汤方**

贯众　黄连去须。各半两

上二味，粗捣筛，每用一钱匕，水一盏，煎三两沸，入龙脑少许。温温漱之，白粥养百日。

治水肿腹满，四肢羸瘦，喘促，小便涩少，妨闷，**海蛤丸方**

海蛤研。二两　木香　诃黎勒皮　防己　厚朴去粗皮，生姜汁炙　旋覆花各一两　白槟榔剉　鳖甲去裙襕，醋浸，炙　郁李仁去皮，研。一两半　桂去粗皮。半两

上一十味，捣罗为末，炼蜜丸如梧桐子大。每服二十丸，煎大腹皮汤下。

治水气，第一日，空心先服槟榔丸一服，日中后服枳实汤一服；次日亦然；第三日，空心临卧服万灵丸各一服；第四日，早晚服水银丸各一服。其病当于大小便俱利，则吃煮赤小豆。如渴不可饮水，当服白术汤，然后常服鹿茸丸则永安。**槟榔丸方**

槟榔煨，剉　牵牛子半生半炒　葶苈隔纸炒。各一两　恶实　木香　青橘皮汤浸，去白　郁李仁去皮尖，炒，研　枳壳不去瓤　白茯苓去黑皮　防己各半两　大黄湿纸裹，灰火中煨令香熟。一分

上一十一味，捣罗为末，炼蜜和丸如梧桐子大。每服四十丸，

---

① 三钱匕：元刻本、日本抄本、文瑞楼本同，明抄本作"三分七"，乾隆本作"三七分"。

空心，煎桑根白皮汤下。

治水气，**枳实汤方**

枳实去瓤，麸炒　升麻　甘草①去，剉　桑根白皮剉，炒　知母焙　紫菀去苗、土　白术　黄耆细剉　赤茯苓去黑皮　秦艽去苗、土　黄芩去黑心　麦门冬去心，焙干

上一十二味，等分，粗捣筛。每服三钱匕，水一盏，葱白两茎，同煎至七分，去滓温服。

治水气肿满，**万灵丸方**

苦葫芦子焙干。五两　苦葫芦瓤焙干。二两半　牵牛子三②两。一半生，一半炒熟

上三味，为细末，醋糊和丸如梧桐子大。每服三十丸，空心临卧各一服，煎桑根白皮汤下。

治水气腹③满，小便不利，**水银丸方**

水银一两。酒煮一日，研如泥　椒目一两④。碎　苦葶苈二两。隔纸炒令香　马牙消一两。碎

上四味，同研匀，炼蜜和入臼内，捣千百杵，丸如梧桐子大。每服二十丸，空心临卧各一服，米饮下。其病当从大小便俱利出，可食少赤小豆。

治水气渴，腹肠⑤胀满，**白术汤方**

白术　赤茯苓去黑皮　人参　甘草炙

上四味，等分，粗捣筛。每服五钱匕，水二盏，煎一盏半，去滓温服。

治水气平愈，体瘦如旧，可服**平补鹿茸丸方**

鹿茸酥炙，去毛　肉苁蓉酒浸，去皴皮，焙　干地黄焙　柏子仁研　菟丝子酒浸一宿，焙。各一两　黄耆细剉　白茯苓去黑

① 甘草：元刻本、日本抄本、文瑞楼本同，明抄本、乾隆本作"炙甘草"。
② 三：日本抄本、文瑞楼本同，元刻本作"胁"，明抄本、乾隆本作"二"。
③ 腹：元刻本、日本抄本、文瑞楼本同，明抄本、乾隆本作"胀"。
④ 一两：元刻本、明抄本、乾隆本、文瑞楼本同，日本抄本作"一两半"。
⑤ 肠：诸校本作"胁"。

皮　桂去粗皮　防风去叉　远志去心　车前子　五味子各半两

上一十二味，捣罗为细末，炼蜜和丸如梧桐子大。每服三十丸，空心米饮下，加至四十丸。

治水气，**轻粉丸方**

水银粉四钱　滑石二钱　凝水石三钱　海金沙一钱

上四味，细研匀，用白面裹，上用泥裹，以牛粪火烧，觉火稍炎便去之，取出药，恐粉走也。刮去泥及干面，就有湿者烧面搜为丸如绿豆大。每服第一日三丸；第二日六丸，二服；第三日十二丸，三服，煎浆水灯心生姜冷汤下。若病势未行，第四日更服十二丸。然所服不可过多，若能不服第四服得行乃佳，恐药力太过，须慎此一服。若服第一服，牙齿便动水行则不可治，不须与药；若得第二日、第三日小便行乃妙。

服药腹中作声，背胂疼时牙[1]欲动也，既动则用**封漐牙方**

青黛　枣肉等分

上二味，和研如泥，封牙断，更以荆芥汤漐三五度。若逐动小肠中水，往往小便淋滴，一日夜身便瘦而愈。若水行患渴者，则调生凝水石末一钱，新汲水下，渴自减，小便定。叠服后补药一月，方得平复。

服前药后补药，**荜拨汤方**

荜拨　荜澄茄　红豆蔻去皮　莲花　甘草等分

上五味，粗捣筛。每服三钱匕，水一盏，生姜一小块，切，枣一枚，擘，煎至七分，和滓温服。

治水气肿满方

楮木灰一大斗，淋汁一小斗　糯米一小斗　赤小豆一大升　桃仁去皮尖、双仁。二七枚　商陆切。一两半　麦门冬去心。一大合　天门冬去心。一合

上七味，诸药以灰汁煮令烂，空心服，以饱为度，饥即吃饭无妨。日内当利，以白粥止之。

---

① 牙：元刻本、日本抄本、文瑞楼本同，明抄本、乾隆本作“邪”。

治水肿方

商陆不以多少。去粗皮，切，阴干，为末

上用黄颡鱼三头，大蒜三枚，绿豆一合，水二大碗，同煮以豆烂为度。先将豆任意吃，却以汁调下药末二钱匕，其水即消。

治水气头面身体俱肿，**苦瓠丸方**

苦瓠一枚

上一味，拣无靥痕者，取白瓠实捻丸之如大豆粒，每粒用面裹煮沸。空腹吞七粒，相次出水一升，三日水自出尽以至大瘦是效。三年当忌发病食物。

水肿胸满气急

论曰：《内经》论水病，谓其本在肾，其末在肺。又曰：肺为喘呼，肾为水肿。今肿气否满塞于胸中，故有胸中满急之证。盖由肾虚，既成聚水之病，上攻于肺，肺布叶举，在于胸背。背[1]者，胸中之府也。

治水气肿满，肺气喘急，咳嗽胀闷，坐卧不得，喉中作声，心胸痞滞，**防己丸方**

防己　白前　五味子　紫菀去苗、土。各半两　桑根白皮剉　马兜铃　麻黄去根节　桔梗炒　柴胡去苗　大腹皮剉。各三分　赤茯苓去黑皮　陈橘皮汤浸，去白，焙。各一两　甘草炙，剉。一分　杏仁五十粒。汤浸，去皮尖、双仁，炒

上一十四味，捣罗为细末，炼蜜和丸如梧桐子大。每服十五丸至二十丸，温生姜汤下，不拘时。

治水气腿股[2]肿满，喘促咳嗽，坐卧不得，**泽泻丸方**

泽泻　芫花醋炒　郁李仁汤浸，去皮尖，炒　牵牛子炒　防己　苦葶苈纸上炒。各一分　滑石研　大戟剉，炒。各三分　海蛤研　甘遂炒　瞿麦穗　槟榔剉。各半两

---

① 背：元刻本、日本抄本、文瑞楼本同，明抄本、乾隆本作"肾"。
② 股：元刻本、日本抄本、文瑞楼本同，明抄本、乾隆本作"腹"。

上一十二味，捣罗为细末，炼蜜和丸如梧桐子大。每服二十丸，食前煎陈橘皮汤下。

治水病喘急上气，消肿满，**十圣丸方**

大戟炒　桑根白皮剉，炒　甘遂炒　甜葶苈纸上炒　巴豆去皮、心、膜，炒黑，研。各半两　续随子去皮　乌头去皮脐，细剉，慢火炒令焦黑烟出为度　槟榔剉。各一分　杏仁去皮尖、双仁，炒，研。三分　牵牛子炒。二两。取末三分

上一十味，为细末，炼蜜丸如鸡头大。每服一丸，生姜汤化下，更量病势加减。

治水肿胸满气急，**甘遂汤方**

甘遂炒。一两半　赤茯苓去黑皮　郁李仁汤浸，去皮尖。研　黄芩去黑心　杏仁去皮尖、双仁，炒，研。各二两　泽泻叶　泽漆微炙　陈橘皮汤浸，去白，炒干。各一两半

上八味，粗捣筛。每服五钱匕，水三盏，煎至一盏半，去滓，分温二服。

治水气消肿定喘，**黄耆丸方**

黄耆剉　甘遂炒　青橘皮汤浸，去白，焙　麦蘖[1]　大戟炒　陈橘皮汤浸，去白，焙　陈曲炒。各半两

上七味，为细末，炼蜜丸如梧桐子大，煎木通桑根白皮汤下[2]。

治水气肿满，气急喘嗽，小便赤涩，**桑根白皮汤方**

桑根白皮剉。四两　葶苈纸上炒　泽漆茎叶　郁李仁汤浸，去皮尖。各二两　杏仁一百枚。去皮尖、双仁　赤茯苓去黑皮。三两

上六味，粗捣筛。每服三钱匕，水一盏半，生姜一枣大，切，煎至八分，去滓温服，以小便利为度。

治水气喘满，小便赤涩，腰腿浮肿，不得眠睡，**苦葶苈丸方**

苦葶苈纸上炒。一两三分　杏仁汤浸，去皮尖、双仁，炒，研。三钱[3]　陈橘皮汤浸，去白，焙。四钱　防己一两　赤茯苓去黑

---

① 麦蘖：元刻本、日本抄本、文瑞楼本同，明抄本、乾隆本作"蘖米"。

② 下：元刻本、日本抄本、文瑞楼本同，明抄本、乾隆本此后有"二十丸"。

③ 钱：元刻本、日本抄本、文瑞楼本同，明抄本、乾隆本作"分"。

皮　紫苏叶　郁李仁汤浸，去皮尖，炒，研。各半两

上七味，捣罗五味为末，与二味研者和匀，炼蜜丸如梧桐子大。每服二十丸，食后煎橘皮汤下，日再。

治水肿胸满气急，**郁李仁汤**方

郁李仁汤浸，去皮尖，炒　桑根白皮炙，剉　赤小豆炒。各三两　陈橘皮汤浸，去白，炒。二两　紫苏一两半　茅根切。四两

上六味，粗捣筛。每服五钱匕，水三盏，煎至一盏，去滓温服。

治十种水气喘急，坐卧不得，小便淋涩，**葶苈散**方

苦葶苈纸上炒。一两半　牵牛子炒。一两二钱　猪苓去黑皮　泽泻各一两　椒目炒。三分

上五味，捣罗为细散，每用葱白三茎，切，浆水一盏，煎至半盏，去滓，调药二钱匕，空心临卧服，以大小便利为度。

治水肿胸中气满喘急，**茯苓汤**方

赤茯苓去黑皮　杏仁去皮尖、双仁，炒。各四两　陈橘皮汤浸，去白，炒。二两

上三味，粗捣筛。每服五钱匕，水三盏，煎至一盏，去滓温服，日再。病随小便下，饮尽更作。

水　蛊

论曰：水蛊①之状，腹膜肿胀，皮肤粗黑，摇动有声。此由脾肾②气虚，湿气淫溢，久不差③则害人如蛊之毒，故谓之水蛊也。

治水蛊通身肿满，**无比丸**方

京三棱煨，剉　牵牛子　胆矾研　槟榔剉　芫花醋浸，炒。各一两　腻粉一分　续随子去皮　硇砂研　木香各半两　铁粉研。三分　大枣三十枚。汤内略煮过，剥去皮核，取肉烂研

上一十一味，除胆矾、硇砂、枣肉外，同捣罗为末，用酽醋

---

① 蛊：元刻本、日本抄本、文瑞楼本同，明抄本、乾隆本作"肿"。
② 肾：元刻本、日本抄本、文瑞楼本同，明抄本、乾隆本作"胃"。
③ 差：元刻本、日本抄本、文瑞楼本同，明抄本、乾隆本作"治"。

二大升，先下硇砂、胆矾、枣肉于银石器内，煎五七沸，次下诸药末，一处搅匀，慢火熬候可丸，丸如豌豆大。每服十丸，丈夫温酒下，妇人醋汤下。

治水蛊腹胀，消肿满痞气，**中膈丸方**

芫花醋浸，炒黄　甘遂炒黄，为末　大戟煨。各一两　泽泻　青橘皮汤浸，去白，焙　木香各半两　硇砂研　乳香研。各一钱　巴豆去皮、膜，出油，研。二十一枚

上九味，捣研为末，炼蜜和丸如绿豆大。每服三丸至五丸，温酒下。

治水蛊水肿，**甘遂散方**

甘遂炒　蓬莪茂炮　青橘皮汤浸，去白，焙。各一两　大戟微煨　桂去粗皮。各三分　石菖蒲米泔浸，炒干　木香各半两

上七味，捣罗为散。每服用葱汤调一钱匕，空腹，渐加至二钱匕，微吐泻为度。亦治脚气。

治水蛊，身体洪肿，喘满，**葶苈汤方**

葶苈纸上炒令紫色，捣末。一两

上一味，以水二盏，入葶苈五钱匕，大枣十枚，擘破，同煎至一盏，去滓，分为二服，以利为度，后服葶苈丸。

葶苈丸方

葶苈子纸上炒令紫色。三两　牵牛子微炒。一两半　海藻洗去咸，炒　昆布洗去咸，炒　猪苓去黑皮　泽漆各一两

上六味，捣罗为末，炼蜜和丸如小豆大。每服米饮下十五丸，日再，稍加至二十丸，以知为度。

治水蛊[①]腹肿，利小便，**分气散方**

甘遂炒　商陆剉，炒　白牵牛炒。各半两　槟榔炮，剉。一枚　木香一分　白丁香研。五十枚　腻粉研。一钱

上七味，捣研为散。每服半钱匕，温酒调下。实者加至一钱匕。

---

① 蛊：元刻本、乾隆本、日本抄本、文瑞楼本同，明抄本作"鼓"。

治水蛊大小便不通，急胀壅塞，**大黄汤**方

大黄剉碎，醋拌，炒干。一两半　麦门冬去心，焙。三分　甘遂微炒　茅根剉　黄连去须。各一两　贝母炮，去心。三分

上六味，粗捣筛。每服二钱匕，水一盏，煎至七分，去滓温服。

治水蛊腹胀满急，小便不通，纵有少而黄赤，**瞿麦汤**方

瞿麦穗　车前子　滑石碎　茅根剉　甘遂微炒　苦参

上六味，等分，粗捣筛。每服二钱匕，以水二盏，煎至七分，去滓温服，日三，以利为度。

治水蛊腹胀喘嗽，分水气，**海蛤丸**方

海蛤烧灰。半两　滑石研　凝水石研。各一两　白丁香研。五十枚　腻粉　粉霜各一钱

上六味，一处研匀，面糊和作饼子，以湿纸裹烧熟，捣罗为末，薄面糊和丸如绿豆大，温酒下二十丸。

治水蛊，内肿即冷，外肿即热，气急无力，**结水汤**方

黄连去须　大黄剉碎，醋拌，炒干。各一①两　甘遂微炒　葶苈炒令紫。各一两

上四味，粗捣筛。每服二钱匕，水一盏半，煎至七分，去滓温服，日二。

治水蛊遍身洪肿，**椒目丸**方

椒目微炒出汗　牡蛎煅　葶苈纸上炒　甘遂炒

上四味，等分，捣罗为末，炼蜜和丸如小豆大。每服米饮下十丸取利。利后服白米粥养之。

治水蛊水肿，**大戟汤**方

大戟去皮，炒　甘遂炒

上二味，等分，粗捣筛。每服一钱匕，水一盏半，入大枣三枚，擘破，煎至七分，去滓温服。

治水蛊，**鼠尾草丸**方

---

① 各一：元刻本、日本抄本、文瑞楼本同，明抄本、乾隆本作“三”。

鼠尾草　马鞭草各五斤

上二味，用水五斗，煮取二斗，去滓，再煎成膏，为丸如小豆大，以轻粉为衣。每服米饮下三丸至六丸。

治水蛊身体洪肿，**恶实丸方**

恶实微炒。一两

上一味，为末，面糊和丸如梧桐子大。每服十丸，米饮下，勿嚼破。

治水蛊遍体洪肿，**瓠瓟煎方**

瓠瓟一枚

上一味，以水二升，煮一炊顷，去滓煎，堪丸即丸如小豆大。每服米饮下十丸，取小便利。利后作小豆羹食之，勿饮水。

治蛊病水肿，**楮枝煎方**

楮枝剉。半升

上一味，以水五升，煎至二升半，去滓取汁，入黑豆末半升，煎成煎。每用一匙，空腹服①之。

膜外气

论曰：诸家方书论水病甚详，未尝有言膜外气者。唐天宝间，有徒都子者始著《膜外气方》书，本末完具，自成一家，今并编之。然究其义，本于肺受寒邪传之于肾，肾气虚弱，脾土又衰，不能制水，使水湿散溢于肌②肤之间，气攻于腹膜之外，故谓之膜外气。其病令人虚胀，四肢肿满，按之没指是也。

徒都子论病本

膜外气者，或谓之水病起于佗③疾，不可常定。或因患疟，或因积劳，或因肾脏中风，或因肺腑伤冷，或因膈上气，或因冲热

---

① 服：原作"胀"，据元刻本、日本抄本、文瑞楼本改。
② 肌：元刻本、明抄本、日本抄本、文瑞楼本同，乾隆本作"皮"。
③ 佗：元刻本、日本抄本、文瑞楼本同，明抄本、乾隆本作"他"。佗，通"他"，《正字通·人部》："佗，与他、它通。"下同。

远行，或因酒肉中所得。始于肺，终于肾。或因咳嗽，或多涕唾，或因蓄聚冷气，壅塞不散，遂使肺脏热①气攻心，五脏冷气下化为水，流入膀胱，在大肠膜外。所以切脉不能知，针灸不能及。盖人肾为命本，不可虚也，本固即②叶茂，本虚即易枯③。况四时衰王，皆乘肾脏之气。肾损即五脏皆衰，是致胃闭而脾不磨，气结而小便涩，轻重之候，在大小便耳。若小便不通则气壅，攻击腹内，冲出膜外，化而为水，使人手足头④面浮肿；若大小便微涩则微肿，极涩则极肿；大小便俱不通，三日即遍身洪肿，至重则阴亦肿。夫阴肿有二，有肿而小便自出者，有肿而小便出涩者，又有茎头⑤连少腹脐⑥皆肿者。此并为死候，宜速治之。若患此疾，肿亦不常定，或先手足面目浮肿，或先腰肋微肿，或先手足小肿。其候或消或甚，三五日稍愈，或三五日再发，亦以小便通涩为候⑦，积渐变成洪肿。妇人得之，与此略同。凡患此疾，令人腹胀烦闷，胸间气急，此由肺胀，甚即喘如牛吼，坐卧行立不得，或中夜后⑧气攻胸心，重者一年二年方死，有一月两月死者。若将息失度，误食毒物，十日五日⑨即甚也。愚医多以针灸出水为功，又以鲤鱼、赤小豆为药，又令病人饮黄牛尿、服商陆根，反有所损，少有差者。大抵此病，尤忌针灸。华佗云：患水病未遇良医，第一不得针灸，言气在膜外，已化为水，水出即引出腹中气，水尽则死。扁鹊云：水病在膜外，常针不可及，常药不可疗，惟神针良药可也。有此疾者，宜向阳行坐，遇阴雨则愈觉壅滞，房中常须存火。服药后夜卧觉胸间热甚，宜含红雪与好茶之类。慎勿饮酒及冷茶冷水。若渴宜吃五灵汤方，录在卷后。尤忌盐、生冷、

---

① 热：元刻本、日本抄本、文瑞楼本同，明抄本、乾隆本作"邪"。
② 即：元刻本、日本抄本、文瑞楼本同，明抄本、乾隆本作"枝"。
③ 易枯：元刻本、日本抄本、文瑞楼本同，明抄本、乾隆本作"枯槁"。
④ 头：元刻本、明抄本、日本抄本、文瑞楼本同，乾隆本作"两"。
⑤ 头：元刻本、日本抄本、文瑞楼本同，明抄本、乾隆本作"囊"。
⑥ 脐：元刻本、日本抄本、文瑞楼本同，明抄本、乾隆本此后有"背"。
⑦ 候：元刻本、日本抄本、文瑞楼本同，明抄本、乾隆本作"效"。
⑧ 后：元刻本、日本抄本、文瑞楼本同，明抄本、乾隆本作"逆"。
⑨ 五日：元刻本、日本抄本、文瑞楼本同，明抄本、乾隆本作"半月"。

醋滑。

治膜外气水病，不限年月深浅，洪肿大喘，须臾不可过，朝服暮差，**防己汤方**

防己　大戟　木香　赤茯苓去黑皮　海蛤　犀角屑　胡椒　白术　葶苈　防风去叉　木通　桑根白皮　紫苏　陈橘皮炙　牵牛子　诃黎勒去核　郁李仁　白槟榔各一两　大黄二两　麝香少许。汤成下，不用研

上二十味，等分，唯大黄一味倍用，并须新药，到了秤为二剂，以水三升宿浸，明日五更，用锉文火煎，减去一升，绞取饮可三盏。平旦空腹且服一盏，如人行五里更服一盏，又如人行五里，更服一盏。至第二、第三服，如药冷，用重汤暖之，不可冷服。若久病腹中虚，服至第三盏即微利三两行；若腹中实者，至日午即转泻。宜用盆盛验之，必有恶浊黄水或青黑恶物出三五升，并气化为之。泻若不甚困，慎勿止之，必自住。若觉力乏，即服浆水粥补之，后隔三五日更服一剂，还依此法服之。

按徒都先生云：服第一剂则病减半，至第二剂则去根本，前后历试。绝重者朝服一剂而暮已差，根本深者服药当日肿消能起，但觉小腹内有块结，则须后剂去之。其药滓慎勿抛弃，布囊盛，悬于风中。佗日或觉微有发动则更煎药滓，可更治两人。徒都先生云：人家有此药滓悬于户上，一家终不患疫气。此饮不独治水气，凡是气病皆治之。若患肺气不限年月深浅，于此药二十味中，减去大黄及诃黎勒，加贝母、人参，以童子小便煎，每日空心服之，当去病根。有患肺气困重者，因逢患水气人服此药，偶得一盏服之，便当永差。有人一生患脚气，时时冲心，服此饮亦除根本。以此推之，但是气皆治，不独治水气而已。产妇有娠人服之亦无妨，小儿及老人随意加减。差后宜服顺气丸。

治水气，**顺气丸方**

防己一两半　大黄二两半　犀角炙，镑　诃黎勒皮　牵牛子　赤茯苓去黑皮　葶苈炒　海蛤　芎䓖　干地黄焙　木通剉　大

戟　桑根白皮剉　陈橘皮去白　防风去叉①　郁李仁去皮　木香各
一两

上一十七味，捣罗为末，炼蜜丸梧桐子大。每服十丸，空腹
米饮下。觉壅不快则加至十五丸，觉通则减至三五丸，大小便不
通即加至三十丸。此药不独治水气，其功与前饮相类。若患水气
人，服前饮后肿既消，便服此顺气丸，气顺血滑，体气轻健，即
止。患脚气人长合此药备急，服前饮差，百日内即宜服五灵汤。

治②水气，**五灵汤**方

诃黎勒皮　木通剉　赤茯苓去黑皮　防己剉　陈橘皮汤浸，去
白，焙。各一两

上五味，粗捣筛。每服五钱匕，水一盏半，煎至一盏，去滓，
渴即饮之，觉热即吃好茶。

治水气，**牵牛五灵煮散**方

牵牛子炒　槟榔剉　木香　赤茯苓去黑皮　陈橘皮汤浸，去
白，焙。各一两

上五味，捣罗为散，如茶法煎三两沸，渴即饮之。此药兼治
一切肺气③脚气，每觉心胸烦闷时服一盏即愈，奔豚气上筑心胸不
可忍者，并三两盏立效。

治④水气，**紫苏煮散**方

紫苏叶　防风去叉　桑根白皮切　白术剉碎。等分

上四味，捣罗为散，如茶法煎三两沸。觉热即去白术加甘草，
功效如前方所说。又有蛇蛊状与水病相似，四肢如故，小便不甚
涩，但腹急肿而蛊胀不下食，凡医多误作水气治之，宜细详审，
当服太上五蛊丸。

治百病及诸色蛊，常合将行⑤备急，**五蛊丸**方

---

① 叉：文瑞楼本同，元刻本、日本抄本作"须"，明抄本、乾隆本无。
② 治：元刻本、日本抄本、文瑞楼本同，明抄本、乾隆本此后有"膜外"。
③ 气：元刻本、明抄本、日本抄本、文瑞楼本同，乾隆本作"风"。
④ 治：元刻本、日本抄本、文瑞楼本同，明抄本、乾隆本此后有"膜外"。
⑤ 将行：元刻本、日本抄本、文瑞楼本同，明抄本、乾隆本作"随身"。

雄黄研　椒目炒　巴豆出油尽　莽草　真珠末研　芫花醋浸炒焦　鬼臼　矾石烧令汗①枯　藜芦去芦头　獭肝各一分　蜈蚣一寸②　附子炮裂，去皮脐。半两　斑蝥去翅足，炒。十枚

上一十三味，捣研为末，炼蜜丸如小豆大，瓷合密收，每食后服一丸。如未效，日增一丸，以利为度。当③有虫出，形状不可具载。虫下后七日内，切宜将摄。凡服此药一剂，蛊不能侵，百病尽除，勿食五辛。又蛇毒甚者，合五蛊丸未及，且以大豆渍酒，绞汁服半升即差。又酒服桔梗、犀角末方寸匕，日三服。中毒甚，不能自服，斡口开与之，药下，心头当烦闷，须臾即苏。如此服七日后，宜食猪脾脏补养。今所录蛇蛊方在卷末者，缘蛇蛊状似水病，恐人不辨，误作水病治之，且谓水药不验。杨麎④所传地仙徒都先生神方一十五首皆治恶病，而膜外水气方具于首，蛇蛊次之，余方世人无有传者。杨麎云：曾有亲识患水病，洪肿满床，顷刻必死，旦服此药，至暮获安。不忍弃其滓，常以绢囊盛之。

凡煎防己汤须用旧铛于火中合之，烧令通赤，揩磨取净，免有油腻。又于药名二十味中，各取一字，合成四句歌之，庶使年久不忘：胡牵犀芳海，汉茯戟通桑，青黄诃麝橘，白郁紫防榔。

治膜外水气神效，**牛李子丸方**

牛李子微炒　牵牛子微炒　吴茱萸水浸一宿，炒干　青橘皮去白，焙。各半两　杏仁汤浸，去皮尖、双仁，生用。十五枚　葶苈纸上炒。少许

上六味，捣罗为末，用水浸蒸饼丸如小豆大。每服三十丸，夜后煎橘皮汤下，以转下气为度。

治膜外水肿，**泽漆丸方**

① 汗：元刻本、日本抄本、文瑞楼本作"汁"，明抄本、乾隆本无。
② 寸：元刻本、日本抄本、文瑞楼本同，明抄本、乾隆本作"条"。
③ 当：元刻本、日本抄本、文瑞楼本同，明抄本、乾隆本作"常"。
④ 杨麎（nún）：元刻本、日本抄本、文瑞楼本同，明抄本、乾隆本作"杨馨"。

泽漆微炒。一两　水银炼　葶苈纸上炒　大戟微煨　郁李仁汤浸，去皮，炒　枳壳去瓤，麸炒。各一两半　甘遂　椒目微炒。各一两

上八味，捣罗为末，炼蜜丸如小豆大。每服十丸，空腹米饮下，未利加至十五丸。

治膜外水气身肿，**十水丸**方

藁本去苗、土　泽漆微炒　大戟微煨　连翘　葶苈纸上炒　甘遂微炒　芫花醋浸，炒焦　桑根白皮炙，剉　赤小豆微炒。各三分　巴豆去皮、心、膜，麸炒出油尽。一两

上一十味，捣罗为末，炼蜜丸如小豆大。每服五丸，空心米饮下，不利加至十丸。

治膜外气，**白牵牛散**方

白牵牛子炒　青橘皮去白，焙，炒　木通剉。各一两

上三味，捣罗为散。每服一钱匕，煎商陆汤调下，大便下黄水为度。忌盐一百日。

治膜外水气，**甘遂饼**方

甘遂　大麦面各半两

上二味，捣罗为末，以水和作饼子，烧熟热服之。如不利以熟饮投之，如利以冷水洗手面即止。

卷第八十一

脚气门

脚气统论

论曰：风毒中人，随处悉能为病，偏著于脚，何耶？盖五脏经络，心肺起于手十指，肝肾脾起于足十指。地之蒸湿毒气，足先受之，久而不差，渐及四肢、腹背、头项，古人所谓微时不觉，痼滞乃知，所以谓之脚气也。其证不一，或见食呕吐、憎闻食臭，或腹痛下利，或大小便秘涩不通，或胸中冲悸，不欲见明，或精神昏愦，或善忘语错，或壮热头疼，或身体冷痛，或时觉转筋，或小腹不仁，或髀腿顽痹，或缓纵不随，或肿或不肿，或百节挛急。凡是之类，皆脚气候也。巢元方止论缓弱上气等八证，今①详考方籍，有阴阳干湿之异证，江东岭南之异地，以至痰壅语涩，变成水气。与夫膏药渍浴等，方法匪一，故兼明而具载之，治法固多矣。唯孙思邈云：不得大补，亦不可大泻，终不得畏虚，故预止汤剂②。此当为治法之最，学者宜加意焉。

风毒脚气

论曰：《内经》谓暑胜则地热，风胜则地动，湿胜则地泥，寒胜则地裂。寒暑风湿之气，皆本乎地。人或履之，所以毒易中于

---

① 今：元刻本、日本抄本、文瑞楼本同，明抄本、乾隆本作"人之"。

② 预止汤剂：元刻本、日本抄本、文瑞楼本同，明抄本、乾隆本作"须汤剂"，《备急千金要方》卷第七"风毒脚气"作"预止汤不服也"。

足也。因病从脚起，故谓之脚气。又况五脏流注，脾与肾肝之经络，皆起足指，故有风毒脚气之病。其证或见食呕吐，或腹痛下痢，或便溲不通，或胸中惊悸，不欲见明，或语言错忘，或头痛壮热，或身体冷疼，转筋胫肿，瘸痹缓纵，其状不一，治疗不可缓也。凡小觉病候有异，即须大怖畏，决意急治之。伤①缓，气上入腹，或肿或不肿，胸逆满，上气肩息者，死不旋踵；宽者，数日必死，不可不急治也。但看心下急，气喘不停，或自汗数出，或乍寒乍热，其脉促短而数，呕吐不止者，死。故不可缓也。

治脚气痹挛，风毒攻注，腰脚疼痛，**风引汤方**

独活一两　防风一两。去芦头　当归三分②　赤茯苓一两　大豆二合③。炒熟　人参一两。去芦头　干姜三分。炮裂　附子一两。炮裂，去皮脐　石斛一两。去根，剉

上九味，捣筛为散。每服四钱匕，以水、酒各半盏，煎至六分，去滓，不计时候温服。

治风湿脚气上攻胸腹，壅闷痰逆，**木瓜丸方**

木瓜一两。干者　陈皮一两。汤浸，去白瓤，焙　人参一两。去芦头　桂心半两　丁香半两　槟榔二两

上六味，拣净，捣筛为细末，炼蜜搜和成剂，更捣五百杵，丸如梧桐子大。每服十五④丸，煎陈橘皮汤下，空心午后，日可二三服，渐加至三十丸。

治风毒脚气疼痛少力，筋脉拘急，行步艰难，**木瓜虎骨丸方**

木瓜宣州者。一枚。去皮瓤，焙　麒麟竭研　没药研。各一两　乳香半两。研。以上三味，同研令匀，入在木瓜中，却以元盖子盖定，用黑豆一斗，水淘过，安木瓜在内，都用豆盖，令蒸烂，取出，沙盆内研成膏　虎胫骨一两。涂酒炙　木香　自然铜醋淬七

---

① 伤：元刻本、文瑞楼本同，明抄本、乾隆本、日本抄本作"稍"。
② 分：元刻本、日本抄本、文瑞楼本同，明抄本、乾隆本作"两"。
③ 二合：元刻本、明抄本、文瑞楼本同，乾隆本作"二两"，日本抄本作"一两"。
④ 十五：元刻本、日本抄本、文瑞楼本同，明抄本、乾隆本作"二十"。

遍　枫香脂　败龟醋炙，去裙襕　骨碎补去毛　甜瓜子　桂去粗皮　当归切，焙。各一两　地龙去土。二两　安息香一两。重汤内，酒熬去滓

上一十五味，除前四味外，都捣罗为末，并安息香同入木瓜膏内搜和，更入臼捣一二百下，如药稍干入少好酒，丸如梧桐子大。每服三十丸，空心木瓜汤下，日二。

治脚气痹挛不随，风毒攻四肢，壮热如火，头项挛急，气冲胸中，**大续命汤方**

当归二两　芎藭一两　桂心二^①两　麻黄二两。去根节　赤芍药一两　石膏二两　人参一两。去芦头　防风二两。去芦头　黄芩一两　甘草一两。炙微赤，剉　杏仁一两。汤浸，去皮尖、双仁，麸炒微黄

上一十一味，捣筛为散。每服四钱匕，水一盏，生姜半分，煎至六分，去滓温服，不抱时。

治风毒脚气痹挛，行步不遂，**越婢汤方**

麻黄三^②两。去根节　石膏四两　白术二两　附子一两。炮裂，去皮脐　甘草一两。炙微赤，剉

上五味，捣筛为散。每服四钱匕，水一盏，生姜半分，煎至六分，去滓温服，不拘时。

治脚气缓弱，皮肉顽痹，肢节疼痛，**木香散方**

木香三分^③　萆薢一两。剉　车前子半两　牛膝细剉，酒浸，焙干　羚羊角镑　陈橘皮汤浸，去白，焙　杏仁汤退去皮尖，炒　独活去芦头　丹参　桂去粗皮　杜仲去粗皮，细剉，炒　秦艽去苗、土。各一两

上一十二味，粗捣筛。每服三钱匕，以水一盏，入生姜半分，拍破，同煎至七分，去滓，空心温服，日午、近晚各一。

治风毒脚气，上冲脏腑，散入四肢，虚肿无力，**沉香丸方**

---

① 二：诸校本作"一"。

② 三：元刻本、乾隆本、日本抄本、文瑞楼本同，明抄本作"四"。

③ 分：元刻本、日本抄本、文瑞楼本同，明抄本、乾隆本作"两"。

雄黑豆一升①，小圆者。淘　附子二两。炮裂，去皮脐　吴茱萸汤浸，焙，炒　青橘皮汤浸，去白，焙。各八两　生姜四两。切碎。以上五味，用葛布作袋盛，内大锅中，以水一斗，煮令水尽，泣干，取袋中豆晒，焙干，捣罗为末，其余四味并不用，更入后药　沉香剉　肉苁蓉去粗皮，切，焙　白附子炮　巴戟天去心。各二两　牛膝剉，酒浸，焙　海桐皮剉，炙　独活去芦头　芎䓖　泽泻剉　山芋　生干地黄切，焙　羌活去芦头。各一两

上一十七味，除不用四味外，捣罗为末，拌令匀，炼蜜为丸如梧桐子大。每服二十丸，空心以温酒下，近晚再服。

治风毒脚气上冲，散入四肢，虚肿无力，**犀角丸方**

犀角镑。二两　槟榔剉　白术　芎䓖　羌活去芦头　人参　赤茯苓去黑皮　木香　防风去叉　石斛去浮皮及根，剉，焙　牛膝剉，酒浸，焙干。各一两

上一十一味，捣罗为末，炼蜜和丸如梧桐子大。每服二十丸，空心温酒下，日晚再服。

治风毒上攻下注脚气等，**马蔺花**②**煎丸方**

马蔺花③　附子炮裂，去皮脐，切，同马蔺花，以水一升半，煮水干，焙　芫花醋炒。各一两　巴豆春夏二十二粒，秋冬三十八粒。拍破和壳，同芫花用醋一升半，煮醋干，焙　白附子炮　陈橘皮汤浸，去白，焙　羌活去芦头　破故纸各一两　牵牛子　槟榔剉。各半④两

上一十味，捣罗为末，醋煮面糊为丸如梧桐子大。每食前或卧时，空心加减，自五丸加服，丈夫艾盐⑤汤下，妇人橘皮汤下。

治风毒脚气攻手脚，缓弱沉重，**木香丸方**

木香　没药研　附子去皮脐，生用　乌药剉　蒺藜子炒　天

---

① 一升：元刻本、日本抄本、文瑞楼本同，明抄本、乾隆本作"一升半"。
② 马蔺花：元刻本、乾隆本、日本抄本、文瑞楼本同，明抄本作"马兰花"。
③ 马蔺花：元刻本、乾隆本、日本抄本、文瑞楼本同，明抄本作"马兰花"。
④ 半：元刻本、日本抄本、文瑞楼本同，明抄本、乾隆本作"一"。
⑤ 艾盐：元刻本、日本抄本、文瑞楼本同，明抄本、乾隆本作"姜"。

南星汤浸一七度。焙　白附子炮。各一两　硇砂研。一分　木瓜一枚①。去头、蒂、核，作瓮子

　　上九味，先将硇砂研细，入木瓜内，湿纸五七重裹，煨熟，烂研成膏，次将余八味，捣罗为末，以木瓜膏和为丸如桐子大。每服十丸，空心冷酒下。

　　治肾虚冷、肾风或头风兼风毒脚气等，**五柔丸**方

　　大黄一斤。蒸三度　前胡去芦头。二两半　半夏汤洗去滑，焙　肉苁蓉去粗皮，切。焙　芍药　赤茯苓去黑皮，剉　细辛去苗叶　葶苈子铫子内隔纸炒微紫　当归剉，炒。各四两

　　上九味，捣罗为末，炼蜜搜和，再入臼捣三千杵，丸如梧桐子大。每服五丸，空腹以米饮下，加至七丸，以大便通利为度，日三。

　　治风毒脚气无力瘙痹，四肢不仁，失音不语，毒风冲心，**槟榔汤**方

　　槟榔剉。半两　防风去叉　桂去粗皮　当归切，焙　赤茯苓去黑皮。各一两　犀角屑一分　麻黄

　　上七味，除麻黄外，并粗捣筛。每服先取麻黄末二钱匕，水一盏半，煎至十余沸，掠去沫，入药末五钱匕，用大枣三枚，拍碎，同煎至七分，去滓，空心温服，近晚再服。

　　治风毒脚气，昏烦壮热，头痛，呕吐口干，**芦根汤**方

　　生芦根剉。一两半　赤茯苓去黑皮，细剉　葛根剉　知母焙干　麦门冬去心，焙　淡竹叶炙。各三分　甘草炙。半两。剉

　　上七味，粗捣筛。每服五钱匕，用水一盏半，煎至八分，去滓，食后温服，近晚再服。

　　治风毒脚气上冲，散在四肢，虚肿无力，**丁香汤**方

　　丁香　陈曲炒令黄　沉香剉　木香各二两　紫苏子炒。三②两　干木瓜焙干。五两　吴茱萸浸洗，焙干，炒黄。一两

---

① 枚：元刻本、日本抄本、文瑞楼本同，明抄本、乾隆本作"两"。
② 三：元刻本、日本抄本、文瑞楼本同，明抄本、乾隆本作"二"。

上七味，粗捣筛。每服三钱匕，以水一盏，煎至七分，去滓，空心温服，近晚再服。

治脚气并诸风毒，**黑豆煎方**

黑豆五升。雄者　桑根白皮五两。剉。以上用水二斗，煮令豆烂，取净汁，更入后药　羌活去芦头，为末　蒺藜子炒，为末　海桐皮为末　吴茱萸汤洗，焙，炒干，为末。各半两

上六味，除前二味取汁外，入后四味末，一处和匀，银石铫内文武火熬成煎。每日空心温酒半盏，调一匙饮之。

治一切风毒脚气软脚等，**黑豆饮方**

黑豆三升　槟榔煨。七枚　桑根白皮炙。二两　生姜　郁李仁汤浸，去皮尖，炒。各一两

上五味，剉如麻豆。每服五钱匕，以水一盏半，煎取一盏，去滓温服，不拘时。

治风毒脚气心胸妨闷，多痰咳嗽，背膊痛，大肠涩，**芍药丸方**

芍药　木香　枳壳去瓤，麸炒。各三分　槟榔细剉　大黄剉，炒。各半两

上五味，捣罗为末，炼蜜为丸如梧桐子大。食后温水下二十五丸，加至三十丸。

治脚气上攻及风毒走注疼痛，**趁痛丸方**

白芥子　甘遂　大戟以上三味，并生为末。各一两半

上三味，用白面一两半，滴水同和作饼子，煿令焦黄，勿令黑色，细碾为末，用醋煮面糊为丸如梧桐子大。每服一十丸，冷酒下，不得嚼破，量虚实加减服。

治脚气吃食不下及一切风毒，**橘皮丸方**

陈橘皮一斤。以童子小便浸一日，去白，用炭火半秤，烧地令赤，以酒一升，洒干热地上，将橘皮铺在地上，着盆合一复时　朴消一斤。浆水二升，煎令水尽　白茯苓去黑皮。四两

上三味，捣罗为末，再研细，炼蜜为丸如梧桐子大。每服三十丸，空心米饮下，以微利为度，如利多即减服。

治风毒脚气，**吴茱萸汤方**

吴茱萸汤浸三度，焙干，炒　桂去粗皮。各半两

上二味，粗捣筛。每服三钱匕，水一盏，入生姜半分，拍破，同煎至六分，去滓，食前温服，日晚再服。

治风毒脚弱痹满上气，**豉酒方**

豉一斗①。三蒸三暴

上一味，以清酒二斗，内瓮中浸，经三宿，随意多少饮之。若急待饮，即以酒煮豉饮之。

治风毒脚气手足拘挛，**白杨皮酒方**

白杨皮东南西去地三尺者，取一斤半，勿令见风，去皮，细剉，熬令黄赤

上一味，以清酒一②斗，内不津器中渍之，密封头勿令泄气。冬月二七日，春夏一七日，开取饮，量人酒性多少服之，日五六③服。常令酒力相续，取差为度。白杨皮须白色者佳，不要近冢墓者。

治风毒脚气不仁，**摩傅神明膏方**

附子十四枚，小者三十枚。炮裂，去皮脐　吴茱萸一两。生用　蜀椒去目及合口者，炒汗出。一两半　白芷剉　前胡去芦头　芎䓖剉　白术　桂去粗皮　当归切，焙。各三两　细辛去苗叶。二两　防己三两

上一十一味，捣碎，以新绵裹，内净器中，以酢五升浸一宿，用腊月猪膏一斗，内锅中，炼去筋膜，入前酢中，与所浸药，以文火煎三上三下，候变色稀稠得所，滤去滓。搅匀成膏，瓷器中盛，密封头。每有患风痹不仁，旋取以手揩摩，令入皮肉；若多肿即去细辛，以牛酥代猪膏亦佳。

治风痹不仁，风毒，摩前紫膏，内有巴豆，若用多恐损皮肉，**莽草膏方**

---

① 斗：元刻本、日本抄本、文瑞楼本同，明抄本、乾隆本作"两"。
② 一：元刻本、日本抄本、文瑞楼本同，明抄本、乾隆本作"三"。
③ 五六：元刻本、日本抄本、文瑞楼本同，明抄本、乾隆本作"三五"。

莽草用叶　当归　白芷　防己　蜀椒出汗去目及合口者。各三
两　吴茱萸汤洗，焙干，炒　丹参　芎䓖　商陆根切，焙。各四①
两　沉香　木香　零陵香　鸡舌香　犀角屑。二两　附子去皮脐，
生使。八两

上一十五味，剉碎，以新绵裹，内净器中，以苦酒三升浸，
经一宿取出，用真酥三斤，同入锅中，以文火煎三上三下，候变
色，稀稠得所，滤去滓。裹搅匀，倾入瓷器中，密封头。每有患，
旋取，以手涂摩傅之，揩令入皮肉。

治风毒脚气，腿膝痛痹肿，行履不得，皮肤如小虫行，宜**淋
渫方**

羊桃　蒴藋　蒺藜子　苍耳　海桐皮　柳木蠹末　柴胡　茯
苓皮　水䓀各一两

上九味，剉细，以水五斗，煎取三斗，去滓，淋渫。慎避
风冷。

治脚气妨闷不下食，瘦弱腹痛，**二香丸方**

木香　槟榔剉。各二两　鸡舌香　吴茱萸汤洗，焙干，炒　当
归剉，焙　陈橘皮汤去白，焙　诃黎勒皮煨　生姜切，焙。各一
两半

上八味，捣罗为细末，炼蜜和丸如梧桐子大。食前，煎橘皮
汤下三十丸。

治脚气初觉，风毒攻作，脚膝虚肿，筋骨疼痛，或痛痹不知
痛痒，或气喘烦闷，宜速服**大腹饮方**

大腹并子，剉。十枚　杏仁汤浸，去皮尖、双仁者　木瓜切，
焙　生姜切片　桑根白皮剉。各二两　吴茱萸汤洗，再焙干，炒。
二分②　黑豆五升

上七味，先将豆并生姜，以水五盏，煎令浮去豆，即将余药
粗捣筛，入汤内，同煎至二盏，去滓，分温二服，空心服。良久

---

① 四：元刻本、日本抄本、文瑞楼本同，明抄本、乾隆本作"八"。
② 二分：元刻本、日本抄本、文瑞楼本同，明抄本、乾隆本作"一两"。

再服，取利为度。

治风毒脚气，腿膝瘑痹肿，行步不得，皮肤如虫行，宜**淋渫方**

露蜂房　水荭　茵芋　附子生。各二两　葫藋四两　蜀椒去目并闭口。一两

上六味，剉碎，以水五斗煎，去滓，取三①斗，淋渫。慎避风。

治风毒流注，脚膝肿满不消，**顺气丸方**

木香　青橘皮汤去白，焙干　槟榔剉。各半两　黑牵牛炒。一两半　郁李仁一分　麻仁三分。别研入

上六味，捣罗五味为细末，入麻仁炼蜜和丸如梧桐子大。每服二十丸，麻仁汤下。

脚气缓弱

论曰：脚气缓弱者，由肾脏虚风入其经，故筋弛②纵而痿弱。《内经》谓缓风湿痹是也。古方载苏氏论亦云：不肿而缓弱，行卒③屈倒，渐至不仁。盖风湿毒气之感人，多不即觉，或因它疾乃始发动。初若不足畏，驯察其状，自膝至脚已有不仁，或痹痛，或如虫缘，或足指及胫痠痛，或屈弱不能行，皆缓弱之证也。

治脚气手足缓弱，膝疼痹，上热下冷，或时心闷，或即呕逆，**牛漆汤方**

牛膝去苗，酒浸，焙，剉　草薢　麦门冬去心，焙干　赤茯苓去黑皮　黄耆剉，炒　芎藭　防风去叉　丹参各一两半　陈橘皮汤去白，焙　人参　附子炮裂，去皮脐　独活去芦头　桂去粗皮。各五两　甘草炙，剉　当归切，焙。各四两　木香二两　杏仁汤退去皮尖、双仁，炒黄。十五枚

上一十七味，剉如麻豆。每服五钱匕，以水一盏半，生姜一

---

① 三：元刻本、日本抄本、文瑞楼本同，明抄本、乾隆本作"二"。
② 弛：元刻本、日本抄本、文瑞楼本同，明抄本无，乾隆本作"脉"。
③ 卒：元刻本、日本抄本、文瑞楼本同，明抄本、乾隆本作"挛"。

分，拍碎，煎至一盏，去滓温服，不拘时，日三服。

治脚气缓弱及痹肿满，心下急，大便涩，**柴胡猪苓汤**方

柴胡去苗　猪苓去黑皮　紫苏茎叶细剉。各一两半　陈橘皮汤去白，焙　防己　大麻仁炒，研　郁李仁汤去皮尖，炒，研。各一两　桑根白皮剉碎，炒令黄。二两半

上八味，除麻仁、郁李仁研外，粗捣筛，入研药和匀。每服三钱匕，以水一盏，煎至七分，去滓，空腹服，日午晡时再服。

治脚气缓弱上气，痛痹胀满，不能食，**枳实散**方

枳实去瓤，麸炒黄。一两　桂去粗皮。二两　白术　赤茯苓去黑皮。各三分①

上四味，捣罗为细散。每服三钱匕，空心以温酒调服，近晚再服。

治脚气缓弱肿疼，**杜仲汤**方

杜仲去粗皮，微炙，捣为细末。三两　生地黄汁。三合②

上二味，先将杜仲末，以水二盏，煎至一盏，去滓，入地黄汁三合，酒二合，再煎三五沸。温服，空腹、近晚各一服。

治脚气久虚，脉来沉细，潜补，**曹公钟乳丸**方

炼成钟乳粉三两　石斛去根节。二两　吴茱萸汤浸三遍，炒黄。三分　菟丝子酒浸三宿，捣如泥，炒。二两

上四味，除钟乳粉外，捣罗为细末，炼蜜和丸如梧子大。每取三十丸，食前以人参枣汤下。觉气壅即服疏气药，勿令太过。

治脚气久虚缓弱，**乳煎硫黄散**方

黄牛乳三升　硫黄研如粉。一两

上二味，先将牛乳煎令减半。每服以乳五合，入硫黄末二钱，调和服之。服毕，宜厚以衣被覆卧取汗，勿令见风。午时、日晡各再一服，得汗不用再服。若病未痊，三五日可更服。

治脚气久虚，脉沉细缓弱，**独活酒**方

---

① 分：元刻本、日本抄本、文瑞楼本同，明抄本、乾隆本作"两"。
② 合：元刻本、日本抄本、文瑞楼本同，明抄本、乾隆本作"分"。

独活去芦头 附子炮裂，去皮脐。各二两半

上二味，剉如麻豆大，盛以绢袋，内瓷瓶中，以醇酒五升浸，密封。三日后旋取，从一合饮之，加至半盏。长令体中酒气相接，未效再服，以差为度。

治脚气风多皮肉痛痹，筋骨疼痛，足跌不仁，手脚缓弱，履地不稳，**附子汤**方

附子一枚，重半两者。炮裂，去皮脐 麻黄去根节。一两半 杏仁汤浸，去皮尖、双仁，炒黄。四十枚 细辛去苗叶。三分 芎劳一两一分 牛膝去苗，酒浸，焙干 丹参去根节 防风去叉 独活去芦头 五加皮炙令黄。各一两

上一十味，剉如麻豆。每服五钱匕，用水一盏半，入生姜半分，拍碎，同煎至一盏，去滓温服，空心日午晡时，衣覆微令汗出。

治脚气缓弱，疼痹肿满，**柳白皮汤**方

柳白皮三升。细剉如棋子大

上一味，以水一石，煎取六斗，取一小瓮子，可受一石者，内汤瓮中，以两木横瓮底，脚踏其上，汤不得过三里穴，如此三度即消。浸时，使汤常热佳。

治脚气缓弱，疼痹肿满，**豉汤**方

豉三升 蜀椒一升。生用 生姜和皮剉。二斤

上三味，以水一斗五升，煮一沸，贮在小瓮子，中着二小木横瓮下，脚踏木上，汤不得过三里穴，以故衣塞瓮口，勿令通气，微着糠火烧瓮，使汤常热。如瓮中大热，歇令片时，浸脚了，急将绵衣盖两脚令暖，勿令触冷见风。临卧浸之佳。

治脚弱①及中风缓弱，**羌活汤**方

羌活去芦头。五两 葛根剉 桂去粗皮 半夏汤洗七遍，去滑尽，焙干。各四两 干姜炮。三两 防风去叉。一两 甘草炙，剉。二两

---

① 弱：元刻本、日本抄本、文瑞楼本同，明抄本、乾隆本作"气"。

上七味，粗捣筛。每服五钱匕，水一盏半，煎至一盏，去滓温服，空心至日午三服。

治脚气筋挛不能行及干痛不肿，日渐枯瘁，或肿满缓弱，**葫蘿熏蒸方**

上取葫蘿三斤，和根叶，剉长二三寸，穿地作一坑，面阔一尺，以柴截置于坑中，烧令微赤，出灰火净，以葫蘿布坑四傍，侧布一行，正布一行，次以故毡盖坑口，候葫蘿萎，更著新者一二斤，坑边铺荐席坐，以杉木板，置于坑地，以脚踏板上，熏之，以绵衣覆脚，遣周遍勿令气出，如射人热甚，开歇片时，还内脚于坑中，其四边或有热处，即随热处著葫蘿布之，如病人困即止，安稳暖卧，以绵衣盖，勿令露风，饱食以补之。三五日一熏，重者不过三五熏即差。

治风毒脚气缓弱，腰脊急痛，臂膊痠疼，心胸痰壅，气逆胁满，**白茯苓丸方**

白茯苓去黑皮　石斛去根　肉苁蓉酒浸，切，焙　酸枣仁炒　五味子炒　天雄炮裂，去皮脐　续断　泽泻剉　当归切，焙。各一两半　人参　白蒺藜炒　羚羊角镑　枳壳去瓤，麸炒　五加皮剉　黄耆炙，剉　防风去叉　细辛去苗叶，炒　独活去芦头　杜仲去粗皮，酥炙　甘草剉，炙。各一两　熟干地黄焙　白槟榔生用　鹿角胶炙令燥　云母粉别研。各二两　菟丝子酒浸软，别研。三两

上二十五味，先将二十三味，捣罗为末，入细研云母粉、菟丝子，揉拌令匀再罗，炼蜜为丸如梧桐子大。每日早晚食前，各煎枣汤下二十丸。

治脚气皮肉瘙痹，筋骨疼痛，手脚缓弱，行履艰难，**麻黄独活汤方**

麻黄去根，剉　独活去芦头　杏仁汤浸，去皮尖、双仁，炒。各一两半　丹参①　附子炮裂，去皮脐　五加皮　细辛去苗叶　牛

---

① 丹参：元刻本、日本抄本、文瑞楼本同，明抄本、乾隆本作"丹皮"。

膝酒浸，切，焙　芎䓖　桑根白皮　白僵蚕炒。各一两

上一十一味，剉如麻豆。每服五钱匕，水一盏半，煎至八分，去滓温服，空心食前，日再。

脚气痹弱

论曰：脚气痹弱者，荣卫俱虚也。《内经》谓：荣气虚则不仁，卫气虚则不用，荣卫俱虚，故不仁不用。其状令人痹不知痛，弱不能举，本由肾虚而得。故苏氏云：脚气之为病，本因肾虚。《千金》曰：肾受阴湿即寒痹。

治恶风毒脚气痹弱，**麻黄汤方**

麻黄去根节，汤煮，掠去沫。一两　防风去叉　当归切，焙　赤茯苓去黑皮。各三①两　升麻　芎䓖　白术　芍药　麦门冬去心，焙　黄芩去黑心　桂去粗皮　甘草炙，剉。各二②两　杏仁汤浸，去皮尖、双仁，炒黄。三③十枚

上一十三味，粗捣筛。每服五钱匕，水一盏，酒半盏，入大枣一枚，擘破，煎至一盏，去滓温服，日三夜一。

治脚气痹弱，**独活汤方**

独活去芦头。四两　附子炮裂，去皮脐。一两　大豆炒　当归切，焙　赤茯苓去黑皮。各三两　黄耆　干姜炮　人参　甘草炙，剉　桂去粗皮　防风去叉。各二两　芍药三两

上一十二味，剉如麻豆。每服三钱匕，水一盏，酒半盏，煎至六分，去滓温服，日三夜一。

治脚气痹弱，**防风汤方**

防风去叉　甘草炙，剉　独活去芦头　茵芋炙　葛根　芎䓖各二两　细辛去苗叶　蜀椒去闭口及目，炒出汗　防己　桂去粗皮　芍药　赤茯苓去黑皮　麻黄去根节，汤煮，掠去沫　石膏碎，研。各一两　乌头一枚。炮裂，去皮脐　黄芩去黑心。三两

---

① 三：元刻本、日本抄本、文瑞楼本同，明抄本、乾隆本作“一”。
② 二：元刻本、日本抄本、文瑞楼本同，明抄本、乾隆本作“一”。
③ 三：元刻本、日本抄本、文瑞楼本同，明抄本、乾隆本作“五”。

上一十六味，剉如麻豆。每服三钱匕，水一大盏，入生姜三片，同煎至七分，去滓温服，日三夜一。

治脚气痹弱，**防风麻黄汤**方

防风去叉　麻黄去根节，汤煮，掠去沫　独活去芦头　秦艽去苗、土。各三两　当归切，焙　防己　甘草炙，剉　人参　黄芩去黑心　升麻　芍药各二两　远志去心　石膏碎。各一两[①]　麝香研。半两　半夏汤洗去滑，生姜汁制。二两

上一十五味，粗捣筛。每服五钱匕，水一盏半，入生姜三片，煎至八分，去滓，连三服，衣覆取微汗。

治脚气痹弱，**防己汤**方

防己　秦艽去苗、土　葛根各二两　桂去粗皮。一[②]两半　陈橘皮汤浸，去白，焙　麻黄去根节，汤煮掠去沫。各三两　甘草炙，剉。一两半　杏仁汤浸，去皮尖、双仁，炒。八十枚

上八味，粗捣筛。每服五钱匕，水一盏半，入生姜三片[③]，煎至七分，去滓温服，日三，衣覆出汗。

治身体微肿，心胸痞满，壮热，小腹重，两脚痹弱，**小鳖甲汤**方

鳖甲醋炙，去裙襴　升麻　黄芩去黑心　麻黄去根节，汤煮，掠去沫，焙　羚羊角镑　前胡去芦头　桂去粗皮。各三两　乌梅二七颗。碎　杏仁汤浸，去皮尖、双仁，炒。二两

上九味，粗捣筛。每服五钱匕，水一盏半，入薤白三茎，同煎至七分，去滓温服，日三夜一。

治脚气风虚痹弱，**人参汤**方

人参　防风去叉。各二两　芍药剉　甘草炙，剉　当归切，焙。各一两半　赤茯苓去黑皮。半两　肉苁蓉去皱皮，酒浸一宿，切，焙　黄耆剉。各二两　陈橘皮汤浸，去白，焙　桂去粗皮　龙骨各一两

---

① 一两：元刻本、明抄本、文瑞楼本同，乾隆本、日本抄本作"五钱"。

② 一：元刻本、明抄本、文瑞楼本同，乾隆本、日本抄本作"二"。

③ 片：元刻本、明抄本、文瑞楼本同，乾隆本、日本抄本作"钱"。

上一十一味，粗捣筛。每服三钱匕，水一盏半，入大枣一枚，擘破，生姜二片，同煎至一盏，去滓服，日三夜一。

治风痹脚弱久服汤，虚弱而气未除，手足拘挛痹弱，小腹紧急，不能食，五劳七伤，肾气不足，**内补石斛散方**

石斛　附子炮裂，去皮脐　独活去芦头　天门冬去心，焙　桂去粗皮。各四两　秦艽去苗、土　乌头炮裂，去皮脐　人参　天雄炮裂，去皮脐　干姜炮　防风去叉　细辛去苗叶　杜仲去粗皮，锉，炒　莽草炙。各二①两　当归锉，焙。四两

上一十五味，捣罗为散。每服二钱匕，温酒调下，日三夜一。

治风毒心腹虚胀，脚气痹弱，不能行步，**枳实汤方**

枳实去瓤，麸炒　草豆蔻　杉木节锉　大腹锉　青橘皮汤浸，去白，焙　白术各一两

上六味，粗捣筛。每服五钱匕，水一盏半，入生姜三片，煎至一盏，去滓，食前温服，日三。

治脚气风湿痹不仁，不能行，**侧子酒方**

侧子炮裂，去皮脐。二②两　金牙三两　牛膝　丹参　山茱萸　蒴藋　杜仲去粗皮　石斛各三两　防风去叉　干姜炮，锉　椒去目及闭口者，炒出汗　细辛去苗　独活去芦头　秦艽去苗、土　桂去粗皮。各一两　芎䓖　当归　白术　茵芋　五加皮　薏苡仁各二两

上二十一味，锉如麻豆，绢袋盛，以酒三斗浸七宿。初服一盏，渐加盏数，不拘时候。

治脚气风痹，缓弱无力，**食栗方**

生栗

上一味，每旦取三二十③颗食之，次食猪肾粥佳。

治脚气痹弱，头目眩冒，筋急，**黑豆酒方**

黑豆炒。二升

---

① 二：元刻本、乾隆本、日本抄本、文瑞楼本同，明抄本作“三”。

② 二：元刻本、日本抄本、文瑞楼本同，明抄本、乾隆本作“三”。

③ 三二十：元刻本、日本抄本、文瑞楼本同，明抄本、乾隆本作“一”。

上一味，以酒一斗浸，密覆瓶口，经三宿。随性饮，常令酒力相续。

治风痹脚弱或两胫小，行步艰难，**豉酒方**

豉蒸，暴干。一大升

上一味，内净瓷瓶中，以无灰酒①五升，浸三宿。随性饮之。

治脚气痹弱不能行步，**牛膝丸方**

牛膝酒浸，切，焙　独活去芦头　桂去粗皮。各三分②　丹参　石斛去根　牡丹去心　防风去叉。各一两　萆薢　薏苡仁微炒　附子炮裂，去皮脐　槟榔细剉　白蒺藜炒。各二两　麻黄去根节。半两

上一十三味，捣罗为末，炼蜜和丸如梧桐子大。每日空腹温酒下三十丸，日午再服。

脚气痹挛

论曰：脚气痹挛者，寒气多也。寒搏于筋脉，细③而为病则筋急不能转侧，行步艰难，甚则不可屈伸也。

治风湿脚气客搏筋脉，痹挛不仁，**苁蓉丸方**

肉苁蓉酒浸，切，焙　牛膝酒浸，切，焙　天麻　何首乌米泔浸一宿，竹刀刮去皮　黄耆剉　木瓜去皮作片。六味各十两④。好酒五升浸，候药泣酒干取出，与后三味同焙　狗脊去毛，剉　续断剉　萆薢剉。各二⑤两

上九味，捣罗为末，用木瓜三枚，去皮剜作瓮子，入青盐一两在内，闭口，饭上蒸令烂熟，捣成膏，入上件药末，和为丸。如木瓜膏少即入酒，糊丸如梧桐子大。每服三十丸，盐汤或酒任下，不拘时。

---

① 无灰酒：元刻本、日本抄本、文瑞楼本同，明抄本作、乾隆本作"白酒"。
② 分：元刻本、日本抄本、文瑞楼本同，明抄本、乾隆本作"两"。
③ 细：元刻本、乾隆本、文瑞楼本同。明抄本、日本抄本作"结"，义胜。
④ 十两：元刻本、日本抄本、文瑞楼本同，明抄本、乾隆本作"十五斤"。
⑤ 二：元刻本、日本抄本、文瑞楼本同，明抄本、乾隆本作"三"。

治风毒流入脚膝，行履艰难，向夜筋脉痹挛疼痛，**海桐皮散方**

海桐皮　独活去芦头　五加皮剉　防风去叉　郁李仁炒，去皮，别研如膏。各一两　杜仲去粗皮，炙，剉　枳壳去瓤，麸炒　薏苡仁炒　牛膝酒浸，切，焙　虎胫骨酥炙　恶实炒　熟干地黄焙干。各一两半　朴消别研。二两

上一十三味，先将十一味捣罗为散，次入郁李仁膏，并朴消同研匀。每服二钱匕，温酒调下，早晚食后、夜卧各一服。

治风寒湿气中脚，搏于筋脉，痹挛不可屈伸者，**薏苡酒方**

薏苡仁炒　白敛①　芍药　酸枣仁　干姜炮　甘草炙。各五②两　附子炮裂，去皮脐。一两

上七味，并剉如麻豆大，以酒五升，渍一宿，微火煎沸，去滓，瓷器贮之。每服一小盏。甚者常使人扶行，少饮酒者可随性饮之，常令有酒气佳。

治脚气肿满不仁，屈伸痹挛，或上攻心腹胀满，可③思饮食，**续断丸方**

续断　黄耆剉　杜仲去粗皮，炙剉　牛膝酒浸，切，焙　茴香子炒　羌活去芦头　白附子炮　木瓜干者　白蒺藜炒　楝实去核，炒。各二④两

上一十味，捣罗为末，酒煮面糊为丸如梧桐子大。每服二十丸，煎牛膝酒下，空心食前服。

治脚气不能行步，痹挛，**秦艽汤方**

秦艽去苗、土　枳壳去瓤，麸炒　白术剉　丹参　羌活去芦头　人参　柴胡去苗　陈橘皮去白，焙　紫苏茎叶俱用　薏苡仁炒　桑根白皮剉。各一两半　防风去叉　石斛去根　大麻仁　甘草炙，剉。各二两

---

① 白敛：元刻本、明抄本、日本抄本、文瑞楼本同，乾隆本作"白术"。
② 五：元刻本、日本抄本、文瑞楼本同，明抄本作"一"，乾隆本作"三"。
③ 可：元刻本、日本抄本、文瑞楼本同，明抄本、乾隆本作"不"。
④ 二：元刻本、日本抄本、文瑞楼本同，明抄本、乾隆本作"一"。

上一十五味，粗捣筛。每服五钱匕，水一盏半，煎至一盏，去滓温服，日午、晚后服各一。

治脚气荣卫不顺，筋脉痹挛，**羌活汤**方

羌活去芦头　芎䓖　人参　赤茯苓去粗皮　藁本去苗、土　恶实　甘草炙，剉　牵牛子炒　枳壳麸炒。各一两

上九味，粗捣筛。每服三钱匕，水一盏，煎至七分，去滓温服，不拘时。

治脚膝①挛痹，去风湿，活血脉，益元气，**石南丸**方

石南　白术　牛膝三味酒同浸一宿，焙干　防风去叉　天麻　枸杞各二两　黄耆剉。二两　桂去粗皮　鹿茸酥炙，去毛。各一两半

上九味，捣罗为末，用木瓜一枚，去皮瓤，炊令烂熟，捣作膏，和药末，更用面糊少许，同为丸如梧桐子大。每服三十丸至五十丸，空心温酒下，盐汤亦得。

治脚气流注，历节疼痛，脚膝热疼，皮肤麻痹，两脚痹挛，**何首乌散**方

何首乌不计多少，切作半寸厚，以黑豆不计多少，水拌令匀湿，就甑内用豆一重，何首乌一重，蒸令豆烂为度，去豆，暴干秤。一斤　仙灵脾　牛膝剉。各一斤。二味共酒浸一宿，焙　乌头去皮脐。半斤。切，入盐二两半，炒黄去盐

上四味，捣罗为散。每服二钱匕，温酒调下，日三②服，粥饮调亦得。

治脚气挛痹，或四肢挛肿不可屈伸，**防己汤**方

防己　桂去粗皮　麻黄去根节，汤煮，掠去沫，焙。各三两　白茯苓去黑皮。四两　桑根白皮剉，炒　芍药各二两　甘草炙，剉。一两半③

上七味，粗捣筛。每服四钱匕，水一盏半，入大枣二枚，擘

---

① 膝：元刻本、日本抄本、文瑞楼本同，明抄本、乾隆本作"气"。

② 三：元刻本、日本抄本、文瑞楼本同，明抄本、乾隆本作"二"。

③ 一两半：元刻本、日本抄本、文瑞楼本同，明抄本、乾隆本作"四两"。

破，同煎至七分，去滓，空心日午晚后各一服。服讫汗出，粉之。勿见风冷。

治脚气痹挛，寒搏筋脉不能转侧，**大腹汤方**

大腹连皮剉。四枚　防己　青橘皮汤浸，去白，焙　紫苏茎叶　木通剉　羌活去芦头　萆薢　芎䓖　地骨皮　五加皮酒浸炙黄。各一①两　木香半两　诃黎勒皮焙。五②两

上一十二味，粗捣筛。每服三钱匕，水一盏，入生姜半分，拍破，同煎至六分，去滓，食前温服，日晚再服。

脚气疼痛不仁

论曰：脚气疼痛皮肤不仁者，盖人之气血，得温则流通，遇寒湿则凝泣。今脚气之疾，缘风寒湿毒客于气血，荣卫虚弱不能宣通，故有脚气疼痛麻痹之候也。

治风湿毒气留③滞经络，壅遏荣卫，致脚膝肿痛不仁，**牛膝丸方**

牛膝去苗，酒浸一宿，切，焙　肉苁蓉酒浸一宿，切，焙　防风去叉　海桐皮剉　自然铜煅，醋淬七遍　威灵仙　狗脊去毛　乌头炮裂，去皮脐。各一两　没药研　乳香研。各半两　骨碎补去毛。四两　地龙去土，炒。二两　木鳖子去壳，炒。四两

上一十三味，除没药、乳香外，捣罗为细末，再入研者药和匀，酒煮面糊丸如梧桐子大。每服三十丸，温酒下，空心食前服。

治脚气两脚疼痛，麻痹不仁，**麻黄汤方**

麻黄去根节。二两　吴茱萸汤浸，焙，炒。一两　独活去芦头。二两　秦艽去苗、土　细辛去苗叶。各一两　杏仁去皮尖、双仁，研。三十枚　白术三两　白茯苓去黑皮。二两　桂去粗皮　人参　干姜炮　防风去叉　防己　芎䓖　甘草炙，剉。各一两

---

①　一：元刻本、日本抄本、文瑞楼本同，明抄本、乾隆本作"二"。

②　五：元刻本、乾隆本、日本抄本、文瑞楼本同，明抄本作"二"。

③　留：元刻本、乾隆本、日本抄本、文瑞楼本同，明抄本作"流"。

上一十五味，粗捣筛。每服五钱匕，水一盏半，煎至八分，去滓，空心日午近晚温服。

治风毒脚气屈伸无力，痛痹不仁，**麻黄汤**方

麻黄去根节　防风去叉。各一两半　桂去粗皮。三分　当归切，焙。一两　白槟榔切，焙。一两　黄芩去黑心　升麻　犀角镑　赤茯苓去黑皮。各一两半

上九味，粗捣筛。每服五钱匕，水一盏半，枣二枚，擘破，煎至一盏，去滓，空腹温服。

治下经气弱，风湿毒气与气血相搏，皮肤不仁，足痛不能履地，上攻眼目，迎风泪出，**牛膝丸**方

牛膝酒浸，切，焙　山茱萸各一两半　防风去叉　羌活去芦头　乌头炮裂，去皮脐。各一两　芎䓖　地龙去土，炒　槟榔剉。各半①两

上八味，捣罗为细末，酒煮面糊丸如梧桐子大。每服二十丸，盐汤下，空心食前服。

治脚气肿痛，行履无力，及打扑伤折痛不可忍，**整痛膏**方

草乌头去尖、皮，生用　干姜生用　五灵脂生用。各一两　浮麦炒焦黑。一分

上四味，捣罗为细末，每用醋一盏，入药三钱匕，熬成膏，纸上摊药，傅疼处。又取麦麸醋拌和得所，铫子内炒热，帛裹熨疼处。如患脚气，先烧砖热，将药在脚心贴定熨之，引脚中气，消肿止痛。

治风毒脚气无力，痛痹疼痛，四肢不仁，失音不语及风毒冲心，**防风汤**方

防风去叉。半两　大枣七枚。去核　桂去粗皮　麻黄去根节　当归切，焙。各半两　槟榔为末。一两　犀角镑。一分　赤茯苓去黑皮。半两

上八味，除槟榔外，剉如麻豆。每服五钱匕，水二盏，煎至

---

① 半：元刻本、日本抄本、文瑞楼本同，明抄本、乾隆本作"一"。

一盏，去滓，入槟榔末一钱匕，再煎一二沸，温服，不拘时候。

治脚气及筋骨疼痛，**败龟散**方

败龟醋炙　芸薹子研　白芥子研　木鳖子去壳，研　自然铜
煅，醋淬。各半两　硫黄研　地龙炒。各一两

上七味，捣研为散。看患处大小，每用药末并白面各一匙头，
醋调，作饼子贴之。

治湿毒风脚气瘴气，四肢痛痹，疼痛不仁，**桑根白皮汤**方

桑根白皮剉。三分　防风去叉　升麻各半两　犀角镑。一
分　芍药半两　槟榔剉。二枚①　淡竹沥不拘多少

上七味，除竹沥外，粗捣筛。每服五钱匕，水一盏半，煎至
七分，入竹沥半合，再煎沸，去滓温服，空腹日二服。

治风湿脚气，筋骨疼痛，皮肤不仁，**天麻丸**方

天麻生用。五两　麻黄去根节。十两　草乌头炮，去皮　藿香
叶　半夏炮黄色　白面炒。各五两

上六味，捣罗为细末，滴水丸如鸡头②大，丹砂为衣。每服
一③丸，茶酒嚼下，日三服，不拘时。

治脚气痛肿，行履不得，淋渫，**羊桃汤**方

羊桃　蒴藋各三升　桑叶一斤

上三味，剉碎，以水九升④，煮取四升，去滓，用淋渫脚，不
拘时，以肿消为度。

贴脚气止疼痛，**独胜散**方

绿豆粉三两

上一味，银石器中慢火炒令黑色，再研为细散用，井水调成
膏，摊绢帛上，随痛处贴之，仍服后趁痛丸。

治三十年脚气发歇，疼痛不仁，步履艰难，**趁痛汤**方

鲮鲤甲一两。用蛤粉一两，同炒黄色，去粉　地龙去土，炒。

---

① 枚：元刻本、日本抄本、文瑞楼本同，明抄本、乾隆本作"两"。
② 鸡头：元刻本、乾隆本、日本抄本、文瑞楼本同，明抄本作"梧子"。
③ 一：元刻本、日本抄本、文瑞楼本同，明抄本、乾隆本作"五"。
④ 九升：元刻本、日本抄本、文瑞楼本同，明抄本无，乾隆本作"二斗"。

二两　恶实二两　小蓟根叶剉。一两　五灵脂一两　乳香研。半两　没药研。半两　甜瓜子生　皂荚刺炒　竹蚛末各一两

上一十味，捣研为末，烂研蒜肉为丸如弹子大。每服一丸，用热酒二合磨下，食前服。

治脚气入冬即苦脚痹弱，或筋骨疼不能屈伸，皮肤痛痹不仁，手脚指节肿，满闷，或四肢肿，腰胫直，浸**牛膝丹参酒方**

牛膝　丹参　薏苡仁炒　生干地黄各半斤　五加皮　白术各五两　侧子炮裂，去皮脐　草薢　赤茯苓　防风各四两　独活　石斛去根。各六两　茵芋用叶　桂　天雄炮，去皮脐　人参　芎䓖　石南叶炙。各三两　细辛去苗叶　升麻各二两　磁石煅，酒淬七遍。一斤　生姜五两

上二十二味，剉如小豆大，绢袋盛，以无灰酒五斗，浸一七日，密封勿令通气，日满，空心取半盏一盏，温饮之，日五服。不饮酒者，频频少服，以知为度。

治脚气皮肤不仁，发歇不定，**补药五加皮丸方**

五加皮剉　人参　吴茱萸汤洗，焙干　恶实炒　桂去粗皮　槟榔剉。三分　赤茯苓　芎䓖　柏子仁各一两　厚朴姜汁炙　郁李仁汤去皮尖，研　枳壳去瓤，麸炒　牛膝酒浸，切，焙。各一两半　杜仲去皮，炙，剉　羌活各二两

上一十五味，捣罗为末，炼蜜为丸如梧桐子大。每日空心温酒下三十丸，不饮酒者，橘皮汤下。

治脚气疼痛不仁，浸淫昏冒，乍发乍歇，食少无力，日渐羸瘦，**沉香散方**

沉香剉　乳香炒软，候冷同杵　安息香　丁香　没药研　青橘皮去白，焙。各一分①　牛膝去苗，酒浸，焙　当归切，焙　威灵仙去土。各半两　羌活去芦头　莱菔子微炒，别研如膏。各一两

上一十一味，先将十味捣罗为散，次入莱菔子膏拌，再罗令匀。每日空心午时夜卧，各用温酒调下一钱匕至一钱半，生姜汤

---

① 分：元刻本、日本抄本、文瑞楼本同，明抄本、乾隆本作"两"。

调亦得。若要通气，即用大蒜一枚，生姜半两，绿豆二合，以水四升，一处煮豆烂，取汁一升，每用二合，调下一钱半匕，其绿豆亦须食尽。

治风寒湿毒脚气疼痛，皮肤不仁，缓弱瘖痹，足胫肿满，心下急，大便涩，**柴胡汤**方

柴胡去苗 猪苓去黑皮 紫苏茎叶各一两半 陈橘皮汤浸，去白，炒令黄 防己 郁李仁汤浸，去皮尖，炒令黄 大麻仁各一两 桑根白皮炙，剉。二两半

上八味，粗捣筛。每服五钱匕，以水一盏半，同煎至八分，空腹，去滓服之，近晚再服。

卷第八十二

脚气门

脚气上气

论曰：风湿毒气之中人，多从下起，足先受之，故名脚气。毒气循经上入于肺，则气道奔迫，升降不顺，故令上气喘满。

治脚气冲上入腹，腹急，气上胸膈，真气欲绝，**半夏汤**方

半夏二两。汤洗去滑，炒黄　桂去粗皮。三两　干姜炮。一两　蜀漆一两半①　甘草炙，剉　人参　附子炮裂，去皮脐。各半两

上七味，剉如麻豆。每服三钱匕，水一盏，煎至六分，去滓温服，空腹日午、晚间各一。初服消停药力，恐气上不得下，宜减之。

治脚气上喘，心下妨闷不能食，**茯苓汤**方

赤茯苓去黑皮，剉　桑根白皮炙，剉　白术各二两半　陈橘皮汤浸，去白，焙　防己各一两半　旋覆花三分　槟榔剉　大黄②剉，微炒　杏仁汤浸，去皮尖、双仁，炒黄。八十枚

上九味，粗捣筛。每服三钱匕，先别用麻黄一分，水一盏半，煎五七沸，掠去沫，下药并生姜一分，拍破，同煎至六分，去滓，空腹服，日晚再服。

治脚气上喘，心下妨闷，**桂苓汤**方

桂去粗皮。三两③　泽泻剉　赤茯苓④去黑皮，剉　干姜炮。各二两

---

① 一两半：元刻本、文瑞楼本同，明抄本、乾隆本作"一两"，日本抄本无。
② 大黄：元刻本、日本抄本、文瑞楼本同，明抄本、乾隆本此后有"一两"。
③ 两：元刻本、日本抄本、文瑞楼本同，明抄本、乾隆本作"分"。
④ 赤茯苓：元刻本、日本抄本、文瑞楼本同，明抄本、乾隆本作"白茯苓"。

上四味，粗捣筛。每服三钱匕，水一盏，煎至七分，去滓，空腹日午、日晚各一。

治风湿脚气，乐令**黄耆汤方**

黄耆炙，剉　桂去粗皮　芍药各三两　细辛去苗叶　麦门冬去心，焙　赤茯苓去黑皮　当归切，焙　陈橘皮去白，焙　人参　前胡去芦头　甘草炙，剉。各二两　半夏四两。汤洗去滑，焙　乌头十五枚①。炮裂，去皮脐　蜀椒去目及合口者，炒出汗。一两

上一十四味，剉如麻豆。每服五钱匕，水一盏半，生姜三片，大枣三枚，擘，同煎至一盏，去滓温服，日三夜一。

治脚气面目肿，上气，眠卧不得，气欲绝，**桑白皮汤方**

桑根白皮炙黄。三②两　陈橘皮汤浸，去白，焙。一两　葶苈子纸上炒令紫色，别捣。二两

上三味，除葶苈别捣外，粗捣筛，入葶苈末再捣匀。每服三钱匕，先用枣五枚，擘破，水一盏半，煎至一盏，去滓，入药末，再煎至七分，去滓温服。如人行五里以来，再服。服后当利一二行，肿气下即差，三五日服一剂。

治脚气胀满，妨闷喘促，**大麻子汤方**

大麻子炒　槟榔末一钱　生姜汁一合

上三味，先以童子小便一盏，研麻子取汁，与槟榔末、生姜汁银器盛，重汤上微煎三两沸，空心温服。

治脚气胀满，**大腹汤方**

大腹连皮细剉。四枚。捣末　杏仁汤浸，退皮尖、双仁，研碎。三七枚

上二味，同拌，再捣研匀，以童子小便一盏，药三钱匕，煎至七分，去滓，空腹、日午各一服。

治脚气肺气，不问冷热，一切气，**紫苏汤方**

紫苏叶一两半。剉　白茯苓去黑皮。一两　陈橘皮汤浸，去白，

---

① 十五枚：元刻本、乾隆本、文瑞楼本同，明抄本作"一两"，日本抄本无。

② 三：元刻本、日本抄本、文瑞楼本同，明抄本、乾隆本作"二"。

焙。半两

上三味，粗捣筛。每服三钱匕，水一盏，入生姜半分，拍破，同煎至七分，去滓，空腹温服，日晚再服。若患人四体热者，加麦门冬一两，去心，焙；冷者，加厚朴一两，去粗皮，生姜汁炙；小便涩少者，加桑白皮一两，炙；大便秘者，加槟榔仁一两，剉；霍乱腹胀，加甘草一两，炙，剉；疟①加黄连、人参。皆随病状，以意加减。

治脚气兼上气痹满，不能食，**牛膝散方**

牛膝细切，酒浸，焙干　硇砂研如粉　细辛去苗叶　丹参去芦头　白术　郁李仁汤浸，退皮尖，别研。各三两

上六味，除研者外，捣罗为散，再入研药拌匀。每服两钱匕，食前以温酒调服。春秋冬三月宜服，夏热不可服之。春秋服，消肿利小便，兼补益，除风虚冷胀少食。

治脚气上气，**枳实散方**

枳实去瓤，麸炒。二两　桂去粗皮。四两　赤茯苓去黑皮　白术各一两一分

上四味，捣罗为散。每服一钱匕，食前温酒调服，渐增至二钱匕，日午、晚卧各一服。

治脚气上冲头目，面浮肿，咳嗽，喘乏气促，心胸胀，两胁硬，腰重，小便涩，胯冷，腿膝疼肿无力，**海蛤丸方**

海蛤研如粉　诃黎勒皮焙　柴胡去苗　赤茯苓去黑皮　杏仁汤浸，去皮尖、双仁，麸炒　赤芍药　牵牛子炒令熟。各一两半　陈橘皮汤浸，去白，焙　桑根白皮炙，剉　贝母去心，焙　白槟榔剉　大黄剉，炒　郁李仁汤浸，去皮，别研　枳壳去瓤，麸炒。各一两

上一十四味，捣罗为末，炼蜜和丸如梧桐子大。每日空腹煎枣汤下二十丸，日午再服。

治脚气咳嗽，**贝母丸方**

贝母去心。三分　蛤蚧一对。洗净，涂酥炙黄　紫菀去苗、

---

① 疟：元刻本、日本抄本、文瑞楼本同，明抄本、乾隆本作"虚"。

土 防己细剉 桑根白皮剉，炒 人参 赤茯苓去黑皮，剉 款冬花 天门冬去心，焙 葶苈子隔纸炒 大黄剉，炒 白槟榔剉 百部 紫苏子炒。各一两 木香 杏仁汤浸，去皮尖、双仁，炒。各半两

上一十六味，捣罗为末，炼蜜和丸如梧桐子大。每服一十丸，空腹米饮下，日午再服。

治脚气面目浮肿，上气，眠卧不得，若卧气即欲绝，**桑白皮汤方**

桑根白皮炙、剉。六[1]两 陈橘皮浸去白，焙。二两 葶苈隔纸炒。一两。捣如膏 大枣二十枚。去核

上四味，先将前二味剉碎，用水六升，煮取二升，去滓，次下枣，又煮取一升，去枣，内葶苈膏如大枣许，再煮三分减一。顿服，当利三二行，水气下，日一服。

治脚气上气闷绝者，开胃口，令人能食，**姜汁饮方**

生姜四两

上一味，和皮捣取自然汁，早晨取半合，以温[2]汤半合和服之，每如人行十里一服，日三。

治脚气上气抬肩，喘冲心痛，**乌豆汤渫脚方**

乌豆二斗

上一味，以水五斗，煮取二斗五升，分在两故瓮中盛。每瓮中浸一脚，遣人从膝向下淋洗百遍以来。久病者，不过再浸即差。

渫[3]脚后，服**加减木香丸方**

木香 白芍药 枳壳去瓤，麸炒。各二分 槟榔四枚。细剉 桂去粗皮。半两 大黄剉，炒。二两

上六味，捣罗为末，炼蜜丸如梧桐子大。空腹酒下十五丸，日午再服，渐加至三十丸，以大便通利为度。

治脚气上气喘满，及毒气冲心烦闷，**柴胡汤方**

柴胡去苗 赤芍药各一两半 旋覆花 紫苏茎叶各一两 桑白

---

① 六：元刻本、明抄本、日本抄本、文瑞楼本同，乾隆本作"二"。
② 温：元刻本、日本抄本、文瑞楼本同，明抄本、乾隆本作"盐"。
③ 渫：原作"煤"，诸校本同，据上下文改。

皮炙，剉。二两　大腹连皮剉。二枚

上六味，粗捣筛。每服三钱匕，水一盏，入生姜半分，擘碎，同煎至七分，去滓，下朴消一字，更煎一两沸，温服。

治脚气上气喘满，呕逆咳嗽，减食，**萆薢汤**方

萆薢　当归切，焙　木香　牛膝酒浸，切，焙　桂去粗皮　黄连去须。各一两　延胡索　芎劳　天雄炮裂，去皮脐　槟榔剉　代赭碎　桑耳　石韦去毛　威灵仙去苗、土　射干各一两半

上一十五味，粗捣筛。每服五钱匕，水一盏半，入生姜五片，煎取八分，去滓温服，不拘时。

治脚气乘肺，上气喘促，**杏仁煎**方

杏仁汤浸，去皮尖、双仁。一两。炒　百合细擘，洗令净。一分，入水二升。同研　甘草生　麻黄不去节　射干各半两

上五味，除百合外，细剉，入在百合汁中，煎取一升，去滓，贮在净器中。每日不限早晚，取一①合服之。此药不得久停，惟宜旋合。

治脚气循经上乘于肺，令人上气喘满，**旋覆花汤**方

旋覆花三两　羌活去芦头　芎劳　桑根白皮炙，剉　青橘皮去白，焙　附子炮裂，去皮脐　桂去粗皮　赤小豆各一两　莱菔子炒香。一两

上九味，剉如麻豆。每服三钱匕，以水一大盏，煎至七分，去滓，空心温服。

治脚气肿满上气，**橘皮防己汤**方

陈橘皮②汤浸，去白，焙　防己　桑根白皮剉。各二两　吴茱萸汤洗，焙干，炒　槟榔剉。各一两　大腹并子剉。七枚　生姜剉，炒。三两　甘草炙，剉。半两

上八味，粗捣筛。每服五钱匕，水一盏半，入葱白三茎，切，同煎至八分，去滓温服，空心食前。

---

① 一：元刻本、日本抄本、文瑞楼本同，明抄本、乾隆本作“二”。

② 陈橘皮：元刻本、日本抄本、文瑞楼本同，明抄本、乾隆本后有“一两”。

治脚气冲心烦闷，上气喘闷，**木香槟榔汤**方

木香三分　槟榔半两。剉

上二味，粗捣罗。每服三钱匕，水一盏，入葱白二寸，擘碎，煎至七分，去滓，下红雪①二钱，生姜汁半合，童子小便一合，再煎一两沸，温服。

治脚气抬肩喘，**豌豆汤淋渫**方

豌豆二升

上一味，用水五斗，葱白十茎，擘碎，椒三分，煮取汤二斗，倾入两瓷瓮。以脚各安在一瓮中浸，遣人从膝上淋洗百遍。如无瓷瓮，瓦瓮亦得。患极者，不过两②次效。

脚气肿满

论曰：脚气风湿毒气客搏肾经，肾者胃之关也，关闭不利则聚水而生病。水性就下，故令肾气不化，小便不利。湿寒之气，下注足胫，肿胀不消，故谓之脚气肿满。

治脚气肿满，**茯苓散**方

赤茯苓去黑皮。三两　葶苈纸上炒。半两　人参　防风去叉　泽泻　甘草炙，剉　桂去粗皮　白术　狼毒剉，醋炒　蜀椒去目并闭口者，炒出汗　干姜炮　赤小豆炒。各一两　大戟半两　肉苁蓉酒浸，切，焙　猪苓去黑皮　女萎各三分③

上一十六味，捣罗为散。每服一钱匕，温酒调下，日二夜一，小便利为度。

治久患脚气心腹烦满，**木瓜丸**方

木瓜切。六两　人参二两　桂去粗皮。一两半④　木香　沉香各一两　厚朴去粗皮，生姜汁炙　陈橘皮汤浸，去白，焙　柴胡去

---

① 红雪：元刻本、日本抄本、文瑞楼本同，日本抄本旁注"紫雪治脚气最妙。方在虚劳门"，明抄本、乾隆本作"紫雪"。
② 两：元刻本、日本抄本、文瑞楼本同，明抄本、乾隆本作"三"。
③ 分：元刻本、日本抄本、文瑞楼本同，明抄本、乾隆本作"两"。
④ 一两半：元刻本、日本抄本、文瑞楼本同，明抄本、乾隆本作"一两"。

苗。各一两半　高良姜　吴茱萸汤浸，焙，炒。各一两　赤芍药^①二两　槟榔剉。三两

上一十二味，捣罗为末，炼蜜丸如梧桐子大。每服三十丸，温酒下，不拘时。

治脚气上攻，身体肿满，小便赤涩，**茯苓汤**方

赤茯苓去黑皮　桑根白皮剉　防己　陈橘皮汤浸，去白，焙。各一两半　旋覆花半两　杏仁汤浸，去皮尖、双仁，炒　麻黄去根节　白术　紫苏茎叶各一两

上九味，粗捣筛。每服五钱匕，先以水煮黑豆，取汁一盏半，入生姜半分，拍碎，同煎至八分，去滓温服，不拘时。

治脚气肿满，行步艰难，**羌活丸**方

羌活去芦头　天麻各一两　防风去叉　白僵蚕炒　白附子炮　牛黄研。各半两　犀角镑　羚羊角镑　丹砂^②研。各三分^③　雄黄研。一分^④　天南星水煮半日，切作片子，焙。三分^⑤

上一十一味，捣研为末，炼蜜丸如皂子^⑥大。每服两^⑦丸，不计时候，薄荷汤嚼下。

治脚气肿满或上攻心腹胀满，可^⑧思饮食，**续断丸**方

续断剉　黄耆剉　杜仲去粗皮，剉，炒　牛膝酒浸，切，焙　茴香子炒　羌活去芦头　白附子炮　木瓜切　蒺藜子炒，去角　楝实剉，陈粟米炒，去米。各二^⑨两

上一十味，捣罗为末，用醋煮面糊丸如梧桐子大。每服二十丸，煎牛膝酒下，日三夜一。

---

① 赤芍药：元刻本、日本抄本、文瑞楼本同，明抄本、乾隆本作"赤茯苓"。
② 丹砂：元刻本、日本抄本、文瑞楼本同，明抄本、乾隆本作"丹参"。
③ 分：元刻本、乾隆本、日本抄本、文瑞楼本同，明抄本作"两"。
④ 一分：元刻本、日本抄本、文瑞楼本同，明抄本、乾隆本作"五钱"。
⑤ 分：元刻本、日本抄本、文瑞楼本同，明抄本、乾隆本作"两"。
⑥ 皂子：元刻本、日本抄本、文瑞楼本同，明抄本作"梧子"，乾隆本作"梧桐子"。
⑦ 两：元刻本、日本抄本、文瑞楼本同，明抄本、乾隆本作"二十"。
⑧ 可：元刻本、日本抄本、文瑞楼本同，明抄本、乾隆本作"不"。
⑨ 二：元刻本、日本抄本、文瑞楼本同，明抄本、乾隆本作"一"。

治脚气肿，上冲心腹，**旋覆花汤方**

旋覆花　犀角镑　陈橘皮汤浸，去白，焙　赤茯苓去黑皮　紫苏茎叶各二两

上五味，粗捣筛。每服五钱匕，水一盏半，生姜五片，枣二枚，擘破，同煎至一盏，去滓温服，更与后犀角丸相间服。

犀角丸方

犀角镑　蒺藜子炒，去角　五味子　牛膝酒浸，切，焙　杏仁汤浸，去皮尖、双仁，炒　枳壳去瓤，麸炒　甘草炙，剉　人参　木通剉　车前子　桑根白皮各一两

上一十一味，捣罗为末，炼蜜和丸如梧桐子大。每服二十丸，温酒下。

治脚气虚肿，气满不食，**槟榔汤方**

槟榔剉　防风去叉　防己　桂去粗皮。各一两　麻黄去根节。二两　陈橘皮汤浸，去白，焙。一两半　杏仁去皮尖、双仁，炒　秦艽去苗、土　附子炮裂，去皮脐。各半两　葛根剉。二两　甘草炙，剉。一两半

上一十一味，剉如麻豆。每服五钱匕，水一盏半，生姜三片，同煎至一盏，去滓，不拘时温服。

治脚气肿满，胸膈否塞，吐逆不下食，**芍药汤方**

赤芍药　防己　枳壳去瓤，麸炒。各二两　独活去芦头　防风去叉　桂去粗皮　葛根剉。各一两半　半夏汤洗去滑，姜汁制。一两

上八味，粗捣筛。每服三钱匕，水一盏，生姜五片，同煎至六分，去滓，空心日午近晚温服。

治脚气肿满上冲，心胸烦闷，气急，**旋覆花汤方**

旋覆花　犀角镑。各一两　前胡去芦头　桑根白皮　紫苏茎叶　杏仁去皮尖、双仁，炒　赤茯苓去黑皮。各一两半

上七味，粗捣筛。每服三钱匕，水一盏，生姜三片，同煎至六分，去滓，不拘时候温服。

治湿毒脚气肿满，小便少，**槟榔汤方**

槟榔剉。二两　桑根白皮三两　黑豆半升

上三味，粗捣筛。每服五钱匕，水一盏半，煎取一盏，去滓温服，日三夜一。

治脚气腰脊膝浮肿，**茯苓汤**方

赤茯苓去黑皮　干姜炮　泽泻各二两　桂去粗皮。三分

上四味，粗捣筛。每服三钱匕，水一盏，煎至六分，去滓，空心日午近晚温服。

治湿毒脚气肿满，小便少，**桑根白皮汤**方

桑根白皮一两　槟榔五枚。剉　黑豆半升　生姜洗，切，焙。半两

上四味，粗捣筛。每服五钱匕，水一盏半，煎取一盏，去滓，不拘时温服。

治脚气胕肿，**桑白皮汤**方

桑根白皮二两　杏仁去皮尖、双仁，炒。一两　槟榔生。三两。剉

上三味，粗捣筛。每服五钱匕，水一盏半，煎至一盏，去滓，空心日午近晚温服。

治脚气足胫胕肿，上气，遍身疼胀，**风引大豆汤**方

大豆一合半。拣令净，炒香　附子炮裂，去皮脐。三两　枳壳去瓤，麸炒　泽泻　陈橘皮去白。各四两　甘草炙，剉　赤茯苓去黑皮　防风去叉。各二两

上八味，除豆外，剉如麻豆，每以水两盏，先煎豆一合半至一盏，去豆，入药三钱匕，再煎至七分，去滓，食前温服，日三。若肿疼止即去大豆、泽泻，更服三两剂差。

治脚气腿膝肿急，腰髀痛痹，心烦气喘，**茱萸饮**方

吴茱萸醋炒。二两　人参　赤茯苓去黑皮。各三分①　桑根白皮剉　陈橘皮汤浸，去白，焙　大腹连皮剉　大黄剉，炒　细辛去苗叶　槟榔剉　羌活去芦头　杏仁汤浸，去皮尖、双仁，炒。二

---

① 分：元刻本、日本抄本、文瑞楼本同，明抄本、乾隆本作"两"。

两　蜀椒去目并闭口者，炒出汗。三两

上一十二味，粗捣筛。每服五钱匕，水一盏半，入生姜五片，同煎八分，去滓温服，空心食前日再，微利为度。

治脚气脾肾俱虚，皮肤肿满，**黑豆丸方**

黑豆一合。炒令熟　桑根白皮炙，剉。一两半　大腹三枚。并皮细剉　木通剉　陈橘皮去白，炒。各一两一分　紫苏茎细剉。一两

上六味，粗捣筛。每服五钱匕，以水一盏半，入生姜一分，擘破，煎至七分，去滓，空心温服，日午、近晚各一服。

治肾热四肢肿满拘急，**桑白皮汤方**

桑根白皮东引者，切。三合　茱萸根东引者，剉，切。一合半
上二味，以酒二升，煮取一升，分温空心二服。

脚气心腹胀满

论曰：风毒之中人也，必先中脚，久而不差，遍及四肢，其气深入[1]则腹胁胀满、小便不利、气喘息高者，其病为重也。

治脚气疼痛，发热肿闷，上攻心腹，胀满吐逆，**诃黎勒汤方**

诃黎勒炮，去核　大腹煨熟，和皮用　木香　防己　紫苏茎叶[2]　干木瓜去子　羌活去芦头　芍药　沉香镑　杉木节各半两

上一十味，粗捣筛。每服半两，水二盏，煎至一盏，去滓，通口服，不计时，日再。

治脚气心腹胀急，不思饮食，**茯苓丸方**

赤茯苓去黑皮。三分[3]　木瓜一枚半[4]。切　桂去粗皮　木香　诃黎勒皮　吴茱萸汤洗，焙干，炒黄　陈橘皮汤浸，去白，焙　白术　干姜炮　高良姜各半两　人参　枳壳去瓤，麸炒。各

---

① 深入：元刻本、日本抄本、文瑞楼本同，明抄本、乾隆本作"淫溢"。

② 紫苏茎叶：元刻本、日本抄本、文瑞楼本剂量同，明抄本、乾隆本作"一两"。

③ 三分：元刻本、日本抄本、文瑞楼本同，明抄本作"三两"，乾隆本作"二两"。

④ 一枚半：元刻本、日本抄本、文瑞楼本同，明抄本、乾隆本作"五钱"。

三分

上一十二味，除木瓜外，捣罗为末，先将木瓜饭上蒸熟，研如膏，次入诸药末和匀，炼蜜丸如梧桐子大。每服空心煎人参茯苓汤，下三十丸。兼疗干湿霍乱、泄泻转筋。

治久患脚气，心腹胀满，脚膝^①浮肿，**木瓜丸方**

干木瓜　槟榔煨，剉。各三两　人参一两　高良姜　厚朴去粗皮，涂生姜汁炙　桂去粗皮　陈橘皮汤浸，去白，炒。各三分　沉香镑　木香　芍药　柴胡去苗。各一两半　吴茱萸汤洗，焙干，炒黄。半两

上一十二味，捣罗为末，炼蜜和丸如梧桐子大。每服空心酒下二十丸，日午再服。

治久患脚气，腹胀膝肿，**肉豆蔻丸方**

肉豆蔻仁　人参　陈橘皮汤浸，去白，炒。各一两　木香　槟榔煨，剉　赤芍药　柴胡去苗　枳壳去瓤，麸炒。各一两半　厚朴去粗皮，涂生姜汁，炙令烟尽　桂去粗皮　高良姜各三分^②　吴茱萸汤洗，焙干，炒黄。半两

上一十二味，捣罗为末，炼蜜和丸如梧桐子大。每日空心温酒下二十丸，日晚再服。

治脚气食即腹胀，喘息不利，腰连左胯时掣痛，小便日^③有余沥，背膊拘闷^④，手心多汗，**牛膝丸方**

牛膝剉，酒浸一宿，焙　木香　诃黎勒皮　菟丝子酒浸，捣碎。各二两半　赤茯苓去黑皮　人参　槟榔煨，剉　枳壳去瓤，麸炒。各一两半

上八味，捣罗为末，炼蜜和丸如梧桐子大。每日空腹温酒下一十五丸，日午再服，渐加至三十丸。

治脚气心腹妨闷，两肋虚胀，不思食，渐觉心满，气隔不通，

---

① 膝：元刻本、日本抄本、文瑞楼本同，明抄本、乾隆本作“气”。
② 分：元刻本、日本抄本、文瑞楼本同，明抄本、乾隆本作“两”。
③ 日：元刻本、日本抄本、文瑞楼本同，明抄本、乾隆本作“白”。
④ 拘闷：元刻本、明抄本、日本抄本、文瑞楼本同，乾隆本作“痛”。

羚羊角丸方

羚羊角镑　茯神去木　木香　防风去叉　升麻各二两　赤茯苓去黑皮　大麻仁别捣如膏。各三两　独活去芦头。二两半　大腹七枚。连皮子剉　旋覆花一两一分[①]

上一十味，除大麻仁外，捣罗为末，合和匀，炼蜜为丸如梧桐子大。每日空腹酒下四十丸，日一服。如腹内先冷，加附子，炮裂，去皮脐，二两；大肠秘涩，加大黄，剉，炒，二[②]两半；兼气[③]加槟榔仁，剉，二两半[④]；心胸间热，加麦门冬，去心，三两；筋急掣痛，加牛膝，切，焙，二两半[⑤]；皮肤风痒、心下妨闷，加枳壳，去瓤，炒黄，一两半；脏气羸弱加黄耆，剉，炒，三两。

治脚气攻心，腹胀满，呕吐不下食，**前胡饮方**

前胡去芦头　生姜切，焙　羚羊角镑　半夏汤洗七遍　大黄剉，炒　赤茯苓去黑皮。各半两　枳壳去瓤，麸炒。三分

上七味，细剉如麻豆。每服五钱匕，水一盏半，煎至一盏，去滓，下朴消一钱匕，搅匀，空腹温服。

治脚气风毒与脏气相击，心腹急胀，**紫葛饮方**

紫葛炒　大戟炒　黑牵牛瓦上炒，半生半熟　大黄剉，炒。各一两　木香一分　乳香少许，别研　槟榔煨。半两

上七味，除乳香外，粗捣筛拌匀。每服三钱匕，童子小便、酒各半盏，葱白三寸，蜀椒二十粒，煎至六分，去滓，临卧温服，量虚实用，至来日早，取下赤汁效。第一服病减五分，次日第二服必安。

治脚气攻注，心腹胀硬，小便赤涩，**大戟丸方**

大戟炒　芫花醋炒，黑色　苦葶苈炒。各半两　巴豆去皮、心、膜，出油，别研　续随子炒。各一分[⑥]

---

① 一两一分：元刻本、日本抄本、文瑞楼本同，明抄本、乾隆本作“二两”。
② 二：元刻本、日本抄本、文瑞楼本同，明抄本、乾隆本作“一”。
③ 兼气：元刻本、日本抄本、文瑞楼本同，明抄本、乾隆本作“气滞”。
④ 二两半：元刻本、日本抄本、文瑞楼本同，明抄本、乾隆本作“二两”。
⑤ 二两半：元刻本、日本抄本、文瑞楼本同，明抄本、乾隆本作“二两”。
⑥ 一分：元刻本、日本抄本、文瑞楼本同，明抄本、乾隆本作“二两”。

上五味，捣研为末，炼蜜为丸梧桐子大。每服十丸，灯心汤下。

治脚气入腹，心腹胀急，烦躁肿痛，**松节汤**方

松节剉碎，炒黄　桑根白皮剉　紫苏叶各一两　甘草炙，剉。半两　槟榔煨，剉。三分

上五味，粗捣筛。每服三钱匕，水一盏，入灯心二十茎，生姜三片，童子小便三分，同煎至七分，去滓，食前温服，日三。

治脚气上气入腹不能食，兼主冷气，**牛膝散**方

牛膝去苗，酒浸，焙干，别捣　细辛去苗叶　硇砂研碎，以水一盏，煎一两沸，去石重煎，令水尽，取硇砂霜用。各一两

上三味，捣研为散，拌和令匀。每服三钱匕，食前以温酒调下，日一服。

脚气冲心

论曰：脚气冲心之状，令人胸膈满闷，上气喘急，甚者呕吐是也。盖风湿毒气初从足起，纵而不治，至①于入腹，小腹痛，痹不仁，毒气上冲，是谓肾水克心火，故名脚气冲心。孙思邈曰：凡小觉病候有异，即须大怖畏，决意急治之，不可概以肿为候。亦有不肿者，正谓此也。

治脚气冲心，烦闷气急，坐卧不安，**半夏汤**方

半夏汤洗七遍，切，焙。二两　桂去粗皮。一两半　槟榔剉。三分

上三味，粗捣筛。每服三钱匕，水一盏，入生姜半分，拍碎，同煎至七分，去滓温服，以微利为度。

治脚气冲心，烦闷腹胀，气急欲死者，**吴茱萸汤**方

吴茱萸汤洗，焙，炒。五②两　木瓜切作片，暴干。二两　槟榔剉。二两

---

① 至：元刻本、日本抄本、文瑞楼本同，明抄本、乾隆本作"上"。
② 五：元刻本、日本抄本、文瑞楼本同，明抄本、乾隆本作"二"。

上三味，粗捣筛。每服五钱匕，水一盏半，入竹叶一握，同煎至八分，去滓温服，以快利为度。

治脚气攻心，烦闷至甚者，**旋覆花汤方**

旋覆花　赤茯苓去黑皮　犀角屑　紫苏茎叶剉。各一两　桂去粗皮。半两　陈橘皮汤浸，去白，焙。一两　前胡去芦头。二两　白前一两

上八味，粗捣筛。每服五钱匕，水一盏半，入生姜半分，拍碎，枣二枚，擘破，香豉半合，同煎至八分，去滓温服。如人行二十里再服，即气下。如小便涩者加桑根白皮二两，胸膈气满者加半夏二两。以小便利，腹中气和，脚肿消为度。皮肤犹如隔帛者，宜服后犀角麻黄汤。

治脚气冲心，**犀角麻黄汤方**

犀角屑三两　麻黄去根节，别研，为末　甘草炙，剉　赤茯苓去皮　防己各二[1]两　黄芩去心。一两　石膏三两　附子炮裂，去皮脐　白术　芎䓖　防风去叉。各一两　当归切，焙。二[2]两　桂去粗皮　细辛去苗叶。各一两

上一十四味，除麻黄外，剉如麻豆。每服以水一盏半，先煎麻黄末一钱匕，至一盏，掠去沫，入生姜一分，擘破，并药三钱匕，同煎至七分，去滓温服。如人行十里再服，盖覆取汗。服药至三四日后，得皮肤知痛痒即止，如不差即更服。脚中未有力者，宜服后独活汤。

治脚气冲心，**独活汤方**

独活　犀角屑　石斛去根。各二两　丹参三两　侧子炮裂，去皮脐　芎䓖　当归切，焙。各二两　芍药三两　赤茯苓去皮。四两　桂去粗皮。一两半　甘草炙，剉　防己　防风去叉。各二两

上一十三味，剉如麻豆。每服五钱匕，水一盏半，入生姜一分，拍碎，同煎至八分，去滓，空腹温服，日三服。凡吃一两剂

---

① 二：元刻本、日本抄本、文瑞楼本同，明抄本、乾隆本作"一"。
② 二：元刻本、日本抄本、文瑞楼本同，明抄本、乾隆本作"一"。

后，隔五日一服。若觉腹内气散，两脚①有力，行动无妨，常宜服后香豉酒。

治脚气冲心，**香豉酒方**

豉②一升

上一味，以酒三升，浸三日，随性多少饮之，觉利多即少服。

治脚气毒气攻心欲死者，**吴茱萸槟榔汤方**

吴茱萸汤洗，焙干，炒。四升③　槟榔剉。七枚　橘皮汤洗，去白，焙。一两　厚朴去粗皮，姜汁炙。二④两　木瓜切作片，暴干。一两

上五味，粗捣筛。每服三钱匕，水一盏，入竹叶一握，同煎至七分，去滓温服。

治脚气风湿毒气攻心烦闷，手足脉绝，**木瓜汤方**

木瓜一枚。切作片，暴干　吴茱萸汤洗，焙干，炒。三两⑤

上二味，粗捣筛。每服三钱匕，水一盏，煎至七分，去滓温服。如人行五七里，再服。

治脚气若风热轻，但毒气入胃，唯心闷⑥烦热，索水洒胸面，干呕好叫唤，气欲断绝者，**犀角汤方**

犀角屑　木香　羚羊角屑　人参　竹茹　沉香剉　射干各二两　麦门冬去心，焙　赤茯苓去黑皮。各三⑦两　麝香研，旋入　鸡舌香一两　石膏三两

上一十二味，除麝香外，粗捣筛。每服四钱匕，水一盏半，煎至八分，去滓，入麝香半钱匕，更煎一沸温服，如人行六七里再服。觉眼明心悟是效。若呕逆不下饮食者加半夏，汤洗去滑，

---

① 脚：元刻本、乾隆本、日本抄本、文瑞楼本同，明抄本作"脉"。
② 豉：元刻本、日本抄本、文瑞楼本同，明抄本、乾隆本作"香豆"。
③ 升：元刻本、明抄本、日本抄本、文瑞楼本同，乾隆本作"两"。
④ 二：元刻本、明抄本、乾隆、文瑞楼本同，日本抄本作"一"。
⑤ 三两：元刻本、日本抄本、文瑞楼本同，明抄本、乾隆本作"等分"。
⑥ 闷：元刻本、日本抄本、文瑞楼本同，明抄本、乾隆本作"胸"。
⑦ 三：元刻本、日本抄本、文瑞楼本同，明抄本、乾隆本作"二"。

二两，生姜切片一两，橘皮汤浸，去白，焙，一两①。

治脚气冲心烦闷，**柴胡汤**方

柴胡去苗。一两半　旋覆花一两　赤芍药一两半　桑根白皮炙，剉。二两　大腹二枚。连皮子剉　紫苏茎叶剉。一两

上六味，粗捣筛。每服五钱匕，水一盏半，入生姜半分，切，同煎至八分，去滓，更入朴消末一钱匕，重煎一两沸，温服。

治脚气冲心，烦闷气促，脚膝痠疼，**沉香汤**方

沉香剉。一两　赤芍药二两　紫苏茎叶一两　木通剉。半两　槟榔剉。七钱　吴茱萸汤洗，焙干，炒。一分②

上六味，粗捣筛。每服五钱匕，水一盏半，入生姜半分，切，同煎至八分，去滓，更入红雪③一钱匕，重煎一两沸温服。

治脚气冲心，烦闷膝痛，**赤茯苓汤**方

赤茯苓去黑皮。一两半　石膏一两　犀角屑一两　升麻　麦门冬去心，焙　木香各一两半

上六味，咬咀如麻豆。每服四钱匕，水一盏，入竹沥半小盏，同煎至八分，去滓温服。

治脚气攻心，闷绝欲死，**木香汤**方

木香　槟榔剉。各一两　赤茯苓去黑皮　郁李仁炒，研　牛膝酒浸，切，焙　吴茱萸汤洗，焙干，炒　大黄剉，炒　桂去粗皮。各三分④

上八味，粗捣筛七味，入郁李仁拌匀。每服三钱匕，先以水二盏，煮桑白皮、木通各少许，至一盏，滤过，入药煎三五沸，去滓温服，重者再服。

治脚气冲心闷极者，**灵飞散**方

干蝎全者，炒。一两　硇砂去夹石者，生用。三分　巴戟天去

---

① 一两：元刻本、日本抄本、文瑞楼本同，明抄本、乾隆本作"一两半"。
② 分：元刻本、日本抄本、文瑞楼本同，明抄本、乾隆本作"两"。
③ 红雪：元刻本、日本抄本、文瑞楼本同，明抄本作"雪红"，乾隆本作"紫雪"。
④ 分：元刻本、文瑞楼本同，明抄本、乾隆本作"两"，日本抄本无。

心。一两　阳起石研细。三分　真珠捣，研　木香　附子炮裂，去皮脐。各半两　芫花醋炒。三两半　青橘皮汤浸，去白，焙　硫黄研。各半两　阿魏研。一分　磁石煅赤，淬七遍，研。二两

上一十二味，捣研为散。每服一钱匕，空心热酒调服，良久，以饭压之，至午食前再服。其脚气发时，或肿或咳，头不痛，不嗽逆，心间妨闷，上气急促，有此状者，尤宜服之，不计时候。

治脚气冲心，脏腑虚惫，烦闷，**木瓜饮方**

干木瓜　紫苏茎叶　甘草炙　木香　羌活去芦头。各一分①　大腹一枚

上六味，细剉，分作三服。每服用水一盏半，煎至八分，去滓温服。

治脚气上攻，心胸痞闷，定喘行气，**四圣散方**

槟榔鸡心者，半生半炒。共一两　木香半两　青橘皮汤浸，去白，焙。一两②　桑根白皮剉，炒。三分

上四味，捣罗为散。每服二钱匕，热酒调下。气实者，三钱匕，不计时候。

治风毒攻心，闷乱狂躁，咽燥口干，气欲绝或秘涩，**木香汤方**

青木香二两　大黄剉，炒。一两　生黑豆皮二两　红雪别研。一两

上四味，除红雪外，并粗捣筛，每用五钱匕，水一盏半，煎至八分，入红雪三钱匕，去滓，不限早晚，分温二服，如人行八九里，当下燥粪。

治脚气冲心，烦闷气急，坐卧不安，**半夏汤方**

半夏汤洗去滑，切，焙。一升　槟榔仁七枚

上二味，㕮咀如麻豆大，以水七升，煮取二升，去滓，分温三服，如人行四五里一服。

---

① 分：元刻本、日本抄本、文瑞楼本同，明抄本、乾隆本作"两"。
② 一两：元刻本、日本抄本、文瑞楼本同，明抄本、乾隆本作"三分"。

治风毒脚气攻心，心闷倒仆，失音不语，困甚者，**乌豆汤**方

乌豆一升。淘，以水四升，煎取二升，去豆用汁　甜竹叶一握　桑根白皮剉。三两　大腹皮剉。七枚

上四味，先煎豆汁，浸药一宿，明旦同药煎至七合，去滓，分温二服，如人行四五里，再服。已死者，斡开口灌之亦愈，及灸脚心下七壮，男左女右。

治脚气冲心上气，大小便涩，小腹急痛，**麻仁汤**方

大麻仁微炒　赤小豆各一^①升

上二味，以水七升，煎取二升半，去滓，分温三服，隔两日更一剂。

治脚气攻心，烦满及脚膝浮肿，**槟榔汤**方

白槟榔一枚。生，捣取末。一钱匕　生姜汁少许

上二味，以童子小便二合相和，煎一沸，微温顿服。

治脚气攻心，烦满及脚膝浮肿，**大腹汤**方

大腹皮剉。四枚　杏仁汤浸，去皮尖、双仁，拍碎。二十一枚

上二味，以童子小便一盏半，同煎八分，去滓，分温二服，空心食前。

治脚气攻心闷乱，**朴消汤**方

朴消研　柴胡去苗。三分^②　芍药　旋覆花各半两　桑根白皮炙，剉。三分　生姜切。半^③两　大腹^④　槟榔各二枚。和皮用　紫苏茎叶半两

上九味，除朴消外，并细剉，分作三贴，每贴以水二盏，煎至一盏，去滓，下朴消二钱匕，分温二服，空心食前。

治脚气攻心闷绝，脚冷头痛，**木瓜茱萸汤**方

木瓜切片，暴干。一两　吴茱萸汤洗，焙干，炒。三分^⑤　干姜

---

① 一：元刻本、日本抄本、文瑞楼本同，明抄本、乾隆本作"半"。
② 三分：元刻本、日本抄本、文瑞楼本同，明抄本、乾隆本作"五钱"。
③ 半：元刻本、日本抄本、文瑞楼本同，明抄本、乾隆本作"一"。
④ 大腹：元刻本、日本抄本、文瑞楼本剂量同，明抄本、乾隆本作"三分"。
⑤ 分：元刻本、日本抄本、文瑞楼本同，明抄本、乾隆本作"两"。

炮。一两　木香二两①　桂去粗皮。三分　白槟榔剉。十枚

上六味，粗捣筛。每服三钱匕，水一盏，入生姜二片，枣两枚，擘，同煎至七分，去滓温服。

治脚气冲心，常服补泻，预防发动，**木香丸方**

木香一两　槟榔　大黄剉，炒。一两　桂去粗皮。三分　麻子仁一两　姜屑一分　诃黎勒煨，去核　枳壳去瓤，麸炒　山茱萸　牛膝酒浸，切，焙　附子炮裂，去皮脐　萆薢微炒　芎䓖　独活去芦头　羚羊角研　前胡去芦头　牵牛子炒，捣取粉。各三分

上一十七味，捣罗为末，炼蜜和丸如梧桐子大。空心酒下十五丸至二十丸，取利为度。

治脚气冲心，浸脚，**矾石汤方**

白矾一两

上一味，以浆水一斗五升，煎三五沸，浸脚良。

治脚气冲心，胸膈烦满，喘急呕吐，**九味木香丸方**

木香　诃黎勒皮　桂去粗皮　枳壳去瓤，麸炒。各二两　芍药　柴胡去苗。各一两半　槟榔剉　厚朴去粗皮，生姜汁炙。各二两半　大黄剉，炒。三两

上九味，捣罗为末，炼蜜丸如梧桐子大。每服二十丸至三十丸，食前酒下。

治风毒脚气上冲，脐腹满闷，坐卧不得，但不吐者可治，**防己丸方**

防己　附子去皮脐　半夏汤洗去滑。各一两　斑猫去翅足。半两　防风去叉　天南星各三分　麻黄去根节。一两半

上七味，并生捣罗为末，粟米饭丸如梧桐子大。初用生姜汤，入童子小便下十丸，盖覆取汗。服十日后，每日酒下，良久以猪肾一只，切二片，先用水煮绿豆一合令烂，入肾，更略煮了吃，用压下前丸药。

治脚气冲心，服通利药后，宜服**四物汤方**

---

① 两：元刻本、日本抄本、文瑞楼本同，明抄本、乾隆本作"分"。

甘草炙，剉　陈橘皮汤浸，去白，焙。各二两　葱白剉。二七
茎　赤小豆拣。三合

上四味，剉如麻豆，以水五盏，煎至二盏半，去滓，分温三
服，空心早晚食前服尽。

卷第八十三

脚气门

脚气语言謇涩

论曰：风毒脚气语言謇涩者，脾肾气虚，风湿中其经络也。肾之经循喉咙，侠①舌本，脾之经侠咽连舌本，散舌下。二经为风湿所中，故令舌本强硬，语言謇涩也。

治脚气上攻心脾，语言謇涩，**大八风汤方**

当归切，焙　大豆各三两　乌头炮裂，去皮脐　黄芩去黑心　芍药　远志去心　独活去芦头　五味子　防风去叉　芎䓖　麻黄去根节　干姜炮　秦艽去苗、土　桂去粗皮　石斛去根　甘草炙　杏仁去皮尖、双仁，炒　人参　白茯苓去黑皮　黄耆　紫菀去土　升麻各二两

上二十二味，㕮咀如麻豆。每服五②钱匕，水一盏，酒半盏，同煎至八分，去滓温服，不拘时。

治风毒脚气上攻，身③体发热，肢节不遂，精神恍惚，语言謇涩，**防风汤方**

防风去叉　麻黄去根节　秦艽去苗、土　独活去芦头　当归切，焙。各三两　远志去心　木防己　甘草炙　人参　黄芩去黑心　升麻　芍药各二两　石膏碎。一两　麝香研。半两　半夏汤洗去滑，姜汁制，焙。四两

---

① 侠：元刻本、乾隆本、文瑞楼本同，明抄本、日本抄本作“挟”。侠，通“夹”，在两旁，夹住。下同。

② 五：元刻本、日本抄本、文瑞楼本同，明抄本、乾隆本作“三”。

③ 身：元刻本、日本抄本、文瑞楼本同，明抄本、乾隆本作“心”。

上一十五味，除麝香外，咬咀如麻豆，拌匀。每服四钱匕，水二盏，生姜一枣大，切，煎至一盏，去滓，空心温服，日三①。

治风毒脚气，痛痹不仁，语言謇涩，**桂心汤方**

桂去粗皮。三分 麻黄去根节 当归切，焙。各一两 防风去叉 槟榔各二两 黄芩去黑心 升麻 生犀角②镑 赤茯苓去黑皮。各一两半

上九味，咬咀如麻豆。每服三钱匕，枣二枚，擘破，水一盏，煎至七分，去滓温服，不拘时。

治风毒脚气，四肢痛麻，筋脉挛急，语言謇涩，**天麻丸方**

天麻生用。二两 海蛤别捣 白附子炮。各一两半 天南星炮 干蝎去土，酒炒 丹砂研 白僵蚕酒炒 桂去粗皮 羌活去芦头 蔓荆实去皮。各一两 白花蛇酒浸，去皮、骨，炙。四两 麻黄一斤。去根不去节，用水五升，煎至二升，去滓，入酒二升，同煎如膏 麝香别研。一分

上一十三味，将九味捣罗为末，入海蛤、麝香、丹砂和匀，以麻黄膏为丸如梧桐子大。每服二十丸，豆淋酒下，日三夜一。

治风毒脚气，上攻③心脾，口不能语，**金牙酒方**

金牙 细辛去苗叶 茵芋 防风去叉 附子炮裂，去皮脐 干姜炮 地肤子 蒴藋 生干地黄焙 升麻 人参各二两 牛膝 石斛去根。各三两 独活去芦头。六两

上一十四味，咬咀，用生绢袋盛，入净瓮中，以清酒三斗④浸，密封。春夏五日，秋冬七日，随量饮之，不拘时。常令酒力相续。

脚气风经五脏惊悸

论曰：心者生之本，神之舍，所以主治五脏者也。脚弱之疾

---

① 三：元刻本、日本抄本、文瑞楼本同，明抄本、乾隆本作“二”。
② 升麻生犀角：元刻本、日本抄本、文瑞楼本同，明抄本、乾隆本在“槟榔二两”前。
③ 攻：元刻本、日本抄本、文瑞楼本同，明抄本、乾隆本作“及”。
④ 斗：元刻本、日本抄本、文瑞楼本同，乾隆本作“升”。

感于风多而湿证少，则风行阳化，其应在心，令人神思不宁，心多惊悸也。

治脚气风经五脏，夜卧不安，心中惊悸，志意不定，小便频数，**木香丸方**

木香　升麻　白术　芍药　枳壳去瓤，麸炒。各一两　白茯苓去黑皮，剉　大黄细剉，微炒。各三两　槟榔细剉。二两

上八味，捣罗为末，炼蜜和丸如梧桐子大。每服十①丸，空心温酒下，日午再服，渐加至十五丸，以微利为度。

治先有风证后患脚气，心闷愦愦，惊悸不安，食即呕吐胀满，**独活汤**方

独活去芦头　赤茯苓去黑皮　麻黄去根节，炒　陈橘皮汤浸，去白，炒。各一两半　半夏汤洗去滑，炒干。三两　槟榔剉　射干　桂去粗皮　防葵生用。各一两

上九味，粗捣筛。每服三钱匕，用水一盏，入生姜半分，拍破，同煎至七分，去滓温服，若小便利兼汗即差。如无防葵，用龙骨代之。

治脚气风经五脏，心下坚满，惊悸不宁，**木香汤方**

木香　羚羊角镑　赤茯苓去黑皮　陈橘皮汤浸，去白，炒。各一两　犀角镑。半两　半夏汤洗去滑　独活去芦头。各一两半　龙骨碎，研　吴茱萸汤浸，炒。各一两　乌梅去核。五枚②

上一十味，粗捣筛。每服三钱匕，水一盏，入生姜少许，拍破，同煎至七分，去滓，空心日午晡时各一服。

治脚气风毒上冲，心忪惊悸，心下坚满，**茯苓汤**方

赤茯苓去黑皮。三③两　木香　半夏汤洗七遍，去滑　独活去芦头。各一两半　犀角镑　羚羊角　吴茱萸汤浸，炒。各二两　人参　陈橘皮汤浸，去白，焙。各一两　龙齿捣碎。二两半　贝母去心，炮。七枚④

---

① 十：元刻本、日本抄本、文瑞楼本同，乾隆本作"十五"。

② 枚：元刻本、日本抄本、文瑞楼本同，明抄本、乾隆本作"钱"。

③ 三：元刻本、日本抄本、文瑞楼本同，明抄本作"两半"，乾隆本作"二"。

④ 七枚：元刻本、日本抄本、文瑞楼本同，明抄本、乾隆本作"一两"。

上一十一味，㕮咀。每服三钱匕，水一盏，入生姜一枣大，拍破，同煎至七分，去滓温服，不拘时候。

治两脚肿至膝^①，小腹引痛，膀胱急，宿水不宣^②，时复心闷，夜卧恍惚，昏热惊悸，**茯苓饮方**

赤茯苓去黑皮　桑根白皮炙，剉　防己　羚羊角镑　郁李仁汤浸，去皮尖　木香各二两　槟榔碎。五枚　红雪二两半。旋入

上八味，除红雪外，粗捣筛。每服五钱匕，水一盏半，煎取七分，绞去滓，内红雪二钱匕。空腹温服，当快利三两行，须隔日服之。

治风毒散攻下焦，冷注四肢疼痛，脚膝痛痹及风邪干脏，心神恍惚，筋脉拘急，**酸枣仁汤方**

酸枣仁炒。二两　薏苡仁炒。一两半^③　人参三分　茯神去木。一两　麦门冬去心，焙。半两

上五味，粗捣筛。每服四钱匕，水一盏，煎至七分，去滓热服，不拘时，日三。

治脚气风经五脏，惊悸，**羌活汤方**

羌活去芦头。一两一分　半夏汤洗七遍，去滑　赤茯苓去黑皮　麻黄去根节，炒　槟榔剉。各一两半^④　陈橘皮汤浸，去白，炒干。三分　防葵一两一分　桂去粗皮。一两　杏仁汤浸，去皮尖、双仁，研。四十枚

上九味，粗捣筛。每服五钱匕，水一盏半，生姜半分，拍碎，煎至七分，去滓，空心温服，日午再服。

脚气呕逆

论曰：脾为仓廪之官，胃为水谷之腑，五脏六腑之气皆禀焉。

---

① 膝：元刻本、乾隆本、日本抄本同，明抄本作“脚”，文瑞楼本无。
② 宣：元刻本、日本抄本、文瑞楼本同，明抄本、乾隆本作“宁”。
③ 一两半：元刻本、日本抄本、文瑞楼本同，明抄本、乾隆本作“一两”。
④ 一两半：元刻本、明抄本、日本抄本同，乾隆本、文瑞楼本作“一两”。

若风湿毒气乘其经，则脾弱不足以埤^①诸脏，而胃虚气上逆，故令心胸妨满，食饮不下而为脚气呕逆。

治脚气肿满，气急上气，心闷烦热，呕逆不下食，**茯苓汤**方

白茯苓去黑皮　紫苏叶　杏仁去皮尖、双仁，炒　升麻　陈橘皮汤浸，去白，焙　柴胡去苗。各三^②两　槟榔剉。十二枚　犀角镑　栀子仁各三^③两

上九味，粗捣筛。每服三钱匕，水一盏，入生姜一枣大，拍碎，同煎至六分，去滓，空心温服，晚食前再服。

治脚气风毒，冷痹肿满，胸膈噎塞，呕逆不下食，兼去湿毒，**防己汤**方

防己一两半　白术　枳壳去瓤，麸炒。各二两　独活去芦头　防风去叉　桂去粗皮。各一两　芍药一两半　葛根剉　半夏汤洗去滑，炒。各二两半

上九味，粗捣筛。每服五钱匕，水一盏半，入生姜一分，拍碎，同煎至八分，去滓，空心食前温服，服讫良久吃粥，日三。

治脚气因热频服冷药伤胃，胃中痰冷，呕逆不下食，心下坚满，**半夏汤**方

半夏汤洗去滑，炒。一两半　陈橘皮汤浸，去白，炒。一两　白术一两半　人参　羚羊角镑。各半两　吴茱萸汤浸三度，焙干，炒。二两半　白茯苓去黑皮。一两

上七味，粗捣筛。每服三钱匕，水一盏，入生姜一枣大，拍碎，同煎至六分，去滓，空心食前温服，日三。若气未散者，加槟榔五枚，剉，旋覆花三分。

治脚气微觉疼^④痹，或两胫肿，或上入腹，皮肤不仁，满闷呕逆，不下^⑤食，**犀角汤**方

---

① 埤（pí 皮）：增加，引申为补益。
② 三：元刻本、日本抄本、文瑞楼本同，明抄本、乾隆本作"一"。
③ 三：元刻本、日本抄本、文瑞楼本同，明抄本、乾隆本作"一"。
④ 疼：元刻本、日本抄本、文瑞楼本同，明抄本、乾隆本作"冷"。
⑤ 下：元刻本、明抄本、乾隆本同，日本抄本作"可"，文瑞楼本无。

犀角镑。一两　旋覆花一两半　陈橘皮汤浸，去白，焙。一两　紫苏茎叶半握。干者　白茯苓去黑皮。一两半

上五味，粗捣筛。每服三钱匕，水一盏半，入生姜一枣大，拍碎，豉半合，大枣二枚，擘破，同煎至八分，去滓，空心温服，日三。若小便涩者，加桑白皮，炙，剉，二两。

治脚气攻[①]，腹胁胀满，呕吐不能下食，**前胡汤方**

前胡去芦头。三[②]两　赤茯苓去皮。一两　枳壳去瓤，麸炒　羚羊角镑　半夏汤洗去滑，焙。各三分[③]　大黄剉，炒。一两

上六味，粗捣筛。每服三钱匕，水一盏，入生姜一枣大，拍碎，同煎至七分，去滓，入芒消末半钱匕，再煎一两沸。空心温服，日三。

治脚气呕吐不下食，口干，**人参汤**方

人参二分　陈橘皮汤浸，去白，焙。半两[④]　赤茯苓去黑皮　厚朴去粗皮，生姜汁炙熟。各三分　大腹并皮子用。三枚

上五味，粗捣筛。每服三钱匕，以水一盏，煎至六分，去滓，食前温服，日二。

治脚气心腹妨胀，呕吐不下食，**木瓜汤方**

木瓜二两。切作片，暴干　木香三分　陈橘皮去白，焙。半两　人参剉。三分　大腹三枚。并皮子用

上五味，除木瓜外，粗捣筛。每服三[⑤]钱匕，先将木瓜五片，用水一盏半，入生姜一枣大，拍破，同煎至一盏，去滓，方入前药三[⑥]钱匕，更煎五七沸，去滓，空心服，日三。

治风毒脚气吐逆，**蓬莪茂散方**

蓬莪茂煨，剉。一两半　延胡索炮。一两　蛤粉三两　陈橘皮汤浸，去白，焙。一两

---

① 攻：元刻本、日本抄本、文瑞楼本同，明抄本、乾隆本作"攻心"。
② 三：元刻本、日本抄本、文瑞楼本同，明抄本、乾隆本作"一"。
③ 分：元刻本、日本抄本、文瑞楼本同，明抄本、乾隆本作"两"。
④ 半两：元刻本、日本抄本、文瑞楼本同，明抄本、乾隆本作"三分"。
⑤ 三：元刻本、日本抄本、文瑞楼本同，乾隆本作"四"。
⑥ 三：元刻本、日本抄本、文瑞楼本同，明抄本、乾隆本作"四"。

上四味，捣罗为散。每服炒黑豆五十粒，生姜三片，以水一盏，同煎至六分，去滓，调药一钱匕，温服，不拘时候。

治脚气呕逆不下食，行坐不安，**旋覆花汤**方

旋覆花半两　半夏汤洗去滑，炒。三两　陈橘皮汤浸，去白，焙。三分　杏仁去皮尖、双仁，炒。三十枚

上四味，粗捣筛。每服三钱匕，水一盏，入生姜一枣大，拍破，同煎至六分，去滓温服，空心日午近晚各一。若腹中胀满食不消者，加槟榔三枚，剉；大便难坚者，加大黄一两；不能食者，加白术一两半；胸中寒热闷者，加羚羊角、犀角屑、青木香各半两；心下坚者，加鳖甲一两，醋炙，去裙襕，防葵、芍药各半两，以意斟酌加减服之。

治脚气毒闷，呕逆吐沫，心烦气急，不下食，**荜拨**①**丸**方

荜拨　麻黄去根节，煎去沫，焙　独活去芦头　升麻　吴茱萸汤浸三度，焙，炒。各一两半　木香　陈橘皮汤浸，去白，焙。各三分　射干　白茯苓去黑皮　干姜炮。各一两　昆布洗去咸味，暴干。二两　羚羊角镑。半两　杏仁去皮尖、双仁，炒。一两一分

上一十三味，捣罗为末，炼蜜和丸如梧桐子大。每服一十五丸，空心米饮下，以利为度。若利多者，减至七丸；若食不消化、不能食者，加白术一两一分②，陈曲二两半③，炒令微黄；若大便涩者，加大黄一两。

治脚气呕逆不下食，**白术汤**方

白术二两　木瓜一枚。分为四片。每服用一片，剉碎，临煎时入　甘草炙，剉。半两

上三味，先将白术、甘草粗捣筛。每服五钱匕，水一盏半，入前剉者，木瓜并生姜一枣大，拍破，同煎至一盏，去滓，空心温服，日三。

---

①　荜拨：元刻本、日本抄本、文瑞楼本同，明抄本、乾隆本作"荜薢"。
②　一两一分：元刻本、日本抄本、文瑞楼本同，明抄本、乾隆本作"二两"。
③　二两半：元刻本、日本抄本、文瑞楼本同，明抄本、乾隆本作"二两"。

治脚气虚弱呕逆恶寒，膈食不下，四肢不举，乍寒乍热及大肠滑利，**诃黎勒汤方**

诃黎勒三枚。煨，取皮　木香半^①分

上二味，粗捣筛。每服五钱匕，水一盏，酒半盏，同煎至一盏，分为二服。空心温服，取溏利为度。若脏腑实，只作一服。

治脚气入夏取凉，或饮浆酪停痰攻脾胃，胸满吐逆，不下食，或吐清水涎沫，**生姜汤方**

生姜和皮研。五两

上一味，绞取汁，煎令熟。每服半合，以熟汤半盏，调匀服之，空心日午近晚各一。

治脚气呕逆，心胸烦闷，**大^②通散方**

沉香剉　木香　白术　陈橘皮汤浸，去白，焙　桑根白皮剉　木通剉。各一分　胡椒一钱一字　牵牛子三^③两。半生半炒，捣取粉一两半，余者不用

上八味，除牵牛外，别捣罗为细散。每服一钱匕，入牵牛末一钱匕，五更初，以沸汤点腊茶调热服，却卧，不住以热茶及热粥投，取利为效。少壮多用牵牛，少用药末；老弱多用药末，少用牵牛。

治脚气攻心，呕逆闷绝，脚冷头痛，**干姜汤方**

干姜炮　木瓜各一两　吴茱萸汤洗去涎，炒黄　桂去粗皮。各三分　槟榔剉。十枚　木香二两

上六味，粗捣筛。每服三钱匕，水一盏，入生姜一枣大，拍碎，枣二枚，擘破，同煎至六分，去滓温服。

治脚气冲心，吐逆不止，渐至困笃，**木瓜汤方**

干木瓜去瓤，剉　吴茱萸洗，焙，干炒　陈橘皮汤浸，去白，焙　高良姜各一两一分　槟榔五枚。剉

上五味，粗捣筛。每服五钱匕，水一盏半，煎至一盏，去滓，

---

① 半：元刻本、文瑞楼本同，明抄本、乾隆本作"三"，日本抄本无。
② 大：元刻本、明抄本、乾隆本、文瑞楼本同，日本抄本作"木"。
③ 三：元刻本、日本抄本、文瑞楼本同，乾隆本作"二"。

食前温服。如人行五里，再服。

治脚气咽塞胸满，不下食，呕哕，**射干饮方**

射干　木香　赤茯苓去黑皮　人参各一两半　陈橘皮汤浸，去白。一两

上五味，粗捣筛。每服三钱匕，水一盏半，入生姜五片，煎至一盏，去滓，食前温服。如人行五里，再服。

治脚气冲心，闷乱不识人，呕逆，饮食不下，**紫苏汤方**

紫苏茎叶一两半　吴茱萸汤浸去涎，炒黄　橘皮汤浸，去白，焙。各一分

上三味，粗捣筛。每服三钱匕，水一盏，煎至七分，去滓，入童子小便一合，温服。

脚气痰壅头痛

论曰：风湿毒气留滞经络，则阴阳不得升降，气脉闭塞，津液凝滞，停饮结聚，是为痰壅。风痰相引，上冲头目，故又头痛。宜治脚气，兼以消风除痰之剂。

治风毒脚气，壅热①生痰，头项强②痛，**旋覆花丸方**

旋覆花微炒　薏苡仁炒　升麻　赤茯苓去黑皮　地骨皮各一两　白槟榔煨，剉。五枚　前胡去芦头，微炙　防风去叉　芍药　羌活去芦头　麦门冬去心，焙　大麻子仁别研如膏　马牙消别研。各一两半　枳壳去瓤，麸炒　羚羊角镑　黑参③　白蒺藜炒，去角。各三分

上一十七味，先将一十五味捣罗为末，入马牙消、大麻仁膏相和捣罗，炼蜜和丸如梧桐子大。食后温浆水④下二十丸，日二夜一。

---

① 壅热：元刻本、日本抄本、文瑞楼本同，明抄本、乾隆本作"痰壅"。

② 项强：元刻本、日本抄本、文瑞楼本同，明抄本、乾隆本作"顶"。

③ 黑参：元刻本、日本抄本、文瑞楼本同，明抄本作"玄参"，乾隆本作"元参"。

④ 温浆水：元刻本、日本抄本、文瑞楼本同，明抄本、乾隆本作"饭"。

治脚气上攻，胸膈痰盛，头目眩痛，**羚羊角散方**

羚羊角镑 白鲜皮 黄耆剉 白槟榔煨，剉 山栀子仁各三分 羌活去芦头 甘草炙，剉 恶实炒 茯神去木 桂去粗皮 海桐皮剉 附子炮裂，去皮脐 郁李仁炒，去皮 大黄剉，醋炒 麻黄去根节，汤煮，掠去沫，焙 酸枣仁炒 独活去芦头 芎䓖 防风去叉。各一两 葛根取粉 枳壳麸炒，去瓤 地骨皮 车前子炒。各三分

上二十三味，捣罗为散，拌匀。空心晚食前，温酒调下二钱至三钱匕。

治风毒脚气痰厥头痛，**百合汤方**

百合 旋覆花去枝、蒂 桑根白皮剉 木通剉 前胡去芦头 赤茯苓去黑皮 防己 槟榔剉 天蓼子 半夏汤洗去滑，焙 郁李仁汤浸，去皮尖，炒，别研 桃仁汤浸，去皮尖、双仁，麸炒，别研 防风去叉 防葵 木香 陈橘皮汤浸，去白，焙。各一两

上一十六味，粗捣筛。每服三钱匕，水一盏半，入生姜半分，拍碎，同煎至七分，去滓，食前温服，日三。

治风毒脚气上攻，头目昏眩时痛，脚膝痹弱，不能履地，或时发寒热，呕吐痰涎，**大腹汤方**

大腹皮剉。一两半 紫苏茎叶 干木瓜 桑根白皮剉。各一两① 沉香剉 木香 蘹香子根切，焙 羌活去芦头 木通剉 枳壳麸炒，去瓤 青橘皮汤浸，去白，焙 陈橘皮汤浸，去白，焙 槟榔剉 莱菔子焙。各半两

上一十四味，粗捣筛。每服二钱匕，水一盏，入葱白三寸，切，生姜三片，煎至六分，早晚食后服。

治脚气攻冲，痰壅头痛，**羌活汤方**

羌活去芦头 白茯苓去黑皮 防葵生。各一两一分 麻黄去根节，汤煮，掠去沫，炒黄 半夏汤洗七度，去滑。各一两半 陈橘皮汤浸，去白，焙。三分 槟榔剉。十枚 桂去粗皮。一两 杏仁

---

① 一两：元刻本、日本抄本、文瑞楼本同，明抄本、乾隆本作"五钱"。

汤浸，去皮尖、双仁，炒。四十枚

上九味，粗捣筛。每服三钱匕，水一盏，入生姜半分，拍碎，同煎至六分，去滓，空心温服，日三，以利为度。

治脚气通身肿满，小便涩少，上气痰壅头痛，不能饮食，**桑白皮汤**方

桑根白皮炙，剉。五两　大豆炒。一升　陈橘皮汤浸，去白，焙　防风去叉　麻黄去根节，汤煮，掠去沫　赤茯苓去黑皮。各二两　旋覆花　紫苏茎叶各一两　杏仁汤浸，去皮尖、双仁，炒。半两

上九味，粗捣筛。每服五钱匕，水一盏半，入生姜半分，拍碎，同煎至七分，去滓，空腹温服，衣覆出汗。若冷多加吴茱萸，热多加玄参，各二两。

治风毒脚气，痰壅头痛，**犀角汤**方

犀角镑。半两　防风去叉　牛膝切，焙。各一两半　羌活去芦头　陈橘皮汤浸，去白，焙。各一两　秦艽去苗　桂去粗皮。各三分　大腹三枚。并子细剉

上八味，粗捣筛。每服五钱匕，水一盏半，入生姜一分，拍碎，同煎至七分，去滓，空心温服，日三。

治脚气痰壅头痛，**车前子丸**方

车前子　麦门冬去心，焙。各三两　玄参　泽泻　苦参各二两半　羚羊角镑。二两　枳壳去瓤，麸炒。四两　菊花一两一分

上八味，捣罗为末，炼蜜和丸如梧桐子大。食前浆水①下四十丸，日一服。

治脚气多痰，隔壅②头痛，**前胡汤**方

前胡去苗　半夏汤洗三度，去滑，焙　枳壳去瓤，麸炒　赤茯苓去黑皮　芦根剉，碎　麦门冬去心，焙。各三分③　旋覆花半两

上七味，粗捣筛。每服三钱匕，水一盏半，入生姜半分，拍碎，同煎至六分，去滓，食前温服，日三。

---

① 浆水：元刻本、日本抄本、文瑞楼本同，明抄本、乾隆本作"汤"。
② 多痰隔壅：元刻本、日本抄本、文瑞楼本同，明抄本、乾隆本作"痰气"。
③ 分：元刻本、日本抄本、文瑞楼本同，明抄本、乾隆本作"两"。

治脚气痰壅头痛，**紫苏汤方**

紫苏 防风去叉 麦门冬去心，焙。各一两半 桑根白皮剉。一两 大腹二枚。连皮子剉

上五味，粗捣筛。每服三钱匕，水一盏半，煎至七分，去滓，入童子小便二合，再煎一两沸，温服，日三。

治风湿脚气①，痰②壅头痛，**半夏丸方**

半夏汤洗七度，去滑，暴干。二两

上一味，捣罗为末，生姜自然汁和丸如梧桐子大。每服二十丸，食前生姜汤下，日三。

治脚气痰壅头痛喘闷，胸膈心背痛，**独活酒方**

独活去芦头 山茱萸③ 天门冬去心，焙 黄耆 甘菊花 防风去叉 天雄炮裂，去皮脐 侧子炮裂，去皮脐 防己 白术 赤茯苓去黑皮 牛膝 枸杞子焙。各三④两 磁石生，捣研。九两 生姜切。五两 贯众剉，揍去黄末。二两 生地黄七两

上一十七味，咬咀如麻豆，生绢袋盛，以无灰酒⑤五斗，浸七日。开封初饮三两合，渐加，常令酒力相接。

治风毒脚气，痰壅头痛，骨节烦疼兼肿硬，行履不稳，不能食，**旋覆花丸方**

旋覆花炒 防风去叉 麦门冬去心，焙。各半两 柴胡去苗 枳壳去瓤，麸炒 桂去粗皮 诃黎勒皮 槟榔剉。各半两 木香 酸枣仁炒 桑根白皮剉 芍药各一分 郁李仁三分。别研入

上一十三味，捣罗为末，炼蜜为丸如梧桐子大，煎大腹汤下二十五丸，日再服。

治脚气痰壅，头牵引而痛，**芎䓖散方**

芎䓖剉。一两半 附子炮裂，去皮脐。一两⑥ 槟榔剉 羌活去

---

① 脚气：元刻本、日本抄本、文瑞楼本同，明抄本、乾隆本作"痰"。
② 痰：元刻本、日本抄本、文瑞楼本同，明抄本、乾隆本作"气"。
③ 山茱萸：元刻本、日本抄本、文瑞楼本同，明抄本、乾隆本作"山栀"。
④ 三：元刻本、明抄本、日本抄本、文瑞楼本同，乾隆本作"二"。
⑤ 无灰酒：元刻本、日本抄本、文瑞楼本同，明抄本、乾隆本作"白酒"。
⑥ 一两：元刻本、日本抄本、文瑞楼本同，明抄本、乾隆本作"三分"。

芦头　桑根白皮剉，炒。各三分

上五味，捣罗为散。每服一钱匕，煎绿豆汤调下，空心食前，日三。

干湿脚气

论曰：脚气有干湿之异者，盖阴阳所自分也，在脏为阴，在腑为阳，然皆由风湿毒气乘虚而入，其证大同小异。故干脚气之状，血脉痞涩，皮肤痛痹，胫细瘦疼，食减体瘦，脏腑秘滞，上冲烦闷；湿脚气之状，脚先肿满，或下注生疮，肌汗流下，两脚热疼，上攻心腹，咳嗽喘急，面浮膝肿，见食呕吐。

治干湿脚气，**万应丸方**

没药研　乳香研　木香　白附子炮　乌药　蒺藜子炒，去角　乌头炮裂，去皮脐。各半两　硇砂研。一分

上八味，逐味捣研为细末，用木瓜二枚，去皮瓤，剜内空，留盖子，将硇砂入木瓜内，盖了，用竹签子签定，以湿纸三五重裹，热灰煨令香熟，取出不令倾侧，别顿一处，次用好酒一升，银石锅内煎，先下蒺藜、乳香末，熬去一二分，次下诸药末，同熬，少时取出，不得令干，却将煨了木瓜，同捣三五百杵，丸可即丸如豌豆大。空心冷酒下十丸，如人行三五里，吃荆芥茶半盏，日一服，渐加至十五丸止，以觉药力到脚膝下为效。

治年深一十九种干湿脚气，**四根散方**

桑木根节心　松木根节心　柏木根节心　杉木根节心并细剉，炒黑。各一两　肉苁蓉酒浸，切，焙。二两　乳香研　没药　五灵脂　石龙芮炒。各一两　麝香研。半两　天雄炮裂，去皮脐。二两　木香　紫檀香剉　地龙炒。各一两

上一十四味，除研者外，捣罗为散，再同研匀。每服二钱匕，浸木瓜酒温调下，早晚食后、近夜服。

治干湿脚气，**羚羊角饮方**

羚羊角镑　羌活去芦头　桂去粗皮　牛膝酒浸，切，焙　白茯苓去黑皮　杏仁去皮尖、双仁，研　郁李仁汤浸，去皮　半夏汤洗

七遍，去滑　附子炮裂，去皮脐　麻黄去根节　大腹皮　大黄煨。各半两　葶苈子纸上炒　木香　陈橘皮汤浸，去白，焙　白术　防风去叉　枳壳去瓤，麸炒　甘草炙，剉。各一分　槟榔　白附子炮。各半两

上二十一味，剉如麻豆，分为八服，若高年或脏腑虚冷，即分作十六服。每服用水二碗，生姜十片，煎至二盏，临熟更磨犀角水二[①]合，投入再煎沸，去滓。分作二服，不拘时候温服，滓两服；重用水一碗，煎至一盏，作一服。更看疾状，每料临时添药，或脚刺痛，添桂、附子、牛膝、羌活各一分；大便涩，添大黄、滑石末各二钱；筋脉拘急，添紫苏、牛膝各一分；脚转筋，添木瓜、牛膝各半两；攻作浮[②]热，添麻黄、石膏各半两，微得汗立愈；气攻心，加槟榔半两，木香一分。

治干湿脚气冲注四肢，**立应汤**方

大腹煨，和皮用　木香　诃黎勒煨，用皮　防己　紫苏茎　羌活去芦头　芍药　干木瓜　杉木节剉　沉香各一两

上一十味，粗捣筛。每服五钱匕，水一盏半，煎至八分，去滓，空心日午夜卧温服。

治干湿脚气差后，常服令永不发，**四斤丸**方

牛膝去苗　肉苁蓉刮去皱皮　天麻　干木瓜各一斤

上四味，并细剉，用好酒五升，浸一昼夜，漉出焙干，捣罗为末，用前浸药酒，慢火银石器熬成膏，和药末，丸如梧桐子大。每服三十丸，温酒下，空心食前。

治干湿脚气，**乌药散**方

乌药一两　蒔萝炒。一分

上二味，捣罗为散，温酒调下二钱匕。干脚气，用楝实五枚，剉碎，浆水一升，煎至五合，去滓，调下。

治干脚气头痛，腰脚痠疼，心躁渴闷，汗出气喘，**杉节汤**方

---

① 二：日本抄本、文瑞楼本同，元刻本、明抄本、乾隆本作"一"。
② 作浮：元刻本、日本抄本、文瑞楼本同，明抄本、乾隆本作"皮肤"。

圣济总录

一八六六

杉木节剉。一升　橘叶剉。一升。北地无，以皮代之　大腹七
枚。和皮剉　童子小便三升

上四味，同煎取一大升①，分作两服。如一服得快利，即止。
昔唐柳宗元得干脚气，夜半痞绝，左胁有块如大石，且死，因大
寒不知人三日，家人皆号哭。荥阳郑洵美传此方服之，半食间，
气通立愈。

治干脚气两胫渐细疼痛，时发寒热，或脏腑不利，毒气上攻，
独活散方

独活去芦头　附子炮裂，去皮脐。各一两　牵牛子二两。微炒，
捣细，取一半粉用

上三味，捣罗为散。每服二钱匕，炒葱酒调下，蜜汤亦得，
或一二服。得利即止，未利再服。

治湿②脚气脚膝肿满，**防己汤方**

防己　猪苓去黑皮　郁李仁去皮，炒　槟榔剉。各三分　木通
剉　紫苏叶　枳壳去瓤，麸炒。各半两　赤茯苓去黑皮　甘草炙，
剉。各一两

上九味，粗捣筛。每服四钱匕，水一盏半，生姜三片，煎至
六分，去滓，食前温服。

治湿脚气及肾脏风下注，满脚生疮，痒痛，脓水出，**海桐皮
散方**

海桐皮　草乌头剉碎，盐炒　地龙炒，去土　蒺藜子炒，去角。
各一两

上四味，捣罗为散。每服二钱匕，冷酒调下，空心夜卧服。

治湿脚气膝浮肿，气攻入腹，腹满气急，面如土色，大小肠
不通，气欲绝，**槟榔汤方**

槟榔二两。剉　诃黎勒七枚。取皮　大腹皮二七③枚　牵牛子
二两。炒

---

① 一大升：元刻本、日本抄本、文瑞楼本同，明抄本、乾隆本作"半分"。
② 湿：元刻本、日本抄本、文瑞楼本同，明抄本、乾隆本作"干"。
③ 二七：元刻本、日本抄本、文瑞楼本同，明抄本、乾隆本作"七"。

上四味，各捣罗为末，以童子小便一升，生姜一分，擘碎，先下大腹皮及诃黎勒末各二钱匕，煎至七合，次下槟榔、牵牛末各二[①]钱匕，更煎令沸。不限早晚，旋旋服之，快利三五[②]行为效。

治脚气肿满生疮，积年不差，或饮酒壅滞，散在腠理，及风痒疥癣，毒气下注，轻腰脚，通肠胃，去肺中热毒，**漏芦丸方**

漏芦　萎蕤切，焙　乌蛇酒浸，去皮、骨，炙。各三两　苦参四两　枳壳去瓤，麸炒。二两　秦艽去苗、土　麦门冬去心，焙。各一两半　防己一两　玄参三两　白术　黄蓍剉。各一两半　大黄剉，炒。三两　黄芩去黑心。一两

上一十三味，捣罗为末，炼蜜为丸如梧桐子大。每服三十丸至四十丸，以后恶实根酒下。

恶实酒方

恶实根细切。半斤　枳壳去瓤。四两　磁石生，捣末。半斤　薏苡仁半升　玄参三两　乌蛇酒浸，炙，去皮、骨。三两　生地黄切。一升　小黑豆半升

上八味，粗捣筛，以绢袋盛，无灰酒二斗浸三日，然后任性多少，下前漏芦丸，更以后白敛汤洗之。

白敛汤洗方

白敛三两半　漏芦切　槐白皮切　蒺藜子炒，去角　五加皮切。各半斤　甘草剉。一两

上六味，粗捣筛，以水一斗，煮取六升，内芒消半升。如疮痒不拘时洗，其汤旋暖温用。

治风湿脚气，肿痛恶疮，**郁金散傅方**

郁金　大黄　白及　天南星　龙骨　白敛　黄蜀葵花各一两。并生剉

上七味，捣罗为细散，水调傅肿痛处。

---

① 二：元刻本、日本抄本、文瑞楼本同，明抄本、乾隆本作"一"。
② 三五：元刻本、日本抄本、文瑞楼本同，明抄本、乾隆本作"二三"。

治干湿脚气，**木瓜汤方**

干木瓜焙　诃黎勒皮各一两　大腹子剉。二两半　吴茱萸汤洗，焙干，炒　陈橘皮去白，焙。各半两

上五味，细剉。每服五钱匕，以水一盏半，煎取七分，去滓温服。

脚气变成水肿

论曰：昔人论脚气，谓脾受阳毒即热痛，肾受阴①湿即寒痹。是知脚气之病，脾肾得之为多也。今变成水肿者，亦缘脾肾俱虚之故②，盖肾虚则不能行水，脾虚则不能制水，故水气散溢，渗于皮肤，流遍③四肢，所以通身肿也。

治脚气冲心变成水气，身体遍肿，闷绝欲死者，**犀角汤方**

犀角镑　旋覆花去枝　白术　桂去粗皮　防己各一两　桑根白皮剉，炒　前胡去芦头。各二两　陈橘皮汤浸，去白，炒　黄芩去黑心　赤茯苓去黑皮。各一两半　豉④半升　紫苏茎叶半握。剉

上一十二味，粗捣筛。每服五钱匕，水一盏半，生姜一枣大，拍碎，枣三枚，擘破，煎至八分，去滓温服，日三，得大小便通利为度。

治脚气变成水肿，小便不通，喘息，**海蛤汤方**

海蛤　泽漆叶新者　防己　木通　百合各一两　桑根白皮剉，炒。一两半　郁李仁⑤汤退白、皮尖、双仁，炒　牵牛子炒　槟榔剉。各半两

上九味，粗捣筛。每服三钱匕，水一盏，煎至六分，去滓，空心日午温服。

---

① 阴：元刻本、明抄本、日本抄本、文瑞楼本同，乾隆本作"阴毒"。
② 之故：元刻本、日本抄本、文瑞楼本同，明抄本、乾隆本作"乏"。
③ 遍：元刻本、日本抄本、文瑞楼本同，明抄本、乾隆本作"于"。
④ 豉：元刻本、日本抄本、文瑞楼本同，明抄本、乾隆本作"豆"。
⑤ 郁李仁：元刻本、日本抄本、文瑞楼本剂量同，明抄本、乾隆本作"一两"。

治脚气肿满变为风水，**防风汤**方

防风去叉　防葵生用　泽泻　白术　杏仁汤浸，去皮尖、双仁，炒　黄耆　麻黄去根节　独活去芦头　赤茯苓去黑皮。各半两　大豆炒熟。三合　赤小豆炒熟。半升①　桑根白皮剉，炒。四两　陈橘皮汤浸，去白，炒　泽漆　麦门冬去心，焙　猪苓去黑皮。各三分②　大戟剉，炒。一两

上一十七味，粗捣筛。每服五③钱匕，水一盏半，生姜半分，拍破，煎至七分，去滓，空心日午温服。

治脚气兼成水胀，**茯苓丸**方

赤茯苓去黑皮　白术　椒目各一两　葶苈子隔纸炒。一两半　泽泻④　防己　芒消各一两一分　赤小豆两合　前胡去芦头　芫花醋炒焦　桂去粗皮。各三分　甘遂炒。三两

上一十二味，捣罗为末，炼蜜和捣匀熟，丸如梧桐子大。每服五丸，空心米饮下，日二，渐加至十丸，以小便利肿消为度。

治脚气成水兼上气，气急咳嗽，大小便苦涩，所服利水药反利大便，唯小便转⑤涩者，**葶苈子丸**方

葶苈子隔纸炒。三两　防己　甘草炙，剉。各一⑥两　杏仁汤浸，去皮尖、双仁，炒。研如脂　贝母去心。各二⑦两半

上五味，捣罗三味为末，与葶苈、杏仁拌匀，以枣肉和丸如梧桐子大。每服三十丸，空心煎大枣、桑白皮、粳米饮下。如小便未快，即加至四十丸。

治脚气水气并虚肿，**葶苈牵牛丸**方

葶苈子纸上炒。五两　牵牛子洗去黑汁，炒干　泽漆叶　海

---

① 半升：元刻本、日本抄本、文瑞楼本同，明抄本、乾隆本作"四两"。
② 分：元刻本、日本抄本、文瑞楼本同，明抄本、乾隆本作"两"。
③ 五：元刻本、日本抄本、文瑞楼本同，明抄本、乾隆本作"三"。
④ 泽泻：元刻本、日本抄本、文瑞楼本剂量同，明抄本、乾隆本作"一两"。
⑤ 转：元刻本、日本抄本、文瑞楼本同，明抄本、乾隆本作"反"。
⑥ 一：元刻本、日本抄本、文瑞楼本同，明抄本、乾隆本作"三"。
⑦ 二：元刻本、日本抄本、文瑞楼本同，明抄本、乾隆本作"一"。

藻洗去咸，暴干　昆布洗去咸，暴干　桑根白皮剉，炒　甘遂炒　椒目　郁李仁汤浸，去皮尖、双仁，炒。各半两　桂去粗皮。一分①

上一十味，捣罗为末，炼蜜和捣匀熟，丸如梧桐子大。每服十五丸至二十丸，别用桑白皮切、赤小豆炒、木通剉，各一合，以水二盏半，煎取一盏，去滓吞下。

治脚气不差变成肺②气，或上气喘急，夜卧不得，贲豚气频发急喘，渐成水气，**防己丸方**

防己　赤茯苓去黑皮　牵牛子洗去黑汁，焙干　白术各一两　玄参　杏仁汤浸，去皮尖、双仁，炒　海蛤各一两半　泽泻一两一分　郁李仁汤浸，去皮尖。二两半

上九味，捣罗为末，炼蜜和丸如梧桐子大。每服三十丸，空腹米饮下。

治脚气水气，**朴消丸方**

朴消二两。青白色者，烂过细研　芒消一两。青白色者，细研　马牙消半两。细研　乌头生，去皮脐　椒目炒。各一③两。二味捣为散，与三消末同罗　葶苈子纸上炒　莨菪子炒。各一④两　杏仁去皮尖、双仁，炒，研。二两

上八味，捣研为末，取大枣七枚，煮熟取肉，铫子内熬令水尽，研烂，与药和匀，更入熟蜜少许，同捣千杵，丸如梧桐子大。每服十丸至二十丸，空心桑白皮汤下。

治风毒脚气攻入五脏，心腹气胀喘急，大小便不通，渐成水肿，**大腹汤方**

大腹十枚。和皮剉　陈橘皮汤浸，去白，炒。一两　吴茱萸三分。炒　木香　郁李仁汤浸，去皮尖、双仁。各一两半

上五味，粗捣筛。每服三钱匕，水一盏，煎至六分，去滓，

---

① 分：元刻本、日本抄本、文瑞楼本同，明抄本、乾隆本作"两"。
② 肺：元刻本、日本抄本、文瑞楼本同，明抄本作"脚"，乾隆本作"水"。
③ 一：元刻本、日本抄本、文瑞楼本同，明抄本、乾隆本作"二"。
④ 一：元刻本、日本抄本、文瑞楼本同，明抄本、乾隆本作"二"。

食前温服，日二。

治脚气气急，大小便涩，通身浮肿，渐成水候①，**麻仁汤**方

麻子仁五合。炒熟，研如膏　大豆一升。炒熟　桑根白皮细剉，炒。三两

上三味，将麻仁与桑白皮拌匀。每服以水一盏半，先煎大豆三合，熟去豆，下二味五钱匕，煎至七分，去滓温服，空腹日午、临卧各一。

治脚气浮肿渐变成水，心腹胀满，大小便不通，气急喘息，**槟榔散**方

白槟榔五枚。剉　大腹皮七枚　木香一两三分

上三味，大腹皮细剉，木香、槟榔各捣为末。每服以童子小便一盏，先煎大腹皮一枚，木香末二钱匕，至八分，去滓，次下槟榔末三钱匕，更煎一两沸，和滓，空心温服，日再。

治脚气兼水气膈气，通身肿满气急，小便不通，坐卧不得，**猪苓汤**方

猪苓去黑皮　赤茯苓去黑皮　防己各三分　桑根白皮五两。炙　郁李仁汤浸，去皮尖，炒　泽泻剉　木香各二两　大腹七枚。和皮子剉

上八味，粗捣筛。每服五钱匕，水一盏半，煎至八分，去滓温服，当下小便立效，日三。

治脚气气急，大小便涩，通身肿，两脚气胀②变成水者，**赤小豆汤**方

赤小豆半升　桑根白皮炙，剉。二两　紫苏茎叶一握③。剉，焙

上三味，除小豆外，捣罗为末。每服先以豆一合，用水五盏煮熟，去豆，取汁二盏半，入药末四钱匕，生姜一分，拍碎，煎至一盏半。空心温服，然后择取豆任意食，日再。

---

① 候：元刻本、日本抄本、文瑞楼本同，明抄本、乾隆本作"胀"。
② 胀：元刻本、日本抄本、文瑞楼本同，明抄本、乾隆本作"肿"。
③ 握：元刻本、日本抄本、文瑞楼本同，明抄本、乾隆本作"两"。

卷第八十四

脚气门

脚气大小便不通

论曰：脚气大小便不通者，由^①风湿之气搏于脚膝，上攻胸腹，胁肋填满，荣卫否隔，三焦之气，升而不降，所以传导变化，皆不能出，而大小便不通。盖肾气化则二阴通^②，而脚膝者肾之候，今脚气上攻，则肾气不得化，肾气不化，此大小便所以不通也。

治风毒脚气，大小便不通，**槟榔丸方**

槟榔剉　牵牛子炒。各五两　木香　肉豆蔻去壳　桂去粗皮　柏子仁炒　羌活去芦头　芎䓖　当归切，炒　青橘皮去白，炒　人参　赤茯苓去黑皮。各半两　陈曲炒。三分

上一十三味，捣罗为末，炼蜜丸如梧桐子大。每服二十五丸。空心临卧生姜汤下，以利为度，更量虚实加减牵牛子。

治男子妇人风毒脚气，及遍身拘急刺痛，大小便赤涩，不思饮食，呕逆或寒热，**桑白皮汤方**

桑根白皮剉　紫苏茎叶　木通剉　青橘皮去白。各一两　荆芥穗　羌活^③去芦头　蘹香子根剉　干木瓜　独活各半^④两　枳壳麸炒，去瓤。二两　大腹大者，二^⑤十枚。并子用

---

① 由：元刻本、日本抄本、文瑞楼本同，明抄本、乾隆本作"中"。

② 二阴通：元刻本、日本抄本、文瑞楼本同，日本抄本旁注《纂要》二阴通而作二便利"，明抄本、乾隆本作"二便通"。

③ 羌活：元刻本、日本抄本、文瑞楼本剂量同，明抄本、乾隆本作"一两"。

④ 半：元刻本、日本抄本、文瑞楼本同，明抄本、乾隆本作"二"。

⑤ 二：元刻本、日本抄本、文瑞楼本同，明抄本、乾隆本作"三"。

上一十一味，粗捣筛。每服三钱匕，水一盏，生姜一枣大，切，葱白二寸并根，煎至七分，去滓，空心日午夜卧各一服。

治脚弱浮肿，大小便赤涩，**硇砂煎丸方**

硇砂半两。研如粉，入后皂荚汁中，同煎至一升，下酒五升，再煎至一升，下童子小便三升，不住手搅，煎至半升住火　皂荚十挺。内五挺，以水五升，浸一宿，去皮，每挺为三截，用生姜五两，取自然汁蘸，炙姜汁尽为度，去子捣；内五挺，灰火煨熟，去皮椎碎，于前浸皂荚水中揉洗，生绢滤去滓，入铛内煎　槟榔生用　附子炮裂，去皮脐　白附子生用　地龙去土，炒。各一两　天麻半两。生用　半夏二两。汤洗七遍，焙干，生用

上八味，将七味捣罗为末，入硇砂煎中，于火上搅匀，硬软得所，取出捣三五百杵，丸如梧桐子大，稍硬，更入熟蜜和丸焙干，用瓷器盛，勿令透气。每服十五丸至二十丸。男子忽脚膝软，头旋恶心，不思饮食，心间①胀满，行履不得，用豆淋酒并童子小便下；男子忽脚膝风痛，行履不得，口干舌涩，只豆淋酒下，并空心日午两服；男子干脚气发动，脚膝烦疼，腰脚痠，心躁闷，干渴，见粥药皆呕逆及汗出气喘，此是干脚气冲心，人多不辨，乃为伤寒候。若见此疾，先取牵牛子一两生用，陈橘皮一钱，同为末，取黑豆二合炒半熟，以童子小便八②合浸后，滤去豆，入生姜自然汁二合搅匀，分为三盏，调牵牛、橘皮末一钱匕，当日进三服，共六十丸立差；男子手脚拘急，背髆③烦疼，身心躁闷，此是风毒欲发，温酒下；男子鼻塞耳聋，腰脚重滞，此是肾脏风毒气，葱酒下；妇人血气闷乱，刺心欲绝者，煎当归酒下；产后手脚挛急，口干不食，烂研芥子酒下；妇人血海不通，煎红花酒去滓下；妇人血气诸疾，荆芥酒下；妇人血风诸疾，薄荷酒下。有娠妇人不得服。常服通百脉，暖下元，解风结，润身体，畅四肢，坠痰涎，明耳目。更加麝香、龙脑为丸，亦妙。

---

① 间：元刻本、日本抄本、文瑞楼本同，明抄本、乾隆本作"胸"。
② 八：元刻本、日本抄本、文瑞楼本同，明抄本误作"入"，乾隆本作"五"。
③ 髆（bó 脖）：日本抄本同，元刻本、明抄本、乾隆本、文瑞楼本作"膊"。

治脚气肿满，坐卧不得，气上冲心，大小便秘涩，**槟榔汤**方

槟榔七枚。剉　木香　郁李仁汤浸，去皮尖，炒，研。各二两　木通剉　桑根白皮炙，剉。各三两

上五味，粗捣筛。每服三钱匕，水一盏，煎至七分，去滓。入牵牛子末一钱匕，搅匀，空心服之。大小便通利，气快为度。

治脚气两胫疼痛肿满，时发寒热，或大便不利，毒气上攻，**独活散**方

独活去芦头　附子炮裂，去皮脐。各一两　牵牛子二两。微炒

上三味，捣罗为散。每服二钱匕，炒葱酒调下，温蜜汤亦得，日三，不拘时，以利为度。

治脚气两胫疼痛肿满，时发寒热，或大小便不利，毒气上攻，**青橘皮丸**方

青橘皮汤浸，去白，焙　木香各一两　牵牛子四两。生

上三味，捣罗为末，炼蜜丸如梧桐子大。每服二十丸至三十丸，温盐汤下，不拘时。

治脚气大肠结涩不通，**麻仁汤**方

麻子仁二合半。炒　升麻三两　豉①二两　射干②　大黄剉，炒　甘草炙，剉。各一分半③　陈橘皮汤浸，去白，炒。一两

上七味，粗捣筛。每服五钱匕，水一盏半，生姜一枣大，拍破，煎至八分，去滓，下芒消末半钱匕，更煎一两沸，空腹温服。

治脚气大便坚硬结涩而不渴，**麻仁丸**方

麻子仁炒　芍药各二④两　枳实去瓤，麸炒　杏仁汤浸，去皮尖、双仁，炒。各一⑤两　大黄三两。剉，炒　厚朴去粗皮，酥炙。一两半

上六味，捣罗为末，炼蜜丸如梧桐子大。每服五丸，空心米

---

① 豉：元刻本、日本抄本、文瑞楼本同，明抄本、乾隆本作"豆"。
② 射干：元刻本、日本抄本、文瑞楼本剂量同，明抄本、乾隆本作"一两半"。
③ 一分半：元刻本、日本抄本、文瑞楼本同，明抄本、乾隆本作"八两半"。
④ 二：元刻本、日本抄本、文瑞楼本同，明抄本、乾隆本作"三"。
⑤ 一：元刻本、日本抄本、文瑞楼本同，明抄本、乾隆本作"三"。

饮下，日三，渐加至十丸。

治脚气大便秘涩，**麻仁大黄丸**方

大麻子仁二两。研　大黄五两。剉，炒

上二味，先将大黄捣罗为末，入麻子仁研匀，炼蜜丸如梧桐子大。每服十丸，食前温酒下，姜汤亦得，日再，以大肠溏滑为度，未差加至二十丸。兼消肿下气，破宿癖，疏风壅。

治脚气心腹妨痛，坐卧不安，大肠涩滞，**吴茱萸汤**方

吴茱萸汤洗，炒干。三分　鳖甲去裙襴，醋炙　芍药　木香　桂去粗皮　桔梗各一两半　槟榔剉。三枚

上七味，粗捣筛。每服三钱匕，水一盏，煎至七分，去滓温服，日再。

治脚气虚肿小便少，**桑楮汤**方

桑根白皮　楮白皮各细剉，净洗。取一升

上二味，粗捣筛。每服三钱匕，水一盏半，煎至八分，去滓，空腹温服，日二。

治脚气喘急咳嗽，浮肿，小肠涩，**消石丸**方

消石研。三分　葶苈纸上炒。二两

上二味，捣研为末，炼蜜丸如梧桐子大。每服十丸至十五丸，食前桑楮枝煎汤下。

治脚气小便少，四肢肿，**黑豆汤**方

黑豆一升半。淘洗　槟榔剉。五枚　桑根白皮剉，炒。一升

上三味，粗捣筛。每服五钱匕，水一盏半，生姜一枣大，连皮切，煎至八分，去滓，空腹日午、近晚各一服，当利小便，即肿气消。

治脚气鼓胀，大小便不通，气急浮肿，**鳖甲丸**方

鳖甲去裙襴，醋炙。三分　食茱萸剉。半两　槟榔剉。一两半　牵牛子炒熟。三两

上四味，捣罗为末，炼蜜和丸如梧桐子大。食前以郁李仁五十颗，水一小盏，研取汁，煎汤下三十丸，以大便通、心神快为度，未效加至四十丸。

治脚气大小便秘涩不通，**牵牛子丸方**

黑牵牛淘洗令净，炊令气透便取出，摊令微冷便杵，取末。三两　青橘皮焙，和白用　陈橘皮焙，和白用　木通剉　桑根白皮剉，炒　芍药焙。各一两　栝楼根二两

上七味，捣罗为末，炼蜜搜和，杵约三五千下，丸如梧桐子大。每服十五丸加至二十丸，茶酒任下。

江东岭南瘴毒脚气

论曰:《内经》谓南方者，其地下，水土弱，雾露之所聚也。江东岭南大率如此。春夏之交，山水蒸郁，风湿毒气为甚，足或感之，遂成瘴毒脚气。其候则脚先屈弱，渐至痹疼，膝胫微肿，小腹不仁，头痛烦心，痰壅吐逆，时作寒热，便溲不通，甚者攻[①]心而势迫，治之诚不可缓。支法存所以留意经方，遍善斯术者，岂非江左岭表，此疾得之为多欤!

治江东脚气，小欲动作，渐觉心闷，脚胫痠疼，烦热不止，**犀角汤**方

犀角镑　木香　前胡去芦头。各一两　青竹茹三分　麦门冬去心。一两半　大腹三颗。连皮子剉

上六味，粗捣筛。每服五钱匕，水一盏半，煎至一盏，去滓，不拘时服。

治江东脚气发动，头旋吐痰，心闷气膈，见食恶心，心下拘急，**旋覆花汤**方

旋覆花 一两　赤茯苓去黑皮　桑根白皮剉　半夏汤浸七遍，去滑。各二两　紫苏茎细剉。一两　大腹皮五枚[②]。连皮子剉

上六味，粗捣筛。每服五钱匕，水一盏半，大枣二枚，擘，煎取一盏，去滓，内生姜汁一合，空腹服之。如要疏利，入槟榔末二钱，汤成下。

---

① 攻:元刻本、日本抄本、文瑞楼本同，明抄本、乾隆本作"控"。
② 五枚:元刻本、日本抄本、文瑞楼本同，明抄本、乾隆本作"一两"。

治江东脚气已发，兼宿冷气冲心烦痛，大便秘涩，腹胀如鼓，渐至闷乱，**吴茱萸汤方**

吴茱萸汤浸，焙，炒。一两一分　木香　厚朴去粗皮，姜汁炙。各二两　大腹连皮子剉。五枚　牵牛子一两。别捣末，汤成下

上五味，除牵牛子外，粗捣筛。每服三钱匕，水一盏半，生姜一分，拍碎，煎取七分，去滓，内牵牛子末一钱匕，搅令匀。空心服之，以大小便通利为度。

治江东脚气盛发，两脚浮肿，小便赤涩，心腹妨满①，气急，坐卧不得②，**茯苓汤方**

赤茯苓去皮　桑根白皮剉　防己　木香　黄芩去黑心。各三两　郁李仁汤浸，去皮，研。二两半　木通细剉。二两　大腹七颗。连皮子剉

上八味，粗捣筛。每服五钱匕，水一盏半，生姜一分，拍碎，煎取七分，去滓，早晚食前服。

治江东脚气盛发，上冲脾胃，胸膈妨闷，噫气不畅，烦热口干，眼暗③不识人，**羚羊角汤方**

羚羊角镑　犀角镑。各一两半　升麻　旋覆花　木香各一两　大腹五颗。连皮子剉　枳壳去瓤，麸炒　麦门冬去心，焙　前胡去芦头。各一两一分

上九味，粗捣筛。每服五钱匕，水一盏半，煎至一盏，去滓，空腹服之，以快利为度。

服前羚羊角汤，得快利后，微④热未除，气复呕逆，不下饮食，胸膈有痰，腹常如空虚，**大腹汤方**

大腹七颗。连皮子剉　犀角镑　木香各二两　前胡去芦头。一两半　旋覆花一两　半夏汤浸七遍，去滑，焙　赤茯苓去黑皮。各二两

---

① 满：元刻本、日本抄本、文瑞楼本同，明抄本、乾隆本作"闷"。

② 得：元刻本、日本抄本、文瑞楼本同，明抄本、乾隆本作"安"。

③ 眼暗：元刻本、文瑞楼本同，明抄本、乾隆本作"目"，日本抄本无。

④ 微：明抄本、乾隆本同，元刻本、日本抄本、文瑞楼本作"浮"。

上七味，粗捣筛。每服五钱匕，水一盏半，生姜一分，拍碎，煎至七分，去滓，空腹服，日再。

服前二方气退客热未定，干渴不止，胸膈尚闷，脚疼，**升麻汤**方

升麻　白茯苓去黑皮。各二两　青竹茹一两　木香一两一分　黄芩去黑心。一两半　桑根白皮剉。二两　石膏三两　麦门冬去心，焙。二两

上八味，粗捣筛。每服五钱匕，水一盏半，生姜一分，拍碎，枣二枚，擘破，煎至八分，去滓温服，日再。

治江东春夏暑湿郁蒸，毒气攻击，脚气发动，两脚疫疼，或浮热肿满，或皮毛①焦干，或脚疼不能久立，筋急抽痛，时冲心闷，胸膈痰积，恶心欲吐，四肢瘄痹，十指不仁，腹胀气妨，头旋目眩眼暗，**茯苓汤**方

白茯苓去黑皮。三两　薏苡仁炒。四两　丹参　独活去芦头　防风去叉。各二两半　牛膝酒浸，切，焙　防己　五加皮　黄耆　枳壳去瓤，麸炒　升麻各三两　麻黄去根节。四两　羚羊角镑。二两　桂去粗皮。一两半　石膏研如粉。一十②两

上一十五味，除石膏外，剉如小豆大。每服五钱匕，以水一盏半，浸一宿，来晨煎取八分，去滓，空腹温服之，日二。内消其病，不吐不利。如心腹气胀，每服加连皮大腹一颗；心胸虚热，加麦门冬，去心，一分；小腹痛，加芍药、黄芩各一两；心胸有痰，加旋覆花一分；肺气咳嗽，加杏仁，去皮尖，十四枚，桑根白皮一分；小便数，加杜仲末一分；言语謇涩，加附子一钱；小便涩，加木通一分；肾虚耳聋，加磁石末一钱匕；不睡，加酸枣仁末一钱；烦渴不止，加栝楼一分。

治江东初患脚气不识其候，始脚胫疫重③，恶心头旋呕吐④，腹

---

① 毛：元刻本、日本抄本、文瑞楼本同，明抄本、乾隆本作“肤”。
② 一十：元刻本、日本抄本、文瑞楼本同，明抄本、乾隆本作“二”。
③ 重：元刻本、日本抄本、文瑞楼本同，明抄本、乾隆本作“肿”。
④ 吐：元刻本、日本抄本、文瑞楼本同，明抄本、乾隆本作“恶”。

中刺痛，胸中塞闷，时憎寒壮热如疟状，皆脚气所为，**半夏汤**方

半夏汤洗去滑，姜汁制　黄芩去黑心。各二两　旋覆花三分　赤茯苓去黑皮　麦门冬去心　桑根白皮各二两　大腹连皮子剉。五颗

上七味，粗捣筛。每服五钱匕，水一盏半，入大枣二枚，擘破，生姜一分，拍碎，煎取七分，去滓，空腹服。

治乍处江岭，未伏水土，食饮不宜，兼卑湿脚气发动，时复心闷，面目脚膝浮肿，气乏，唇口青黑，胸膈烦热，见食吐呕，心腹妨痛，冷气结聚，如有此候，急服**旋覆花饮**方

旋覆花一两　赤茯苓去黑皮。二两　吴茱萸汤浸，焙，炒。三分　前胡去芦头。一两一分　木香一两半　郁李仁去皮，炒。一分　半夏汤洗七遍，去滑，姜汁制。二两　大腹五颗。连皮子剉

上八味，粗捣筛。每服五钱匕，水一盏半，生姜一分，拍碎，煎取七分，去滓，早晚食前服。或要疏利，别入槟榔末二钱匕，服之。

治脚气之疾，先起岭南，稍来江东，皆由卑湿得之。或微觉疼痹，或两胫肿满，行起痿弱，或上入腹不仁，或时冷热，皆其候也。若先觉此证食呕不下，气上逆者，**犀角汤**方

犀角镑　旋覆花各一两　陈橘皮去白，炒　赤茯苓去黑皮。各一两半　紫苏茎叶剉。半握

上五味，粗捣筛。每服五钱匕，水一盏半，入生姜半分，拍破，豉①一合，枣二枚，擘破，煎至七分，去滓，空腹温服，以气下为度。

治岭南脚气卒发，冲心闷乱，**木香汤**方

木香　郁李仁汤浸，去皮，炒。各四两　防己一两半②　紫苏茎细切。一两　桑根白皮剉　赤茯苓去皮。各二两　大腹四颗。连皮子剉

---

① 豉：元刻本、日本抄本、文瑞楼本同，明抄本、乾隆本作“豆”。

② 一两半：元刻本、日本抄本、文瑞楼本同，明抄本、乾隆本作“一两”。

上七味，粗捣筛。每服五钱匕，水一盏，入生姜一分，拍碎，煎至一盏，去滓，不拘时温服。如仓卒不及者，只以槟榔末三钱，水一盏，煎至七分，服之亦效。

又方**槟榔汤**方

槟榔末　大腹皮末　陈橘皮末各为粗末。三钱

上三味，先以童子小便并水各一盏，煎大腹、陈橘皮末至一盏半，次下槟榔末，再煎取沸，去滓，旋旋温服，未退再服。

治岭南脚气攻心痛，闷乱，**厚朴汤**方

厚朴去粗皮。生姜汁炙　木香　槟榔各一两

上三味，各捣为粗末，先以水三盏，入生姜一分，厚朴末三钱匕，煎取浓汁二盏，下槟榔末、木香末各二钱，再煎一两沸，去滓，不拘早晚温服，当快利一两行为效。

治岭南瘴疠疫气、脚气等病，**金牙散**方

金牙研。一两一分　牛黄研。一分　天雄炮裂，去皮脐　萆薢剉　黄芩去黑心　麝香研　乌头炮裂，去皮脐。各半两　细辛去苗叶　蒌蕤　桂去粗皮　莽草炙　犀角镑　干姜炮。各三分　蜈蚣炙。一枚　黄连去须。一两

上一十五味，捣罗为散。每服三钱匕，用温酒调下，日三夜二[①]，以效为度。又以囊盛方寸匕，男左女右带之。

治岭南脚气发动，地气郁蒸，热毒风盛，脾肺常有虚[②]热，**独活浸酒**方

独活去芦头　生干地黄焙。各三两　生黑豆皮一大升　海桐皮二两　生恶实根一斤[③]　桂去粗皮。一两　大麻子仁一升。炒

上七味，剉如黑豆粒大，以生绢袋盛，用无灰酒[④]三斗，同内瓷瓮中浸之。冬七日，夏三日，春秋五日，不限早晚，随意饮之。常令有酒气，酒尽更添，药无味即再作。

---

① 二：元刻本、日本抄本、文瑞楼本同，明抄本、乾隆本作"一"。
② 虚：元刻本、日本抄本、文瑞楼本同，明抄本、乾隆本作"风"。
③ 斤：元刻本、日本抄本、文瑞楼本同，明抄本、乾隆本作"两"。
④ 无灰酒：元刻本、日本抄本、文瑞楼本同，明抄本、乾隆本作"生白酒"。

治脚气瘴气，乍寒乍热，状似疟疾，脚肿，气上攻，心闷咳嗽，筋缓①痛痹，**大麻子汤方**

大麻子仁微炒　升麻　射干　菖蒲　甘草炙　麻黄去根节　大黄锉碎，醋炒。各一两

上七味，粗捣筛。每服五钱匕，水一盏半，入豉半合，同煎至七分，去滓，下芒消一钱，更煎一两沸。空心日午近晚各一，以微利为度。

治瘴毒气中人，口喎面㖞，半身不随，手足拘挛，历节肿痛，甚者小腹不仁，名曰脚气，**金牙酒方**

金牙一斤②　侧子炮裂，去皮脐　附子炮裂，去皮脐　天雄炮裂，去皮脐。各三两　人参二两半　肉苁蓉切，焙　白茯苓去皮。各二两　独活去芦头。八两　当归切，焙　白术　防风去叉　黄耆　山芋　细辛去苗叶　桂去粗皮　茵芋炙　石南微炙　芎䓖　地骨皮　五加皮汤浸，炙。各三两　磁石煅，醋淬七度，别研。十两　丹参五两半　杜仲去粗皮，炙。七两　萆薢三两　牛膝去苗，切。五两半　狗脊去毛。三两　萎蕤二两　薏苡仁一③升　白芷三两　麦门冬去心，焙。五两④　石斛去根。八两　厚朴去粗皮，生姜汁炙　枳壳去瓤，麸炒　桔梗各三两　生地黄二升　䕲蓄四两　黄芩去黑心　远志去心　蔓荆实各三两

上三十九味，细锉如麻豆大，每半料以绢袋盛，入瓷瓮中，用好酒八斗浸，密封，经七日后。每服取一合，温服之，渐加至二合三合。常令有酒气相续，以效为度。

服乳石脚气发动

论曰：乳石性暴，羸瘠⑤痼疾之人难以控制。其发动则脏腑否

---

① 筋缓：元刻本、日本抄本同，明抄本、乾隆本作"瘫痪"，文瑞楼本作"摊缓"。

② 斤：元刻本、日本抄本、文瑞楼本同，明抄本、乾隆本作"分"。

③ 一：元刻本、日本抄本、文瑞楼本同，明抄本、乾隆本作"二"。

④ 五两：元刻本、日本抄本、文瑞楼本同，明抄本、乾隆本作"五两半"。

⑤ 瘠：元刻本、乾隆本、日本抄本、文瑞楼本同，明抄本作"弱"。

塞①，热则引饮，饥则加餐，水谷乖度，和气反伤，饮湿下流，攻注腰脚。故令脚气发动，寒热更作，脚膝疼痛，或致肿满，肌肉痛痹。况脚气之候，不可使邪气实，常令服药，疏利脏腑。兼乳石攻发，尤不可忽。

治热毒风兼脚气，因乳石动发，不觉心闷语涩，或失音，**升麻汤方**

升麻 青竹茹剉。各二两 石膏碎。三两 木香 独活去芦头 犀角镑 防风去叉 黄芩去黑心。各一两半

上八味，粗捣筛。每服五钱匕，水一盏半，煎取七分，去滓，入红雪一钱匕，竹沥一合，地黄汁一合，再煎令沸，不拘时服。

治脚气因乳石发动，服前方渐退，语虽不涩，但口干唇焦，头痛，气急兼嗽②，此是脚气退，乳石气冲上，更③服**萎蕤汤方**

萎蕤二两 五加皮 甘草炙。各一两半 桑根白皮 茅苨去芦头。各二两 生麦门冬去心。一两

上六味，剉如麻豆大。每服五钱匕，水一盏半，煎取八分，去滓，食后服，日三。

治常服乳石，补养过度，复④酒肉热面不绝，脚气发，常服**诃黎勒丸方**

诃黎勒皮焙 大黄剉，炒 槟榔剉。各三两 木香二两 大麻仁别研。三两 甘草炙。二两半 枳壳去瓤，麸炒。二两半 朴消三分

上八味，捣罗为末，炼蜜丸如梧桐子大。每服四十丸渐加至五六十丸，温熟水下，日三服，常令通利。

治乳石发脚气，热毒冲上，气急伤肺，或吐血唾血，**地黄汤方**

生地黄汁五合 黄明胶一两 生藕汁三合。如无，即单用地

---

① 否塞：元刻本、日本抄本、文瑞楼本同，明抄本、乾隆本作"痞寒"。
② 兼嗽：元刻本、日本抄本、文瑞楼本同，明抄本、乾隆本作"蒸咳"。
③ 更：元刻本、日本抄本、文瑞楼本同，明抄本、乾隆本作"宜"。
④ 复：元刻本、日本抄本、文瑞楼本同，明抄本、乾隆本作"食"。

黄汁

上三味，先以地黄汁微火煎令胶销尽，倾瓷器内，下藕汁搅匀，分为二服，不拘时。

治乳石发动①热盛，或吐血、唾血不定，**姜墨煎方**

生姜汁一合　墨研。一钱　蜜一合

上三味，和匀，细细呷之。

治久服钟乳及诸石，脏腑热盛，又酒面过度，脚气壅上气闷，烦渴引饮不止，喘急语短，喉痛结涩，**升麻汤方**

升麻二两　犀角镑。四两　玄参一两半　木香二两　萎蕤切，焙。五两　麦门冬去心，焙。六两　射干三两　栝楼六两　甘草炙　黄芩去黑心。各四两

上一十味，㕮咀如麻豆大。每服五钱匕，生姜一枣大，拍碎，水二盏，浸一宿，平旦煎取一盏，去滓温服。如兼气②者，每服加槟榔末半钱匕。

治服乳石脚气发动，或憎寒壮热，头痛心闷，眼目疼，恶心欲吐，头旋脑痛，须令微汗，**柴胡汤方**

柴胡去苗。一两一分　葛根剉。二两　白茯苓去黑皮　麦门冬去心，焙　麻黄去根节。各一两半　桂去粗皮。三分③　萎蕤切，焙。二两　黄芩去黑心。一两

上八味，粗捣筛。每服五钱匕，水一盏半，煎取八分，去滓，食后温服，衣被覆取微汗，汗不可太过。

治服乳石热闷，脚气发动，气逆不下，饮食无味，**麦门冬汤方**

麦门冬去心，焙　甘草炙。各二两　白茯苓去黑皮　栝楼根各三两

上四味，粗捣筛。每服五钱匕，生姜一枣大，拍碎，水一盏

---

① 发动：元刻本、日本抄本、文瑞楼本同，明抄本、乾隆本此前有"不"。
② 气：元刻本、明抄本、日本抄本、文瑞楼本同，乾隆本作"乏气"。
③ 分：元刻本、明抄本、日本抄本、文瑞楼本同，乾隆本作"两"。

半，煎取八分，去滓温服，日三①。

治乳石发动脚气，兼上气喘急，咳嗽，小便涩，服利水药，小便不利，大便反利，**葶苈丸方**

葶苈纸上炒　防己　甘草炙。各二两　杏仁去皮尖、双仁，熬，别研。各二两半　贝母去心。一两半

上五味，捣四味为末，与杏仁和令匀，以枣肉丸如梧桐子大。每服三十丸，煎大枣、桑根白皮汤下。未利再服。

治金石毒脚气，**葱白汤方**

葱白切。七茎　甘草炙。二两　陈橘皮去白，焙。一两半②　生姜切。一两

上四味，剉如麻豆大，以水五盏，同煎至三盏，去滓，分温三服。

治素服乳石因食酒肉热面发动，脚气冲心，热闷腹痛，**犀角汤方**

犀角镑。二两　木通剉。三两　木香二两　黑豆二合③　甘草炙。二两　连皮大腹剉。五颗

上六味，粗捣筛。每服五钱匕，水一盏半，煎至八分，去滓，入红雪三钱匕，搅匀。温服，不拘时，须臾通利为度。

脚气杂治膏药淋渫等

论曰：脚气证候不一，随证用药，备载于前。然有一方兼治数证者，有膏酒淋傅者，皆昔人经验，用之多效。今复类于后。

治脚气，**金牙散方**

金牙研　曾青研　矾石研　丹砂研　雄黄研　朴消研　寒水石研　代赭研　龙骨研　犀角镑　獭肝薄切，炙　鹳骨炙　附子生，去皮脐　狸骨炙　巴豆去皮、心、膜，研如膏　大黄剉，炒　野葛皮剉。各三分　牛黄研　麝香研　升麻　桂去粗皮　鬼臼　鬼督

---

① 三：元刻本、日本抄本、文瑞楼本同，明抄本、乾隆本作"二"。
② 一两半：元刻本、日本抄本、文瑞楼本同，明抄本、乾隆本作"一两"。
③ 合：元刻本、日本抄本、文瑞楼本同，明抄本、乾隆本作"两"。

邮　木香　牡蛎煅，研　苏合香研　常山剉　白茯苓去黑皮　黄耆
剉　知母切，焙　龙胆各半两　露蜂房炙　羊踯躅①　莽草一本作
茵芋，用叶　鬼箭羽　徐长卿　石长生剉　蜀漆　当归切，炒　白
薇各一分②　蜈蚣二枚。炙黄　蜥蜴一枚。炙黄　芫青与米同炒黄，
去米　地胆与米同炒黄，去米　亭长炙黄。各三十枚　蜀椒四十九
粒。去目并闭口，炒出汗　黄环半钱

　　上四十七味，捣研为散。若卒患恶者，每服三钱匕，空心热
汤调下，日晚再服，以吐利为度。常服一钱匕，或半钱匕。若作
袋子裹药三钱匕，随身带之，能辟诸恶气。合药须用腊月王相日，
勿令秽污，及不得见风。用小油瓷瓶盛，以油单蜡纸密封，可得
两年。此药能冷能热能虚能实，其功不可详述。

　　治脚气，天门冬煎丸方

　　生天门冬去心，剉。三升半。捣取汁令尽　枸杞根净洗控干，
剉。三斗半。以水二石五斗，煮取汁一斗三升，澄去滓　酥三升。炼
过　生地黄净洗，细切。三斗半。捣取汁令尽　鹿髓一升　牛髓三升

　　以上药六味，先将三味汁，以水一石，入大釜中，煮取五斗
三升，却入锅中重煎至一斗，收入铜器中，入后药。

　　桂去粗皮　白术　蓁蕤　菖蒲　远志去心　泽泻　山芋　人
参　石斛去根　牛膝酒浸，切，焙　杜仲　细辛去苗叶　蔓荆实去
皮　独活去芦头　枳壳去瓤，麸炒　芎藭　黄耆剉　肉苁蓉酒浸，
切，焙　续断　狗脊去毛　萆薢　白芷　巴戟天去心　五加根皮
炙　覆盆子　陈橘皮去白，炒　胡麻仁炒　大豆卷生用，焙干　白
茯苓去黑皮。各二两　甘草炙，剉　石南叶　柏子仁炒　蜀椒去目
及闭口，炒出汗。各一两　阿胶炙令燥。十两　鹿角胶炙令燥。五
两　大枣一百枚。煮取肉　薏苡仁炒熟。一升③

　　上四十三味，捣罗三十七味为末，内前三味煎中，更入鹿髓、

---

　　① 羊踯躅：元刻本、日本抄本、文瑞楼本剂量同，明抄本、乾隆本作“一两”。
　　② 分：元刻本、日本抄本、文瑞楼本同，明抄本、乾隆本作“两”。
　　③ 升：元刻本、日本抄本、文瑞楼本同，明抄本、乾隆本作“两”。

牛髓酥等，重汤煮，搅匀可丸，即丸如梧桐子大。每服二^①十丸，空心温酒下，加至四十丸。此药宜于腊月选王相日修合。若小便涩，去柏子仁，加秦艽二两半，地黄六两；若阴萎失精，去蒌蕤，加五味子二两；若头风，去柏子仁，加菊花、防风各二两；若小便利，阴气弱，去细辛、防风，加山茱萸二两；若腹中冷，去防风，加干姜二两。如腊月修合，经夏至七月下旬，即服之。当于舍北入地深六尺填沙，置药沙中，上加少土覆之。女人如有旧患，热者宜服，冷者不宜。

治脚气诸病，**木瓜丸方**

木瓜一枚大者，或小者两枚亦可^② 乳香二两 甘菊花一两 青盐二钱

上四味，先破木瓜作两瓣，去瓤并子，入乳香等三味在内，却以线系定，于甑中蒸令烂熟，研细成膏，丸如梧桐子大。每服五十丸，空心食前温酒下，日三服。病甚者，更加丸数，服至百日，汗香为验应。脚膝等疾并可服。

治先患脚气，恐夏月发动，常服**牛膝汤方**

牛膝酒浸，切，焙 白茯苓去黑皮 防风去叉 芎䓖各六两 人参 桂去粗皮 独活去芦头 附子炮裂，去皮脐。各五两 甘草炙，剉 当归切，焙。各四两 磁石二十两。煅，醋淬七度，研细 杏仁十五粒。去皮、双仁，炒

上一十二味，剉如麻豆。每服五^③钱匕，水一盏半，生姜一枣大，拍碎，生地黄汁一合，同煎至一盏，去滓，空心日午温服。

治脚气夏月可服，**木瓜饮方**

生木瓜二枚。去皮瓤，切碎，以水五升，煮至二升半，去滓收贮 白术二两。捣罗为末

卜二味。每服用白术末三钱匕，以木瓜汁一盏，入生姜一枣

---

① 二：元刻本、日本抄本、文瑞楼本同，明抄本、乾隆本作"三"。

② 一枚……亦可：此11字元刻本、日本抄本、文瑞楼本同，明抄本、乾隆本作"四枚"。

③ 五：元刻本、日本抄本、文瑞楼本同，明抄本、乾隆本作"三"。

大，拍碎，煎至七分，去滓，空心温服，日三。

治脚气四时发动，羸弱不能运制，常服**木香饮**方

木香五两　诃黎勒皮焙　槟榔剉。各八两

上三味，粗捣筛。每服一①钱匕，以乌牛尿一盏，牛乳半盏，同煎至八分，去滓，顿服之，以利为度。无牛尿以水代之，老幼皆可服。

治脚气曾用诸方蘸②脚后，宜服**桑叶煎**方

白桑木用生白椹者，采取软条，或带叶者亦得，细剉。一石

上一味，内大釜中，以水一石，煎至五斗，更旋添水五斗，以慢火煎令常沸，再减至五斗，去滓澄清，内净釜中，更煎至二斗，滤去滓。内锅中，慢火熬成膏，约至二升如稠汤即止，倾入通油瓷瓮内收藏。每日空心取一匙头，含化咽之；如呕逆不下，亦可和粥食之，服至一七日。当觉四肢通畅，频频泄气。以后两脚或肿勿怪，乃是得药力病差之候也。

治脚气春夏盛发，入秋肿消气定，但苦脚弱不能屈伸，皮肤不仁，**侧子酒**方

侧子半生半炮　独活去芦头　丹参　五加皮炙　薏苡仁各三两③　人参　蜀椒去目并闭口，炒出汗　茵芋叶各一两　金牙碎，绵裹　磁石碎，绵裹。各八两　牛膝切，焙　石斛去根节。各四两　芎䓖　干姜炮　天雄炮裂，去皮脐　石膏碎　桂去粗皮　当归切，焙。各一两半　白术　萆薢　防风去叉　熟干地黄　山茱萸生用　白茯苓去黑皮　细辛去苗叶。各二两

上二十五味，㕮咀如麻豆大，用生绢袋盛，入净器中，清酒七斗渍之，秋冬七日，春夏五日，量人性饮，日五六服。常令酒力相续，以唇痹为度。若丈夫素有冷者，加孔公孽、钟乳等，多用一斤，少用三五两；其人有虚热，去熟干地黄，加生干地黄五两。服此酒，须更灸三里穴、风市穴、伏兔穴以泄毒气。

---

① 一：元刻本、日本抄本、文瑞楼本同，明抄本、乾隆本作"二"。
② 蘸：元刻本、日本抄本、文瑞楼本同，明抄本、乾隆本作"溅"。
③ 三两：元刻本、日本抄本、文瑞楼本同，明抄本、乾隆本作"一两半"。

治脚气，**十味侧子酒方**

侧子炮裂，去脐皮　五加皮炙，剉　丹参　续断　牛膝切，焙。各五两　白术　生姜①切，焙　桑根白皮炙，剉。各半斤　细辛②去苗叶　桂去粗皮。各四两

上一十味，㕮咀如麻豆大，以生绢袋盛，内净瓷瓮中，用无灰酒三斗浸，密封。春夏五日，秋冬七日，量人性空心饮之，日三。

治脚气湿痹不仁，脚弱不能行，常服，**牛膝酒方**

牛膝切，炒　侧子炮裂。去皮脐　丹参　山茱萸炒　蒴藋　杜仲去粗皮　石斛去根。各二两　防风去叉　蜀椒去目并合口，炒出汗　细辛去苗叶　独活去芦头　秦艽去苗、土　桂去粗皮　薏苡仁捣碎　芎䓖　当归切，焙　白术　茵芋炙。各一两半　五加皮炙。二两半　干姜炮。一两

上二十味，㕮咀如麻豆大，以绢袋盛，内净瓷瓮中，清酒三斗浸。寒七日，暑三日，初服半盏，稍加，以知为度。患目昏头旋者，服之弥佳。

治脚气极冷，着厚绵衣盖覆不觉暖者，**二味牛膝酒方**

生牛膝　生地黄各半斤。净洗控干，切，暴两日

上二味，和捣如泥作团，以纸裹，外更以黄泥固济，微火炙，勿令泥有裂处，待干，即于地炉中灰火养半日，次以炭火渐渐烧之，加至火三斤，烧一复时，取出候冷，去泥纸，捣罗为散。每服五钱匕，酒一盏半，以瓷器煎至七分，和滓食前顿服，老小以意加减。

治腰脚③屈弱，兼头眩气满，**独活酒方**

独活去芦头　生姜　白术　白茯苓去黑皮　石斛去根。各三两　牛膝　丹参　侧子炮裂，去皮脐　萆薢各二两　薏苡仁　防风去叉　桂去粗皮　山茱萸　人参　当归切，焙　天雄炮裂，去皮

---

① 白术生姜：元刻本、日本抄本、文瑞楼本剂量同，明抄本、乾隆本作"四两"。

② 细辛：元刻本、日本抄本、文瑞楼本剂量同，明抄本、乾隆本作"二两"。

③ 腰脚：元刻本、日本抄本、文瑞楼本同，明抄本、乾隆本作"脚膝"。

脐　甘菊花　芎䓖　秦艽去土。各一两半　生地黄焙。四两

上二十味，细剉，用生绢袋盛，内净瓷瓮中，以清酒三斗渍之，密封。春夏五日，秋冬七日开取，量情饮之，日五六服，常令酒力不绝。如冷，加蜀椒一两，去目及合口者，炒出汗；脚弱痛甚者，作散。每服三钱匕，酒调下。

治脚气，**二味独活酒方**

独活去芦头　附子炮裂，去皮脐。各五两

上二味，细剉，用生绢袋盛，内净瓷瓮中，以清酒二斗浸，密封头。春夏五日，秋冬七日，量性饮服，常令酒力相续，以差为度。

治初觉似有脚气，宜服此，**蒜酒方**

蒜二升。去心，切，炒　桃仁一升。去皮尖、双仁，炒，研　豉①一升。炒香

上三味，以生绢袋盛，内净瓷瓮中，用好酒一斗浸，密封头。春夏三日，秋冬七日，初服半盏，加至一盏，量性饮之，日三四服，常令有酒色；若酒尽，更入酒五升，加好椒一二合良。

治脚气，**豉酒方**

豉三升。三蒸三暴，令干，每蒸以米熟为度

上一味，以生绢袋裹，内净瓷瓶中，用好酒五升浸之，密封头。春夏五日，秋冬七日，初服半盏，渐加至一盏，日三四服，常令有酒气。

治脚气痹弱，筋骨疼痛，**石斛酒方**

石斛四两。去根　丹参二两　芎䓖二两　杜仲二两。去粗皮　防风二两。去芦头　白术二两　人参二两。去芦头　桂心二两　五味子二两　白茯苓二两　陈橘皮二两。汤浸，去白，焙　黄耆二两　干姜三②两。炮裂　甘草一③两。炙微赤，剉　薯蓣二两　牛膝三两。去苗　当归二两

---

① 豉：元刻本、日本抄本、文瑞楼本同，明抄本、乾隆本作“豆”。
② 三：元刻本、日本抄本、文瑞楼本同，明抄本、乾隆本作“二”。
③ 一：元刻本、日本抄本、文瑞楼本同，明抄本、乾隆本作“二”。

上一十七味，细剉，以生绢袋盛，用清酒五斗，于瓮中渍七日开。初温服三合，日再服，渐加至一盏为度。

治脚气骨节疼痛，**松叶浸酒方**

新松叶二十斤。剉碎，洗净，滤干　清酒一硕

上二味，都入于不津瓮中，密封七七日，熟，量力饮之。

治脚气①疼痛，**天门冬酒**，延年不老方②

天门冬五升。去心，捣绞取汁，慢火煎如稀饧　湿荆二十五束。每束三尺围，各长二尺五寸，当中心以火烧，两头盛取沥一升半，煎取七合　青竹三十束。每束三尺围，各长二尺五寸，当中心以火烧，两头盛取沥三升，煎取一升半　生地黄剉。五升粗大者，洗净控干，捣取汁三升，煎取一升半　生五加皮三十斤。净洗控干，大釜内以水四石，煮至五斗，去滓，澄清取汁，以铜器盛入大釜内，重汤煎之，至三斗五升，盛煎与前四味汁合匀　白糯米一石五斗　曲八斤。暴干，捣末

以上药汁，取六升浸曲末五日，曲中沸起第一酘③，将米七斗净淘二十遍，置净席上，以生布挼④干，然后内甑中蒸之，下馈⑤，即以前药汁内净盆中，拌饭令匀，候冷热，如常酝酒法，入净瓮中密封，经三日后，入第二酘，更净淘米四斗，一如前法蒸炊后，放令冷热得所，投入前酒瓮中封头，又经三日，即入后药

桂去粗皮　甘草炙　白芷　当归切，焙　芎䓖　麻黄去根节。各六两　干姜炮　五加皮炙。各一斤　附子炮裂，去皮脐。五两⑥　牛膝去苗，剉。九两　白糯米四斗。净淘控干

上一十一味，除米外，并剉捣如米粒，入米拌匀，同内甑中，久蒸极熟，倾出摊，候似人体冷暖，投入煎酒瓮中，三日后，可

---

①　脚气：元刻本、日本抄本、文瑞楼本同，明抄本、乾隆本此后有"骨节"。

②　天门冬……方：此9字元刻本、日本抄本、文瑞楼本同，明抄本、乾隆本作"天冬延年不老酒为"。

③　酘（dòu 豆）：酒再酿。《广韵·候韵》："酘，酘酒。"

④　挼（ruó 挼）：元刻本、明抄本、乾隆本、文瑞楼本同，日本抄本作"按"。

⑤　馈（fēn 分）：指蒸熟的饭。《齐民要术·造神麴并酒等》："其下馈法：出馈瓮中，取釜下沸汤浇之，仅没饭便止。"

⑥　两：元刻本、日本抄本、文瑞楼本同，明抄本、乾隆本作"枚"。

服少许尝之，若得中即密封瓮头，更候二七日后，压取清酒，入不津器中盛之。每服四合，温饮之，日再，渐加至半盏，以知为度。饮此酒只可微温，不可过热。

治脚气屈弱积年，腰脊挛痹及腹内坚结者，**菝葜酒方**

菝葜剉碎。五斗。以水一石五斗，煮取七斗五升，去滓澄清　曲十斤。捣碎，将药汁减二斗五升，浸曲二日，沸起　白糯米一石

上三味，将糯米净淘控干炊饭，候熟倾出，如人体冷暖，入前药汁五斗，并曲末拌匀，瓮中盛之。春夏五七日，秋冬十余日，熟后量人性饮，日五六服。常令酒力相续，不过三五剂皆平复。

治脚气，**苍耳汤方**

苍耳子炒，捣　盐　赤小豆各三升

上三味，内釜中，以水一石二斗，煮至七斗五斗，去滓，用净瓦瓮一口可容五斗者，以板子横着瓮底，将药汁乘热倾入瓮中，候冷暖得所，入脚踏瓮中板子，频以药汁从骭面淋之，其汁只可离脚面三寸，不可过脚踝。仍于密室中避风，以得汗为度。汤冷即内釜中，入滓更煎三五沸后，去滓，一依前法。

治脚气，蘸脚，**椒汤方**

蜀椒六升。未经蒸者，用生，细作袋子两枚，每枚长八九寸，内椒入袋中，实筑之，仍缝袋口

上一味，将椒袋内釜中，以酸浆水四斗五升，入盐二升①，煮五七沸，用净瓦瓮子一口，可容五斗者，将所煮椒袋一枚，及一半煮椒汁，乘热入瓮中，候其汤冷暖通脚，即以脚入瓮中，踏椒袋上蘸，仍以汤频频从骭面淋之。若瓮中椒袋觉冷，即换釜中热者。其汤或冷，亦换釜中热汤。其使了，汤并椒袋却内釜中，以微火温之，常令热。亦须于密室中，勿令风吹。若两脚觉痹牵风如虫行，头项肢②体，皆有汗出，腹中鸣，此是气下即止；若汗后觉心气闷，可取冷饭吃三五口，以鹿脯下之；若觉微利，此是病

---

① 升：元刻本、日本抄本、文瑞楼本同，明抄本、乾隆本作"两"。
② 肢：元刻本、日本抄本、文瑞楼本同，明抄本、乾隆本作"肌"。

状通泄^①也；若未愈，即隔日或三日，取旧汤袋等，依前法踏蘸，还以得汗及腹鸣为度。其蘸脚汤，只可离脚面三四寸，不可过踝。宜食酥蜜、姜汤并鹿肉。

治脚气蘸脚，**椒矾汤**方

蜀椒　白矾碎。各三两　葱白一握。并须洗净　大豆五升。拣净　盐　生姜切。各二两

上六味，内釜中，以浆水三斗，煮至二斗五升，用新瓦瓮子一口，可容五斗者，用板子阔三寸，于瓮子近底横着之，将煎得汁去滓。乘热投入瓮中，候冷暖得所，即入脚踏瓮中板上蘸脚，频频以汤从骭面淋之，其汤只可离脚面三二寸，不可过脚踝。或汤冷，即依前内釜中，入前药滓，煎三四沸后，去滓。一依前法蘸之，其滓只可重煎三四度，若有汗出甚者乃止。得汗后须衣被盖覆，候定，吃姜汤茶一碗。兼治肠风，退瘾疹，去眼昏、鼻衄、耳聋等疾。

治脚气，蘸脚，**杉木节汤**方

杉木节半斤。剉　柳蠹虫末半升　荆蓂枝五两。剉

上三味，内釜中，以水二斗，煎至一斗，入盐四两，浆水一斗，更煎三五沸后，用净瓦瓮子一口，可容五斗者，以板子横着瓮底，将煎得汁去滓。乘热倾入瓮中，候冷暖得所，入脚踏瓮中板，频频以汤从骭面淋之，其汤只可离脚面三四寸，不可过脚踝。仍于密室中避风，以得汗甚为度。汤冷，即内釜中，入滓更煎三五沸后去滓。一依前法蘸脚。

治脚气初发，蘸脚^②，**薏苡根汤**方

薏苡根剉　枳壳根剉。各三两　荆蓂枝二两。剉　吴茱萸一两。汤洗过，绵裹

上四味，内釜中，以水二斗，煎至一斗二升，入浆水二斗，盐三两，更煎五七沸去滓。用新净瓦瓮子一口，可容五斗者，以

---

① 泄：元刻本、日本抄本、文瑞楼本同，明抄本、乾隆本作"势"。
② 蘸脚：元刻本、日本抄本、文瑞楼本同，明抄本、乾隆本作"淋之"。

板子阔三寸，横着于瓮底，将煎得汁乘热倾入瓮中，候冷暖得所，于密室中就瓮蘸脚，频频以汤从骭面淋之，瓮外以糠火微温，其瓮中汤只可离脚面三寸，更互换汤，以得汗甚为度。若汗不多，可尽日。蘸了用生姜、木瓜，各一两半，剉碎，同研如膏，涂于脚心，以蜡纸裹缠缚定，厚衣被盖覆取汗。更吃后木香汤。

木香汤方

木香别捣　白槟榔别捣。各半两　红雪一两末

上三味，先将木香末三钱匕，以水一盏半，生姜一枣大，拍碎，葱白三茎，同煎至一盏，去滓，入槟榔末二钱匕，童子小便一合，红雪末二钱匕，更煎一二沸，去滓温服。

治脚气，蘸脚，**黄栌汤**方

黄栌木三斤。剉碎　白矾二两。为末

上二味，先将黄栌木以水二斗，煎十余沸，去滓，入白矾末，搅转，用瓦瓮子一口，可容四斗五升者，以阔三寸板子，横着瓮底，将煎得汤乘热倾入瓮中，于密室内坐，脚踏瓮中横木上频蘸，以汤从骭面淋之，瓮外以糠火微温，得汗甚为度。其汤只可离脚面三二寸。若蘸了，以绵衣裹两脚，勿令风吹，其残汤留取，隔日温过，一依前法用。如觉得汗甚，心中闷极，即取红雪末二钱匕，以冷浆水调服。

治脚气，**汤脚散**方

地椒　蒺藜子　莽草　荆芥穗

上四味，等分为末，煎汤淋浸。

治脚气，**二豆汤**方

大豆五升　赤小豆三升　吴茱萸一升　盐三合

上四味，取一新杉木桶，先将大豆布在桶底，次下小豆，次下茱萸，次下盐。以浆水二斗，于锅内煮沸，倾入于杉桶，其沸浆令与药齐，勿过之。即以脚于桶中踏药上，候温渐踏至底，唯露出脚指。觉冷即续添沸浆，以尽为度，密盖覆忌风，渐淋至膝，候汤冷收脚扑米粉。

治脚气发过心膈闷者，宜用此方。

上取新砖两口，凿中心作孔如球子大，勿令透过，即将炭火烧令通红，用米醋泼之，便内蜀椒于砖孔中，以物盖上。看温暖即去袜，以脚踏砖上立愈。

治久蕴风湿足多冷麻，隐痛难行，夜常转筋，如风所吹，此皆是脚气之候，**麻黄裹足方**

上以麻黄二斤剉碎，炒令极热，以帛包贮，缠裹二足，不得透气，良久脚上有汗，候麻黄温即不用，却着绵夹袜，无令风吹。如此三五次，永除病本。

治脚气肿满，痛连骨髓，**足踏丸方**

乌头三两。去皮脐，生，捣末　樟脑二两。细研

上二味，再研令匀，酽醋煮糊和丸如弹子大，置药一丸，于炉子中心踏之，衣被盖覆，汗出如涎为效。

炉子法

掘地炉子一个，阔一尺，深二尺三寸，扫拭令净，置新砖半头，在炉子中心，用细茎炭十斤，烧令通赤，候炭消及一半为度，取去炭，用酽醋一升洒之，仍用酽醋四升，同白马通八斤，和成泥，固济地炉子四围俱遍，将药丸一粒置砖上，伸脚踏之，被盖覆三二时辰，汗尽方出脚，然后用药淋洗。

淋洗药，**三节汤方**，兼治偏风、历节风、手足不随疼痛等患。

石南节　杉木节　松木节　茵芋　蒴藋　原蚕砂　麻黄根　蓖麻叶　柳蚛粪　煮絮桶中灰

上一十味，各二两，细剉，用水一斗五升，煮至一斗，乘热淋洗。

治脚气风痹手足疼弱，鼠漏恶疮，风毒所中，腹中疞痛，百病摩之皆愈，**牡丹膏方**

牡丹皮　芫花生用　皂荚去皮，炙。各半两　藜芦生　附子炮裂，去皮脐　莽草叶各三分[①]　大黄剉，炒　蜀椒去目并闭口，炒出

---

① 分：元刻本、日本抄本、文瑞楼本同，明抄本、乾隆本作"两"。

汗。各一两

上八味，捣罗，以新绵裹，内净器中，苦酒三升浸，经一宿，取腊月猪膏三斤，内锅中炼去筋膜后，同药裹入前酒中，慢火煎之，候变色，稀稠得所，即滤去药裹，频搅成膏，倾入通油瓷器中，密封，旋取揩摩患处。合此药，勿令妇人鸡犬等见。

治脚气内须服药攻击，外须以膏摩火灸发泄等，此治脚气之要术。若有挛急及有不仁处，常用此膏摩之。兼治江南风毒，先从手脚上肿痹及上颈痹及面，却入腹即杀人者，**野葛膏方**

野葛^剉 蛇衔^剉 防风去叉。各三两 犀角镑 乌头炮裂，去皮脐 桔梗去芦头 茵芋叶 蜀椒去目并闭口，炒出汗 干姜炮 巴豆去皮、心、膜，研如膏 升麻 细辛拣净。各二两 雄黄研。一^①两 鳖甲醋炙，去裙襴。一两

上一十四味，捣研为末，用酒四升浸，经一宿，先取腊月猪膏五斤，内净锅中炼成油，滤去筋膜，将前酒浸药末，以新绵裹，内猪膏锅中，慢火煎之，候变色，去药裹频搅，勿令焦黑，量稀稠得所，绞滤去滓。倾入通油瓷器中盛，密封头，旋取涂摩患处。合药勿令妇人鸡犬见。

治脚根痛不问左右，但^②觉隐隐疼痛，并是风毒气，此皆凝寒之月，人多忍冷，血聚不散。宜先用暖水淋洗后干拭，遥以火灸，觉痛处，令人点药揩摩，直候药气透热，揉纸拭去药，如常盖覆，**麦皮膏方**

麦皮 熊白

上二味，等分相和，以微火炒，更入甲煎口脂少许，调匀如膏。旋旋取摩痛处，即差。

治脚气连腿肿满久不差，**附子散方**

附子一两。去皮脐，生用

---

① 一：元刻本、日本抄本、文瑞楼本同，明抄本、乾隆本作"二"。
② 但：元刻本、日本抄本、文瑞楼本同，明抄本、乾隆本作"恒"。

上一味，捣罗为散，用生姜汁调如膏，涂肿上，药干再涂，以肿消为度。

治风湿脚气，肿疼无力，**芥子膏**方

白芥子　芸薹子　蓖麻子　木鳖子去壳　白胶香各一两　胡桃五个。去壳

上六味，一处捣三千杵成膏。每用皂①子大，摩疼处。

治脚气，**赤小豆煎**方

赤小豆二升半　杏仁汤浸，去皮尖、双仁，炒　桑根白皮剉。各一两　生姜切。一两半

上四味，粗捣筛，以水三升，煎至一升半，去滓，更入吴茱萸末半分，蜀椒末半分，再煎一两沸，令如膏，密器收。每服一匙头许，空心以酒调服。

治脚气，**黑豆煎**方

黑豆五升　桑根白皮剉。五两。以水二②升，同豆煮，候豆烂，滤取汁　羌活去芦头　蒺藜子炒，去角　海桐皮剉　吴茱萸汤洗，焙干，炒。各半两

上六味，除前汁外，捣罗为末，入前汁中，以文武火煎成膏。每服一匙头，温酒心下，空心食前服。

治脚气不能食，**牛膝散**方

牛膝酒浸，焙干，别捣　细辛去苗叶　硇砂研。各一两

上三味，捣研为散。每服二钱匕，温酒调下，隔日一服。

治一切脚气，**半夏汤**方

半夏一两。汤洗去滑

上一味，㕮咀如麻豆，以生姜汁一升，煎取四合。空心顿服，间日服一剂。

---

① 皂：元刻本、日本抄本、文瑞楼本同，明抄本、乾隆本作"弹"。
② 二：元刻本、日本抄本、文瑞楼本同，明抄本、乾隆本作"三"。

卷第八十五

腰痛门

腰痛门

腰痛统论

论曰：腰痛有五：一者阳气不足，足少阴气衰，令人腰痛；
二风寒著腰，风痹腰痛；三肾虚劳役，伤肾腰痛；四坠堕伤腰，
名膂腰痛；五寝卧湿地腰痛。凡此，皆本于伤肾。盖肾主腰脚，肾
伤则腰痛也。《内经》曰：腰者肾之府，摇转不能，肾将惫矣。

腰　痛

论曰：腰者一身之要，屈伸俯仰，无不由之。或风寒所客，
或肾气损伤，使筋脉拘急，动摇转侧不得，故腰痛也。

治五种腰痛，**人参汤方**

人参三分① 杜仲去粗皮，剉，炒　桂去粗皮。各一两　芍
药三两　熟干地黄焙　白术　木通剉　玄参　当归切，焙。各三
分　芎䓖　桑寄生各一两　防风去叉　牡丹皮　独活去芦头。各
半两

上一十四味，粗捣筛。每服三钱匕，水一盏，煎七分，去滓
温服，空心日午夜卧服。

治五种腰痛不能转侧，**寄生汤方**

桑寄生　附子炮裂，去皮脐　独活去芦头　狗脊去毛　桂去粗

---

① 三分：元刻本、文瑞楼本同，明抄本、乾隆本作"一两"，日本抄本作
"五分"。

皮。各一两　杜仲去粗皮，剉，炒。一两一分　芎䓖一分^①　甘草
炙，剉　人参各半两　芍药　白术　石斛去根　牛膝酒浸，切，焙。
各三分

上一十三味，剉如麻豆。每服三钱匕，水一盏，煎至七分，
去滓，空心日午夜卧温服。

治腰痛牵引背脊，不可俯仰，**独活汤方**

独活去芦头。一两　麻黄去根节　甘草炙。各半两　桂去
粗皮　葛根　芍药　栝楼根　防风去叉。各三分　杜仲去粗皮，
炒　附子炮裂，去皮脐。各一两　杏仁去皮尖，别研。半两　熟干
地黄切，焙。二两

上一十二味，剉如麻豆。每服三钱匕，水一盏，煎至六分，
去滓，空心日午夜卧温服。

治五种腰痛，肾脏虚冷，脚弱不能行步，**肾沥汤方**

桑根白皮剉。二两　黄耆剉　五味子去梗　肉苁蓉酒浸，切，
焙　防风去叉　秦艽去苗、土　泽泻　巴戟天去心　桂去粗皮　山
芋　丹参　茯神去木　牛膝酒浸，切，焙。各三分　石斛去根　磁
石煅，醋淬二七遍。各一两　杜仲去粗皮，剉，炒　人参各三分

上一十七味，粗捣筛。每服先用水二盏，煮羊肾一只，至一
盏，去肾，入药末三钱匕，生姜三片，煎至七分，去滓，空心日
午夜卧温服。

治五种腰^②痛，**泽泻汤方**

泽泻半两　桂去粗皮。三分　白术　白茯苓去黑皮　甘草炙，
剉。各一两　牛膝酒浸，切。焙　干姜炮。各半两　杜仲去粗皮，
剉，炒。三分

上八味，粗捣筛。每服三钱匕，水一盏，煎至七分，去滓，
空心日午夜卧温服。

治腰痛沉重，腹肚胀，不能转动，**木香丸方**

---

① 分：元刻本、日本抄本、文瑞楼本同，明抄本、乾隆本作"两"。
② 腰：元刻本、乾隆本、日本抄本、文瑞楼本同，明抄本作"脚"。

木香半两　槟榔剉　桂去粗皮　附子炮裂，去皮脐　草薢　芍药　郁李仁去皮，别研如膏。各二^①分

上七味，捣研为末，用炼蜜丸如梧桐子大。每服二十丸，温酒下，空心日午夜卧服，微利为效。

治腰痛，**寄生散方**

桑寄生切，焙　牡丹皮　鹿茸酒浸，炙，去毛　桂去粗皮。各半两

上四味，捣罗为细散。每服二钱匕，温酒调下，空心日午夜卧服。

治腰痛，**桂心丸方**

桂去粗皮　干姜炮。各半两　丹参　杜仲去粗皮，剉，炒　牛膝酒浸，切，焙　续断各三分

上六味，捣罗为末，炼蜜丸如梧桐子大。每服二十丸，温酒下，空心日午夜卧服。

治腰痛动转艰难，似有气注，**草薢汤方**

草薢一两半　当归切，焙。一两　桔梗炒。一两半　牡丹皮一两　杏仁汤浸，去皮尖、双仁，炒。十枚　附子炮裂，去皮脐。二两　黄连去须。一两　桑根白皮剉，炒。一两半　代赭一两半　贯众一两　大腹一两半　桂去粗皮　白茯苓去黑皮　覆盆子去梗　黄芩去黑心。各一两　吴茱萸洗，焙，炒。半两　草豆蔻去皮。一枚　桃仁汤去皮尖、双仁。十枚　熟干地黄焙。一两　蛇床子炒。一两半　干姜炮。半两　木瓜去皮、子，焙干。一两

上二十二味，剉如麻豆。每服五钱匕，水一盏半，煎至一盏，去滓，空心温服。

治冷气连腰胯痛，食冷物即加剧，**应痛丸方**

白术　牛膝酒浸，切，焙　当归切，焙　黄耆剉　芍药　陈橘皮汤浸，去白，焙　桂去粗皮　诃黎勒煨，去核　厚朴去粗皮，生姜汁炙　白茯苓去黑皮。各等分

---

① 二：元刻本、乾隆本、日本抄本、文瑞楼本同，明抄本作"三"。

上一十味，捣罗为末，炼蜜和丸如梧桐子大。每服二十丸，温酒下，加至三十丸，空心食前，日三服。

治久患腰痛，皆由肾冷[1]所致，**暖肾散方**

附子炮裂，去皮脐。一两　泽泻一两半　桂去粗皮。一两半　蜀椒去目并闭口者，炒出汗　杏仁汤去皮尖，取仁，炒黄　当归剉，焙。各一两

上六味，捣罗为细散。每服五钱匕，空心冷酒调下，日再服。

治久积冷气腰痛，行步无力，**牛膝丸方**

牛膝酒浸，切，焙　附子炮裂，去皮脐。各二两　桂去粗皮　呆茱萸汤洗，焙干，炒　干姜炮。各一两半　牵牛子三两

上六味，捣罗为末，炼蜜和丸如梧桐子大。每服三十丸，食前温酒或橘皮姜汤下。

治停水腰痛，**牛膝散方**

牛膝酒浸，切，焙　防己各一两半　槟榔剉。七枚　牵牛子生，捣取末。二两

上四味，捣罗为散。每服三钱匕，温酒调下，利及三两行，即以醋饭止之。

治腰疼熨方

食盐　干姜生，为末　杏仁汤浸，去皮尖、双仁，研　酱瓣研

上四味，等分，再同研匀。以绵裹内腰间，当[2]觉冷气动下，日五六次用，差即已。

治多年腰痛，**干漆散方**

干漆炒令烟出　木香　桂去粗皮　甘草炙，剉。各一两一分　熟干地黄焙。二两半

上五味，捣罗为散。每服三钱匕，温酒调下，日三服。

治肾虚腰痛，**牡丹散方**

牡丹皮　萆薢　白术　桂去粗皮。等分

---

① 肾冷：元刻本、日本抄本、文瑞楼本同，明抄本、乾隆本作"背肾皆冷"。
② 当：元刻本、乾隆本、日本抄本、文瑞楼本同，明抄本作"不"。

上四味，捣罗为散。每服三钱匕，温酒调下。

治①腰痛，**杜仲酒方**

杜仲去粗皮　丹参各八两　芎䓖五两

上三味，细剉，用酒一斗五升，浸五日，日满，随性多少温饮。

卒腰痛

论曰：卒腰痛者，谓气脉凝滞，经络壅涩，或举重伤腰，故卒痛也。宜通行气脉，调顺经络，平补肾脏，则病可愈。

治腰卒痛，**牡丹汤方**

牡丹皮　桂去粗皮　续断　牛膝去苗，酒浸一宿，焙　萆薢剉。各一两

上五味，粗捣筛。每服三钱匕，水七分，酒三分，同煎七分，去滓温服，不拘时。

治劳动伤腰卒痛，**杜仲汤方**

杜仲去粗皮，酒浸，剉，炒　桂去粗皮　羌活去芦头　椒去目并闭口者，炒出汗　秦艽去苗、土　石斛去根　栝楼根　续断　五加皮剉，焙　牡丹皮　芍药　当归剉，焙。各一两

上一十二味，粗捣筛。每服三钱匕，水一盏，酒少许，同煎七分，去滓温服，不拘时。

治卒腰痛，转动艰难，**桂心汤方**

桂去粗皮　牛膝去苗，酒浸一宿，剉，焙　芍药　当归切，焙　威灵仙去土　杜仲去粗皮，酒浸，剉，炒　芎䓖　大黄剉，炒。各一两

上八味，粗捣筛。每服三钱匕，水一盏，煎至七分，去滓温服，空心日午临卧各一。

治肾虚劳役，腰卒痛，**芎䓖饮方**

芎䓖　丹参　当归剉，焙　细辛去苗叶　桂去粗皮　牡丹皮

---

① 治：元刻本、日本抄本、文瑞楼本同，乾隆本此后有"肾虚"。

剉　桃仁去皮尖、双仁，炒。各一两　大黄剉，炒。半两

上八味，粗捣筛。每服三钱匕，水一盏半，煎至一盏，去滓温服，空心日午临卧各一。

治肾虚寒冷伤腰，气血滞卒痛，**乌头丸方**

乌头炮裂，去皮脐　羌活去芦头　牛膝去苗，酒浸一宿，剉，焙　槟榔剉　大黄剉，炒　木香　芸薹子酒浸一宿，研如膏。各一两

上七味，以六味捣罗为细末，入研者药和匀，酒煮面糊丸如梧桐子大。每服二十丸，温酒下，空心日午临卧各一。

治气滞，腰卒痛，**续断散方**

续断　威灵仙去土，剉，焙　桂去粗皮　当归剉，焙。各一两

上四味，捣罗为细散。每服二钱匕，温酒调下，不拘时。

风湿腰痛

论曰：夫肾气虚弱，风寒湿气著于腰间，则令腰痛。盖腰为肾府，肾经留滞风湿，不得发散，注于腰脚。故起坐行立皆痛，甚则浮肿，故谓风湿腰痛也。

治风湿腰痛，**羌活汤方**

羌活去芦头　桂去粗皮。各一两　附子炮裂，去皮脐　当归切，焙　防风去叉　牛膝酒浸，切，焙。各三分

上六味，咬咀如麻豆大。每服二钱匕，水一盏，煎至七分，去滓温服，不拘时。

治风湿腰痛，**羌活丸方**

羌活去芦头　五加皮剉　杜仲去粗皮，切，炒　干姜炮　桂去粗皮。各三分　巴戟天去心　附子炮裂，去皮脐。各一两　牛膝酒浸，切，焙。一两半

上八味，捣罗为末，炼蜜丸如梧桐子大。每服三十丸，温酒下，不拘时。

治风湿腰痛，**五加皮汤方**

五加皮剉　芍药　萆薢　桂去粗皮　芦根切　杜仲去粗皮，切，炒。各半两

上六味，粗捣筛。每服二钱匕，水一盏，煎至七分，去滓温服，不拘时。

治风湿腰痛，**地黄汤**方

熟干地黄焙。一两一分　芍药　甘草炙，剉　麻黄去根节。各半两　桂去粗皮　栝楼实　葛根剉　独活去芦头　防风去叉。各三分

上九味，粗捣筛。每服三钱匕，水一盏，煎至七分，去滓温服，不拘时。

治风湿腰痛痛痹，**独活酒**方

独活去芦头。半两　杜仲去粗皮。一两　当归切，焙　芎藭　熟干地黄焙。各一两半　丹参一两

上六味，细剉，用好酒五升，于净瓶内浸，密封，重汤煮两时许。取出候冷，旋暖不拘时饮之，常令微醉。

治风湿腰痛，久湿痹不散，**萆薢酒**方

萆薢　杜仲去粗皮，炙。各三两　枸杞根皮洗。五两

上三味，细剉，用好酒五升，于净瓶内浸，密封，重汤煮两时许。取出候冷，旋暖不拘时饮之，常令微醉。

治风湿著于腰脚，骨节冷痛，摇转不能，**羚羊角汤**方

羚羊角镑　羌活去芦头　牛膝酒浸，切，焙。各一两　升麻　酸枣仁　芍药各一两半　防风去叉。二两　栀子仁五枚　虎胫骨酒炙。二两

上九味，粗捣筛。每服五钱匕，水一盏半，煎至一盏，去滓，食前温服。

腰痛强直不得俯仰

论曰：腰为肾之府，足少阴肾之经也，其脉贯脊属肾抵腰。劳伤之人，肾气既衰，阳气不足，寒湿内攻，经络拘急，所以腰髋强直而痛，不能俯仰也。

治腰痛强直，不可俯仰，**郁李仁煮散**方

郁李仁去皮尖，研　槟榔生，剉　朴消研。各一两　芍药　当归切，焙。各三分　诃黎勒炮，去核　木香各半两

上七味，先以五味捣罗为细散，再入研药和匀。每服三钱匕，

水一盏，煎七分，去滓温服，空心日午临卧各一。

治腰痛强直，不得俯仰，**续断汤**方

续断焙　桂去粗皮　防风去叉　大黄剉，炒　牡丹皮　芎劳　牛膝去苗，酒浸，焙　细辛去苗叶　秦艽去苗、土　赤茯苓去黑皮　海桐皮去粗皮，剉　当归切，焙　赤芍药各一两　杜仲去粗皮，剉，炒　熟干地黄焙。各二两

上一十五味，粗捣筛。每服三钱匕，水一盏，煎七分，去滓温服，不拘时。

治腰痛强直筋脉急，不可俯仰，**五加皮汤**方

五加皮剉　芍药　萆薢　芦根剉，焙　杜仲去粗皮，剉，炒。各半两

上五味，粗捣筛。每服三钱匕，水一盏，煎七分，去滓温服，不拘时。

治腰痛强直，不可俯仰，**秦艽汤**方

秦艽去苗、土　桔梗炒　干姜炮　人参　白茯苓去黑皮　桂去粗皮　甘草炙。各半两　白术一两半。净　牡蛎熬　防风去叉　附子炮裂，去皮脐　黄芩去黑心　蜀椒去目及闭口者，炒出汗　杜仲去粗皮，剉，炒　细辛去苗叶。各三分

上一十五味，剉如麻豆。每服三钱匕，水七分，酒三分，同煎七分，去滓温服，不拘时。

治腰痛筋脉拘急，强直不伸，**地黄丸**方

熟干地黄焙　枳壳去瓤，麸炒　黄耆剉　桑寄生各一两　蔓荆实半两

上五味，捣罗为细末，炼蜜丸如梧桐子大。每服三十丸，温酒下，空心日午临卧各一服。

治腰痛强直，不得俯仰，**楮实丸**方

楮实炒　桂去粗皮　枳壳去瓤，麸炒　干姜炮。各三分　槟榔生，剉。一两一分①　牛膝去苗，酒浸，切，焙。一两半

---

① 一两一分：元刻本、日本抄本、文瑞楼本同，明抄本、乾隆本作“一分”。

上六味，捣罗为细末，炼蜜丸如梧桐子大。每服三十丸，温酒下，不拘时。

治腰痛强直，不得屈伸，**巴戟天酒方**

巴戟天去心　牛膝去苗　石斛去根。各一两　羌活去芦头　当归剉，焙　生姜各一两半　蜀椒去目并闭口者，炒出汗。一分

上七味，各剉如麻豆大，用酒八升浸，内瓶中密封，重汤煮三时辰。取出放冷，旋温服一盏，不拘时，常觉有酒力为妙。

治腰痛强直，不能舒展，**狗脊酒方**

狗脊去毛　丹参　黄耆　草薢　牛膝去苗　芎䓖　独活去芦头。各一两　附子炮裂，去皮脐。一枚

上八味，各剉如麻豆大，用酒一斗浸，内瓶中密封，重汤煮三时辰。取出放冷，旋温服一盏，不拘时。

治风冷伤腰筋骨疼痛，不可屈伸，**牛膝酒方**

牛膝去苗　虎胫骨酥炙黄　羚羊角镑屑　枳壳去瓤，麸炒。各一两

上四味，剉如麻豆大，用酒五升，内瓶中密封，重汤煮三时辰。取出放冷，旋温服一盏，不拘时，常令酒力相续。

治腰痛强直，不可俯仰，**石斛酒方**

石斛去根，剉。二十四两　黄耆一两半①　丹参去苗　牛膝去苗，剉。各二两　人参一两半　杜仲去粗皮，剉，炒　五味子　白茯苓去黑皮。各二两　枸杞子一两半　山茱萸　山芋　草薢各二两　防风去叉。一两　天门冬去心。三两　细辛去苗叶。一两　生姜切。三两　薏苡仁一两

上一十七味，剉如麻豆，生绢囊盛，以酒五斗，于净瓷器中浸七宿。初温服三合，日三夜一，渐加至六七合及至一升，勿令大醉，常令有酒力佳。

治腰痛强直，难以俯仰，**羌活酒方**

羌活去芦头。六两　独活去芦头。二两　五加皮三两　生地黄

汁一升。煎十沸，滤过　黑豆一升。紧小者，炒熟

上五味，除黑豆、地黄汁外，余三味剉如麻豆大，内清酒二斗中及热下豆，并地黄汁于铫中，煮鱼眼沸，取出去滓候冷。每服任性饮之，常令有酒力妙。

腰脚疼痛

论曰：肾主腰脚，腰为肾府，肾既虚弱，风邪乘之，入于经络，气血留滞，故腰脚疼痛。

治腰脚疼痛，行步艰难，**桂姜丸方**

桂去粗皮　干姜炮。各半两　丹参　杜仲去粗皮，剉，炒　牛膝酒浸，切，焙　续断各三分

上六味，捣罗为末，炼蜜丸如梧洞子大。每服二十丸，温酒下，不拘时。

治肾伤腰脚疼痛，**羌活汤方**

羌活去芦头　桂去粗皮。各一两　附子炮裂，去皮脐　当归切，焙　防风去叉　牛膝酒浸，切，焙。各三分

上六味，剉如麻豆。每服三钱匕，水一盏，煎七分，去滓温服，不拘时。

治肾伤腰脚疼痛，举动艰难，**牛膝丸方**

牛膝酒浸，切，焙　虎胫骨酥炙　羚羊角镑　松节剉　附子炮裂，去皮脐　威灵仙去土　桂去粗皮。各二两　当归切，炒。一两

上八味，捣罗为末，用酒二升，煮黑豆半升令熟，滤去黑豆，将酒入面，煮糊为丸如梧桐子大。每服三十丸，温酒下，不拘时。

治肾虚腰脚疼痛，**巴戟汤方**

巴戟天去心　桂去粗皮　萆薢　牛膝酒浸，切，焙　石斛去根。各三分　防风去叉　五加皮各半两　白茯苓去黑皮。三分　附子炮裂，去皮脐。一两

上九味，剉如麻豆。每服三钱匕，水七分，酒三分，同煎七分，去滓温服，不拘时。

治腰脚①冷滞疼痛，**牛膝丸方**

牛膝酒浸，切，焙　桂去粗皮。各三分　木香　吴茱萸汤洗，焙干，炒　干姜炮。各半两　牵牛子炒　附子炮裂，去皮脐。各一两

上七味，捣罗为末，炼蜜丸如梧桐子大。每服三十丸，温酒下，不拘时。

治腰脚疼痛，摇转不能，**杜仲丸方**

杜仲去粗皮，剉，炒　枳壳去瓤，麸炒　马芹子炒　萆薢　续断　橘子仁　牛膝酒浸，切，焙　牵牛子炒。各一两

上八味，捣罗为末，炼蜜丸如梧桐子大。每服二十丸，温酒下，空心日午临卧服。

治腰脚连骨疼痛，摇转不能，**独活汤方**

独活去芦头。三分　麻黄去根节。一两　细辛去苗叶。半两　丹参　牛膝酒浸，切，焙　萆薢　黄耆　桂去粗皮。各三分　防风去叉　附子炮裂，去皮脐　赤茯苓去黑皮　羚羊角镑。各一两　当归切，焙　芎藭各半两　赤芍药三分

上一十五味，剉如麻豆。每服三钱匕，水一盏，煎七分，去滓温服，不拘时。

治肾气虚弱，腰脚疼痛，或因寒湿久滞，**鹿角胶丸方**

鹿角胶炙燥。一两　附子炮裂，去皮脐　干姜炮。各半两　桂去粗皮。三分　杜仲去粗皮，剉，炒。一两一分　菟丝子酒浸一宿，焙干。一两　山茱萸　五味子各三分　熟干地黄焙　肉苁蓉酒浸，切，焙　巴戟天去心　牛膝酒浸，切，焙。各一两

上一十二味，捣罗为末，炼蜜丸如梧恫子大。每服二十至三十丸，温酒下，不拘时。

治腰脚疼痛，瘑痹不仁，骨髓中冷，久立不得，羸瘦，**羌活汤方**

羌活去芦头　防风去叉　木通剉　五加皮剉　芍药　牛膝酒

① 脚：元刻本、明抄本、日本抄本、文瑞楼本同，乾隆本作"膝"。

浸，切，焙　桂去粗皮。各一两半　酸枣仁炒　当归切，焙。各一两　丹参　麻黄去节。各一两一分　白槟榔四枚。煨，剉　黄耆剉。二两半

上一十三味，粗捣筛。每服五钱匕，水一盏半，煎取八分，去滓温服，日二。

治腰膝冷疼，气闷烦热，**枳壳丸方**

枳壳去瓤，麸炒　人参　甘草炙，剉　石斛去根　牛膝酒浸，切，焙　桃仁汤浸，去皮尖、双仁，炒，研　鹿角胶炙燥　薏苡仁　当归切，焙　犀角屑各一两半　槟榔仁剉　诃黎勒皮各二两

上一十二味，捣罗为末，炼蜜和丸如梧桐子大。每服二十丸加至三十丸，温酒下，空心食前，日再服。

治五种积冷腰痛，脚膝瘦痿^①，**狗脊丸方**

狗脊去毛，剉　萆薢剉，焙　菟丝子酒浸三宿，焙干

上三味，各等分，捣罗为细末，炼蜜和丸梧桐子大，别用新萆薢三五两，酒浸三日。空心旋暖萆薢酒，下三十丸。服经年之后，行及奔马，久立不倦。

治腰脚^②沉重及劳伤痛脚气等疾，**独栗丸方**

栗不拘多少

上一味，取肉焙干，捣罗为末，炼蜜丸如梧桐子大。每服二十丸，温酒下，空心日午服，渐加至五十丸。

腰脚冷痹

论曰：痹之为病，在骨则重，在皮则寒，在肉则不仁，在筋则屈而不伸，在脉则血凝而不流。腰脚得之，谓之冷痹者^③，亦由风寒湿杂合而成也。盖肾主腰脚，其经为寒邪冷气所客，注于腰

卷第八十五

一九〇九

---

① 酸痿：元刻本、乾隆本、文瑞楼本同，明抄本作"酸冷"，日本抄本作"寝痿"。

② 脚：元刻本、日本抄本、文瑞楼本同，明抄本、乾隆本作"膝"。

③ 者：诸校本同，日本抄本旁注"者作痛"。

脚则膝胫、髀腨、腰脊冷痛，肌肉不仁，故以名焉①。

治风寒湿伤著，腰脚冷痹不仁或疼痛，**牛膝汤方**

牛膝酒浸，切，焙　独活去芦头　防风去叉　当归切，炒　白茯苓去黑皮　羚羊角屑　桂去粗皮　酸枣仁微炒。各一两　附子炮裂，去皮脐。二两

上九味，剉如麻豆。每服三钱匕，水一盏，煎至七分，去滓温服，不拘时。

治腰脚冷痹不仁，行步无力，**萆薢散方**

萆薢二两　桂去粗皮。三分　杜仲去粗皮，剉，炒。一两

上三味，捣罗为散。每服二钱匕，温酒调下，不拘时候。

治腰脚冷痹不仁，无力，**独活汤方**

独活去芦头　附子炮裂，去皮脐。各一②两　麻黄去根节　杏仁去皮尖、双仁，麸炒。各半③两　桂去粗皮　甘草炙，剉　葛根　芍药　栝楼根　防风去叉。各三④分　杜仲去粗皮，切，炒。一⑤两　熟干地黄焙。二⑥两

上一十二味，剉如麻豆大。每服三钱匕，水七分，酒五分，同煎八分，去滓温服，不拘时。

治腰脚冷痹瘺麻不仁，**桂心丸方**

桂去粗皮。三分　干姜炮。半两　丹参　杜仲去粗皮，切，炒　牛膝酒浸，切，焙　附子炮裂，去皮脐　续断各一两

上七味，捣罗为末，炼蜜为丸如梧桐子大。每服三十丸，温酒下，不拘时候。

治腰脚冷痹不仁，疼痛，**独活酒方**

---

① 故以名焉：元刻本、乾隆本、日本抄本、文瑞楼本同，日本抄本旁注"故以名焉作腰膝俱痛也"，明抄本作"故腰脚冷痹痛"。

② 一：元刻本、日本抄本、文瑞楼本同，明抄本、乾隆本作"二"。

③ 半：元刻本、日本抄本、文瑞楼本同，明抄本、乾隆本作"一"。

④ 三：元刻本、日本抄本、文瑞楼本同，明抄本、乾隆本作"六"。

⑤ 一：元刻本、日本抄本、文瑞楼本同，明抄本、乾隆本作"二"。

⑥ 二：元刻本、日本抄本、文瑞楼本同，明抄本、乾隆本作"四"。

独活去芦头。半①两　杜仲去粗皮，切，炒。一两　当归切，焙。半两　芎䓖半两　熟干地黄焙。半两　丹参一两一分

上六味，细剉，用酒五升，瓷瓶内浸，密封，以重汤煮一二时辰。取出候冷开封，每温一盏服，不拘时，常令如醉。不能饮酒者量多少饮之。

治肾虚冷或感寒湿，腰脚冷痹，或为疼痛，**杜仲酒方**

杜仲去粗皮，切，炒　干姜炮　萆薢　羌活去芦头　天雄炮裂，去皮脐　蜀椒去目及闭口者，炒出汗　桂去粗皮　芎䓖　防风去叉　秦艽去苗、土　甘草炙。各一两　细辛去苗叶　五加皮　石斛去根　续断　地骨皮洗。各三分　桔梗一两半

上一十七味，各细剉，用酒一斗，瓷瓶内浸，密封，以重汤煮二时辰。取出候冷开封，每温一盏服，不拘时，常令如醉。

治风冷或寒湿伤著，腰脚冷痹或疼痛，**巴戟酒方**

巴戟天去心。二两　羌活去芦头。二两　当归切，焙。三两　牛膝二两　蜀椒去目及闭口者，炒出汗。半两　石斛去根。二两　生姜洗。三两

上七味，各细剉，用酒五升，瓷瓶内浸，密封，以重汤煮一二②时辰。取出候冷开封，每温一盏服，常令如醉。

治风湿寒冷伤著腰脚，冷痹，瘑麻不仁，**石斛浸酒方**

石斛去根。五③两　牛膝酒浸，切，焙。一④两　杜仲去粗皮，炙。半斤　丹参六两　熟干地黄焙。十两　桂去粗皮。四两

上六味，各细剉，用酒一斗，瓷瓶内浸，密封，以重汤煮二三时辰。取出候冷开封，每温一盏服，不拘时，常令如醉。

治腰脚痹痛，膝以下冷不得屈伸，**牛膝丸方**

牛膝去苗，酒浸，切，焙。三两　石斛去根　狗脊酥炙，去毛　桂去黑皮　蜀椒去目及闭口者，炒出汗　干姜炮。各一两

---

① 半：元刻本、日本抄本、文瑞楼本同，明抄本、乾隆本作"一"。
② 一二：元刻本、日本抄本、文瑞楼本同，乾隆本作"二三"。
③ 五：元刻本、乾隆本、日本抄本、文瑞楼本同，明抄本作"三"。
④ 一：元刻本、日本抄本、文瑞楼本同，明抄本、乾隆本作"四"。

半　附子炮裂，去皮脐。二两 ①

上七味，捣罗为细末，炼蜜和丸梧桐子大。每服三十丸，食前以温酒下。

治腰脚痹痛，行步艰难，**羌活饮**方

羌活去芦头　桂去粗皮。各一两　附子炮裂，去皮脐　当归焙　牛膝酒浸，去苗，焙　防风去叉。各一两半

上六味，剉如麻豆。每服三钱匕，水一盏半，入生姜五片，煎至一盏，去滓，食前温服，如人行五里再服。

---

① 二两：元刻本、日本抄本、文瑞楼本同，乾隆本作"一两半"。

卷第八十六

虚劳门

虚劳统论　肝劳　心劳　脾劳　肺劳　肾劳

虚劳门

虚劳统论

论曰：虚劳之病，感五脏则为五劳；因七情则为七伤；劳伤之甚，身体疲极，则为六极。

所谓七伤者，一曰大饱伤脾，脾伤则善噫，欲卧面黄；二曰大怒气逆伤肝，肝伤则少血目暗；三曰强力举重①，久坐湿地伤肾，肾伤则少精，腰背②痛，厥逆下冷；四曰形寒饮冷伤肺，肺伤则少气，咳嗽鼻鸣；五曰忧愁思虑伤心，心伤则苦惊喜忘善怒；六曰风雨寒暑伤形，形伤则发肤枯夭③；七曰大恐惧不节伤志，志伤则恍惚不乐。此七者，劳伤之因也，故名七伤。

所谓五劳者，一曰肺劳，令人短气面肿，鼻不闻香臭；二曰肝劳，令人面目干黑，口苦，目视不明；三曰心劳，令人忽忽喜忘，大便苦难，时或溏泄，口中生疮；四曰脾劳，令人舌本苦直，不能咽唾；五曰肾劳，令人背难以俯仰，小便黄赤，时有余沥，阴痛生疮，小腹满急。此五者，劳气在五脏也，故名五劳。

所谓六极者，一曰气极，令人内虚，五脏不足，邪气多，正气少，不欲言；二曰血极，令人无颜色，眉发堕落，忽忽喜忘；三曰筋极，令人数转筋，十指爪甲皆痛，苦倦不能久立；四曰骨极，令人痠削，齿苦痛，手足烦疼，不可以立，不欲行动；五曰

---

① 重：乾隆本、日本抄本、文瑞楼本同，日本抄本旁注《纂要》强力举重作强力举动"，明抄本作"动"。

② 背：乾隆本、文瑞楼本同，明抄本、日本抄本作"脚"。

③ 发肤枯夭：日本抄本、文瑞楼本同，日本抄本旁注"夭作槁"，明抄本、乾隆本作"发落肌肤枯槁"。

肌极，令人羸瘦无润泽，饮食不生肌肤；六曰精极，令人少气，吸吸①然内虚，五脏气不足，发毛落，悲伤喜忘。此六者，劳伤之甚，身体疲②极也，故名六极。

凡五劳、六极、七伤之外，变证不一，治法皆以补养为宜。形不足者，温之以气；精不足者，补之以味；气味相得，合而服之，以补精益气。此其要也。

肝　劳

论曰：恚怒气逆，上而不下则伤肝，肝劳则面目干黑，口苦，精神不守，恐畏不能独卧，甚则筋急而爪枯，目盲无所见，毛悴色夭者，难治。

治肝劳胁痛气急，忧恚不常，面青肌瘦，筋脉拘急，**补肝汤方**

天门冬去心，焙　酸枣仁微炒　柴胡去苗　当归切，焙　羌活去芦头　防风去叉　桂去粗皮　细辛去苗叶　赤茯苓去黑皮　升麻　秦艽去苗、土　黄耆剉　杜仲去粗皮，炙，剉　鳖甲去裙襕，醋炙，剉　鹿茸去毛，酥炙　牛膝酒浸，切，焙　天麻　黄明胶炙燥　山茱萸

上一十九味，等分，粗捣筛。每服三钱匕，水一盏，入生姜二片，枣一枚，擘，煎至七分，去滓。温服食前。

治肝劳关格不通，精神不守，气逆上冲，胸中烦闷，调气下热，**柴胡汤方**

柴胡去苗　黄芩去黑心　泽泻　葛根炙，剉　升麻各一两半　玄参三两　生干地黄切，焙。二两

上七味，粗捣筛，每用五钱匕，水一盏半，入竹叶七片，煎至一盏，去滓，下芒消一钱匕，分为二服，空心食后各一。

治肝劳虚寒，两胁满，筋脉急，关格不通，毛悴少色，**猪膏酒方**

① 吸吸：明抄本、乾隆本、日本抄本、文瑞楼本同，《诸病源候论》卷三"虚劳候"作"噏噏"。

② 疲：日本抄本、文瑞楼本同，明抄本、乾隆本作"瘦"。

猪膏二两　生姜汁三合①

上二味，同用慢火煎，候减半，入酒一升相和，滤过，分温三服，空腹日午、夜卧各一。

治肝劳寒②胁下痛，胀满气急，眼昏视物不明，**槟榔汤**方

槟榔　附子炮裂，去皮脐。各一两　白茯苓去黑皮　桔梗炒　陈橘皮汤浸，去白，焙　桂去粗皮。各半两③　吴茱萸汤浸，焙，炒。一两　白术三分

上八味，剉如麻豆，每五钱匕，水一盏半，入生姜一分，拍碎，煎至一盏，去滓。分温二服，空腹食后各一。若气喘，加芎劳三分，半夏一两，汤洗炒，甘草半两，炙。

治肝劳实热，闷怒精神不守，恐畏不能独卧，目视不明，气逆不下，胸中满塞，下气除热，**半夏汤**方

半夏汤洗七遍，切，焙。二两　麻黄去节，煎掠去沫，焙　杜蘅　芍药　枳实去瓤，麸炒　细辛去苗叶　杏仁汤浸，去皮尖、双仁，炒　乌梅肉炒。各三分　松萝半两　淡竹叶切。三两

上一十味，粗捣筛。每服五钱匕，水一盏半，入生姜一分，拍碎，煎至八分，去滓温服，空腹食后各一。

治肝劳不足，补虚，**芍药饮**方

芍药　牡丹皮各三分　熟干地黄炮　黄耆　甘草炙　白茯苓去黑皮　青葙子　白附子　防风去叉　山栀子仁炒。各一两半　细辛去苗叶。半两　枳实去瓤，麸炒　荆芥穗各三分

上一十三味，剉如麻豆大。每服五钱匕，水一盏半，入竹叶七片，煎至八分，去滓，空腹温服，食后夜卧再服。

治肝劳虚寒，目眩喜忘，咳唾痰涎，忧恚内伤，面青少色，**硫黄丸**方

硫黄研　干姜炮　吴茱萸汤浸，焙干，炒　人参　当归切，焙　防风去叉。各一两　白矾熬令汁枯　乌头炮裂，去皮脐。各一

---

① 合：明抄本、乾隆本、日本抄本同，文瑞楼本作"分"。

② 寒：日本抄本、文瑞楼本同，明抄本、乾隆本作"虚寒"。

③ 各半两：明抄本、乾隆本、日本抄本同，文瑞楼本作"三分"。

两一分　桂去粗皮　天雄炮裂，去皮脐　甘草炙，剉。各三分　蜀椒去目并闭口者，炒出汗　皂荚酥炙，去皮、子　枳实去瓤，麸炒。各半两　细辛去苗叶　甘菊花各一分

上一十六味，捣研为末，再同研匀，炼蜜和丸如梧桐子大。每服二十丸，空腹温酒下，夜卧再服，渐加至三十丸。

治肝劳虚热，目赤难开，烦闷宛转，热气上冲，泻肝除热，**前胡汤**方

前胡去芦头　干姜炮　大青　细辛去苗叶　秦皮①剉　决明子　栀子仁　黄芩各一两　车前子一合　石膏二两　淡竹叶细切。三两

上一十一味，粗捣筛。每五钱匕，水一盏半，煎至一盏，去滓，分温二服，空腹食后各一。欲利，加芒消一两，研。

治肝劳虚寒，胁痛胀满，气闷目昏，不思饮食，**赤茯苓汤**方

赤茯苓去黑皮。一两半　桔梗炒　陈橘皮汤浸，去白，焙。各一两　白术半两　鳖甲去裙襕，醋炙。二两　桂去粗皮。三分

上六味，粗捣筛。每服三钱匕，水一盏，入生姜三片，同煎至七分，去滓，食前温服。

治肝劳热，恐畏不安，精神闷怒，不能独卧，志气错越，**茯苓丸**方

白茯苓去黑皮　远志去心　防风去叉　人参　柏子仁微炒，研　牡蛎烧令赤　甘草炙，剉。各半两　龙骨三分

上八味，捣罗为末，炼蜜并煮枣肉同和丸如梧桐子大。每服空腹温酒下二十丸，渐加至三十丸，夜卧再服。

治肝虚劳损，口苦，关节疼痛，筋脉挛缩，**虎骨酒**方

虎骨涂酥炙。三两　干姜炮　芎藭　地骨皮各二两　白术　猪椒根　五加皮各二两半②　枳壳去瓤，麸炒。一两半　丹参四两　熟干地黄焙。一两

----

① 秦皮：日本抄本、文瑞楼本同，明抄本、乾隆本作"秦艽"。
② 二两半：日本抄本、文瑞楼本同，明抄本、乾隆本作"二两"。

上一十味，剉如麻豆大，用生绢袋子贮，以清酒三斗浸四宿。每日空腹温服半盏，渐加至一盏。

治肝伤狂①忘，目视不明，面色②青白，常多恐惧，**青龙丸方**

龙骨研　羌活去芦头　秦艽去苗、土。各一两　茯神去木　羚羊角镑　青葙子　甘菊花　白附子炮　丹砂研如粉。各三分③

上九味，捣研为末，炼蜜和丸如梧桐子大。每服三十丸，食后人参汤下。

心　劳

论曰：心劳病者，补脾气以益之，脾王则感于心。人逆夏气则手太阳不长，心气内洞，顺之则生，逆之则死，顺之则治，逆之则乱，反顺为逆，是谓内格，病则④生矣。其候令人喜忘⑤不乐，大便鸭溏，口疮，久不差，耳枯而鸣，不能听远，皮毛焦色夭者，死于冬。

治心劳多烦躁，背髃妨闷，面色数变，乍赤乍黑，或笑或歌，**远志汤方**

远志去心。一两　赤茯苓去黑皮。三分　犀角屑一两　人参半两　知母焙。半两　芍药一两　黄芩去黑心。三分　前胡去芦头。三分　麦门冬去心，焙。一两半

上九味，粗捣筛。每五钱匕，用水一盏半，煎至一盏，去滓，食后分温二服。如人行三五里，再服。

治心劳烦多热，喜笑无度，四肢烦热，止烦下气，**麻黄汤方**

麻黄去根节。一两半　栀子仁一两半　赤茯苓去黑皮。一两半　黄芩去黑心。一两　白术一两半　石膏一两　桂去粗皮。一两半　生干地黄焙。五两　甘草炙。一两　赤小豆一合

上一十味，粗捣筛。每用药末十钱匕，鸡子白一枚，竹沥半

---

① 狂：明抄本、乾隆本、日本抄本、文瑞楼本同，日本抄本旁注"狂作健"。
② 色：日本抄本、文瑞楼本同，明抄本、乾隆本作"目"。
③ 分：日本抄本、文瑞楼本同，明抄本、乾隆本作"两"。
④ 则：明抄本、乾隆本、日本抄本、文瑞楼本同，日本抄本旁注"则作不"。
⑤ 喜忘：乾隆本、日本抄本、文瑞楼本同，明抄本作"善怒"。

合，水三盏，煎至二盏，去滓，下芒消一钱，再上火令沸。分温三服，空腹日午夜卧各一服。

治心劳，因多言喜乐过度伤心，或愁忧思虑而伤血，血伤即不欲视听，心烦惊悸，**人参汤**方

人参一两半　木通剉。一两半　茯神去木。一①两　麦门冬去心，焙。一两半　百合一②两　龙齿一两半　柴胡去苗。一③两

上七味，粗捣筛，每五钱匕，用水一盏半，入枣三枚，擘，煎至一盏，去滓，分温二服，食后相次服之。

治心劳热不止，皮毛焦色无润泽，口舌④干燥，心中烦闷，**麦门冬汤**方

生麦门冬去心。三两　陈粟米一合　鸡子一枚。取白　淡竹叶三两。切

上四味，以水五盏，先煮米并竹叶，取三盏，去滓，澄清，冷下鸡子白，再煎五七沸，即下麦门冬，煎至一盏半，去滓，分温三服，空心日午夜卧服之。

治心劳实热，口疮心烦，多笑少力，小便不利，**地黄汤**方

生干地黄焙　柴胡去苗。各一两　石膏二两　栀子仁三分　赤小豆生。三两　木通剉。三分

上六味，粗捣筛。每服三钱匕，水一盏，入竹叶二七片，同煎取六分，去滓温服，不计时候。

治心劳热，耳焦多鸣不能听远，**磁石汤**方

磁石烧令通赤，醋中淬七遍　赤茯苓去黑皮　大青　人参　白术　菖蒲　芍药各一两半　赤石脂一两

上八味，粗捣筛。每五钱匕，水一盏半，入竹叶五片，煎至一盏，去滓，分温二服，空腹夜卧服之。

治心劳潮热，肌瘦，四肢烦疼，**竹茹汤**方

---

① 一：明抄本、日本抄本、文瑞楼本同，乾隆本作"二"。
② 一：明抄本、日本抄本、文瑞楼本同，乾隆本作"二"。
③ 一：明抄本、日本抄本、文瑞楼本同，乾隆本作"二"。
④ 舌：文瑞楼本同，明抄本、乾隆本作"苦"，日本抄本漫漶。

竹茹　前胡去芦头　白茯苓去黑皮　人参各一两　甘草炙，剉　贝母去心，炒。各三分　桑根白皮剉　赤小豆各一两半　柴胡去苗　麦门冬去心，焙。各半两

上一十味，粗捣筛。每服二钱匕，水一盏，入生姜、竹叶各五片，煎至七分。不计时候，去滓温服。

治心劳多惊悸，心气不足，**补心麦门冬丸方**

麦门冬去心，焙。一两半　石菖蒲一两　远志去心。一两半　人参一两　白茯苓去黑皮。一两　熟干地黄一两半　桂去粗皮。半两　天门冬去心，焙。一两半　黄连去须。一两半　升麻一两半

上一十味，捣罗为末，炼蜜为丸如梧桐子大。每日食后夜卧时用熟水下二十丸。兼开心气，使人多记不忘。

治心劳热伤心。有长虫名蛊虫，长一尺，贯心为病，**贯众丸方**

贯众　陈橘皮汤浸，去白，焙　石蚕　桃白皮炙令黄色。各一两一分　狼牙一两半　雷丸炒　白芜荑炒令香　青葙子　蜀漆各一两　白僵蚕三七枚。炒　茱萸根皮炙令黄色。一两半　乱头发如鸡子大。烧为灰

上一十二味，捣罗为末，炼蜜丸如梧桐子大。每日空心用米饮下七丸。未差，更加至二七丸，夜卧再服之。

治心脏劳热，久积毒气，小肠气癃结，少腹急，小便淋沥，白浊疼痛，**赤芍药丸方**

赤芍药一两半　苦参三两　黄芩去黑心　山栀子仁　车前子微炒　瞿麦穗各一两　冬葵子炒令香。一两半　大黄炒。一两半

上八味，捣罗为末，炼蜜丸如梧桐子大。每日食后温水下三十丸，夜卧再服。

治心劳热，胸膈聚痰，头目微痛，手足时烦，肌肤渐觉羸瘦，**獭肝丸方**

獭肝切碎，炙黄。一两半　胡黄连一两　鳖甲去裙襕，醋炙。一两半　柴胡去苗。一两半　犀角屑一两　知母焙。一两　天门冬去心，焙。一两　地骨皮一两半　升麻一两半　茯神去木。一

两　紫菀去苗、土。一两　百合一两　杏仁汤浸，去皮尖、双仁，炒令黄色，别研。一两　黄连去须。一两半　前胡去芦头。一两　贝母去心，焙。一两　天灵盖酥炙令黄。一两半　槟榔剉。三两　麻仁研。一两　甘草炙。一两　生干地黄焙。三两

上二十一味，捣罗为末，炼蜜丸如梧桐子大。每日食后温水下三十丸，夜卧再服。

治心劳热，精神不安，喜忘不乐，不能独卧，耳不远听，皮毛焦枯，或言语错乱，**茯苓丸方**

白茯苓去黑皮　白龙骨　远志去心　防风去叉　人参　柏子仁研。各一两半　牡蛎煅　枣肉①焙。各二两　甘草炙。一两

上九味，捣罗为末，炼蜜丸如梧桐子大。每服三十丸，米饮下。

治心气劳伤，**朱雀汤方**

雄雀一只。取肉炙　赤小豆一合　赤茯苓去黑皮　人参　大枣去核　紫石英各一两　运志去心　紫菀去苗、土　丹参各半两　小麦一两　甘草炙，剉。一分

上一十一味，细剉拌匀。每服三钱匕，用水一盏，煎取六分，去滓温服。

治忧愁思虑，过伤心经，舌本肿强，**王不留行汤方**

王不留行　桂去粗皮　桔梗炒　大黄剉，炒　当归切，焙　甘草炙，剉。各一两　雷丸　延胡索　白及　天雄炮裂，去皮脐　槟榔半生半煨熟。各一两半　桑根白皮半两

上一十二味，㕮咀如麻豆。每服三钱匕，生姜三片，水一盏，同煎至七分，去滓温服。

治心劳客热烦躁，头目昏眩，**前胡麦门冬饮方**

前胡去芦头　麦门冬去心，焙　萎蕤　玄参　升麻　人参　射干　芍药　甘草炙。各一两

上九味，粗捣筛。每服五钱匕，水一盏半，入生姜半分，切，

---

① 枣肉：明抄本、日本抄本、文瑞楼本同，乾隆本作"枣仁"。

赤小豆三十粒，煎至八分，去滓，食后服。

治心劳烦闷虚满，胸膈否塞，饮食不下，气噎等疾，**人参汤方**

人参　白茯苓去黑皮　前胡去芦头　麦门冬去心，焙　黄芩去黑心　枳壳去瓤，麸炒　木通剉　甘草炙，剉　生干地黄焙　防风去叉　独活去芦头。各一两　陈橘皮汤浸，去白，焙　旋覆花各一两半

上一十三味，粗捣筛。每服五钱匕，水一盏半，入生姜半分，切，煎至八分，去滓，食后温服。

治心劳客热，毒气上攻，口中生疮，齿断肉烂，**菊花汤方**

菊花　升麻　独活去芦头　防风去叉　知母焙　黄芩去黑心　玄参　藁本去苗、土　大黄剉，炒　栀子仁　前胡去芦头　桔梗　甘草炙，剉　麦门冬去心，焙　生干地黄焙。各一两

上一十五味，粗捣筛。每服五钱匕，水一盏半，煎至八分，去滓，食后温服。

治心虚劳损，喜忘不乐，**麦门冬饮方**

麦门冬去心，焙　白茯苓去黑皮。各二两半　人参二两① 远志去心。一两一分② 防风去叉　赤芍药各一两半　陈橘皮汤浸，去白，焙。一两

上七味，剉如麻豆。每服五钱匕，水一盏半，煎取八分，去滓温服，日二服。

脾　劳

论曰：饮食劳倦则伤脾，脾伤则善噫欲卧，面黄，舌本苦直，不得咽唾，皆脾劳证也。法宜补益肺气，肺王则感脾矣。

治脾劳时寒时热，唇口干焦，四肢浮肿，**麦门冬汤方**

麦门冬去心，焙。三分　赤茯苓去黑皮。半两　芎藭一分

---

① 二两：乾隆本、日本抄本、文瑞楼本同，明抄本作"二两半"。

② 一两一分：日本抄本、文瑞楼本同，明抄本作"一两"，乾隆本作"一分"。

半　郁李仁去皮，炒令黄，别研。一两半　甘草炙令赤色。半两

上五味，粗捣筛。每以五钱匕，用水一盏半，煎至一盏，去滓，分温二服，空心食前。

治脾劳泄泻日久，后成毒痢，或下黄脓，或赤白相杂，腹内疗痛，里急后重，所往频数，**厚朴散方**

厚朴去粗皮，以生姜汁浸一日，炙令干。一两半　诃黎勒面裹煨黄，去核。三分　黄连去须，炒令紫色。一两　木香三分　地榆　干姜炮裂　甘草炙令赤色　肉豆蔻去壳。各半两

上八味，捣罗为散。每服三钱匕，空心陈粟米煎饮调服，日午、夜卧再服之。

治脾劳虚冷，腹胀肠鸣，泄泻黄水，**五香丸方**

木香　丁香　鸡舌香　乳香研　沉香剉　肉豆蔻去壳　甘草炙令赤色　厚朴去粗皮，涂生姜汁炙　诃黎勒煨令黄，去核。各半两　芎䓖一分　干姜炮裂。三分

上一十一味，除乳香外，捣罗为末与乳香相和匀，炼蜜为丸如梧桐子大。每日空心及食后用陈米饮下二十丸。

治脾劳腹胀寒热，四肢无力，肌肉消瘦，不入饮食，**乌梅丸方**

乌梅肉炒。三分　常山剉　桃仁汤去皮尖，炒黄，别研　丁香各半两　肉苁蓉酒浸，去皴皮，切，焙令干　人参　甘草炙。各三分　知母焙。半两　桂去粗皮。三分　木香半两　芜荑仁一两。炒令香　桔梗炒。三分

上一十二味，捣罗为末，炼蜜丸如梧桐子大。每服二十丸，空腹陈粟米饮下，食后再服。

治脾劳四肢无力，不能饮食，心腹满胀，或时下痢，虚惊盗汗及冷劳痃癖，**补真丸方**

厚朴去粗皮　苍术净刮，去黑皮。二味各四两。用大枣一斤半，生姜二斤，细切，同入大锅，以浆水煮一日，耗更添之，慢火泣尽水脉，焙干用　陈橘皮汤去白。二两　鳖甲一两。小便、酒、醋各一升，同煮一日了，更将汁涂炙了，焙干　石斛去根。二两　丁

香　肉苁蓉酒浸，切，焙　木香　巴戟天去心　当归切，焙　草豆
蔻去皮　诃黎勒皮　桂去粗皮　五味子　槟榔剉　山茱萸　杜仲去
粗皮，炙，剉　补骨脂炒　人参　附子炮裂，去皮脐　柴胡去苗、
头　白茯苓去黑皮　沉香剉。各一两　黄耆剉。三两

上二十四味，捣罗为细末。将一半用枣肉为丸如梧桐子大，
空心米饮下二十丸；一半作散，米饮调。或煮羊肝，每具用药十
钱匕，盐花葱白浆水煮熟，空心服之。

治脾劳腹胀，忧恚^①不乐，大便滑泄，不思饮食，肌肉羸瘦，
七伤^②散方

蘹香子炒　白术　人参　白茯苓去黑皮　陈橘皮汤浸，去
白　芍药　桔梗炒　紫菀去苗、土　白芷各一两　苍术去黑皮，米
泔浸，切，焙。五两　柴胡去苗。一两半　干姜炮。二两

上一十二味，捣罗为散。每服三钱匕，用豮猪肾一对，去皮
膜，批作片子，入盐一钱，与药拌匀，掺在猪肾内，湿纸裹，灰
火内煨令香熟为度。细嚼，米饮下。

治脾劳虚冷，不思饮食，四肢无力，呕逆腹痛，**厚朴丸方**

厚朴去粗皮，生姜汁炙黄。二两　诃黎勒皮一两　附子炮裂，
去皮脐。半两　吴茱萸汤浸洗七遍，焙干。半两　鳖甲涂醋炙黄，
去裙襕。一两　京三棱炮，剉。半两

上六味，捣罗为末，醋煮面糊和丸如梧桐子大。每服二十丸，
温粥饮下，食前服。

治脾劳腹痛滑泄，肌肉瘦瘁，困乏减食，**煮黄丸方**

硫黄二两　牛膝一两　诃黎勒皮一两　附子生，去皮脐。一
分　甘草一两　干姜二两　椒红二两

上七味，除硫黄外，各剉碎，入在一生绢袋子盛，硫黄别用
小袋子盛，安在大药袋中心，用水一斗，煎至一升。分为三服，
每日早晨服。其药滓除甘草不用外，将余药焙干，捣罗为末，硫

①　恚：明抄本、乾隆本、文瑞楼本同，日本抄本作"志"。
②　七伤：日本抄本、文瑞楼本同，明抄本、乾隆本作"七香"。

黄别研如粉，后合和令匀，炼蜜和丸如梧桐子大。每服二十丸，空心食前陈米饮下。

治脾劳脏腑滑泄，夜多盗汗，腹中虚鸣，困倦少力，不美饮食，**羊肾丸方**

羊肾一对。切作片子，放新瓦上焙干　艾叶糯米粥拌匀，焙干为细末。五两①　肉苁蓉酒浸一宿，焙干。一两　木香　肉豆蔻去壳。各一两　丁香半两

上六味，除艾叶外，捣罗为细末，入艾叶末拌匀，煮枣肉和丸如梧桐子大。每服十五丸，温酒下，空心食前服。

治脾劳大便不调，呕逆腹胀，羸瘦少力，饮食无味，面色萎黄，**胡芦巴丸方**

胡芦巴　补骨脂炒　肉苁蓉酒浸，微炒　巴戟天去心　附子炮裂，去皮脐　白豆蔻去皮　荜拨　蘹香子炒　丁香　木香　硫黄别研　沉香剉　蓬莪茂煨　桂去粗皮　当归切，炒　桃仁去皮尖、双仁，麸炒，别研　阿魏面和作饼子，炙黄。各一两　肉豆蔻去壳　槟榔剉。各六枚

上一十九味，捣研为末，用清米醋煮，面糊为丸如梧桐子大。每服空心食前，盐汤下十五丸，渐加至二十丸。小肠气，炒生姜酒下；妇人心痛，醋汤下。

治脾劳肌肤瘦瘁，面色黄黑，四肢无力，脚膝疼痛，大便不调，或风虚②上攻，头眩目暗，肢体沉重，昏愦嗜卧，宜服**蘹香子丸方**

蘹香子舶上者妙　附子炮裂，去皮脐　巴戟天去心　蜀椒去目及闭口，炒出汗　牛膝酒浸一宿，焙　肉苁蓉酒浸令软，细切，焙　青盐研。各二两

上七味，除青盐外，捣罗为末，研拌令匀，烂煮羊肾或猪肾三两对，去筋膜，细切，烂研和药，入杵臼捣令匀熟，丸如梧桐

---

① 两：乾隆本、日本抄本、文瑞楼本同，明抄本作"钱"。
② 虚：日本抄本、文瑞楼本同，明抄本、乾隆本作"劳"。

子大。每日空心盐汤或酒下二十丸至三十丸。

治脾劳羸瘦，脐腹疔①痛，**二圣丸方**

干蝎炒。一两半　桃仁汤浸，去皮尖、双仁，炒，研。一两

上二味，研令匀，以清酒、童子小便各一盏，熬成膏，丸如梧桐子大。每服十五丸，食前温酒下，日三服。

治脾劳咳呕，**前胡汤方**

前胡去芦头　白术剉，炒　赤茯苓去黑皮　枳壳去瓤，麸炒　细辛去苗叶　旋覆花　常山　松萝各三两　龙胆去土。二两　竹叶三合　杏仁去双仁、皮尖，炒。二两

上一十一味，粗捣筛。每服三钱匕，水一盏，煎至五分，去滓，食后温服。

治脾气②劳伤，**黄耆汤方**

黄耆剉，炒。二两　大枣肉一两③　白石英碎　石膏碎　木通剉　白石脂各半两　甘草炙，剉　藁本去苗、土。各一分

上八味，㕮咀拌匀。每服三钱匕，水一盏，煎取六分，去滓温服。

治脾劳虚寒，腹痛胀满，气急善噫，欲卧，舌本苦直，饮食多倦，干哕恶心，**附子汤方**

附子炮裂，去皮脐　白槟榔煨。各二两　白茯苓④去黑皮　桔梗剉，炒　陈橘皮去白，焙，炒　桂去粗皮。各三两　白术四两　吴茱萸汤浸，焙，炒。一两　甘草⑤炙，剉　半夏汤洗去滑，生姜汁制。各二两

上一十味，剉如麻豆。每服三钱匕，水一盏，入生姜一枣大，切，煎至七分，去滓温服。

治脾劳虫动好呕，咳呕不出，**茱萸根汤方**

---

① 疔：乾隆本、日本抄本、文瑞楼本同，明抄本作"冷"。
② 气：日本抄本、文瑞楼本同，明抄本、乾隆本作"虚"。
③ 一两：日本抄本、文瑞楼本同，明抄本、乾隆本作"五钱"。
④ 白茯苓：日本抄本、文瑞楼本剂量同，明抄本、乾隆本作"四两"。
⑤ 甘草：日本抄本、文瑞楼本剂量同，明抄本、乾隆本作"一两"。

茱萸根东引者，一尺。剉　麻子三合　陈橘皮去白，焙。二^①两

上三味，粗捣筛。每服五钱匕，以水一盏半，煎取八分，去滓温服。合药时切忌语言，恐虫闻无验。

肺　劳

论曰：肺劳者，或因形寒饮冷，逆秋气所致。其证短气面肿，鼻不闻香臭，胸中结滞，气乏声嘶，咳嗽呀呷，咯唾稠黏，或唾脓血，或咽喉干痛不能唾^②，上气喘满，渐至衰瘁，寒热时作，饮食减耗，皆肺劳之证。

治肺劳饮食减少，气虚无力，手足颤掉，面浮喘嗽，**补气黄耆汤方**

黄耆剉　人参　茯神去木　麦门冬去心，焙　白术　五味子　桂去粗皮　熟干地黄焙　陈橘皮去白，焙　阿胶炙燥。各一两　当归切，焙　白芍药　牛膝酒浸，切，焙。各三分　甘草炙，剉。半两

上一十四味，粗捣筛。每服三钱匕，水一盏，入生姜三片，枣二枚，擘破，同煎至六分，去滓温服，食后。

治肺劳咳嗽，喘满气逆，痰唾不利，不思饮食，**茯苓汤方**

赤茯苓去黑皮　大腹皮剉　枳壳去瓤，麸炒　陈橘皮汤浸，去白，焙　半夏汤洗七遍，暴干　杏仁汤浸，去皮尖、双仁，麸炒令黄　槟榔剉　诃黎勒皮　桑根白皮剉　甘草炙，剉。各半两　人参一两

上一十一味，粗捣筛。每服三钱匕，水一盏，生姜三片，同煎至七分，去滓，不计时候温服。

治肺劳胸满，气急喘嗽，气不升降，饮食减少，**紫金丸方**

羊脊骨全一条。以硇砂一分，酒二盏化开，浸骨一复时，取出炙令焦黄，别为末　生地黄十斤。研绞取汁　杏仁五升。去皮尖、双

---

① 二：明抄本、日本抄本、文瑞楼本同，乾隆本作"三"。

② 唾：明抄本、乾隆本、日本抄本、文瑞楼本同，日本抄本旁注"唾一作吐"。

仁，炒　蜀椒去目并合口者。半斤。炒出汗　附子炮裂，去皮脐。半斤

上五味，除地黄汁、脊骨末外，并捣罗为末，取地黄汁于银锅中，用炭火一片，以灰罨四面煎之，勿令火急，便入诸药末，以柳木篦搅三百下后，方入脊骨末，又搅勿住手，但看稀稠可丸，即丸如梧桐子大。每服空心温酒下十丸。每服后良久，以饭压之。女子服亦得。

治肺劳虚损，咳嗽唾血，下焦冷惫①，腹胁疼痛，**肉苁蓉丸**方

肉苁蓉去皴皮，酒浸，炙令干　白术　龙骨　牡蛎熬　杜仲去粗皮，涂酥炙　胡桃肉别研。各三分　附子炮裂，去皮脐　巴戟天去心　远志去心　丁香　鹿角胶炙令燥。各半两　杏仁汤浸，去皮尖、双仁，生用，别研。一两

上一十二味，捣罗十味为末，入研杏仁、胡桃肉②，再研令匀，以煮熟枣肉及熟蜜砂盆内研如面糊，和药更杵一千下，丸如梧桐子大。每服空腹米饮下三十丸。

治肺劳，形寒饮冷伤肺，及因酒后吐血，咳嗽唾浊，时发寒热，食物不得，日渐羸瘦，**调肺人参汤**方

人参　附子炮裂，去皮脐　知母各三分　紫菀去苗、土　白茯苓去黑皮　甘草炙　乌梅肉炒　柴胡去苗　秦艽去苗、土。各半两　诃黎勒面裹煨令面黄，取皮。一两

上一十味，剉如麻豆。每服三钱匕，水一盏，生姜半分，拍碎，枣二枚，擘破，煎至七分，去滓温服，不拘时候。

治肺劳虚寒，腰背苦痛，难以俯仰，短气，唾如脓胶，**杜仲汤**方

杜仲去粗皮，涂酥炙。一两一分　草薢③　桂去粗皮。各一分④白术一两一分　甘草炙。三分　附子炮裂，去皮脐。三分

---

① 惫：乾隆本、日本抄本、文瑞楼本同，明抄本作"痹"。
② 胡桃肉：日本抄本、文瑞楼本同，乾隆本作"桃仁"。
③ 草薢：日本抄本、文瑞楼本剂量同，乾隆本作"一两一分"。
④ 各一分：日本抄本、文瑞楼本同，明抄本、乾隆本作"一两"。

上六味，剉如麻豆。每服五钱匕，用水一盏半，枣三枚，擘破，生姜一分，拍碎，煎至一盏，去滓温服，日二。

治肺劳热生虫，在肺为病，**桑根白皮汤方**

桑根东引白皮三两。切　狼牙一两半　茱萸根皮二两

上三味，粗捣筛，每以一两，用酒三盏，煎至一盏半，去滓，分温三服，空腹日午、夜卧服之。

治肺劳咳嗽日久，**鳗鲡鱼煎丸方**

大白鳗鲡鱼三条。用醋汤洗净段截后，以无灰酒于银锅内，慢火煮熟，漉出，取肉细研，再入酒二升，慢火煎成煎①　青蒿子　桔梗剉，炒　秦艽去苗、土　柴胡去苗　知母焙　甘草炙，剉　鳖甲九肋者。去裙襕，醋浸三日后，炙令黄熟　人参　附子炮裂，去皮脐。各一两

上一十味，除鳗鲡鱼为煎外，捣罗为末，以鱼膏拌和匀，更捣百十杵，丸梧桐子大，或干更入炼蜜少许。每日空心午后临卧用炒栝楼根酒下二十丸。

治肺劳咳嗽，胸满短气，**桑白皮散方**

桑根白皮剉　桔梗剉，炒。各一两　紫菀去苗、土。半两　木香　人参各一分

上五味，捣罗为散。每服三钱匕，用猪胰子一具，批开掺药在内，用麻缠定，水二盏，同煮令水尽为度，去麻缕。细嚼米饮下，食后服。

治肺劳虚损，肠鸣腹痛，气逆喘闷，**五味子汤方**

五味子二两　白术　紫苏茎叶　桔梗剉，炒。各一两　半夏汤洗七遍，焙干。半两

上五味，粗捣筛。每服三钱匕，水一盏，生姜五片，枣二枚，擘破，同煎至七分，去滓温服，不计时候。

治肺脏虚劳，痰嗽不止，背髃并项筋痠疼，日渐羸瘦，**紫菀汤方**

---

① 煎：明抄本、文瑞楼本同，乾隆本、日本抄本作"膏"。

紫菀去苗、土　贝母去心　黄耆剉，炒　柴胡去苗　人参　白茯苓去黑皮　麻黄去根节　杏仁汤浸，去皮尖、双仁者，炒，研　款冬花　桂去粗皮　桔梗　陈橘皮去白，炒　当归炙，剉　大腹子剉　桑根白皮剉，炒　五味子炒　甘草炙，剉　生干地黄焙。各一两　半夏洗去滑，焙。一两半

上一十九味，粗捣筛。每服五①钱匕，以水一盏半，入生姜半分，切，大枣二枚，擘，同煎取七分，去滓温服。

治肺劳痰嗽，日渐赢劣，**补虚款冬花汤方**

款冬花三分　人参半两　升麻半两　桔梗三分。炒　杏仁汤浸，去皮尖、双仁，炒。一两　白茯苓去黑皮。三分②　甘草炙，剉。半分③　干姜炮。一分④　柴胡去苗。一两半　天门冬去心，焙。半两　鳖甲去裙襕，醋炙。一两　黄耆细剉。半两　桑根白皮剉，炒。三分　肉苁蓉酒浸，去皱皮，炙。一两

上一十四味，粗捣筛。每服五钱匕，水一盏半，煎至八分，去滓，食后温服，日二。

治肺脏因吐血后，四肢虚劣，气乏无力，手脚振掉，饮食不得，**宜此补虚饮方**

黄耆剉，炒。二两　人参　茯神去木　麦门冬去心，焙　桂去粗皮　陈橘皮去白，焙　当归炙，剉　天门冬去心，焙　甘草炙，剉　熟干地黄焙　五味子炒。各一两⑤

上一十一味，粗捣筛，分作十剂，每剂以水三盏，入生姜半两，切，大枣七枚，擘，同煎取一盏，去滓，空心顿服。

治肺气劳伤，**白虎汤方**

龙骨研　白石英研　白茯苓去黑皮　人参　桑根白皮剉，

---

① 五：日本抄本、文瑞楼本同，明抄本、乾隆本作"二"。

② 三分：日本抄本、文瑞楼本同，明抄本作"五钱"，乾隆本作"五分"。

③ 半分：文瑞楼本同，明抄本作"五钱"，乾隆本作"五分"，日本抄本作"半两"。

④ 分：文瑞楼本同，明抄本、乾隆本、日本抄本作"两"。

⑤ 两：日本抄本、文瑞楼本同，明抄本、乾隆本作"分"。

炒　百合　磁石煅，醋淬十遍。各一两①　玄参半两　大豆一合

上九味，捣研拌匀。每服三钱匕，以水一盏，煎取六分，更入酒半盏，煎至八分，去滓温服。

治肺劳咳嗽，痰涎涕唾，上气喘急，时发寒热，疼痛，亦治肠风下血，诸气羸弱，**桔梗散方**

桔梗剉，炒　旋覆花　贝母去心　防风去叉　陈橘皮汤浸，去白，炒　麦门冬去心，焙　枳壳去瓤，麸炒。半两②　桑根白皮剉　人参　前胡去芦头　鳖甲去裙襕，醋炙　白茯苓去黑皮　蒺藜子炒，去角　甘草炙，剉　黄耆剉。各一分　天门冬去心，焙。一两半

上一十六味，捣罗为散。每服三钱匕，沸汤点服，不拘时候。

治肺劳咳嗽，**人参丸方**

人参　桔梗炒　乌梅椎碎　麻黄去根节　甘草炙，剉　杏仁去皮尖、双仁，炒。各一两

上六味，先以童子小便五升，浸三宿，同煎小便尽，焙干，捣罗为末，炼蜜和丸如梧桐子大。每服二十丸，蜜汤下，临时看患深浅加减。

治肺劳咳嗽，**蛤蚧丸方**

蛤蚧炙。一对　天门冬去心，焙　麦门冬去心，焙　生干地黄焙。各一两　贝母去心，焙。四两　款冬花焙　紫菀取须，焙。各二两　杏仁去皮尖、双仁，炒。三百枚。研

上八味，捣研为末，炼蜜丸如梧桐子大。每服十丸至十五丸，食后煎淡生姜汤下。

肾　劳

论曰：肾劳者，劳伤肾也。肾伤则少精，腰背痛，难俯仰，

---

① 一两：日本抄本、文瑞楼本同，明抄本、乾隆本作"五钱"。

② 半两：文瑞楼本同，明抄本、乾隆本作"半斤"，日本抄本作"各二两"。

小便不利，时有余沥，阴痛，囊湿生疮，少腹满急，厥逆下冷，皆其候也。《经》所谓强力入水，久坐湿地伤肾，特伤肾之一端尔①。

治肾劳虚损，寒热耳鸣，好唾善欠，腰脚痿弱，**羊肾汤**方

羊肾细切。一具②　磁石煅，醋淬七遍。二③两　黄耆剉。一两　桂去粗皮。三分　干姜炮。一两　白术二④两　白茯苓去黑皮。一两

上七味，除羊肾外，粗捣筛。每服五钱匕，水一盏半，先煎羊肾至一盏，下药煎至七分，去滓，空腹温服，夜卧再服。

治肾劳虚损，梦寐惊悸，少腹拘急，面色黧黑，小便白浊，腰脊疼痛，**远志丸**方

远志去心　桂去粗皮　杜仲去粗皮，炙　枳壳去瓤，麸炒　白茯苓去黑皮。各半两　熟干地黄焙　菟丝子酒浸一宿，别捣。各一两

上七味，除菟丝子外，捣罗为末和匀，炼蜜和丸如梧桐子大。每服三十丸，空腹温酒下。

治肾劳心忪乏力，夜多梦泄，肌瘦发热，口内生疮，脐腹冷痛，**肉苁蓉丸**方

肉苁蓉酒浸，切，焙。一两　巴戟天去心　石斛去根。各半⑤两　牛膝酒浸，切，焙　附子炮裂，去皮脐　羌活去芦头。各一两　桔梗炒　远志⑥去心　萆薢　独活去芦头　枳壳去瓤，麸炒　黄耆剉。各半两　熟干地黄焙　当归切，焙。各一两　海桐皮剉。一分

上一十五味，捣罗为末，炼蜜和丸如梧桐子大。每服二十丸，米饮或温酒下，食前服。

---

① 尔：明抄本、乾隆本、文瑞楼本同，日本抄本作"耳"。
② 具：日本抄本、文瑞楼本同，明抄本、乾隆本作"对"。
③ 二：日本抄本、文瑞楼本同，明抄本、乾隆本作"一"。
④ 二：日本抄本、文瑞楼本同，明抄本、乾隆本作"一"。
⑤ 半：日本抄本、文瑞楼本同，乾隆本作"一"。
⑥ 远志：日本抄本、文瑞楼本剂量同，明抄本、乾隆本作"各一分"。

治肾劳阴下生疮、湿痒，**蛇床子丸**方

蛇床子炒。三分　续断　山芋　肉苁蓉酒浸，切，焙　桑寄生　附子炮裂，去皮脐　远志去心　菟丝子酒浸一宿，别捣　葫芦子酒浸令芽生，新瓦上炒。各半两

上九味，除菟丝子外，捣罗为末拌匀，炼蜜和丸如梧桐子大。每服二^①十丸，空腹盐汤下。

治肾劳虚寒，饥不欲食，面色黧黑，**磁石汤**方

磁石煅，醋淬五七^②遍。一两半　黄耆剉。三分　杜仲去粗皮，炙。一两　白石英碎。一两一分　五味子炒。一两　白茯苓去黑皮。三分　白术一两半

上七味，粗捣筛。每服五钱匕，水一盏半，煎至一盏，去滓，食前温服，日再。

治肾劳虚损，心腹胀满，骨节烦疼，**桃仁汤**方

桃仁汤浸，去皮尖、双仁，麸炒。二两　白术一两　芎劳　附子炮裂，去皮脐。各三分　荜澄茄半两

上五味，剉如麻豆。每服二钱匕，水一盏，入生姜三片，盐少许，同煎取七分，去滓，食前稍热服，日三。

治肾劳虚损，腰脚痠疼，少腹急痛，小便滑数，面色黧黑，**阳起石丸**方

阳起石飞过。一两　远志去心　山芋　巴戟天去心　附子炮裂，去皮脐。各二^③两　龙骨研。一两　肉苁蓉酒浸，切，焙。四两　蛇床子三两　牛膝酒浸，切，焙　杜仲去粗皮，炙　赤石脂　牡蛎煨。各二两　石斛去根　黄耆剉　续断　五味子　菟丝子酒浸，别捣　地骨皮　五加皮剉　萆薢　卷柏各二两半

上二十一味，为细末，炼蜜和丸如梧桐子大。每服二十丸，温酒下，空心食前服。

治肾劳虚损，精气不足，面黑耳聋，小便白浊，**五味子丸**方

---

① 二：日本抄本、文瑞楼本同，明抄本、乾隆本作"三"。
② 五七：日本抄本、文瑞楼本同，明抄本、乾隆本作"七"。
③ 二：日本抄本、文瑞楼本同，明抄本、乾隆本作"三"。

五味子　白茯苓去黑皮　车前子　巴戟天去心　肉苁蓉酒浸，切，焙　菟丝子酒浸一宿，别捣。各一两

上六味，捣罗为末，炼蜜和杵三二百下，丸如梧桐子大。每服三十丸，空腹晚食前温酒下。

治肾劳气虚，筋骨羸弱，腹中急痛，**苁蓉丸方**

肉苁蓉酒浸，切，焙　胡芦巴　干姜炮　牛膝酒浸，切，焙。各一两　蘹香子炒　木香各一分

上六味，捣罗为末，醋煮面糊和丸如梧桐子大。每服二十丸，食前温酒下。

治虚劳肾气不足，膝胫痛，阳气衰弱，小便数，囊冷湿，尿有余沥，精自出，阴痿不起，悲恚消渴，**补肾丸方**

麦门冬去心，焙　远志去心　干姜炮　防风去叉　乌喙炮裂，去皮脐　枸杞根　牛膝去苗，酒浸，切，焙　菱蕤　肉苁蓉酒洗，切，焙　棘刺　菟丝子酒浸一宿，别捣　桂去粗皮　厚朴去粗皮，生姜汁炙　防葵　石龙芮　草薢　山芋等分

上一十七味，捣罗为末，炼蜜和鸡子白为丸如梧桐子大。每服十丸，食前温酒下，加至二十丸，日三。

治肾劳囊湿生疮，阴痿失精，小便频数，**菟丝子丸方**

菟丝子酒浸，别捣　牡蒙　柏子仁微炒，别研　蛇床子炒　肉苁蓉酒浸，切，焙。各一两

上五味，捣罗为末，炼蜜丸如梧桐子大。每服二十丸。空腹温酒下，日午再服。

治肾劳阳气虚乏，阴囊肿痒，**海藻丸方**

海藻洗去咸，炙。一两　肉苁蓉酒浸，切，焙　天雄炮裂，去皮脐　蘹香子炒。各三分　木香　沉香剉　牡蛎煅　牛膝酒浸，切，焙　硫黄研。各半两

上九味，捣研为末，炼蜜和丸如梧桐子大。每服空腹盐汤下二十丸，日午再服。

治肾虚劳气，腰疼耳聋，目黄睛痛，面常青黑，四肢羸弱烦闷，痰饮气攻，肢节痠疼，补益，**苁蓉獭肝丸方**

肉苁蓉酒浸，切，焙。二两　獭肝酥炙。一具　柴胡去苗　秦
艽去苗、土　当归切，焙　石斛去根　白茯苓去黑皮　泽泻　附子
炮裂，去皮脐。各一两半　远志去心　巴戟天去心。各二两　蒺藜子
炒，去角　熟干地黄焙　厚朴去粗皮，生姜汁炙　五味子炒　桂去粗
皮　桃仁去皮尖、双仁，炒　丁香　木香　山芋　芍药　陈橘皮浸
去白，焙　赤石脂研　槟榔剉　白术炒　干姜炮　郁李仁汤去皮尖，
研　甘草炙，剉　牡丹皮　蜀椒去目并合口者，炒出汗　山茱萸　芎
劳　牡蛎①煅，研　人参各一两　黄耆剉，炒。二两半

上三十五味，捣罗为末，炼蜜和丸如梧桐子大。每服四十丸，
空心酒下。

治肾虚劳气，腰胯疼痛，脚膝无力，耳中虚鸣，夜多小便，
饮食减少，女人血劳，面色萎黄，心腹刺痛，经脉不利，**猪肝
丸方**

猪肝一具。去膜切，以米醋二斗，煮令极烂　柴胡去苗　泽
泻　槟榔剉　附子炮裂，去皮脐　熟干地黄焙　当归炙，剉。各
二两　蜀椒去目及闭口者，炒出汗　桃仁去皮尖、双仁，炒令
黄，研　蒺藜子炒，去角　牛膝酒浸，切，焙　木香　秦艽去苗、
土　桂去粗皮　芜荑仁炒　干姜炮　黄连去须，炒。各一两

上一十七味，除肝外，捣罗为末，取肝入砂盆内研烂，同药
末入臼内，捣三五千下，滴余醋并熟蜜和拌，众手丸如梧桐子大。
每服四十丸，空心温酒下。

治五劳七伤，肾气虚乏，**沉香饮方**

沉香　白蒺藜炒，去角　补骨脂炒令香　巴戟天去心　酸枣仁
炒　五味子炒　泽泻　磁石煅，醋淬七度　桂去粗皮　人参　陈橘
皮去白，焙　枳壳去瓤，麸炒　牛膝切，酒浸，焙　芍药　石斛去
根　鳖甲醋炙，去裙襕。各一两　槟榔　桑螵蛸各三两　肉苁蓉酒
浸，切，焙　当归切，焙　柴胡去苗　黄耆剉，炒。各二两　芎劳
三两　附子炮裂，去皮脐。一两半

---

① 牡蛎：日本抄本、文瑞楼本剂量同，明抄本、乾隆本作"二两半"。

上二十四味，细剉。每服五钱匕，水一盏半，生姜五片，煎取八分，去滓，空心温服。

治虚劳嗜欲过伤，肾气衰竭，咳嗽唾涎，瘦弱不能食，**胡黄连散方**

胡黄连　獭肝炙　芜荑仁焙　秦艽去苗、土　白术剉。各一分　柴胡去苗　鳖甲去裙襴，醋炙。各半两

上七味，捣罗为散。每服三钱匕，取猪肾一只，小便一合，别煎酒二合沸，浸小便与肾入药以碗盖。候通口即服，猪肾不吃。

治肾劳盗汗，嘘吸少气，**黄耆饮方**

黄耆　白术　白茯苓去黑皮　五味子各一两半　熟干地黄焙　牡蛎煅。各二两　大枣七枚。去核

上七味，咬咀如麻豆大。每服五钱匕，水一盏半，煎至八分，去滓，食前温服，日三。

治肾虚劳损，腰疼少力，补虚，**杜仲丸方**

杜仲去粗皮。炙　桂去粗皮　白茯苓去黑皮　枳壳去瓤，麸炒。各一两半　菟丝子酒浸一宿，别捣。二两　干姜炮。半两　远志去心。二两

上七味，捣罗为末，炼蜜和丸如梧桐子大。每服三十丸，食前温酒或枣汤下。

治肾劳精气滑泄，补益**干地黄丸方**

熟干地黄三两　鹿茸去毛，酥炙　远志去心　山茱萸各一两半　蛇床子半两　菟丝子酒浸，别捣。二两

上六味，捣罗为末，炼蜜和丸如梧桐子大。每服二十丸，食前酒下。

虚劳门

冷劳　热劳　气劳　急劳　风劳

虚劳门

冷　劳

论曰：冷劳者，由脾胃久积风冷之气，不能灌溉四旁，润养身体，致腑脏俱虚，阴阳衰弱。其状食不①化，心腹否满，呕吐吞酸，面色萎黄，甚者心腹常痛，大肠泄痢，手足逆冷，骨节痠痛，日渐羸瘠是也。

治冷劳呕哕，不能下食，心腹胀满，面色萎黄，**荜拨丸**方

荜拨　干姜炮裂　白茯苓去黑皮　胡椒炒　桂去粗皮。各一两　槟榔二两。煨，剉　人参一两一分　诃黎勒煨，去核。一两半

上八味，捣罗为末，炼蜜为丸如梧桐子②大。每服空腹清粥饮下十丸，甚者加至二十丸。

治冷劳脏腑虚弱，心腹胀满③，四肢羸瘦，困乏无力，不思饮食，**桂心散**方

桂去粗皮。五两　柴胡去苗。六两　青橘皮去白，焙。一两　桃仁汤浸，去皮尖、双仁，炒。五两　紫葛去心，微炙　山茱萸　益智去皮　知母剉，焙　芎藭　当归炙，剉　五味子各三两　獖猪肚一具。切，焙

上一十二味，捣罗为散。每服三钱匕，空心用陈米饮调下。

治冷劳便利不调，腹胀呕逆，羸困④少力，**木香丸**方

---

① 不：元刻本、明抄本、日本抄本、文瑞楼本同，乾隆本此后有"易"。
② 梧桐子：元刻本、日本抄本、文瑞楼本同，明抄本、乾隆本作"小豆"。
③ 胀满：元刻本、日本抄本、文瑞楼本同，明抄本、乾隆本此后有"呕吐吞酸"。
④ 羸困：元刻本、日本抄本、文瑞楼本同，明抄本、乾隆本作"困乏"。

木香　肉豆蔻去壳　陈橘皮汤浸，去白，焙　干姜炮裂　附子炮裂，去皮脐　郁李仁去皮尖，炒，别研　麦门冬去心，焙。各一两　熟艾炒　鳖甲醋浸，炙，去裙襕　陈曲炒　柴胡去苗。各二两　厚朴去粗皮，涂生姜汁炙。三两　钟乳炼成粉者　桂去粗皮。各半两

上一十四味，捣罗十三味为末，入郁李仁相和研匀，用猪肝一具，去脂膜细切，以头醋三升同熬，令醋尽，烂研入药末，相和为丸如梧桐子大。每服空心温酒下二十丸，米饮下亦得。

治冷劳腹痛下痢，面色萎黄，四肢无力，煮[1]肝丸方

獖猪肝一具。用米醋三升，煮醋尽为度　白矾烧，研　柴胡去苗。各二两　厚朴去粗皮，涂生姜汁炙透　干姜炮裂　黄连去须　陈橘皮去白，焙。各一两　桂去粗皮　附子炮裂，去皮脐。各半两

上九味，捣罗八味为末，以醋煮猪肝极烂，入白面五匙相和，煎三五沸，入诸药末一处，于铁臼内捣三二千下，丸如绿豆[2]大，焙干。每服空心温酒下七[3]丸，晚食后再服。如不饮酒，生姜盐汤下，重者不过三剂。

治冷劳，补五脏，通气脉，和脾胃，止泄痢，烧肝散方

山茵陈　石斛去根　当归切，焙。各一两半　木香　桂去粗皮　人参　紫菀去苗、土　桔梗炒　赤芍药　干姜炮裂　防风去叉　白芜荑　犀角镑　吴茱萸汤洗，焙干，炒。各一两　白术一两一分

上一十五味，捣罗为散，每用猪肝一具，细切，入药末十五钱匕，葱白五茎，细切，入盐三钱匕，与肝拌和令匀，分作三服。每服用荷叶包，更以湿纸三五重裹，慢火烧肝令熟，空心食前吃，用米饮下。如患冷劳面色萎黄，不过吃十服愈。

治冷劳大便滑泄，食饮不美，有盗汗，白术散方

白术一两　白芷　鳖甲去裙襕，醋炙令焦　苍术米泔浸一宿，

---

① 煮：元刻本、日本抄本、文瑞楼本同，明抄本、乾隆本作"猪"。
② 绿豆：元刻本、日本抄本、文瑞楼本同，明抄本、乾隆本作"梧桐子"。
③ 七：元刻本、日本抄本、文瑞楼本同，明抄本、乾隆本作"十"。

剉，焙　防风去叉　厚朴去粗皮，生姜汁炙，剉　桂去粗皮　人参　陈橘皮去白，焙　干姜炮　高良姜炮。各半两　吴茱萸汤洗三遍，焙干　柴胡去苗　蜀椒去合口并目，炒出汗　芎𦱤　白茯苓去黑皮　白芜荑　缩砂去皮。各一两　附子二枚。炮裂，去皮脐　沉香剉　丁香　当归炙，剉　木香各一分①

上二十三味，捣罗为散。每服五钱匕，用猪肝三两，批开入葱白、盐各少许，掺药在内，湿纸裹，慢火煨香熟为度。空心，食前米饮嚼下。

治冷劳大便不禁，羸瘦困乏，**炙肝散**方

山芋　柴胡去苗　缩砂去皮　高良姜炮　陈橘皮去白，焙　桂去粗皮　白芷各一两　木香一分　吴茱萸汤洗，焙　赤芍药洗，焙　厚朴去粗皮，用生姜汁炙　桔梗剉，炒　干姜炮裂　补骨脂炒　青橘皮去白，焙　草豆蔻去皮。各半两

上一十六味，捣罗为散。每服用猪肝四两，薄批片子，掺药五钱匕，入葱、盐各少许，湿纸裹，慢火内煨令香熟，去纸细嚼，米饮下。

治冷劳肌瘦，盗汗少力，时发寒热，不思饮食，**附子汤**方

附子炮裂，去脐皮　柴胡去苗。各一两　秦艽去苗、土。一两半

上三味，剉如麻豆。每服二钱匕，用猪肾子一两，切令细，酒半盏、水三分、薤白三寸同煎，令猪肾熟，去滓温服，每日五更初服之。

治冷劳泄痢，及妇人产后带下诸疾，**漏芦丸**方

漏芦去芦头。一两　艾叶去梗，炒。四两

上二味，捣罗为末，用米醋三升，入药末一半先熬成膏，后入余药，和丸如梧桐子②大。每服三十丸，温米饮下，食前服。

治冷劳羸瘦，手足挛急，目暗耳聋，腹胀泄利，不能纳食，食物无味，面黄力弱，积年肠风痔疾，癖积气块，一切劳病，妇

---

① 分：元刻本、日本抄本、文瑞楼本同，明抄本、乾隆本作“两”。
② 梧桐子：元刻本、日本抄本、文瑞楼本同，明抄本、乾隆本作“小豆”。

人血瘕，赤白带下，子宫宿冷，五种膈气，**橘皮煎丸方**

陈橘皮汤浸，去白，焙。一斤　桂去粗皮　干姜炮　当归剉，炒。四味别捣罗　附子炮裂，去皮脐　京三棱炮，剉　草薢三味别捣罗　陈曲炒。各六两　乌头炮，水煮三五沸，去皮脐，焙　木香　蜀椒去目及闭口，炒出汗。各一两　大麦蘖四两　厚朴去粗皮，生姜汁炙，六味别捣为末

上一十三味，用无灰酒①四升于银石器内先煎上四味，如人行十里更下次三味，如人行十里次入下六味，又添酒两碗，煎成膏，取出杵一千下，丸如梧桐子大。每服空心日午，茶、酒任下二十丸至三十丸。

治男子妇人一切冷热劳疾，寒热时作，**猪肝丸方**

猪肝一具。去皮膜，以童子小便二升，煮烂　柴胡去苗　秦艽去苗、土　黄连去须，炒　木香　芜荑炒　蜀椒去目并闭口者，炒出汗　青蒿　当归切，焙。各一两

上九味，除肝外捣罗为末，将猪肝于沙盆内细研，入诸药末，以余小便和捣为丸如梧桐子②大。每服空心酒下三十丸加至四十丸。

治男子妇人冷劳，身体羸瘦，**虎杖饮方**

虎杖　柴胡去苗　五味子炒　熟干地黄焙　白茯苓去黑皮　陈橘皮去白，焙　麦门冬去心，焙　黄芩去黑心　甘草炙，剉。各一两半　人参一两　桂去粗皮　黄耆剉　芍药　当归切，焙。各二两

上一十四味，粗捣筛。每服五钱匕，水一盏半，入生姜七片，枣三枚，擘，同煎至八分，去滓温服，不拘时。

热　劳

论曰：热劳之证，心神烦躁，面赤头疼，眼涩唇焦，身体壮热，烦渴不止，口舌生疮，食饮无味，肢节酸疼，多卧少起或时

---

① 无灰酒：元刻本、日本抄本、文瑞楼本同，明抄本、乾隆本作"白酒"。
② 梧桐子：元刻本、日本抄本、文瑞楼本同，明抄本、乾隆本作"小豆"。

盗汗，日渐赢瘦者是也。

治热劳头痛，四肢烦疼，浑身壮热，夜多虚汗，燥渴昏闷，眼涩无力，**犀角汤**方

犀角镑　胡黄连各半两　柴胡去苗　人参　赤茯苓去黑皮　羌活去芦头　桔梗炒　芎䓖　前胡去芦头　白芷　鳖甲去裙襕，醋炙熟　甘草炙。各一两

上一十二味，粗捣筛。每服三钱匕，水一盏半，生姜、竹叶各少许，煎至八分，去滓，食后温服。大段躁热频服，如是风气发动，入生姜、荆芥煎温服。此药治骨热劳气，大验。

治热劳赢瘦盗汗，壮热烦渴，**鳖甲丸**方

鳖甲去裙襕，童子小便炙黄，为末　柴胡去苗，为末　秦艽去土，为末。各二两　生薄荷汁①　生青蒿汁　生地黄汁　生姜汁各取自然汁一小盏子，银器内熬成煎

上七味，将前三味捣罗为细末，入后四味煎中拌和，再捣匀可丸，即丸梧桐子大，或干更入熟蜜少许。每服二十丸，食后温熟水下，日三。

治热劳肢节痠疼，吸吸少气，腰背强痛，心中虚悸，咽干唇赤，面色枯燥，饮食无味，悲忧惨戚，多睡少起，**黄耆汤**方

黄耆剉，焙　地骨皮各一两　鳖甲一枚。去裙襕，涂醋炙黄　甘草半两。炙，剉　麦门冬去心，焙。一两半　桂去粗皮。半两

上六味，粗捣筛。每服五钱匕，水一盏半，生姜半分，拍破，粳米五十粒②，煎至八分，去滓，食前温服。

治热劳潮躁盗汗，赢瘦减食，**柴胡汤**方

柴胡去苗　白术　牡蛎烧令透。各二两　桑根白皮炙黄　知母剉，焙　木通剉　甘草炙。各半两　鳖甲去裙襕，醋炙黄。一两半

上八味，粗捣筛。每服三钱匕，水一盏，生姜半分，拍碎，

---

① 生薄荷汁：元刻本、日本抄本、文瑞楼本同，明抄本、乾隆本此后有"如无，用干者熬"。

② 五十粒：元刻本、日本抄本、文瑞楼本同，明抄本、乾隆本作"一撮"。

竹叶三①片，煎至六分，去滓，空心温服，夜卧再服。

治热劳及女子虚劳，身体干瘦，不下饮食，咳唾稠黏，背髆疼痛，手足并心背烦热兼渴②，**鳖甲汤方**

鳖甲去裙襕，醋浸，炙令黄　生干地黄焙　天灵盖涂酥炙黄　紫菀去苗、土　贝母去心　麦门冬去心，焙　杏仁汤浸，去皮尖、双仁，生研。各一两

上七味，将前六味粗捣筛，入杏仁和匀，每五钱匕，用童子小便一盏半，竹叶五③片，煎至一盏，去滓，分温二服，空心食后各一服。

治热劳肌热④烦躁，面红颊赤，**人参汤方**

人参一两　地骨皮半两　青蒿二钱　山栀子去皮。半两　甘草炙。一两

上五味，粗捣筛。每服三⑤钱匕，水一盏，小麦少许，煎至六分，去滓，不拘时候温服。

治热劳心神烦躁，羸瘦发渴，**犀角散方**

犀角镑　胡黄连各半两　远志去心　人参各一两　石韦去毛。半两　酸枣仁一两　杏仁汤浸，去皮尖、双仁，麸炒。半两。研　秦艽一两

上八味，捣研极细。每服二钱匕，煎莲子心汤调下，不拘时服。

治热劳气⑥，饮食渐少，潮热频发，咳嗽不止，日加羸瘦，盗汗心忪，**人参常山汤方**

人参　常山　干漆炒令烟尽　大黄剉，炒　黄耆剉，焙　石膏研，飞过　鳖甲去裙襕，醋炙黄　地骨皮各半⑦两　柴胡去苗　白茯

---

① 三：元刻本、日本抄本、文瑞楼本同，明抄本、乾隆本作"十"。
② 渴：元刻本、日本抄本、文瑞楼本同，明抄本、乾隆本此后有"饮饮水"。
③ 五：元刻本、日本抄本、文瑞楼本同，明抄本、乾隆本作"十四"。
④ 热：元刻本、日本抄本、文瑞楼本同，明抄本、乾隆本作"瘦"。
⑤ 三：元刻本、日本抄本、文瑞楼本同，明抄本、乾隆本作"五"。
⑥ 气：元刻本、日本抄本、文瑞楼本同，明抄本、乾隆本作"气壅"。
⑦ 半：元刻本、日本抄本、文瑞楼本同，明抄本、乾隆本作"一"。

苓去黑皮　甘草炙。各一两　生干地黄焙

上一十二味，粗捣筛。每服三钱匕，水一大盏，青蒿少许，同煎至七分，去滓温服，不拘时候。

治热劳心忪肌热，夜有盗汗，面黄肌瘦，饮食减少，骨节疼痛，**黄芩汤**方

黄芩去黑心　柴胡去苗　地骨皮　人参　干漆炒令烟出　鳖甲去裙襕，醋炙黄　甘草炙　半夏汤洗七遍，同生姜捣作饼子，暴干　葛根剉　干青蒿　白茯苓去黑皮。各半两　麦门冬去心，焙。一[①]分

上一十二味，粗捣筛。每服五钱匕，先用水二盏，小麦[②]、乌梅[③]、生姜[④]各少许，煎五七沸去小麦等，入药末煎至一盏，去滓，不计时候温服。

治热劳，宁心志，止咳嗽，除肌热，**柴胡丸**方

柴胡去苗　紫菀去土。各一两　白茯苓去黑皮　雄黄研　人参　黄芩去黑心。各一分[⑤]　牛膝生　丹砂研　马兜铃各半两

上九味，捣研为末，酒煮面糊为丸如弹子大[⑥]。每服一丸，烧绵灰温酒化下，不拘时服，日三。

治热劳心神不宁，肌瘦烦渴，**葛根散**方

葛根剉　黄芩去黑心。各三分　甘草炙　柴胡去苗　黄连去须　牛黄研。各半两[⑦]

上六味，捣研为散。每服二钱匕，新汲水半盏调下，日二。

治热劳肌瘦盗汗，潮热咳嗽，**大腹皮汤**方

大腹皮剉，炒。三分　柴胡去苗。二两　白茯苓去黑皮　桂去粗皮　半夏汤浸去滑，生姜汁同炒干　青蒿童子小便浸一日，暴干　白术　桔梗炒　黄芩去黑心　山栀子去皮。各一两

---

① 一：元刻本、日本抄本、文瑞楼本同，明抄本、乾隆本作"二"。
② 小麦：元刻本、日本抄本、文瑞楼本剂量同，明抄本、乾隆本作"一撮"。
③ 乌梅：元刻本、日本抄本、文瑞楼本剂量同，明抄本、乾隆本作"二枚"。
④ 生姜：元刻本、日本抄本、文瑞楼本剂量同，明抄本、乾隆本作"三片"。
⑤ 分：元刻本、日本抄本、文瑞楼本同，明抄本、乾隆本作"两"。
⑥ 大：元刻本、日本抄本、文瑞楼本同，明抄本、乾隆本此后有"丹砂为衣"。
⑦ 半两：元刻本、日本抄本、文瑞楼本同，明抄本、乾隆本作"二钱"。

上一十味，粗捣筛。每服五钱匕，水一盏，童子小便半盏，煎至一盏，去滓温服。如妇人服，加虎杖、当归各少许。

治热劳，**地骨皮散方**

地骨皮二两　柴胡去苗。一两

上二味，捣罗为散。每服二钱匕，用麦门冬去心煎汤调下，不计时候。

治暴成热劳，心膈烦满，骨节壮热[1]，唇干烦[2]渴，小便赤色[3]，头痛痰嗽，并热毒风攻击等，**犀角汤方**

犀角镑　防风去叉　柴胡去苗　知母　桔梗　人参　黄芩去黑心　木通剉　半夏汤洗七遍，去滑，焙　玄参　石膏各一两　麦门冬去心，焙　旋覆花各一两半

上一十三味，粗捣筛。每服五钱匕，水一盏半，入生姜五片，同煎至七分，去滓温服，不拘时。

治劳热骨节烦疼，心膈躁闷，**胡黄连丸方**

胡黄连　犀角镑　鳖甲醋炙，去裙襴　诃黎勒皮半生半熟。各一两　桔梗剉，炒　升麻剉　地骨皮　知母焙　黄芩去黑心。各一两一分　甘草炙，剉　白茯苓去黑皮　人参各三分　栝楼一枚，大者　柴胡去苗。一两半

上一十四味，捣罗为末，用猪胆二十枚，取汁及蜜四两，搅和匀，慢火煎成膏，搜和丸如梧桐子[4]大。食后以乌梅煎童子小便下二十丸，如腹痛用糯米饮下。

治一切热劳咳嗽，**茯苓丸方**

白茯苓去黑皮　地骨皮　铁精亦名轻铁。六两　天灵盖尽童子小便二升煮。各三两

上四味，捣罗为末，饭为丸如梧桐子大。每食后煎汤下三十丸，日二服。

---

① 壮热：元刻本、日本抄本、文瑞楼本同，明抄本、乾隆本作"热疼"。

② 烦：元刻本、日本抄本、文瑞楼本同，明抄本、乾隆本作"口"。

③ 色：元刻本、日本抄本、文瑞楼本同，明抄本、乾隆本作"涩"。

④ 梧桐子：元刻本、日本抄本、文瑞楼本同，明抄本、乾隆本作"小豆"。

治热劳心神烦躁，肢体痠疼，不能饮食，**人参汤**方

人参　赤芍药　栝楼根　白薇　枳实去瓤，麸炒　知母焙　茯神去木　酸枣仁炒　甘草炙，剉　生干地黄焙。各一两

上一十味，粗捣筛。每服三钱匕，水一盏，煎至七分，去滓，食后服。

治热劳烦躁，面赤口干，骨节痠痛，夜多盗汗，咳嗽痰壅，力乏气促，**蛤蚧丸**方

蛤蚧酥炙。一对　胡黄连　知母切，焙　鳖甲去裙襕，醋炙　紫菀　桑根白皮剉　麦门冬去心，焙　人参　黄耆剉　甘草炙　柴胡去苗　地骨皮　生干地黄焙。各半两　杏仁汤浸，去皮尖、双仁，炒　细辛去苗叶。各一分

上一十五味，捣罗为末，炼蜜和丸如梧桐子①大。每服二十丸，生姜汤②下，食后卧时服。

治热劳身体壮热，咳嗽痰喘，面③赤头痛，肢节痠疼，烦躁口干，盗汗瘦弱，**柴胡饮**方

柴胡去苗。二两　桑根白皮　防风去叉　芍药　玄参　黄芩去黑心　甘草炙。各一两

上七味，剉如麻豆大，每半两水二盏，入生姜半分，切，煎至一盏，去滓，温分两服。如咳嗽咯血者，每服入杏仁七枚，汤去皮尖打碎，同煎服之。

治五脏热劳，邪癖毒气，**分气散**方

旋覆花　麻黄去根节　款冬花　甘草炙，剉　陈橘皮汤浸，去白，焙　白术　前胡去芦头　丹参　桔梗剉，炒　大枣去核，焙　防葵　黄耆剉　五味子　枳壳去瓤，麸炒　贝母去心　桃仁去皮尖、双仁，炒黄　萎蕤　葛根剉。各一两

上一十八味，捣罗为散。每服二钱匕，食前如茶点服，或用

---

① 梧桐子：元刻本、日本抄本、文瑞楼本同，明抄本、乾隆本作"小豆"。
② 生姜汤：元刻本、日本抄本、文瑞楼本同，明抄本、乾隆本作"空心米饮"。
③ 面：元刻本、日本抄本、文瑞楼本同，明抄本、乾隆本作"目"。

水一盏，入生姜二片，煎服亦得。

治男子妇人热劳伏连，羸瘦，**牛黄丸方**

牛黄　麝香研　人参　沉香剉　丁香各一两　胡黄连　前胡去芦头。各二两　木香　生犀角镑　枳壳去瓤，麸炒。各一两半

上一十味，捣研罗为末，炼蜜为丸如梧桐子大。每服二十丸，米饮下，不拘时。

治暴急热劳，四肢烦疼，手脚心热，咽干虚渴，饮食减少，宜退热，**青蒿饮方**

青蒿　甘草炙　柴胡去苗　知母焙　龙骨　麦门冬去心。各一两　桃枝　柳枝各一握

上八味，剉如麻豆。每服四钱匕，以童子小便一盏半浸经宿，入葱白、薤白各三寸，切，同煎至八分，去滓温服，食后。

治热劳①，**地黄煎丸方**

生地黄汁　青蒿汁　薄荷汁　童子小便　好酒各二升。同煎成煎　柴胡去苗　鳖甲去裙襕，酥炙　秦艽去苗、土。各一两　丹砂　麝香各半分。研

上一十味，捣研五味为末，入前煎和丸如梧桐子②大。每服十五丸至二十丸，温酒下。

气　劳

论曰：气劳者由喜怒不节，忧思过甚，荣泣卫除，谷气不治，故气血③干涸，不能营养肌肉，形体瘦悴，面色萎黄，胸府④满痞，饮食减耗，渐至羸瘵⑤，故谓之气劳。

治气劳心腹胀满，吃食不得，胸膈烦闷，面色萎黄，身体无

---

① 热劳：元刻本、日本抄本、文瑞楼本同，明抄本、乾隆本此后有"五心壅热，烦渴不止"。

② 梧桐子：元刻本、日本抄本、文瑞楼本同，明抄本、乾隆本作"小豆"。

③ 血：元刻本、日本抄本、文瑞楼本同，明抄本、乾隆本此后有"为之"。

④ 府：元刻本、日本抄本、文瑞楼本同，明抄本、乾隆本作"胀"。

⑤ 渐至羸瘵：元刻本同，明抄本、乾隆本、文瑞楼本作"羸瘦困乏"，日本抄本作"渐至羸瘦"，旁注"'瘦下'有'困乏'二字"。

力，不能行履，**厚朴汤方**

厚朴去粗皮，生姜汁炙，剉　白术　鳖甲去裙襕，醋炙　柴胡去苗　石斛去根　肉豆蔻去壳　地骨皮　犀角镑　白茯苓去黑皮　人参　甘草炙，剉。各一两　青木香半两

上一十二味，粗捣筛。每服三钱匕，水一盏，枣二枚，擘破，生姜一枣大，拍碎，煎至七分，去滓，食前温服，日再。

治气劳肢体疼痛，心腹妨闷，减食无力，日渐羸瘦，怠惰呻吟，**沉香丸方**

沉香剉　木香　芎䓖　白茯苓去黑皮　槟榔剉　楝实炮　白附子　人参　石斛去根　牛膝酒浸，切，焙　补骨脂炒　附子炮裂，去皮脐　茴香子炒　肉苁蓉酒浸，切，焙　泽泻剉　青橘皮去白，焙　白蒺藜炒　阿魏醋化去砂石，面和作饼，炙　硇砂醋飞。各半两　桃仁去皮尖、双仁，炒，研。一两

上二十味，捣研为末和匀，次用木瓜二枚，去皮核蒸，烂研，入众药末和捣，丸如梧桐子大。每服二十丸，食前温酒或盐汤下。

治气劳或冷或热，不思饮食，多睡少起，四肢沉重①，**鳖甲汤方**

鳖甲九肋者，童子小便浸半日，醋炙，去裙襕。二两　柴胡去苗　胡黄连②　木香　人参　白茯苓去黑皮　桔梗炒　槟榔剉　犀角镑　大黄剉，炙　枳壳去瓤，麸炒　白术各一两

上一十二味，粗捣筛。每服三钱匕，水一盏，生姜、甘草各少许，同煎至七分，去滓温服。

治气劳心胸不利，日渐羸瘦，四肢沉倦③，饮食无味，骨节痠疼，小便黄赤，荣卫不和，**沉香汤方**

沉香　桂去粗皮　槟榔　当归切，焙　芎䓖　干姜炮。各半两　人参　白茯苓去黑皮　前胡去芦头　枳壳去瓤，麸炒　草豆蔻

---

① 沉重：元刻本、日本抄本、文瑞楼本同，明抄本、乾隆本此后有"无力"。
② 胡黄连：元刻本、明抄本、日本抄本、文瑞楼本同，乾隆本作"黄连"。
③ 沉倦：元刻本、日本抄本、文瑞楼本同，明抄本、乾隆本此后有"无力"。

去皮　黄耆各三分　附子炮裂，去皮脐　柴胡去苗　诃黎勒皮　甘草炙　五味子各一两　半夏汤洗七遍，姜汁浸一宿，焙。二两

上一十八味，剉如麻豆。每服三钱匕，水一盏，生姜二片，枣二枚，擘，煎至六分，去滓热服，不拘时。

治气劳心腹疼痛，饮食减少，四肢羸弱①，五脏虚损，顺气开胃，**附子丸**方

附子炮裂，去皮脐　干姜炮　白术　甘草炙，剉。各一两　桃仁去皮尖、双仁，炒。半两　乌头以黑豆二合，水五升，同煮水尽，别用酒三升，兼前五味同煮酒尽，焙　肉苁蓉酒浸，切，焙　陈橘皮去白，焙　蓬莪茂煨，剉　青橘皮去白，焙　芎䓖　枳壳去瓤，麸炒　桂去粗皮　木香　槟榔剉　蘹香子炒。各一两

上一十六味，捣罗为末，炼蜜和丸如樱桃②大。每服一③丸，温酒嚼下。如上气喘，不思饮食，煎草豆蔻汤嚼下；如小肠气④，炒蘹香⑤汤下。

治气劳心腹妨闷，不欲饮食，**陈橘皮汤**方

陈橘皮汤浸，去白，焙。一两　甘草炙，剉。二两　桃仁五十四枚。汤浸，去皮尖、双仁，炒　诃黎勒皮三两

上四味，粗捣筛，和匀。每服五钱匕，水一盏半，煎至一盏，去滓，入獖猪胆少许。食后温服，良久再服。

治气劳羸瘦，四肢疼痛，心腹妨闷，不思饮食，**水浸鳖甲汤**方

鳖甲九肋者，去裙襕，醋炙　升麻　柴胡去苗　人参　白茯苓去黑皮　槟榔剉　肉豆蔻去壳　诃黎勒皮　犀角镑　青橘皮汤浸，去白，焙　陈橘皮汤浸，去白，焙　甘草炙，剉　缩砂仁　蘹香子炒　陈曲炒。各半两

---

① 羸弱：元刻本、日本抄本、文瑞楼本同，明抄本、乾隆本作"无力"。
② 樱桃：元刻本、日本抄本、文瑞楼本同，明抄本、乾隆本作"小豆"。
③ 一：元刻本、日本抄本、文瑞楼本同，明抄本、乾隆本作"二十"。
④ 气：元刻本、日本抄本、文瑞楼本同，明抄本、乾隆本作"气痛"。
⑤ 蘹香：元刻本、日本抄本、文瑞楼本同，明抄本、乾隆本作"香附米"。

上一十五味，粗捣筛。每服三钱匕，水一盏半浸二日，煎至七分，去滓，空心细呷，以食压之。

治气劳不思饮食，身体疼痛，胸膈妨闷，**香甲汤**方

沉香剉　青木香　人参　白茯苓去黑皮　柴胡去苗　槟榔剉　桂去粗皮　黄耆剉　赤芍药　山芋　甘草炙，剉。各半两　干姜炮。一分①　熟干地黄焙　厚朴去粗皮，生姜汁炙，剉　白术　鳖甲去裙襕，以童子小便浸，炙。各一两

上一十六味，粗捣筛。每服三钱匕，水一盏，生姜一枣大，拍碎，枣二枚，去核，煎至七分，去滓，食后良久温服，日三。

治气劳咳嗽喘促，下焦虚损，上焦烦热，四肢羸瘦，**天门冬丸**方

天门冬去心，焙　鳖甲去裙襕，醋炙　麦门冬去心，焙　熟干地黄焙。各二两　人参　黄耆剉　牛膝酒浸白，焙　杏仁汤浸，去皮尖、双仁，炒，研　白茯苓去黑皮　山芋　五味子炒　石斛去根　枸杞子各一两　沉香剉　诃黎勒皮　肉苁蓉酒浸一宿，切，焙　紫菀去苗、土。各三分

上一十七味，捣研为末，炼蜜和捣三五百杵，丸如梧桐子②大。每服二十丸，食前枣汤下。

治气劳身体羸瘦，四肢少力，面色萎黄，饮食减少，呕逆痰沫，咳嗽胸满，**木香汤**方

木香　枸杞子　沉香　山芋　附子炮裂，去皮脐　天麻　半夏汤洗七遍，焙　秦艽去苗、土　当归切，焙　鳖甲去裙襕，醋炙　黄耆　牛膝酒浸，切，焙。各半两　羌活去芦头　枳壳去瓤，麸炒　巴戟天去心　白茯苓去黑皮。各一分　肉豆蔻去壳。四枚　柴胡去苗　人参　甘草炙。各一两

上二十味，㕮咀如麻豆。每服三钱匕，水一盏，生姜二片，葱白一③寸，煎至七分，去滓温服，不拘时。

---

① 分：元刻本、日本抄本、文瑞楼本同，明抄本、乾隆本作"两"。

② 梧桐子：元刻本、日本抄本、文瑞楼本同，明抄本、乾隆本作"小豆"。

③ 一：元刻本、日本抄本、文瑞楼本同，明抄本、乾隆本作"三"。

治气劳心胸烦闷，痰涎壅塞，不思饮食，头目昏眩，**人参橘皮汤**方

人参　橘皮去白，焙　前胡去芦头　鳖甲去裙襕，醋炙　柴胡去苗　枇杷叶拭去毛，炙。各三分　半夏汤洗七遍，焙　白茯苓去黑皮。各一两　大腹皮一枚　芍药半两①

上一十味，粗捣筛。每服三钱匕，水一盏半，生姜三分，枣一枚，同煎至一盏，去滓温服。

治气劳骨热体痛，心神恍惚，夜卧不安，小便赤黄，口干眼涩②，**狸骨丸**方

狸骨一两。炙令焦黄　连翘一两　土瓜根　山茱萸　玄参　胡燕粪　黄芩　朱砂细研，水飞过　鸢尾以上各半两　黄连去须　赤芍药　雄黄细研，水飞过　青葙子　龙胆去芦头　栝楼根已上各三分

上一十五味，捣罗为末，炼蜜和捣三百杵，丸如梧桐子大③。每服食后温水下二十丸。

治气劳骨④热，**黄连煎**丸

黄连去须　紫菀洗去苗、土　天灵盖涂酥，炙令微黄　甘草炙微赤，剉　青葙子以上各二两　柴胡一两。去苗

上六味，捣罗为细末，童子小便五升浸药一宿，慢火煎令稠，丸如梧桐子大。每服二十丸，温水下，食后服。

急　劳

论曰：急劳之病，其证与热劳相似，而得之差暴也。缘禀受不足，忧思气结，荣卫俱虚，心肺壅热，金火相刑，脏气传⑤克，或感外邪，故烦躁体热，颊赤心忪，头痛盗汗，咳嗽咽干，骨节

---

① 半两·元刻本、日本抄本、文瑞楼本同，明抄本、乾隆本作"三分"。
② 涩：元刻本、日本抄本、文瑞楼本同，明抄本、乾隆本此后有"困倦无力"。
③ 大：元刻本、日本抄本、文瑞楼本同，明抄本、乾隆本此后有"用丹砂为衣"。
④ 骨：元刻本、日本抄本、文瑞楼本同，明抄本、乾隆本作"骨蒸"。
⑤ 传：元刻本、日本抄本、文瑞楼本同，明抄本、乾隆本作"受"。

痠疼，久则肌肤销烁，咯涎唾血者，皆其候也。

治急劳四肢烦疼，手足心热，憎寒，饮食不得，口干心躁，**退热汤方**

柴胡去苗　青蒿干者　甘草炙，剉　知母焙　龙胆去苗　麦门冬去心，焙。各一两

上六味，粗捣筛。每服五钱匕，用童子小便一盏半①、葱白三寸、薤白三茎、桃柳心各五②枚，同浸经一宿，平旦煎至一盏，去滓，空心顿服之，至夜再服。

治急劳肌瘦壮热，心忪战掉，**鳖甲饮方**

鳖甲去裙襕，醋炙。半分③　豉去皮。一分　甘草量病人中指长④用　青蒿干者。一握　桃仁七粒。汤浸，去皮尖、双仁，生，研　葱并须三茎。切

上六味，细剉。每服五钱匕，以童子小便二盏，煎至一盏，去滓，空心温服，避风取汗。

治急劳心肺积热，鼻口焦干，饮食无味，神昏欲睡，心胸胀满，两目多涩，四肢无力，足胫痠疼，腰脚拘急，**青蒿煎丸方**

青蒿　生地黄　薄荷各取汁一升　童子小便二升半　麝香一分。研　鳖甲去裙襕，醋炙。三两　柴胡去苗　甘草炙，剉。各二两　地骨皮一两。四味为末　桃仁去皮尖、双仁，研。四两

上一十味，取青蒿等汁并小便先煎令稠，下诸捣研药末，以文武火熬令可丸，即丸如梧桐子⑤大。每服二十丸，麦门冬汤下，不拘时。

治急劳烦躁壮热，四肢无力，痠痛，**青蒿饮方**

青蒿干者。三两　地骨皮一两　嫩柳枝一两半　嫩桃枝二两　栀子仁　甘草炙，剉。各半两

---

① 一盏半：元刻本、日本抄本、文瑞楼本同，明抄本、乾隆本作"五钱"。
② 五：元刻本、日本抄本、文瑞楼本同，明抄本、乾隆本作"七"。
③ 半分：元刻本、日本抄本、文瑞楼本同，明抄本、乾隆本作"五钱"。
④ 量病人中指长：元刻本、日本抄本、文瑞楼本同，明抄本、乾隆本作"三钱"。
⑤ 梧桐子：元刻本、日本抄本、文瑞楼本同，明抄本、乾隆本作"小豆"。

上六味，剉如麻豆。每服三钱匕，水一盏、乌梅一枚，同煎至八分，去滓，食后临卧温服。

治急劳瘦瘁，日晚即寒热，惊悸不宁，常若烦渴，**猪肝丸方**

獖猪肝二具。细切如柳叶　甘草十五两。生，捣末

上二味，于铛中布猪肝一重，即掺甘草末一重，以尽为度，取童子小便五升文武火煮，小便尽即细研，众手为丸如梧桐子大。每服二十丸，空心米饮下，渐加至三十丸。

治急劳发热，肌体羸瘦，**天灵盖汤方**

天灵盖酥炙黄　柴胡去苗　鳖甲去裙襕，醋炙　桑根白皮细剉　知母切，焙　青蒿干者。各一两　甘草炙，剉　阿魏炒，研。各二两

上八味，粗捣筛七味与阿魏和匀。每服五钱匕，童子小便一盏半，豉心四十粒，桃李心各七枚，葱薤白各二茎，细切，同浸一宿，平明煎取一盏，去滓，空腹顿服，微利为效。

治急劳寒热潮发[1]，肌热不定，心烦赤，**参连散方**

人参　胡黄连　黄连去须。各半两　丹砂研　雄黄研。各一两

上五味，捣研为散，用猪胆一枚取汁和药，却入胆中，挂于风道，一月取下，去胆皮，再研极细。每服一钱匕，人参汤调下，不拘时。

治急劳烦躁羸瘦，面色萎黄，头痛眼涩，多困少力，**金花丸方**

黄芩去黑心　黄连去须　大黄剉，炒

上三味，等分为末，炼蜜丸如梧桐子[2]大。每服十五[3]丸至二十丸，温水下，不拘时。

治急劳寒热进退，渐将羸瘦，**黄檗饮方**

黄檗去粗皮。三两　乌梅二十一枚。焙干

上二味，粗捣筛。每服五钱匕，水一盏半，煎至一盏，去滓，

---

① 发：元刻本、日本抄本、文瑞楼本同，明抄本、乾隆本作"热"。
② 梧桐子：元刻本、日本抄本、文瑞楼本同，明抄本、乾隆本作"小豆"。
③ 十五：元刻本、日本抄本、文瑞楼本同，明抄本、乾隆本作"二十"。

露一宿，平旦空心服。

治急劳潮热盗汗，肌肉消瘦，**葱白饮方**

葱白切　薤白切　甘草炙，剉。各七寸　青蒿心七枚。切　杏仁去皮尖、双仁。七粒

上六味，用童子小便量多少浸之。每服一盏，空心温服。

治急劳发热羸瘦，颊赤口干，心神烦躁，**胡黄连散方**

胡黄连　黄连去须　龙胆各二两　桑螵蛸　知母　秦艽去苗、土　柴胡　枳壳去瓤　人参　桔梗　射干　白术各一两

上一十二味，洗剉，炒黄，捣罗为散。每服三钱匕，以葱、薤白、槐柳心、乌梅肉浸童子小便调下，或只用槐枝、小麦煎亦得，空心日午夜卧各一。

治急劳骨节手足烦热，身体痠疼，饮食不得，**三安散方**

柴胡去苗　秦艽去苗、土。各二①两　甘草②

上三味，捣罗为散。每服三钱匕，熟水调下，不拘时。

治急劳心膈烦满，骨节壮热③，唇干心烦④，小便赤色，头痛痰嗽，并热毒风攻注，**犀角汤方**

犀角镑　防风去叉　柴胡去苗　知母焙　桔梗炒　人参　黄芩去黑心　木通剉，炒　半夏　玄参　石膏碎。各一两　麦门冬去心，焙。各一两半

上一十三味，粗捣筛。每服五钱匕，水一盏半，入生姜一枣大，切碎，煎至一盏，去滓，空心顿服，日晚再服。

治暴急劳疾，痰嗽喘满，**黄耆汤方**

黄耆剉　款冬花　贝母去心，焙。一两半⑤　麻黄去节　柴胡去苗　甘草炙，剉　桂去粗皮　麦门冬去心，焙　人参　生干地黄焙　桑根白皮剉　紫菀去苗、土　白茯苓去黑皮　杏仁去皮尖、双

---

① 二：元刻本、日本抄本、文瑞楼本同，明抄本、乾隆本作"一"。
② 甘草：元刻本、日本抄本、文瑞楼本剂量同，明抄本、乾隆本作"一两"。
③ 壮热：元刻本、日本抄本、文瑞楼本同，明抄本、乾隆本此后有"痠疼"。
④ 心烦：元刻本、日本抄本、文瑞楼本同，明抄本、乾隆本此后有"口燥"。
⑤ 一两半：元刻本、日本抄本、文瑞楼本同，明抄本、乾隆本作"二两"。

仁，炒。各一两

上一十四味，粗捣筛。每服五①钱匕，水一盏半，入生姜七片，同煎至八分，去滓温服，食后服。

治男子妇人暴急成劳，速服此，**天灵盖饮**方

天灵盖酥炙黄　柴胡去苗　鳖甲醋炙，去裙襕　贝母去心　桑根白皮　知母炒。各一两　桃枝柳枝各一握　青蒿一握　豉心一合。炒　甘草三分。炙　葱白　薤白各七茎　阿魏半两。研，炒

上一十四味，除阿魏外剉如麻豆大，拌匀。每服五钱匕，童子小便一盏半浸隔宿，煎取六分，去滓，空心顿服。

治暴急成劳，痰盛喘嗽，**前胡饮**方

前胡去芦头　人参　白茯苓去黑皮　桂去粗皮　柴胡去苗　桔梗炒　生干地黄焙　黄芩去黑心　玄参　旋覆花　甘草炙，剉。各一两　厚朴去粗皮，生姜汁炙，剉。二两　麦门冬去心，焙　半夏汤洗七遍，焙　白术各一两半

上一十五味，粗捣筛。每服四钱匕，水一盏半，入生姜七片，同煎至七分，去滓温服，不拘时。

治急热劳，**麻黄汤**方

麻黄去根节。半斤　甘草剉　杏仁汤去皮尖、双仁。各一两　蛤粉一两半。青色者为上，如无青色者，白亦得

上四味，粗捣筛，作二服。每服以水三盏同于银石器内，煎熬成膏，绞汁一盏，只据多少，临卧温服。睡至二更汗出，次日无力、可思饮食为效。亦治产后血风搐却腰脚者。或腰脚不疼即不疗。

治男子妇人急劳，咳嗽上气，饮食减少，痰涎壅盛，手足痠疼，唇口干燥，心虚惊悸，气乏羸劣等，**柴胡汤**方

柴胡去苗　当归切，焙　麦门冬去心，焙　半夏汤洗去滑，焙。各一两半　人参　白茯苓去黑皮　防风去叉　细辛去苗叶　厚朴去粗皮，生姜汁炙，剉　陈橘皮去白，炒　甘草炙，剉　杏仁去皮尖、双仁，炒　大腹剉。各一两　黄耆剉。二两

---

① 五：元刻本、日本抄本、文瑞楼本同，明抄本、乾隆本作"三"。

上一十四味，粗捣筛。每服五钱匕，水一盏半，入生姜五片，同煎七分，去滓温服，不拘。

治急劳①，**皂荚丸方**

猪牙皂荚去皮子。一两　虾蟆一枚。要青黄色，胁畔有斑纹如金色者，去肚肠，阴干，炙为末　麝香研。一钱

上三味，捣研为末，拌匀，用大羊肠盛药末令尽，两头系定，于碗内用大麦麸衬，安饭甑内，蒸一炊久，取出研细为丸，约分作二百余粒。每服一②丸至二③丸，空心熟水下。服讫，盖衣被，良久泻出血，并汗出差，即去衣被将息。合此药时，不得令人见知。

风　劳

论曰：风劳者，肝劳之类也。肝主风，风善行而数变，无所不至。劳伤之人，血气俱虚，风邪易侵，或游易④皮肤，或沉滞腑脏。其病令人手足瘙痹，筋脉拘急，头旋眼暗，好怒多惊，寻觅衣缝，睡语狂呼，爪甲枯，目黯黑，是其证也。

治风劳，攻注四肢，背胛痠疼，上焦虚热⑤，心胸躁闷，面体少色，困乏无力，元脏虚惫，腰脚沉重，日渐羸瘦，冷气时攻，腹胁疠刺胀满，**羌活汤方**

羌活去芦头　荆芥穗　附子炮裂，去皮脐　秦艽去苗、土　麻黄去节。各二两　牛膝酒浸，切，焙　白蒺藜酒浸一宿，焙。各二两　人参　沉香剉　牡丹皮　当归切，焙　甘草炙，剉　半夏生姜汁浸一宿，切，焙　白茯苓去黑皮　鹿茸酥炙，去毛　草薢　防己　桂去粗皮。各一两

上一十八味，㕮咀如麻豆。每服三钱匕，水一盏，入枣二枚，

---

① 急劳：元刻本、日本抄本、文瑞楼本同，明抄本、乾隆本此后有"咳嗽痰涎，食少无力"。

② 一：元刻本、日本抄本、文瑞楼本同，明抄本、乾隆本作"二"。

③ 二：元刻本、日本抄本、文瑞楼本同，明抄本、乾隆本作"三"。

④ 易：元刻本、日本抄本、文瑞楼本同，明抄本、乾隆本作"行"。

⑤ 虚热：元刻本、日本抄本、文瑞楼本同，明抄本作"虚"，乾隆本作"热"。

葱白二^①寸，同煎至七分，去滓温服，空心午前临卧各一。

治风劳四肢倦怠，百节痠疼，饮食全少，行履不得，涕唾稠黏，多困少力，面色萎黄，小便赤涩，**黄耆鳖甲汤方**

黄耆　鳖甲去裙襕，醋炙　秦艽去苗、土　柴胡去苗　当归切，焙　知母切，焙。各一两　人参　芎䓖　羌活去芦头　赤茯苓去黑皮　黄芩去黑心　紫菀去土　甘草炙　芍药　桑根白皮　白鲜皮　款冬花　陈橘皮汤浸，去白，焙　贝母去心，炒　木香　桂去粗皮　附子炮裂，去皮脐。各半两　丁香一分

上二十三味，到如麻豆。每服三钱匕，水一大盏，入乌梅一枚，生姜三片，枣二枚，擘，同煎至七分，去滓，入麝香少许，稍热服，入酒一半同煎尤佳。

治风劳气虚，咳嗽发热，**败龟汤方**

败龟醋炙　虎骨醋炙　防风去叉　海桐皮剉　当归切，焙　芍药　木通剉。各半两　桂去粗皮　木香　酸枣仁炒　黄耆剉　大腹连皮剉　麻黄去根节　牛膝酒浸，切，焙。各一两

上一十四味，粗捣筛。每服三钱匕，水一盏，入青蒿、乌梅各少许，同煎至七分，去滓温服。一方加柴胡、熟干地黄各半^②两。

治虚^③劳风气^④不顺，**天麻散方**

天麻　附子炮裂，去皮脐。各一两　甘草炙　乌头炮裂，去皮脐。各二两　麻黄三两内二两去节，一两不去节　芫荑仁炒　柴胡去苗　秦艽去苗、土　鳖甲去裙襕，醋炙　藁本^⑤去苗、土　前胡去芦头。各四两

上一十一味，细剉如麻豆大，用猪脊骨一条全者，剉，入好酒一斗，同熬候干去骨，将药焙干，捣罗为散。每服三钱匕，温酒调下，日二。

---

① 一：元刻本、日本抄本、文瑞楼本同，明抄本、乾隆本作"三"。

② 半：元刻本、日本抄本、文瑞楼本同，明抄本、乾隆本作"一"。

③ 虚：元刻本、日本抄本、文瑞楼本同，明抄本、乾隆本作"风"。

④ 风气：元刻本、日本抄本、文瑞楼本同，日本抄本旁注"作风劳气虚不顺"，明抄本、乾隆本作"气虚"。

⑤ 藁本：元刻本、日本抄本同，明抄本、乾隆本作"青蒿"。

治风劳气攻作，大肠秘涩，下部疼痛，脊膂牵强，**三顺丸方**

附子炮裂，去皮脐　天南星炮　楝实剉，炒　威灵仙去土　乌药剉　地龙去土，炒　黑牵牛捣取粉　乌头炮裂，去皮脐　蜀椒取红　蘹香子炒。各一两

上一十味，捣罗为末，酒煮面糊丸如梧桐子大。每服二十丸，温酒下，空心食后服。妇人醋汤下，有孕不可服。

治风劳四肢乏力，嗜卧多困，饮食减少，身体疼痛，三焦气涩，发热口干，**轻骨散方**

麻黄去节。三两　乌头炮裂，去皮脐。一两　附子炮裂，去皮脐　白附子生用。各半两　秦艽去苗、土。一两半　柴胡去苗　鳖甲去裙襴，醋炙。各一两　桂去粗皮　人参各半两　山茵陈一分①

上一十味，细剉，用童子小便十盏、酒三盏入瓷器内，同熬令干再焙，捣罗为散。每服二钱匕，温酒调下。就浴后再服，以衣被盖卧，汗出为候。

治风劳攻注，背髀疼痛，四肢沉困，日渐瘦弱，饮食无味，**牛膝丸方**

牛膝酒浸，切，焙。二两　桂去粗皮　乌头炮裂，去皮脐。各一两　乳香研。半两

上四味，捣研为末，炼蜜丸如梧桐子②大。每服十五丸至二十丸，空心日午夜卧温酒下。

治风虚劳气，肢体无力，吃食减少，心胸不利，咳嗽涎唾，兼妇人血气风劳不思饮食，**蛤蚧丸方**

蛤蚧去鳞，酥炙。一对　桂去粗皮　木香　五灵脂各一两　乌梅去核。二十枚　甘草炙，剉。一分

上六味，捣罗为细末，煮枣肉丸如梧桐子大。每服二十丸，盐汤下，妇人醋汤下，日三。

---

① 一分：元刻本、日本抄本、文瑞楼本同，明抄本、乾隆本作"五钱"。
② 梧桐子：元刻本、日本抄本、文瑞楼本同，明抄本、乾隆本作"小豆"。

治风劳困劣，不思饮食，及大病后羸瘦不食，**羚羊角汤**方

羚羊角屑　犀角屑　人参　防风去叉　甘草炙，剉　柴胡去苗　桔梗炒　白茯苓去黑皮　半夏汤洗七遍，焙。各一分[1]　黄耆剉　知母焙。各一分[2]半　升麻半分[3]

上一十二味，粗捣筛。每五钱匕，水一盏半，煎至一盏，去滓，食后分温二服。

治风劳咳嗽心躁，烦热惊悸，鼻塞咽干，唇肿口疮，胸满少睡，手臂及腰脚疼，**茯神汤**方

茯神去木　麦门冬去心，焙　柴胡去苗　黄连去须　贝母去心，焙。各一两半　秦艽去苗、土。一两　槟榔剉。二两　甘草炙，剉。一两

上八味，粗捣筛。每服五钱匕，水一盏半，煎至一盏，去滓，食后温服，日三。

治风劳湿痹痿厥，筋脉拘挛，关节疼痛，难以屈伸，不能行履，精衰目瞑，腹中不调，乍寒乍热，大小便或[4]涩，此由肾虚所致，**菴䕡子汤**方

菴䕡子炒　酸枣仁炒　薏苡仁　菊花　蜀椒去目并闭口，炒出汗　车前子　蔓荆实　蒺藜子　冬瓜子炒　阿胶炙令燥。各一两　大豆炒，去皮。一两。净

上一十一味，粗捣筛。每服三钱匕，水一盏，煎至七分，去滓，空心夜卧温服。若筋挛关节难以屈伸，倍加酸枣仁、菴䕡子、蒺藜子、冬瓜子各一两。

治风劳四肢无力，胸膈烦闷，**姜黄散**方

姜黄一两　沉香三分　黄耆剉。一两　桂去粗皮。半两　延胡索炮　人参各三分　厚朴去粗皮，生姜汁炙。半两　芎藭三分　防风去叉。半两　芍药三分　羌活去芦头　杏仁汤浸，去皮尖、双仁，

---

① 分：元刻本、日本抄本、文瑞楼本同，明抄本、乾隆本作"两"。
② 分：元刻本、日本抄本、文瑞楼本同，明抄本、乾隆本作"两"。
③ 半分：元刻本、日本抄本、文瑞楼本同，明抄本、乾隆本作"五钱"。
④ 或：元刻本、日本抄本、文瑞楼本同，明抄本、乾隆本作"秘"。

生，研。各半两　诃黎勒皮微炒。三分①

上一十三味，捣研为散，再同研匀。每服三钱匕，空心旋汲井华水一盏，煎至七分，别调药末一钱匕，温服，午后再服。

治风劳诸虚不足，**五补人参丸方**

人参　白茯苓去黑皮　地骨皮　黄耆剉　熟干地黄焙。各一②两

上五味，捣罗为细末，炼蜜和丸如梧桐子大。临睡以温酒下三十丸。

治风劳冷气，骨热羸瘦，及妇人产后诸疾，血气冲心，脚手麻痹，**牵牛子散方**

牵牛子半生半炒。三两　白术　枳壳去瓤，麸炒　桑根白皮炙，剉　陈橘皮汤浸，去白，焙　木通剉，炒　独活去芦头。各一两　人参半两　赤茯苓去黑皮。一两

上九味，捣罗为细散。每服三③钱匕，空腹温酒调下，日三。

治风劳瘦疾、七种冷气、六极等疾，脾胃虚寒，不思饮食，疳痢休息或大小便涩，兼累年口疮医治不差者，**茵陈散方**

茵陈蒿　犀角屑　石斛去根　紫参④　人参　白术　柴胡去苗。各三分　桂去粗皮　芍药　防风去叉。各半⑤两　吴茱萸汤洗，焙干，炒。一两　桔梗炒。半两　白芜荑仁炒。一分⑥

上一十三味，捣罗为散，白羊肝⑦一具，细切，分为三服，净去筋膜。每服入药末五钱匕，葱白五寸，细切，一处拌和，用湿纸裹，慢火煨熟，空腹顿服。

治风劳面色青白，肢节沉重，膂间痛，或寒或热，或躁或嗔，每思食味，食又不能，被虫侵蚀，证状多端，**三木节散方**

---

① 分：元刻本、日本抄本、文瑞楼本同，明抄本、乾隆本作"两"。

② 一：元刻本、日本抄本、文瑞楼本同，明抄本、乾隆本作"二"。

③ 三：元刻本、日本抄本、文瑞楼本同，明抄本、乾隆本作"二"。

④ 紫参：元刻本、文瑞楼本同，明抄本、乾隆本、日本抄本作"紫菀"。

⑤ 半：元刻本、明抄本、日本抄本、文瑞楼本同，乾隆本作"一"。

⑥ 分：元刻本、日本抄本、文瑞楼本同，明抄本、乾隆本作"两"。

⑦ 白羊肝：元刻本、日本抄本、文瑞楼本同，明抄本、乾隆本作"猪肝"。

樟木瘤节　皂荚木瘤节　槐木瘤节三味剉，捣罗为末。各五两　天灵盖涂酥炙，捣末。一两　牛黄①研。半两　人中白焙干，研。一两　麝香二钱。四味各研捣为末，合和令匀

上七味，每服先将前三味末三钱匕，以水一盏，煎至半盏，去滓，调天灵盖等末一钱匕，五更顿服。

治风热劳气②，**天仙藤汤方**

天仙藤二两　秦艽去苗、土　鳖甲去裙襕，醋炙　柴胡去苗　麻黄去节　芍药　甘草炙，剉　防风去叉　前胡去芦头。各一两

上九味，粗捣筛。每服三钱匕，水一盏，入乌梅一③枚，生姜二片，同煎至七分，去滓温服。如解伤寒不用乌梅，入葱白二寸，煎热服。

治风劳虚热攻头项急，言语错乱，心膈烦闷，四肢拘急，手足瘦痛，**排风酒方**

防风去叉　升麻　桂去粗皮　独活去芦头　天雄炮裂，去皮脐　羌活去芦头。各一两　仙人放杖草并根一④斤

上七味，剉如麻豆大，以醇酒三升浸五⑤日后，旋饮一盏，日再服。

治风劳虚热攻头项急，言语错乱，心⑥膈烦闷，四肢拘急，手足瘦痛，**排风饮方**

防风去叉　当归焙　白术　白鲜皮　芍药　桂去粗皮　芎劳　独活去芦头　麻黄去根节　杏仁去皮尖、双仁，炒黄　甘草炙。剉　茯神去木。各一两

上一十二味，粗捣筛。每服五钱匕，以水一盏半，生姜三片，煎取八分，去滓，食后温服。

---

①　牛黄：元刻本、日本抄本、文瑞楼本同，明抄本、乾隆本作"硫黄"。
②　气：元刻本、日本抄本、文瑞楼本同，明抄本、乾隆本此后有"四肢无力，状证多端"。
③　一：元刻本、日本抄本、文瑞楼本同，明抄本、乾隆本作"二"。
④　一：元刻本、日本抄本、文瑞楼本同，明抄本、乾隆本作"半"。
⑤　五：元刻本、日本抄本、文瑞楼本同，明抄本、乾隆本作"七"。
⑥　心：元刻本、日本抄本、文瑞楼本同，明抄本、乾隆本作"胸"。

卷第八十八

虚劳门

虚劳少气

论曰：诸气皆属于肺，肺处膈上，主行阳气而通呼吸。虚劳之人，内伤于肺，阳气亏虚，故呼吸微弱，少气不足以息。治宜补益肺脏，以通阳气。

治虚劳骨肉痠疼，吸吸少气，少①腹拘急，腰背强痛，心中惊悸，咽干唇燥，面无颜色，饮食减少，忧愁嗜卧，**枸杞汤方**

枸杞根剉　黄耆剉。各三分　甘草炙，剉　麦门冬去心，焙　桂去粗皮。各半两　粳米一两

上六味，粗捣筛。每服五钱匕，水一盏半，生姜一分，拍碎，煎至一盏，去滓，空腹服，夜卧再服。

治虚劳少气，胁下妨闷，腹中拘急，少腹疠痛，唇干口燥，不能食饮，**芍药汤方**

芍药　黄耆剉　桂去粗皮。各一两　甘草炙　干姜炮。各半②两　熟干地黄一两。焙　阿胶炒燥。半两

上七味，粗捣筛。每服五钱匕，水一盏半，煎至一盏，去滓，下饴糖少许，再煎一二沸。食后分温二服，夜卧再服。

治虚劳少气，骨节热痛③，**麻仁汤方**

大麻仁五两　枸杞叶五两　干姜炮。一两　桂去粗皮。半

---

① 少：元刻本、明抄本、日本抄本、文瑞楼本同，乾隆本作"小"。
② 半：元刻本、日本抄本、文瑞楼本同，明抄本、乾隆本作"一"。
③ 热痛：元刻本、日本抄本、文瑞楼本同，明抄本、乾隆本此后有"无力"。

两 甘草炙，剉。二两

上五味，粗捣筛。每服三钱匕，以水一盏，煎取半盏，去滓，空腹温服。

治虚劳少气，行动喘惙①，小便过多，**地黄汤方**

熟干地黄二两 黄耆剉 桂去粗皮 甘草炙 当归切，焙。各三两 芍药 黄精焙干 黄芩去黑心。各一两 麦门冬去心，焙。五两

上九味，粗捣筛。每服三钱匕，水一盏，生姜半分，拍碎，枣两枚，去核，煎至六分，去滓，空腹温服，日午夜卧再服。

治虚劳少气，喉咽不利，唾如稠胶②，**茯苓汤方**

白茯苓去黑皮 麦门冬去心，焙。各一两 熟干地黄焙 人参 前胡去苗 桂去粗皮。各半两 芍药 甘草炙。各一两

上八味，粗捣筛。每服五钱匕，水一盏半，枣二枚，去核，煎至一盏，去滓，分温二服，如人行十里再服。

治虚劳少气，咳逆伤损，郁郁不足，降气，通津液，**五补麦门冬汤**方

麦门冬去心，焙。二两 五味子 人参 桂去粗皮 甘草炙。各半两 地骨皮一两 小麦二合 粳米一合

上八味，粗捣筛。每服五钱匕，水一盏半，入薤白三寸，切，同煎至一盏，去滓，空腹温服。若口干加竹叶一两，切。

治虚劳少气，羸困无力，小便频数，不能饮食，**黄耆汤方**

黄耆剉。二两 白芍药去心，焙 桂去粗皮 当归切，焙。各一两 麦门冬去心，焙。一两半 龙骨 熟干地黄焙。各一两 甘草炙。半两

上八味，粗捣筛。每服三钱匕，水一盏，生姜半分，拍碎，枣二枚，擘破，同煎至六分，去滓，食前温服。

---

① 惙（chuò辍）：元刻本、日本抄本、文瑞楼本同，明抄本、乾隆本作"促"。惙，疲乏。

② 稠胶：元刻本、日本抄本、文瑞楼本同，明抄本、乾隆本此后有"困乏无力"。

治虚劳少气，四肢无力，**山芋丸方**

山芋二两　黄耆一两　远志去心　五味子　牛膝去苗，酒浸，切，焙。各半两　柏子仁　桂去粗皮。各三分①　巴戟天去心。一两　熟干地黄焙。二两

上九味，捣罗为末，炼蜜和杵三五百下，丸如梧桐子大。每服食前温酒下三十丸。

虚劳上气

论曰：虚劳上气者，肺气虚弱，邪气盛实也。气聚于肺则肺布叶举，上焦不通，气满胸中，故为上气之疾。

治虚劳上气，胸膈不利，喘急，咳唾稠黏，不思饮食，**五味子汤方**

五味子　诃黎勒皮　前胡去芦头　麦门冬去心，焙。各一两　人参　枳壳去瓤，麸炒　紫苏茎叶　大腹皮②　甘草炙，剉。各三分　陈橘皮汤浸，去白，焙　半夏汤浸去滑，七遍。各半两

上一十一味，粗捣筛。每服三钱匕，水一盏，入生姜半分，煎至七分，去滓温服，不拘时候。

治虚劳上气咳嗽，兼肺劳涕唾稠黏及有脓血，皮肤干焦，作则寒热，饮食不下，喘息不调，日渐瘦悴，坐卧不得，**半夏汤方**

半夏汤洗去滑，焙　桔梗剉。各三分　槟榔二枚。煨，剉　桑根白皮炙，剉　百部焙　贝母去心，炒　甘草炙，剉　款冬花　吴茱萸水浸一宿，焙干，炒　紫菀去苗、土。各半两　泽漆叶　旋覆花各一分

上一十二味，粗捣筛。每服三钱匕，水一盏，入生姜半分，拍碎，枣二枚，擘，煎至七分，去滓，空腹温服，日午夜卧再服。

治虚劳上气，咳嗽喘息，不得卧，**桑根白皮饮方**

桑根白皮剉　木通剉　桔梗剉，炒　紫苏各一两半　槟榔二枚。剉　款冬花　郁李仁炒，去皮，研。各一两

---

① 三分：元刻本、日本抄本、文瑞楼本同，明抄本、乾隆本作"五钱"。
② 大腹皮：元刻本、日本抄本、文瑞楼本剂量同，明抄本、乾隆本作"三两"。

上七味，粗捣筛。每服三钱匕，水一盏，煎至六分，去滓，食后温服，日再。

治虚劳上气，喘息，不得安卧，咳唾，面目虚浮，小便不利[①]，**黄耆汤方**

黄耆三分　桑根白皮炙　柴胡去苗　赤芍药炒　赤茯苓去黑皮。各半两　陈橘皮汤浸，去白，焙　麦门冬去心，焙　恶实微炒　甘草炙。各三分

上九味，各剉如麻豆大。每服五钱匕，水一盏半，煎取八分，去滓，食后温服，夜卧再服。

治虚劳上气咳嗽，**白茯苓丸方**

白茯苓去黑皮　贝母去心　五味子　紫菀去苗、土　白术　百部根　杜蘅　麦门冬去心，焙　人参　麻黄去根节，汤煮掠去沫　杏仁汤浸，去皮尖、双仁，熬　陈橘皮汤浸，去白，焙　桂去粗皮。等分

上一十三味，捣罗为末，炼蜜和丸如梧桐子大。每服二十丸，空腹米饮下，加至三十丸，日再服。

治虚劳上气喘息，语声嘶嗄，**桑白皮汤方**

桑根白皮炙，剉　白茯苓去黑皮。各一两半　麻黄去根节，汤煮掠去沫。一两一分　杏仁汤浸，去皮尖、双仁，别研　甘草炙，剉。各一两

上五味，粗捣筛。每服三钱匕，水一盏，入生姜半分，拍碎，煎至七分，去滓温服，不拘时候，顿服。

治虚劳上气喘促，坐卧不安，**陈橘皮丸方**

陈橘皮汤浸，去白，焙。二两[②]　紫苏子三分　防己半两　桑根白皮剉　赤茯苓去黑皮　木通剉　郁李仁汤浸，去皮尖，微炒　甜葶苈微炒。各一两

上八味，捣罗为散，炼蜜和丸如梧桐子大。每服二十丸，生姜枣汤下，不拘时候。

---

① 不利：元刻本、日本抄本、文瑞楼本同，明抄本、乾隆本作"涩"。
② 二两：元刻本、日本抄本、文瑞楼本同，明抄本、乾隆本作"三分"。

治虚劳上气，胸中烦满，寒热减食，不得安卧，**紫菀汤**方

紫菀去苗、土　五味子　前胡去芦头　陈橘皮汤浸，去白，焙　人参　白术　麦门冬去心，焙。各一两　桂去粗皮。三分　甘草炙，剉。半两

上九味，粗捣筛。每服三钱匕，水一盏，入生姜三片，枣二枚，擘破，煎取七分，去滓温服，日三服。

治虚劳上气，心腹气胀，不能饮食，呕吐酸水，**白术汤**方

白术　人参　白茯苓去黑皮　诃黎勒皮　厚朴去粗皮，生姜汁炙。各一两　陈橘皮汤浸，去白，焙　槟榔剉　紫苏茎叶　桂去粗皮。各三分　半夏汤洗七遍，去滑　木香各半两

上一十一味，粗捣筛。每服三钱匕，水一盏，煎至七分，去滓，入生姜汁少许，再煎至六分。稍热服，不拘时候。

虚劳咳嗽

论曰：虚劳咳嗽者，以肺伤胃弱，荣卫衰微，气不温充故也。肺主气，为五脏之盖，其脉环循胃口。肺脏劳伤，则令人咳嗽上气，或唾脓血，寒热潮作，面赤口干，偏卧喜汗，不能饮食，肌肤消瘦是也。

治虚劳咳嗽，胸满气急，发热羸瘦，**鳖甲汤**方

鳖甲去裙襕，醋炙黄　柴胡去苗　杏仁汤浸，去皮尖、双仁，麸炒　桃仁汤浸，去皮尖、双仁，麸炒　款冬花　甘草炙，剉　贝母去心　知母焙。各一两　皂荚去皮子，酥炙。一分

上九味，粗捣筛。每服三钱匕，水一盏，入小麦五十粒[①]、乌梅一个[②]，煎至七分，去滓温服。

治虚劳咳嗽[③]日久不差，**保命丸**方

蛤蚧一枚[④]。如丈夫患用雄者腰上一截，女人患用雌者腰下一截，

---

① 五十粒：元刻本、日本抄本、文瑞楼本同，明抄本、乾隆本作"一撮"。

② 一个：元刻本、日本抄本、文瑞楼本同，明抄本、乾隆本作"二枚"。

③ 咳嗽：元刻本、日本抄本、文瑞楼本同，明抄本、乾隆本此后有"荣卫衰微"。

④ 枚：元刻本、日本抄本、文瑞楼本同，明抄本、乾隆本作"对"。

酥炙　皂荚不蚛者，酥炙，去皮、子。两梃　款冬花　杏仁去皮尖，童子小便浸一复时，控干蜜炒　木香　天麻　干地黄熟煮如黑饧，研，焙　半夏汤洗去滑，二七遍，焙　五味子各一分　丁香半分

上一十味，捣罗为末，炼蜜丸梧桐子大。每服食后生姜汤下十五丸，加至二十丸。

治虚劳咳嗽，痰唾不利①，喘急胸②满，呀呷有声，饮食不进，**蛤蚧汤方**

蛤蚧酥炙，去爪。一对　人参一两　杏仁汤浸，去皮尖，研。五两　白茯苓去黑皮。一两　甘草炙，剉。四两③　桑根白皮米泔浸一宿，剉，焙。一两

上六味，粗捣筛。每服三钱匕，水一盏，入生姜三片，同煎至六分，去滓温服，空心夜卧各一。

治虚劳咳嗽喘急，涕唾稠黏，心膈满闷，**驱劳汤方**

秦艽去苗、土　柴胡去苗　白茯苓去黑皮　鳖甲去裙襕，醋炙。各半两　贝母去心　款冬花　紫菀去苗、土　地骨皮　人参　麻黄去根节　桂去粗皮　半夏姜汁浸三日，汤洗，切，焙。各一分　诃黎勒皮三枚　杏仁汤洗，去皮尖、双仁，研。一两④

上一十四味，粗捣筛。每服五钱匕，水一盏半，入生姜五片，同煎至八分，去滓温服。

治虚劳喘嗽，寒热盗汗，**秦艽汤方**

秦艽去苗、土　甘草炙，剉。各一两　桂去粗皮　柴胡去苗　当归切，焙。各半两

上五味，粗捣筛。每服三钱匕，水一盏，入生姜二片，乌梅并枣各一⑤枚，擘破，同煎至七分，去滓温服。

<hr>

① 痰唾不利：元刻本、日本抄本、文瑞楼本同，日本抄本旁注"作治虚劳咳嗽，呕吐痰涎，胸膈不利，喘急壅满，呀呷有声"，明抄本、乾隆本作"吐呕痰涎，胸膈不利"。

② 胸：元刻本、日本抄本、文瑞楼本同，明抄本、乾隆本作"壅"。

③ 四两：元刻本、日本抄本、文瑞楼本同，明抄本、乾隆本作"五钱"。

④ 两：元刻本、日本抄本、文瑞楼本同，明抄本、乾隆本作"分"。

⑤ 一：元刻本、日本抄本、文瑞楼本同，明抄本、乾隆本作"二"。

治虚劳咳嗽^①，**白茯苓汤**方

白茯苓去黑皮　五灵脂　白芷微炒。各一两　黄明胶两片，重一两者。炙令燥

上四味，粗捣筛。每服三钱匕，水一盏，煎至八分，去滓，入蜜少许，更煎两沸。放温细呷服，不计时。

治虚劳咳嗽，肠鸣滑泄，**紫菀汤**方

紫菀去土。半两　柴胡去苗。一两　附子炮裂，去皮脐。半两　苍术米泔浸一宿，切片，焙干　赤芍药各一两　肉豆蔻去壳　人参各半两

上七味，剉如麻豆。每服三钱匕，水一盏，煎至六分，去滓，不计时温服。

治虚劳咳嗽，气喘颊赤，心忪烦躁，两胁胀闷，肌瘦少力，可思饮食，**柴胡饮**方

柴胡去苗。半两　白术　赤茯苓去黑皮　鳖甲去裙襕，醋炙。各一分半　知母切，焙　犀角屑各一分　枳壳去瓤，麸炒。一分半

上七味，粗捣筛。每服三钱匕，水一盏，煎至半盏，去滓温服，早晨、日午、夜卧各一服。

治虚劳发热咳嗽，**七味汤**方

柴胡去苗　厚朴去粗皮，姜汁炙。各二两　甘草炙　桂去粗皮　麻黄去根节　陈橘皮汤浸，去白，焙　半夏为末，姜汁和作饼，焙干。各一两

上七味，粗捣筛。每服三钱匕，水一盏，入生姜三片，枣二枚，同煎至七分，去滓温服。

治虚劳咳嗽不止，时发寒热，涕唾稠浊，**秦艽饮**方

秦艽去苗、土　柴胡去苗　贝母去心，焙　桔梗炒。各一两　甘草炙，剉。三分　诃黎勒煨，去核。一两半　陈橘皮汤浸，去白，焙　麻黄去根节。各一两

---

① 咳嗽：元刻本、日本抄本、文瑞楼本同，明抄本、乾隆本此后有"心胸满闷"。

上八味，粗捣筛。每服三钱匕，用童子小便一盏，入乌梅一个①，同煎至七分，去滓温服，空心食前服。

治虚劳咳嗽，发热羸瘦，**阿胶丸方**

阿胶炙令燥　熟干地黄焙　山芋各一两　羚羊角屑　柏子仁研　茯神去木　地骨皮　五味子　百合各半两　丹参②　远志去心　麦门冬去心，焙　人参各三分　蛤蚧蜜炙。一对

上一十四味，捣罗为末，炼蜜和丸弹子大。每服一丸，水八分煎至六分。放温，时时细呷服，食后、夜卧各一。

治虚劳咳嗽喘满，食少胁痛，时发寒热，**地骨皮丸方**

地骨皮　白槟榔煨，剉　桔梗炒　麦门冬去心，焙。各一两半　茯神去木　百合　诃黎勒煨，取皮　人参　甘草炙，剉。各一两　熟干地黄焙　赤芍药各二两

上一十一味，捣罗为末，炼蜜和丸梧桐子大。每空腹煎黄耆汤下二十丸，日三服。

虚劳痰饮

论曰：虚劳之人阳气不足，水饮下咽，入于胃腑，不能流传，致多痰饮。其候胸膈痞闷，倚息短气，怠惰嗜卧，心下悸动，咳嗽痰水，不欲饮食是也。治法宜调顺三焦，升降阴阳。使气道通流，即痰饮自消。

治虚劳③不足，四肢羸瘵，脾胃虚冷，痰饮停积，不欲饮食，食即汗出④，**黄耆汤方**

黄耆剉，焙　甘草炙，剉　当归切，焙　细辛去苗叶　五味子去茎叶　人参　桂去粗皮。各半⑤两　芍药三分　前胡去芦头。一

---

① 一个：元刻本、日本抄本、文瑞楼本同，明抄本、乾隆本作"二枚"。
② 丹参：元刻本、日本抄本、文瑞楼本同，明抄本、乾隆本作"牡丹皮"。
③ 虚劳：元刻本、日本抄本、文瑞楼本同，明抄本、乾隆本此后有"阳气"。
④ 汗出：元刻本、日本抄本、文瑞楼本同，明抄本、乾隆本此后有"调顺三焦，痰饮自化"。
⑤ 半：元刻本、日本抄本、文瑞楼本同，明抄本、乾隆本作"一"。

分^①　白茯苓去黑皮。一两　半夏汤浸去滑，焙干　麦门冬去心，焙。各二两^②

上一十二味，粗捣筛。每服五钱匕，水一盏半，生姜半分，拍碎，枣三枚，去核，煎至一盏，去滓，分温二服，空心一服，如人行三五里再服。

治虚劳寒热进退，痰饮不消，四肢拘急，手足时冷，**半夏汤方**

半夏汤洗去滑，焙干　槟榔各半两　柴胡去苗　桔梗炒　人参　赤茯苓去黑皮　白术各一两　陈橘皮去白。三分

上八味，粗捣筛。每服五钱匕，水一盏半，生姜一分，拍碎，煎至一盏，去滓，空腹分温二服。

治虚劳气逆，呕吐痰涎，**枇杷叶汤方**

枇杷叶刷去毛，生姜汁浸，炙　前胡去芦头　桔梗炒。各三分　藿香叶　人参　白术各一两一分　白茯苓^③去黑皮　五味子^④　木香^⑤　京三棱^⑥煨，剉　木通^⑦剉　鳖甲去裙襕，醋炙黄　甘草炙　厚朴去粗皮，生姜汁浸，炙　白芷　防风去叉。各半两　当归切，焙　芍药　牡丹皮　知母焙　枳壳去瓤，麸炒。各一分　半夏一两。汤浸去滑，七遍　泽泻　大腹皮剉　诃黎勒皮各三分

上二十五味，粗捣筛。每服五钱匕，水一盏半，生姜一分，拍碎，枣二枚，擘破，同煎至八分，去滓，带热空心日午、近夜服。

治五劳七伤，脾胃气^⑧弱，痰饮不消，胸满气逆，呕吐减食，

---

①　分：元刻本、日本抄本、文瑞楼本同，明抄本、乾隆本作"两"。

②　二两：元刻本、日本抄本、文瑞楼本同，明抄本、乾隆本作"三分"。

③　白茯苓：元刻本、日本抄本、文瑞楼本剂量同，明抄本、乾隆本作"五钱"。

④　五味子：元刻本、日本抄本、文瑞楼本剂量同，明抄本、乾隆本作"五钱"。

⑤　木香：元刻本、日本抄本、文瑞楼本剂量同，明抄本、乾隆本作"一两一分"。

⑥　京三棱：元刻本、日本抄本、文瑞楼本剂量同，乾隆本作"一两一分"。

⑦　木通：元刻本、日本抄本、文瑞楼本剂量同，乾隆本作"一两一分"。

⑧　气：元刻本、日本抄本、文瑞楼本同，明抄本、乾隆本作"虚"。

茯苓汤方

赤茯苓去黑皮　前胡去芦头　人参　附子炮裂，去皮脐。各半两　黄耆剉　鳖甲去裙襕，醋浸炙黄　半夏汤洗七遍，去滑，炒干。各一两　陈橘皮汤浸，去白，焙　木香各一分①

上九味，粗捣筛。每服三钱匕，水一盏，生姜半分，拍碎，枣两枚，去核，煎至六分，去滓，空腹温服，日午、临卧再服。

治虚劳脾胃不调，痰饮留滞，心胸烦闷，不思饮食，呕逆头眩，**人参半夏汤方**

人参　半夏汤洗二七遍，去滑　赤茯苓去黑皮。各一两　大腹皮二枚　前胡去芦头　陈橘皮汤浸，去白，焙　枇杷叶去毛，炙　鳖甲去裙襕，醋炙黄　柴胡去苗。各三分　芍药半两

上一十味，粗捣筛。每服三钱匕，水一盏，生姜三片，同煎至七分，去滓，温服食后。

治虚劳痰饮，不思饮食，胸满气逆，**橘皮汤方**

陈橘皮汤浸，去白，焙。三两②　半夏汤洗七遍，去滑，麸炒黄色　大腹皮剉　赤茯苓去黑皮　芍药各半两　前胡去芦头　枇杷叶去毛，炙。各三分

上七味，粗捣筛。每服三钱匕，水一盏，生姜半分，拍破，煎至六分，去滓，不拘时温服。

治脾胃虚冷，痰饮不消，心腹时痛，**木香汤方**

木香　半夏汤洗七遍，去滑　人参　赤茯苓去黑皮　白术各一分　干姜炮　甘草炙，剉　桂去粗皮　厚朴去粗皮，涂姜汁炙熟　枳壳去瓤，麸炒。各半两　陈橘皮汤浸，去白，焙。一两　草豆蔻去皮。二个③　槟榔鸡心、大者，一个。剉　诃黎勒五个。煨，去核

上一十四味，粗捣筛。每服五钱匕，水一盏半，枣两枚，擘破，生姜一分，拍碎，同煎取八分，去滓热服，不拘时候。

---

① 分：元刻本、日本抄本、文瑞楼本同，明抄本、乾隆本作"两"。
② 两：元刻本、日本抄本、文瑞楼本同，明抄本、乾隆本作"分"。
③ 二个：元刻本、日本抄本、文瑞楼本同，明抄本、乾隆本作"一枚"。

治虚劳痰饮，脾胃不和，四肢乏力，不思饮食，**五补汤方**

五味子　黄耆剉　白术各一两　桂去粗皮　人参　厚朴去粗皮，涂姜汁炙熟　白茯苓去黑皮　当归切，焙　甘草炙，剉　沉香剉　熟干地黄焙　陈橘皮汤浸，去白，焙　半夏汤洗七遍，去滑。各半两

上一十三味，粗捣筛。每服三钱匕，水一盏，生姜一小块，拍破，枣二枚，同煎至七分，去滓，温服食前。

治虚劳痰饮，心胸烦满，气逆呕吐[1]，补暖水脏，和益脾胃，**白术汤方**

白术　木香　人参　白茯苓去粗皮　草豆蔻去皮　陈橘皮汤浸，去白，焙　桂去粗皮　枳壳去瓤，麸炒　细辛去苗叶　陈曲末各半两　诃黎勒三枚。煨，取皮用

上一十一味，粗捣筛。每服三钱匕，水一盏，入盐少许，生姜五片，煎至七分，去滓，空心热服。

虚劳呕逆

论曰：虚劳之人中焦有冷，不能化谷，寒气入胃，痞满不通。故虽能食而胃亦不受，使气上行，令人呕逆，痞闷不安，心下逆满也。

治虚劳胸满，气逆呕吐，饮食不入，**前胡汤方**

前胡去芦头。三分　柴胡去苗　桔梗炒　人参　赤茯苓去黑皮。各半两　大腹三枚。并皮剉　半夏汤洗七遍，去滑，焙干　陈橘皮汤浸，去白，炒。各一分

上八味，粗捣筛，每用五钱匕，水一盏半，入生姜一分，拍破，煎至一盏，去滓，空腹分温二服。

治虚劳脾胃不和，吐逆痰涎，**枇杷叶汤方**

枇杷叶刷去毛，炙　前胡去芦头。各三分　人参　白术各一

---

① 呕吐：元刻本、日本抄本、文瑞楼本同，明抄本、乾隆本此后有"脾胃不和，四肢乏力，不思食"。

两一分　白茯苓去黑皮　桔梗炒　泽泻　大腹皮剉，炒　诃黎勒炮，去核　白芷　厚朴去粗皮，生姜汁炙　防风去叉　鳖甲醋浸炙，去裙襕　木香　木通剉　京三棱煨　五味子炒　当归切，焙　芍药　牡丹皮　甘草炙，剉　枳壳去瓤，麸炒　知母切，焙　半夏汤浸七遍，去滑，焙　藿香去梗。各半两

上二十五味，粗捣筛。每服五钱匕，以水一盏半，生姜一分，拍碎，枣一枚，擘破，煎至一盏，去滓，不拘时温服。

治虚劳脾胃气弱，呕吐，口干烦渴，不能饮食，四肢疼痛，**厚朴丸**方

厚朴去粗皮，姜汁炙熟　陈橘皮汤浸，去白，炒　白茯苓去黑皮　人参　干姜炮　白术　薏苡仁各一两半　桂去粗皮　牛膝酒浸，焙。各一两一分　枳壳去瓤，麸炒　细辛去苗叶　食茱萸　大麦蘖炒。各三分　石斛去根　甘草炙。各一两

上一十五味，捣罗为末，炼蜜和丸如梧桐子大。每服二十丸，温酒下，日二服，加至三十丸。

治虚劳脾胃气滞，胸膈痰壅^①，食即呕吐，**半夏汤**方

半夏汤浸去滑，焙干。一两　陈橘皮汤浸，去白，炒。二两　芍药　白茯苓去黑皮　白术　杏仁汤浸，去皮尖、双仁，别研。各一两半

上六味，除杏仁外，粗捣筛和匀。每服五钱匕，用水一盏半，入枣两枚，擘破，生姜一分，拍碎，煎至一盏，去滓，分温二服。

治虚劳脾胃虚冷，寒痰呕吐，心^②腹胀满疞痛，水谷不消^③，**七香丸**方

零陵香去梗　甘松香去土。各一两　藿香去梗　木香各一两半　丁香皮剉　沉香各半两　麝香研　红豆蔻去皮　草豆蔻去皮　荜澄茄各一分　山芋　槟榔煨。各二两　厚朴去粗皮，生姜汁炙熟　白术　半夏汤洗七遍，去滑　人参　青橘皮汤浸，去白，

---

① 痰壅：元刻本、日本抄本、文瑞楼本同，明抄本、乾隆本作"满"。
② 心：元刻本、日本抄本、文瑞楼本同，明抄本、乾隆本作"胸"。
③ 不消：元刻本、日本抄本、文瑞楼本同，明抄本、乾隆本作"完出不化"。

焙　白豆蔻去皮　蒟酱各一两^①　陈橘皮汤浸，去白。三分　甘草
炙。一两半^②

上二十一味，捣罗为末，面^③糊和丸如梧桐子大。每服二^④十
丸，食前生姜汤下。

治虚劳脾胃久虚，吐逆不下食，**藿香汤**方

藿香叶　人参　白茯苓去黑皮　桔梗去芦头，炒　桂去粗
皮　木香　白术　甘草炙　杏仁汤浸，去皮尖，麸炒　半夏汤洗七
遍，去滑，炒令黄。各半两^⑤　枇杷叶十片^⑥。拭去毛，炙

上一十一味，粗捣筛。每服五钱匕，水一盏半，生姜五片，
同煎至七分，去滓，稍热服，不拘时候。

治虚劳脾胃气弱，呕吐，不纳饮食，四肢怠惰，**人参汤**方

人参　肉豆蔻去壳，炮　半夏汤洗七遍，去滑　藿香去梗　黄
耆剉　厚朴去粗皮，生姜汁炙熟　枇杷叶拭去毛，炙　白茯苓去黑
皮。各一两　甘草炙。三分　白术二两

上一十味，粗捣筛。每服三钱匕，水一盏，入生姜指大，拍
碎，大枣二枚，擘破，煎取七分，去滓，空心食前温服。

治虚劳胃气寒，中脘痞闷，呕吐多痰，可^⑦思饮食，**半夏饮**方

半夏一两。汤洗去滑，用生姜二两，同捣作饼子，焙干　丁
香　木香各一分　白术　沉香剉　陈橘皮汤浸，去白，炒。各半
两　草豆蔻五枚。去皮　甘草炙　青橘皮汤浸，去白，炒。各一两

上九味，粗捣筛。每服五钱匕，以水一盏半，生姜半分，煎
取一盏，去滓温服。

治虚劳胸中气满，痰饮澼结，或时呕逆，不欲饮食，**白术
汤**方

---

① 两：元刻本、明抄本、日本抄本、文瑞楼本同，乾隆本作"分"。
② 一两半：元刻本、日本抄本、文瑞楼本同，明抄本、乾隆本作"一两"。
③ 面：元刻本、日本抄本、文瑞楼本同，明抄本、乾隆本作"姜汁"。
④ 二：元刻本、日本抄本、文瑞楼本同，明抄本、乾隆本作"三"。
⑤ 半两：元刻本、日本抄本、文瑞楼本同，明抄本、乾隆本作"一两"。
⑥ 十片：元刻本、日本抄本、文瑞楼本同，明抄本、乾隆本作"一两"。
⑦ 可：元刻本、日本抄本、文瑞楼本同，明抄本、乾隆本作"不"。

白术　陈橘皮汤浸，去白，炒　桂去粗皮　白茯苓去黑皮　前胡去芦头。各一两　枳实麸炒　半夏汤洗去滑，七遍　附子炮裂，去皮脐。各三分　甘草炙。半两

上九味，剉如麻豆。每服三钱匕，以水一盏半，生姜半分，煎至一盏，去滓，不计时候温服。

治虚劳脾胃冷弱，胸满气逆，呕吐咳嗽，腹痛肠鸣，**附子汤方**

附子炮裂，去皮脐　甘草炙。各一两　干姜炮。三分①　半夏一②两。汤洗去滑，生姜二两，同捣作饼，炙　白术剉，炒。一两半③　苍术米泔浸，去粗皮，剉，炒。二两

上六味，剉如麻豆。每服三钱匕，水一盏半，枣二枚，擘，生姜半分，煎至一盏，去滓，分为二服。

虚劳不思食

论曰：虚劳不思食者，劳气在脾胃也。胃为水谷之海，脾能消磨④。今脾胃虚弱不能化谷，则胃中虚满而不饥，令人胸膈否塞，故不思饮食。

治虚劳不思饮食，腹肚不调，口疮痰逆及脏腑久冷，**猪肝丸方**

獖猪肝半具。去脂膜，以酒五升煮令烂，细切后入药末　柴胡去苗　厚朴去粗皮，生姜汁炙　干姜炮裂　附子炮裂，去皮脐　缩砂去皮　白术各一两　陈橘皮汤浸，去白，炒　当归切，炒　芍药各半两　陈曲炒　肉豆蔻炮，去壳　桂去粗皮　木香　黄连去须。各一分⑤

上一十五味，除猪肝外，捣罗为末，入木臼，将猪肝相和，

---

① 三分：元刻本、日本抄本、文瑞楼本同，明抄本、乾隆本作"二两"。

② 一：元刻本、文瑞楼本同，明抄本、乾隆本、日本抄本作"二"。

③ 一两半：元刻本、日本抄本、文瑞楼本同，明抄本、乾隆本作"二两"。

④ 消磨：元刻本、日本抄本、文瑞楼本同，明抄本、乾隆本此后有"则无病矣"。

⑤ 分：元刻本、日本抄本、文瑞楼本同，明抄本、乾隆本作"两"。

烂杵为丸如梧桐子大。每服二十丸，温酒下，不拘时。

治虚劳不思食，胸背支满①，脏气虚逆，羸瘦，食不消化，温脾进食，**茱萸丸方**

食茱萸微炒。三分　干姜炮，裂　大黄剉，炒　甘草炙　附子炮裂，去皮脐　麦曲炒。各半两　厚朴去粗皮，生姜汁炙，剉　人参　枳实去瓤，麸炒。各一分

上九味，捣罗为末，炼蜜和为丸如梧桐子大。每服二十丸，温酒下，空心日午夜卧温服。

治虚劳瘦羸，不进食，脏腑虚冷，**内补地黄丸方**

熟干地黄焙　桂去粗皮。各三分　防风去叉　乌头炮裂，去皮脐　芎劳　桃仁汤浸，去皮尖，炒，别研　牛膝酒浸，切，焙　石斛去根　干姜炮裂。各半两

上九味，除桃仁外，捣罗为末，与桃仁相和令匀，炼蜜为丸如梧桐子大。每服二十丸，温酒下，空心日午夜卧服。

治虚劳不思饮食，中满痞塞，大肠或秘或泄，**豆蔻汤方**

白豆蔻②去皮。一两　丁香半两　白术剉，炒。一两　厚朴去粗皮，生姜汁炙。二两　人参一两　干姜炮裂。半两　甘草炙。半两　陈橘皮汤浸，去白，焙。一两　槟榔剉。二枚③

上九味，粗捣筛。每服三钱匕，水一盏，入生姜三片，枣二枚，擘破，同煎至七分，去滓温服，不计时候。

治脾劳虚损，不思饮食，脐腹疼痛，补虚壮阳，**巴戟丸方**

巴戟天去心　附子炮裂，去皮脐　肉苁蓉酒浸，切，焙　蘹香子炒　牛膝酒浸，切，焙　荜澄茄　当归切，炒　蜀椒去目及闭口，炒出汗　吴茱萸汤浸，焙干，炒　青橘皮汤浸，去白，焙　木香　人参各一两

上一十二味，捣罗为末，醋煮面糊为丸如梧桐子大。每服二十丸，不拘时，温酒下。

---

① 支满：元刻本、日本抄本、文瑞楼本同，明抄本、乾隆本作"满闷"。
② 白豆蔻：元刻本、日本抄本、文瑞楼本同，明抄本、乾隆本作"肉豆蔻"。
③ 枚：元刻本、日本抄本、文瑞楼本同，明抄本、乾隆本作"两"。

治虚劳脾胃宿冷，不思饮食，四肢怠惰①，心腹胀满，脐下结痛及痃癖气块等病，**荜拨丸方**

荜拨炒　诃黎勒煨，去核　干姜炮裂　人参各一两　桂去粗皮　白茯苓去黑皮　胡椒各半两

上七味，捣罗为末，炼蜜和丸梧桐子②大。每服二十丸，米饮下，空心食前服。

治虚劳不思饮食，进食补虚，**人参汤方**

人参　木香　青橘皮汤浸，去白，焙　陈橘皮汤浸，去白，焙　藿香叶　白茯苓去黑皮　甘草炙。各一两

上七味，粗捣筛。每服三钱匕，水一盏，生姜三片，枣二枚，擘破，同煎至七分，去滓温服，不计时候。

治脾③劳腹痛，不思饮食，**乌头汤方**

乌头炮裂，去皮脐。一两　青橘皮汤浸，去白，焙。一两半　甘草炙。一两　益智去皮　高良姜剉，炒　蘹香子炒。各半两　草豆蔻去皮。五枚

上七味，剉如麻豆。每服三钱匕，以水一盏，入盐少许，同煎七分，去滓温服。如气泻，入艾叶五片同煎。

治五劳七伤，脏腑虚惫，四肢少力，骨节疼痛，胃气不调，日渐羸瘦，不思饮食，**猪肝煎丸方**

猪肝　猪肚净洗，去脂膜。各二具

上二味，并切作片，于新砂盆内以薄黄泥固济，外面泥如灶，初且用小便一斗已来入肝肚，慢火煎，以柳木篦搅，夜盖覆，旋入小便更可二斗，次入后药。

桃仁去皮尖、双仁，炒。五两。研　阿魏二两。醋化去沙石，以面裹，慢火煨，候面黄熟，去面，并桃仁同研入药　薄荷汁④二升　青蒿头研汁。二升　猪胆二十枚。取汁

①　怠惰：元刻本、日本抄本、文瑞楼本同，明抄本、乾隆本作"拘急"。
②　梧桐子：元刻本、日本抄本、文瑞楼本同，明抄本、乾隆本作"小豆"。
③　脾：元刻本、日本抄本、文瑞楼本同，明抄本、乾隆本作"虚"。
④　薄荷汁：元刻本、日本抄本、文瑞楼本同，明抄本、乾隆本作"姜汁"。

上五味，并相次入前药煎，频搅，更入小便二斗，都可五斗已来，不住以慢火煎，渐渐入，不得令干，候煎如稀饧，以通油器盛贮封盖，更入后药末。

鳖甲去裙襕，醋炙　京三棱煨，剉。各二两　槟榔剉　桂去粗皮　干漆炒烟出　厚朴去粗皮，生姜汁炙　附子炮裂，去皮脐　木香　蓬莪茂煨　石斛去根　草豆蔻去皮　枳壳去瓤，麸炒　当归切，焙　白术剉，炒　牛膝酒浸，切，焙　桔梗剉，炒　紫菀去苗、土　芎䓖　芍药　诃黎勒皮　陈橘皮去白，焙　陈曲炒　地骨皮各一两　肉豆蔻十枚。去壳　柴胡去苗。三两 [1]

上二十五味，并捣罗为末，用前煎搜和丸如梧桐子大。每服二十丸加至三十丸，空心人参汤下，温酒下亦得。

虚劳食不消

论曰：受水谷者胃也，化水谷者脾也。人腑脏充实，故能腐熟水谷，布散精气，以埤养诸脏。劳伤之人脾胃虚弱，腐化迟难，故食不能消也。

治虚劳脾胃气弱，饮食不消，胸膈满闷 [2]，消食散气，止嗽，令能食，**白术丸**方

白术剉，炒。一两一分　厚朴去粗皮，生姜汁炙　人参　陈橘皮汤浸，去白，焙　麦蘖炒　桂去粗皮　紫菀去苗、土　贝母去心　甘草炙。各三分

上九味，捣罗为末，炼蜜丸如梧桐子大。每服二十丸，米饮下，日三。

治虚劳脾胃冷弱，饮食不消，气逆烦满，稍热即发虚烦，**人参丸**方

人参二两　陈橘皮汤浸，去白。一两一分　厚朴去粗皮，生姜汁炙　白术剉。各二两　干姜炮裂。半两　甘草炙，剉　赤石

---

① 两：元刻本、日本抄本、文瑞楼本同，明抄本、乾隆本作"分"。
② 胸膈满闷：元刻本、文瑞楼本同，明抄本、乾隆本此后有"气滞咳嗽"。

脂　茯神去木　当归切，焙　薏苡仁　麦门冬去心，焙　麦蘖炒。
各一两　紫苏子炒。二合　细辛去苗叶　杏仁去皮尖、双仁，炒。
各三分

上一十五味，捣罗为末，炼蜜丸如梧桐子大。每服二十丸，
温酒下，食前，日三。

治虚劳脾胃虚冷，不能饮食，食即胀满[1]，温中下气，令人能
食，**麦蘖丸方**

麦蘖炒。二两　人参　枳壳去瓤，麸炒　白术　厚朴去粗皮，
姜汁炙。各一两半　干姜炮裂。半[2]两　桂去粗皮　陈曲炒　甘草
炙，剉　食茱萸各一两

上一十味，捣罗为末，炼蜜丸如梧桐子[3]大。每服二十丸，酒
下食前，日二服。

治虚劳胃气不调，不能[4]食，冷即腹胀泄利，**平胃丸方**

甘草炙，剉　枳壳去瓤，麸炒　白术　人参各一两　干姜炮裂。
半两　麦蘖炒。一两

上六味，捣罗为末，炼蜜丸如梧桐子大。每服二十丸，米饮
下，不拘时，日三。

治虚劳脾胃虚冷，气满不能食，虽食腹内不消，除冷下气，
补胃丸方

桔梗炒　吴茱萸炒　白术　桂去粗皮　人参各一两半　厚朴去
粗皮，生姜汁炙　陈橘皮汤浸，去白，焙　枳壳去瓤，麸炒　干姜
炮裂　甘草炙，剉　麦蘖炒　陈曲炒。各一两

上一十二味，捣罗为末，炼蜜丸如梧桐子大。每服二十丸，
食前温酒下，米饮亦得，日二夜一。

治虚劳脾胃虚冷，胸胁支满，气逆羸瘦，食不消化，**茱萸**

---

① 胀满：元刻本、日本抄本、文瑞楼本同，明抄本、乾隆本作"呕逆胀满
不化"。

② 半：元刻本、日本抄本、文瑞楼本同，明抄本、乾隆本作"一"。

③ 梧桐子：元刻本、日本抄本、文瑞楼本同，明抄本、乾隆本作"小豆"。

④ 能：元刻本、日本抄本、文瑞楼本同，明抄本、乾隆本作"思"。

丸方

食茱萸水浸，炒令干。三分　干姜炮裂　大黄剉，炒　甘草炙，剉　附子炮裂，去皮脐　麦曲①炒　厚朴去粗皮，生姜汁炙　人参　枳实②去瓤，麸炒。各半两

上九味，捣罗为末，炼蜜丸如梧桐子大。每服二十丸，米饮下，食前日二。

治虚劳脾气不足，脐腹疼痛，食不消化，**温脾半夏汤方**

半夏二两。姜汁制作饼，炙　干姜炮裂　当归切，焙　附子炮裂，去皮脐　甘草炙，剉　人参　赤石脂　厚朴去粗皮，生姜汁炙　桂去粗皮。各一两

上九味，剉如麻豆。每服五钱匕，水一盏半，煎至一盏，去滓，分温二服。

治虚劳脾胃虚冷③，消食下气，**白术丸方**

白术　人参各一两半　枳壳去瓤，麸炒。一两一分　厚朴去粗皮，生姜汁炙　桂去粗皮　槟榔剉。各一两　陈橘皮汤浸，去白，焙。三分

上七味，捣罗为末，炼蜜丸如梧桐子大。每服二十丸，米饮下。若有寒，温酒下。

治虚劳脾胃不调，寒热羸瘦，饮食不消，不长肌肉，**当归丸方**

当归切，焙。半两　大黄剉，炒。一分　干姜炮裂　桂去粗皮　玄参　芍药　蜀椒去目及闭口者，炒出汗　杏仁去皮尖、双仁，炒。各半两　细辛去苗叶。一分　人参一分。剉　白茯苓去黑皮。一分　黄芩去黑心。一分

上一十二味，捣罗为末，炼蜜丸如梧桐子大。每服十五丸，温酒下，日三服。

---

① 麦曲：元刻本、日本抄本、文瑞楼本同，明抄本、乾隆本作"麦蘖"。
② 枳实：元刻本、日本抄本、文瑞楼本同，明抄本、乾隆本作"枳壳"。
③ 脾胃虚冷：元刻本、日本抄本、文瑞楼本同，明抄本、乾隆本此后有"饮食不化"。

治虚劳脾胃虚冷，不能食，食不消化，**白术丸方**

白术二两　陈橘皮汤浸，去白，焙　人参　厚朴去粗皮，生姜汁炙　甘草炙，剉。各一两

上五味，捣罗为末，炼蜜丸如梧桐子大。每服十五丸至二十丸，温酒下，日三。

虚劳寒热

论曰：虚劳寒热者，以腑脏久虚，阴阳交争，荣卫不足所致。阳气胜则热，阴气胜则寒，阴阳相胜，故寒热互作。

治虚劳寒热往来，不思饮食，口舌生疮，四肢劳倦，五心烦躁，肌肤不泽，**木香鳖甲汤方**

木香一分　鳖甲九肋者，去裙襕，酥炙黄。一两　柴胡去苗。一两　秦艽去苗、土。三分　黄耆一两　知母焙。三分　白茯苓去黑皮。三分　人参一两　桔梗炒。三两　白术一两　甘草炙。一两　防风去叉。三分①　肉豆蔻去壳。一分②　半夏半两③　生姜三两。取汁煮令汁尽，焙　枳壳去瓤，麸炒　芍药各三分

上一十六味，细剉如麻豆大。每服半两，生姜一分，切碎，枣三枚，水三盏，煎至一盏，去滓，分温二服，早晨、日晚各一。

治虚劳寒热，日渐羸瘦，行步艰难，饮食不进，状如疟疾，**柴胡当归汤方**

柴胡去苗　当归切，焙　防风去叉　白芷　附子炮裂，去皮脐　白术　牡丹皮　桂去粗皮　天仙藤　秦艽去苗、土　桔梗炒　芍药　人参　麻黄去根节　木香各一两　知母切，焙。半两　甘草炙，剉。半两

上一十七味，剉如麻豆。每服三钱匕，水一盏，生姜三片，枣一枚，擘，同煎至七分，去滓，空心温服。

治虚劳寒热，羸瘦食减，肢体困倦，**柴胡丸方**

---

① 三分：元刻本、日本抄本、文瑞楼本同，明抄本、乾隆本作"一两"。
② 分：元刻本、日本抄本、文瑞楼本同，明抄本、乾隆本作"两"。
③ 两：元刻本、日本抄本、文瑞楼本同，明抄本、乾隆本作"分"。

柴胡去苗。一两　鳖甲醋炙，去裙襕。二两　厚朴去粗皮，生姜汁炙，焙　山栀子仁　常山　知母切，焙　秦艽去苗、土　黄芩去黑心　白术　槟榔剉　桔梗炒　芍药　枳壳去瓤，麸炒　白茯苓去黑皮　贝母去心　人参　熟干地黄焙　前胡去芦头　防风去叉　紫菀去苗、土　麻黄去根节　黄耆细剉　陈橘皮①去白，麸炒　桂去粗皮。各一两　京三棱炮，剉。三两

上二十五味，捣罗为末，炼蜜丸如梧桐子大。每服三十丸，温酒下，空心日午夜卧服。

治虚劳寒热，周身疼痛，咳嗽痰壅，**黄耆汤**方

黄耆细剉　柴胡去苗　鳖甲去裙襕，醋炙　肉豆蔻炮，去壳　白芷　秦艽去苗、土　桂去粗皮　桔梗炒。各一两　麦门冬去心，焙　当归切，焙　白茯苓去黑皮　人参　枳壳去瓤，麸炒　甘草炙，剉　熟干地黄焙　海桐皮剉　芍药　木香　酸枣仁炒　沉香剉　荆芥穗半两　槟榔剉。各半两

上二十二味，粗捣筛。每服三钱匕，水一盏、生姜三片同煎至七分，去滓温服，空心日午近夜各一。

治寒热虚劳，四肢无力，面色枯悴②，**秦艽汤**方

秦艽去苗、土　前胡去芦头　桔梗炒。各二两　龙胆　人参各一两　甘草炙，剉。一两　柴胡去苗。四两

上七味，粗捣筛。每服三钱匕，水一盏，入乌梅一枚，拍碎，生姜二片，煎至七分，去滓温服，不拘时。

治虚劳寒热，背胛劳倦，肢节疲疼，多困少力，饮食无味，面黄体瘦，**鳖甲散**方

鳖甲去裙襕，醋炙黄　柴胡去苗　秦艽去苗、土　牡丹皮　附子炮裂，去皮脐。各等分

上五味，捣罗为细散。每服三钱匕，用獖猪肾一枚③，去筋膜，

---

① 厚朴……陈橘皮：元刻本、日本抄本、文瑞楼本剂量同，明抄本、乾隆本作"三两"。

② 枯悴：元刻本、明抄本、日本抄本、文瑞楼本同，乾隆本作"黄瘦"。

③ 枚：元刻本、日本抄本、文瑞楼本同，明抄本、乾隆本作"对"。

切，葱白一寸，椒末少许，同研细，与药相和，别用童子小便半盏、水一盏，煎沸，搅令匀，盏子盖之，放温服。

治五劳七伤，气虚羸疲，骨节疼痛，**人参汤**方

人参　白茯苓去黑皮　附子半两，炮裂　柴胡去苗　枳壳去瓤，麸炒　白术　秦艽去苗、土。各一两

上七味，剉如麻豆。每服水三盏，猪肾一枚^①，去脂膜，切作薄片，煮熟猪肾，入药末二钱匕，葱白一寸，乌梅半枚，拍碎，生姜二片，同煎数沸，去滓温服，不拘时。

治虚劳寒热，四肢羸困，不思饮食，**秦艽当归汤**方

秦艽去苗、土　当归二味，醇酒浸经宿，焙　人参　干漆炒烟出　白茯苓去黑皮　白术各半两　柴胡去苗　鳖甲去裙襕，醋炙。各一两　木香　乌头炮裂，去皮脐　甘草炙，剉。各半两

上一十一味，剉如麻豆。每服三钱匕，水一盏半、小麦五十粒同煎取一盏，去滓，稍热服。

治虚劳寒热，喘嗽烦满，夜多虚汗，不思饮食，五心烦热，**鳖甲丸**方

鳖甲去裙襕，醋炙。二两　厚朴去粗皮，生姜汁炙，剉。二两　木香　青橘皮汤浸，去白，焙　柴胡去苗　人参　大黄煨，剉　白茯苓去黑皮。各半两

上八味，捣罗为末，炼蜜丸如梧桐子^②大。每服二十丸，米饮下，食后临卧。

治虚劳荣卫不调，寒热羸瘦，肢体烦倦，头目昏疼，饮食无味，多困少力，**前胡汤**方

前胡去芦头　柴胡去苗　桔梗炒　羌活去芦头　独活去芦头　人参　枳壳去瓤，麸炒　鳖甲去裙襕，醋炙。各一两　旋覆花一两半　甘草炙，剉。半两　石膏碎。一分^③

上一十一味，粗捣筛。每服二钱匕，水一盏，煎至七分，去

---

① 枚：元刻本、日本抄本、文瑞楼本同，明抄本、乾隆本作"对"。

② 梧桐子：元刻本、日本抄本、文瑞楼本同，明抄本、乾隆本作"小豆"。

③ 分：元刻本、日本抄本、文瑞楼本同，明抄本、乾隆本作"两半"。

滓温服。

治虚劳寒热心忪，骨节痠疼，**胡黄连汤方**

胡黄连　柴胡去苗　鳖甲去裙襕，醋炙　甘草炙，剉　白蒺藜炒　黄耆　附子炮裂，去皮脐。各半两　威灵仙去土。一两

上八味，剉如麻豆。每服三钱匕，水一盏，童子小便、酒共半盏，乌梅一枚，拍碎，同煎至一盏，去滓，不拘时候温服。

治虚劳寒热困劣，浑身疼痛无力，**鳖甲丸方**

鳖甲去裙襕，醋炙。三分　柴胡去苗　肉苁蓉酒浸，切，焙　羌活去芦头。各二两　知母焙　虎骨醋炙　常山　牛膝切，酒浸，焙　芍药　秦艽去苗、土　附子炮裂，去皮脐　豉炒　黄连去须。各一两　乌梅肉①焙　青蒿　白术各一两半　桃仁去皮尖、双仁，炒黄。三两

上一十七味，捣罗为末，炼蜜和丸如梧桐子大。每服二十丸，空心临卧温米饮下。

治虚劳寒热赢瘦，不下食，**柴胡汤方**

柴胡去苗　白茯苓去黑皮。各三两　枳壳去瓤，麸炒　白术各二两　人参　麦门冬去心，焙。各一两半

上六味，粗捣筛。每服五钱匕，水一盏半，入生姜三片，煎至八分，去滓温服，如人行七八里再服。

虚劳潮热

论曰：虚劳潮热者，潮作有时也。此由阴阳不和，气有偏胜，其候头面熻赤，体热潮躁，卧寐不安者是也。

治虚劳潮热，咳嗽，心腹妨闷，肢体疼痛，饮食减少，**人参汤方**

人参　鳖甲去裙襕，醋炙　泽泻　柴胡去苗　防风去叉　枳壳去瓤，麸炒　生干地黄焙　白术　胡黄连　羚羊角镑　款冬花　甘

---

① 乌梅肉：元刻本、日本抄本、文瑞楼本剂量同，明抄本、乾隆本作"二两"。

草炙，剉

上一十二味，等分，粗捣筛。每服二钱匕，水一盏，入乌梅一枚、竹叶五片，煎至六分，去滓温服，日三。

治虚劳肌热，烦躁少力，可食痰嗽，颊赤潮热，夜多虚汗，饮食无味，日渐羸瘦，五心烦热，骨节痠疼，**柳枝汤方**

柳枝剉。半① 两　柴胡去苗　鳖甲去裙襕，醋炙。各二两　大黄煨　青橘皮汤浸，去白，焙　木香　甘草炙，剉。半两

上七味，粗捣筛。每服四钱匕，水一盏半，入青蒿一握，切，小麦二百粒，同煎至一盏，去滓，食后温服。

治虚劳时发潮热，五心烦躁，口干，咽喉不利，**羚羊角汤方**

羚羊角镑　人参　白茯苓去黑皮　地骨皮　柴胡去苗　鳖甲去裙襕，醋炙　黄耆剉　知母焙　葛根剉　生干地黄切，焙　陈橘皮汤浸，去白，焙　麦门冬去心，微炒　羌活去芦头，剉　酸枣仁微炒　甘草炙，剉

上一十五味，等分，粗捣筛。每服三钱匕，以水一盏，入生姜半分，拍破，煎至六分，去滓，食后热服。

治虚劳潮热，荣卫不调，夜多盗汗，四肢烦疼②，饮食减少，肌瘦面黄，**麦煎汤方**

鳖甲去裙襕，醋炙　秦艽去苗、土　柴胡去苗。各二③两　玄参三两　干漆炒令烟出　人参　白茯苓去黑皮　葛根　乌头炮裂，去皮脐。各一两

上九味，剉如麻豆。每服二钱匕，先以水一盏半，下小麦五十粒，煎至一盏，去麦入药，煎至七分，去滓温服，食后临卧。

治虚劳发热，三焦不顺，饮食减少，肢节疼痛，**秦艽人参汤方**

秦艽去苗、土　人参　柴胡去苗　鳖甲去裙襕，醋炙　玄参　葛根剉　附子炮裂，去皮脐　干漆炒令烟出　白伏苓去黑

---

① 半：元刻本、日本抄本、文瑞楼本同，明抄本、乾隆本作“二”。
② 烦疼：元刻本、日本抄本、文瑞楼本同，明抄本、乾隆本此后有“无力”。
③ 二：元刻本、日本抄本、文瑞楼本同，明抄本、乾隆本作“一”。

皮　甘草炙，剉。各半两　干姜炮。一分

上一十一味，剉如麻豆。每服三钱匕，水一盏，生姜三片，同煎至七分，去滓温服，空心临卧。

治虚劳潮热，肌瘦减食，烦躁颊赤，夜多盗汗，**常山汤**方

常山　鳖甲去裙襕，醋炙　柴胡去苗　甘草炙，剉　石膏研　人参　牵牛子炒　干漆炒令烟出　陈橘皮去白，焙干　大黄剉，炒　当归切，焙。各一两

上一十一味，粗捣筛。每服三钱匕，水一盏，入小麦①、竹叶②，煎至七分，去滓，温服食后。

治虚劳潮热，咳嗽盗汗，进饮食，退肌热，**人参汤**方

人参半两　柴胡去苗　白术　黄耆剉　知母各一两　槟榔一枚。剉　桔梗炒。半两　当归切，焙　陈橘皮去白，焙干　甘草炙，剉　白茯苓去黑皮　白檀香剉。各一两　山芋　黄芩去黑心。各半两

上一十四味，粗捣筛。每服三钱匕，水一盏，煎至七分，去滓，温服食前。

治虚劳荣卫不顺，潮热黄瘦，筋骨疼痛，多困少力，饮食进退③，**柴胡汤**方

柴胡去苗。二④两　鳖甲去裙襕，醋炙。半枚⑤　甘草炙，剉。一两　秦艽去苗、土。一两半　知母一两

上五味，粗捣筛。每服三钱匕，水一盏，入枣二枚，擘，煎取六分，去滓热服，不拘时。

治虚劳潮热，咳嗽，盗汗不止，**秦艽汤**方

秦艽去苗、土　柴胡去苗　知母　甘草剉，炙。各一两

上四味，粗捣筛。每服三钱匕，水一盏，煎至六分，去滓温服，不计时候。

---

① 小麦：元刻本、日本抄本、文瑞楼本剂量同，明抄本、乾隆本作"一撮"。

② 竹叶：元刻本、日本抄本、文瑞楼本剂量同，明抄本、乾隆本作"十片"。

③ 治虚劳……进退：此23字诸校本同，日本抄本旁注"作治虚劳，荣卫不和，潮热盗汗，面黄羸瘦，四肢骨节疼痛，多困少力，饮食少"。

④ 二：元刻本、日本抄本、文瑞楼本同，明抄本、乾隆本作"一"。

⑤ 半枚：元刻本、日本抄本、文瑞楼本同，明抄本、乾隆本作"一两"。

治虚劳潮热，肌瘦咳嗽，骨节疲疼，面红颊赤，**鳖甲汤方**

鳖甲去裙襴，醋炙　柴胡去苗　甘草炙，剉　半夏生姜半两，同捣作饼子，晒干，如此三次　楝实麸炒，去核　黄耆剉　赤芍药各一两　秦艽去苗、土　人参　白术　白茯苓去黑皮　桔梗炒　知母焙　枳壳去瓤，麸炒　熟干地黄焙　地骨皮　草豆蔻去皮　常山　乌梅取肉。各半两　木香一分

上二十味，粗捣筛。每服三钱匕，水一盏，入生姜二片，枣一枚，擘破，同煎至七分，去滓温服，不拘时候。

治虚劳潮热，心神烦躁，咳嗽盗汗，肢节疲痛，夜卧不安，**柴胡鳖甲汤方**

柴胡去苗。一两　鳖甲小便浸三日，逐日换小便，炙黄，去裙襴、脊骨。一两半　秦艽去苗、土　桔梗炒　人参　芎藭　当归切，焙　白茯苓去黑皮　桂去粗皮　槟榔剉　紫菀去苗、土　桑根白皮剉　地骨皮　生干地黄焙　白术　知母焙　芍药各一两　甘草炙，剉。三分

上一十八味，粗捣筛。每服三钱匕，水、童子小便各半盏，同煎至七分，去滓，通口服，空心日午临卧各一。

治虚劳潮热，肢节烦疼，肌肤枯燥，面赤咽干，**柴胡煮散方**

柴胡去苗　人参　白茯苓去黑皮　当归切，焙　桔梗剉，炒　青橘皮去白，炒　芍药　芎藭　麦门冬去心，焙　白术　升麻　桑根白皮剉　甘草炙，剉。各一两

上一十三味，粗捣筛。每服二钱匕，水一盏，煎至七分，去滓，食后临卧温服。

治虚劳潮热，骨节疲疼，面赤口干，夜多盗汗，**牛膝汤方**

牛膝酒浸，切，焙　青蒿子　羌活去芦头。各半两　柴胡去苗　当归切，焙　秦艽去苗、土　乌梅去核，炒　芎藭　甘草炙。各一两　青橘皮汤浸，去白，炒　酸枣仁　地骨皮①　桂去粗

---

① 青橘皮……地骨皮：元刻本、日本抄本、文瑞楼本剂量同，明抄本、乾隆本作"一两"。

皮　藁本去苗、土。各半两

上一十四味，粗捣筛。每服二钱匕，水一盏，入生姜二片，枣一枚，擘，同煎至七分，去滓温服，不拘时候。

治虚劳潮热不食，及伤寒后不下食，**羚羊角饮方**

羚羊角镑　犀角镑　人参　甘草炙，剉。各一两　防风去叉　柴胡去苗　白茯苓去黑皮　桔梗炒　黄耆剉　半夏汤洗去滑，七遍，切，焙　知母焙。各一两半　升麻半两

上一十二味，粗捣筛。每服三钱匕，水一盏，煎至七分，去滓温服，不拘时。

治虚劳发①热，肢体烦疼，**柴胡汤方**

柴胡去苗　麻黄去根节，汤煮掠去沫。各一两

上二味，粗捣筛。用童子小便五盏，同煎至两盏，去滓，分温二服，出汗即差。

治虚劳，阴阳不和，有偏胜，早晚潮热，面赤颊燥，肢体疼痛，**地骨皮汤方**

地骨皮　鳖甲去裙襕，醋炙　当归切，焙　秦艽去苗、土　柴胡去苗　知母切，焙　贝母去心

上七味，等分，粗捣筛。每服二钱匕，水一盏，乌梅半个②，桃柳枝各七寸，椎碎，同煎至七分，去滓温服。

治虚劳潮热，唇红颊赤，气粗口干，睡多盗汗，大小肠秘涩，饮食减少③，**鳖甲猪肚丸方**

鳖甲去裙襕，醋炙　柴胡去苗　木香　青蒿　生干地黄焙。各一两　黄连去须。二两　青橘皮去白，炒。半两

上七味，捣罗为末，用猪肚一枚净洗，入药末在内，紧系，甑上蒸取烂，候冷和药，都杵千百下，丸如绿豆④大。每服十五丸至二十丸，温水下，食前日午临卧服。

---

① 发：元刻本、日本抄本、文瑞楼本同，明抄本、乾隆本作"潮"。
② 半个：元刻本、日本抄本、文瑞楼本同，明抄本、乾隆本作"二枚"。
③ 减少：元刻本、日本抄本、文瑞楼本同，明抄本、乾隆本此后有"困乏"。
④ 绿豆：元刻本、日本抄本、文瑞楼本同，明抄本、乾隆本作"梧桐子"。

卷第八十九

虚劳门

虚劳盗汗

论曰：眠寝之间汗出，盗人气血，久则津液枯耗，谓之盗汗。此盖虚劳之人，阳气外虚，风在肌表，腠理虚疏，心气不足故也。不治则荣卫衰损，肌肉消悴，变为羸瘠。

治虚劳荣卫不调，夜多[①]盗汗，四肢烦疼，饮食进退，肌瘦面黄，**麦煎汤**方

鳖甲净去裙襕，用好醋炙　柴胡去芦头。各二两　玄参三[②]两　干漆炒令烟出　秦艽去土　人参　白茯苓去黑皮　葛根　乌头炮裂，去皮脐。各一两

上九味，剉如麻豆。每服三钱匕，先用水一盏半、小麦三七粒煎至一盏，去麦入药，煎至七分，去滓温服，食后临卧服之。久患后亦宜服此，退劳倦，调顺经络。

治虚劳夜多虚[③]汗，肌体瘦弱，减食困劣，咳嗽不止，**蒜煎汤**方

甘草炙　秦艽去土　当归洗，切，焙　玄参洗，焙　延胡索各二两　常山四[④]两　山栀子去皮。二两　鳖甲九肋者，去裙襕，酥炙令黄。三两　黄耆剉　乌梅去核，炒　芎䓖各二两

上一十一味，剉如麻豆，瓷合收，勿泄气。每服二[⑤]钱匕，水八分一盏，入蒜一瓣，去两头，煎至六分，去滓温服，日三。

---

① 夜多：元刻本、日本抄本、文瑞楼本同，明抄本、乾隆本作"津液枯耗"。
② 三：元刻本、日本抄本、文瑞楼本同，明抄本、乾隆本作"二"。
③ 虚：元刻本、文瑞楼本同，明抄本、乾隆本、日本抄本作"盗"。
④ 四：元刻本、日本抄本、文瑞楼本同，明抄本、乾隆本作"二"。
⑤ 二：元刻本、日本抄本、文瑞楼本同，明抄本、乾隆本作"三"。

治虚劳盗汗，日晡潮热，**竹茹汤方**

青竹茹　人参　续断　桔梗炒　五味子　紫菀去土　桑根白皮
剉　前胡去芦头　麦门冬去心，焙　赤小豆　甘草炙，剉　熟干地
黄焙。各一两

上一十二味，粗捣筛。每服三钱匕，水一盏，煎至七分，去
滓温服。

治虚劳夜多盗汗，面色萎黄，四肢无力，不思饮食，咳嗽不
止，**柴胡鳖甲汤方**

柴胡去苗　鳖甲去裙襴，醋炙令热。各一两　地骨皮一两
半　知母焙。一两

上四味，粗捣筛。每服三钱匕，水一盏，乌梅半个，青蒿少
许，同煎至六分，去滓温服，食后临卧服之。

治虚劳羸瘦，荣卫不顺，体热[1]盗汗，筋骨疼痛，多困少力，
饮食进退，**柴胡汤方**

柴胡去苗　鳖甲去裙襴，醋浸一宿，炙令黄。各二两　甘草炙。
一两　秦艽去土。一两半　知母焙。一两

上五味，粗捣筛。每服二[2]钱匕，水一盏，入枣二枚，擘，煎
取六分，去滓热服。

治虚劳盗汗不止[3]，**麻黄根汤方**

麻黄根剉　牡蛎煅　黄耆剉。等分

上三味，粗捣筛。每服三钱匕，水一盏，葱白三寸，同煎至
半盏，去滓温服。

治虚劳盗汗不止及阳虚自汗，**黄耆汤方**

黄耆剉。一两　麻黄根二两　牡蛎粉三两　人参一分[4]　地骨
皮半两

---

① 体热：元刻本、日本抄本、文瑞楼本同，明抄本、乾隆本作"肌体潮热"。

② 二：元刻本、日本抄本、文瑞楼本同，明抄本、乾隆本作"三"。

③ 不止：元刻本、日本抄本、文瑞楼本同，明抄本、乾隆本此后有"四肢困乏
无力"。

④ 分：元刻本、乾隆本、文瑞楼本同，明抄本、日本抄本作"两"。

上五味，粗捣筛。每服三钱匕，水一盏，入枣一枚，擘，煎七分，去滓温服。

治虚劳盗汗不止，**黄耆散**方

黄耆剉　人参①　地骨皮②

上三味，等分，捣罗为散。每服一钱匕，煎陈小麦汤调下，不计时候温服。

治虚劳盗汗不止，**续断汤**方

续断　黄耆剉　人参　牡蛎粉　五味子微炒。各一两　陈橘皮汤浸，去白，焙。取半两　甘草炙，剉。半两　桂去粗皮。一分

上八味，粗捣筛。每服三钱匕，水一盏，入麦门冬二十粒，生姜三片，同煎至六分，去滓温服，不拘时候。

治虚劳盗汗不止，咳嗽潮热，**秦艽汤**方

秦艽去土　柴胡去苗　知母焙　甘草炙，剉

上四味，等分，粗捣筛。每服三钱匕，水一盏，煎至七分，去滓温服，不计时候。

治虚劳盗汗不止③，**车前子散**方

车前子炒。半两　木贼剉，炒　菟丝子酒浸一宿，别捣。各一分　椒目一两。微炒

上四味，捣罗为散。每服用生精猪肉一两，掺药散二钱匕在肉上，炙熟，临卧嚼吃，以温水漱口。

治虚劳阳气外虚，腠理不密，荣卫发泄④，盗汗不止⑤，骨节热痛，**柴胡汤**方

柴胡去苗　鳖甲去裙襕，醋炙　枳壳去瓤，麸炒　人参　乌梅

---

① 黄耆……人参：元刻本、日本抄本、文瑞楼本剂量同，明抄本、乾隆本作"一两"。

② 地骨皮：元刻本、日本抄本、文瑞楼本剂量同，明抄本、乾隆本作"半两"。

③ 不止：元刻本、日本抄本、文瑞楼本同，明抄本、乾隆本作"咳嗽潮热"。

④ 荣卫发泄：元刻本、日本抄本、文瑞楼本同，明抄本、乾隆本作"津液枯耗"。

⑤ 不止：元刻本、日本抄本、文瑞楼本同，明抄本、乾隆本此后有"肌肉消瘁"。

肉炒　白茯苓去黑皮。各半两　桂去粗皮　白术剉　款冬花　紫菀
去土　桔梗炒　甘草炙。各一分① 　槟榔大者。剉。一枚

上一十三味，粗捣筛。每服三钱匕，水一盏，生姜二片，青
蒿少许，同煎至七分，去滓温服，不拘时。

治虚劳骨节烦热，盗汗不止，**栀子汤方**

栀子仁　地骨皮　麦门冬去心，焙　柴胡去苗。各半② 两

上四味，粗捣筛。每服三钱匕，水一盏，入竹茹、小麦各少
许，煎七分，去滓温服。

虚劳体痛

论曰：劳伤之人，荣卫俱虚，气血衰弱，经络凝滞，致邪气
乘之，与正气相搏，逢寒则身体痛，值热则皮肤痒。诊其脉紧濡
相搏者是也。

治虚劳身体疼痛，咳嗽发热，**柴胡秦艽汤方**

柴胡去苗。一两　秦艽去苗、土　白芷　藿香去梗。各半两　桔
梗剉，炒　甘草炙，剉　莎草根炒　沉香剉　麻黄去根节。各一两

上九味，粗捣筛。每服三钱匕，水一盏半，入小麦五十粒，
同煎至七分，去滓，不拘时候温服。

治虚劳身体疼痛，发热赢瘦，**石斛汤方**

石斛去根，剉。二两　苍术四两。米泔浸一宿，切，麸炒　桔
梗剉，炒　陈橘皮去白，焙　甘草炙，剉　麻黄去节　骨碎补去
毛　桂去粗皮。各二两

上八味，粗捣筛。每服三钱匕，水一盏半，乌梅半个，生姜
二片，枣一枚，擘，同煎至八分，去滓，稍热服。

治虚劳四肢烦倦，百节痠疼，吃食减少，心胸不快，涕唾稠
黏，多卧少力，面黄肌瘦，**沉香鳖甲煮散方**

沉香剉　鳖甲去裙襴，醋炙　桂去粗皮　木香　人参　黄耆

---

① 　分：元刻本、日本抄本、文瑞楼本同，明抄本、乾隆本作"两"。
② 　半：元刻本、日本抄本、文瑞楼本同，明抄本、乾隆本作"一"。

炙，剉 牛膝去苗，酒浸，焙 巴戟天去心 白茯苓去皮 当归切，焙 秦艽去苗、土 柴胡去苗 半夏姜汁浸二宿，炒令黄 荆芥去梗 附子炮裂，去皮脐。各一两 熟干地黄焙 羌活去芦头。各三分 干蝎生。一分 肉豆蔻四枚。去壳，炮

上一十九味，捣筛为散。每服三钱匕，水一盏，葱白二寸，生姜三片，枣一枚，擘，煎七分。空心日午夜卧去滓温服。

治虚劳体痛，手足疼，心热腹满，胸中少气，客热，头痛欲吐，恍惚多忘，小便赤涩或多余沥，卧不安席，**桂心汤**方

桂去粗皮 黄耆去芦头，剉，炒。各三分 芍药 甘草炙，剉 人参各一两

上五味，粗捣筛。每服五钱匕，以水一盏半，入生姜三片，枣二枚，擘，煎至七分，去滓，空心日午夜卧温服。

治虚劳伤损，骨节痠疼，肌热咳嗽，**桑白皮汤**方

桑根白皮剉，炒。一两 青橘皮去白，炒 半夏汤浸洗去滑，姜汁制。各半两 沉香 柴胡去苗 贝母去心 附子炮裂，去皮脐 干姜炮 白茯苓去黑皮 赤芍药 白芷 甘草炙，剉 白术 鳖甲去裙襕，醋浸炙 细辛去苗叶 麻黄去节。各一两 大黄煨 木通 乌梅炒，去核 黄耆剉，炒 玄参 石斛去根 陈橘皮去白，炒 常山各半两

上二十四味，㕮咀如麻豆。每服三钱匕，水一盏半，同煎至一盏，去滓温服，不计时候。

治五①劳骨节痠疼，五心烦热，口苦舌干，不思饮食，咳嗽虚汗，渐瘦无力，**天仙藤散**方

天仙藤洗，剉 鳖甲去裙襕，醋浸，慢火炙 黄耆剉，炒 牛膝酒浸，切，烙 柴胡去苗 甘草炙。各三两 乌药六两。剉 五加皮剉 芍药各二两 木香一两

上一十味，粗捣筛。每服三钱匕，水一盏半，乌梅、大枣各半枚，煎至七分，去滓热服，不拘时。

---

① 五：元刻本、日本抄本、文瑞楼本同，明抄本、乾隆本作"虚"。

治虚劳身体疼痛，气刺，日渐瘦弱，心下气满，不思饮食，**五香**^①**鳖甲饮方**

鳖甲去裙襴，醋炙。二两　大黄湿纸煨。三分　人参　附子炮裂，去皮脐　枳壳汤浸，去瓤，麸炒　牛膝切，焙。各二两半　桂去粗皮，剉。半两　熟干地黄一两半。炒　厚朴刮去粗皮，用生姜汁炙　五味子炒　木香　丁香　当归切，炒　白术　芍药　白茯苓去黑皮　肉豆蔻去皮　沉香剉　京三棱炮　羌活去芦头　槟榔煨。各一两

上二十一味，㕮咀如麻豆。每服三钱匕，以水一盏，枣一枚，擘，生姜三片，同煎至七分，不拘时，去滓温服。

治虚劳身体倦怠，百节疫疼，羸瘦发热，神昏不爽，**轻骨汤方**

知母焙　人参　天仙藤洗，剉　白术　秦艽去土　柴胡去苗，洗，剉，焙　鳖甲去裙襴，醋炙。各一两　黄耆洗，打破，手擘如丝，以盐少许和水揉，猛火焙干　常山　当归切，炙　前胡去芦头　芎䓖　紫菀洗，焙　白茯苓去黑皮　甘草生。各半两

上一十五味，粗捣筛。每服三钱匕，水一盏半，乌梅半个^②，同煎至八分，去滓温服。

治虚劳四肢烦疼拘急，潮热盗汗，心忪，**麦煎汤方**

鳖甲去裙襴，醋炙黄　柴胡去苗　木香炮　秦艽去苗、土　干漆炒令烟出　葛根　黄连去须　石斛去根　沉香　石菖蒲各一两　桂去粗皮　附子炮裂，去皮脐　乌头炮裂，去皮脐。各半两

上一十三味，㕮咀如麻豆。每服三钱匕，以水一盏半，用小麦半合，同煎至八分，去滓温服。

治虚劳身体疼痛，四肢烦热，不思饮食，胸膈妨闷，**香甲煮散方**

沉香半两　鳖甲去裙襴，醋炙　木香　人参　白茯苓去黑

---

① 五香：元刻本、日本抄本、文瑞楼本同，明抄本、乾隆本作"三香"。
② 半个：元刻本、日本抄本、文瑞楼本同，明抄本、乾隆本作"二枚"。

皮　柴胡去苗　槟榔煨，剉　熟干地黄　桂去粗皮　黄耆剉，炙　厚朴去粗皮，姜汁炙　山芋　白术　甘草炙，剉　赤芍药各二①两　干姜炮。半两

上一十六味，捣罗为散。每服三钱匕，水一盏，生姜三片，大枣一枚，擘，同煎至七分，去滓，不拘时温服。

治虚劳身体烦疼，潮热盗汗，多惊头痛，四肢拘倦②，**人参汤**方

人参　柴胡去苗　石膏碎　甘草炙，剉　当归切，炒。各一两　常山炒。半两③　大黄湿纸裹，略炮。一分　干漆半两④。炒烟出　鳖甲去裙襴，醋炙。三分

上九味，粗捣筛。每服二⑤钱匕，水一盏半，乌梅半个，小麦一百粒，同煎至八分，去滓，不拘时温服。

治虚劳肢节疼痛，头目昏眩，怠惰少力，饮食无味，心忪烦渴，口苦咽干，夜多盗汗，**地骨皮汤**方

地骨皮　细辛去苗叶。各半两　柴胡去苗。一两　甘草炙，剉　人参　白茯苓去黑皮。各半两

上六味，粗捣筛。每服三钱匕，水一盏，煎至七分，去滓温服，日三。

治虚劳荣卫俱伤，遍身疼痛，**虎骨散**方

虎骨醋炙　猴孙骨醋炙　自然铜烧，醋淬　骨碎补去毛　赤芍药　补骨脂炒　金牙烧，醋淬　苍术切，炒　当归切，炒　芎藭　牛膝切，酒浸，焙　桂去粗皮　人参　柴胡去苗　败龟醋炙　沉香各一两

上一十六味，捣罗为细散。每服二钱匕，温酒调下，空心日午近夜服。

---

① 二：元刻本同，明抄本、乾隆本、日本抄本、文瑞楼本作"一"。
② 拘倦：元刻本、日本抄本、文瑞楼本同，明抄本、乾隆本作"疼"。
③ 半两：元刻本、日本抄本、文瑞楼本同，明抄本、乾隆本作"一分"。
④ 半两：元刻本、日本抄本、文瑞楼本同，明抄本、乾隆本作"一分"。
⑤ 二：元刻本、日本抄本、文瑞楼本同，明抄本、乾隆本作"三"。

治虚劳骨节疼痛，筋脉拘急，寒热进退，发作如疟，眠梦[1]不安，精神怯弱，夜多盗汗，日渐痿黄，不能饮食，**天灵盖汤方**

天灵盖醋炙。半两　鳖甲生使　柴胡去苗　槟榔剉。各三分[2]　青蒿一握　桃仁三七粒[3]。去皮尖、双仁，炒　豉四十九粒　甘草一中指节[4]。生用　葱白七茎[5]，如中指长　知母一分　阿魏一豆许[6]。醋化去沙石，面裹炙　猪牙皂荚五挺。酥炙

上一十二味，细剉拌匀。分作二贴，每贴用童子小便一[7]升，从午时浸至明日五更，煎取三合，去滓温服。服讫盖覆稳卧，候日出，审看十指节间有毛如藕丝，拔烧之极臭，毛白色必差，毛黑色即死。或泻下五色粪并虫为验。

治男子妇人五劳七伤，四肢无力，手足疼痛，饮食无味，**鳖甲汤方**

鳖甲去裙襕，酥炙　柴胡去苗　附子炮裂，去皮脐　白茯苓去黑皮　芍药各一两　沉香　黄耆　桔梗　人参　芎藭　桂去粗皮　木香　黄芩去黑心　五味子　半夏汤洗七遍，去滑，焙　防风去叉　枳壳去瓤，麸炒　当归切，焙　麻黄去根节，汤煮掠去沫，焙　羌活去芦头　秦艽去苗、土。各半两　槟榔一枚[8]　甘草炙。一两半。剉　陈橘皮汤浸，去白，焙。一分

上二十四味，咬咀如麻豆。每服三钱匕，水一盏，入生姜二片，枣一枚，擘破，同煎至七分，去滓温服。

治风虚劳倦，四肢拘急，不思饮食，遍身疼痛，**鳖甲柴胡汤方**

鳖甲醋炙，去裙襕　柴胡去苗　乌梅去核　人参各一两　半夏

---

① 眠梦：元刻本、日本抄本、文瑞楼本同，明抄本、乾隆本作"坐卧"。

② 三分：元刻本、日本抄本、文瑞楼本同，明抄本、乾隆本作"五钱"。

③ 三七粒：元刻本、日本抄本、文瑞楼本同，明抄本作"廿枚"，乾隆本作"十枚"。

④ 一中指节：元刻本、日本抄本、文瑞楼本同，明抄本、乾隆本作"三钱"。

⑤ 茎：元刻本、日本抄本、文瑞楼本同，明抄本、乾隆本作"寸"。

⑥ 一豆许：元刻本、日本抄本、文瑞楼本同，明抄本、乾隆本作"二钱"。

⑦ 一：元刻本、日本抄本、文瑞楼本同，明抄本、乾隆本作"二"。

⑧ 一枚：元刻本、日本抄本、文瑞楼本同，明抄本、乾隆本作"五钱"。

汤洗七遍，去滑　陈橘皮汤浸，去白，焙　独活去芦头　芎䓖　附子炮裂，去皮脐　芍药炒。各三分　桂去粗皮　酸枣仁　甘草炙，剉　黄耆各半两

上一十四味，剉如麻豆。每服五①钱匕，水一盏半，入生姜五片，煎取七分，去滓温服。

治劳②气攻注背脊拘急，肩髆烦疼，目昏瘦弱，饮食无味，**猪胆丸方**

猪胆五十枚。焙干　柴胡去苗　黄连去须。各四两　秦艽去苗、土。三两　苍术米泔浸，切，焙。一③两　青蒿头八两。小便五升，慢煎干

上六味，捣罗为末，炼蜜丸如梧桐子④。每日空心冷茶下三十丸。

虚劳羸瘦

论曰：虚劳羸瘦者，五脏之气伤损也，《经》所谓一损损于皮毛，皮聚而毛落；二损损于血脉，血脉虚少，不能荣于五脏六腑也；三损损于肌肉，肌肉消瘦，饮食不为肌肤；四损损于筋，筋缓不能自收持；五损损于骨，骨痿不能起于床。然治损之法奈何？损其肺者益其气，损其心者调其荣卫，损其脾者调其饮食、适其寒温，损其肝者缓其中，损其肾者益其精。此治损之法也。

治虚劳羸瘦，面体少色⑤，**麦门冬散方**

麦门冬去心，焙　石韦去毛　五味子　白茯苓去黑皮　菟丝子酒浸一宿，别捣　生干地黄焙。各一两⑥　桂去粗皮。半两

上七味，捣罗为散。每服二钱匕，空腹温酒调下，日午夜食

---

① 五：元刻本、日本抄本、文瑞楼本同，明抄本、乾隆本作"三"。
② 劳：元刻本、日本抄本、文瑞楼本同，明抄本、乾隆木作"虚劳"。
③ 一：元刻本、日本抄本、文瑞楼本同，明抄本、乾隆本作"二"。
④ 梧桐子：元刻本、日本抄本、文瑞楼本同，明抄本、乾隆本作"小豆大"。
⑤ 面体少色：元刻本、日本抄本、文瑞楼本同，明抄本、乾隆本作"久服令人老寿轻身"。
⑥ 一两：元刻本、日本抄本、文瑞楼本同，明抄本、乾隆本作"五钱"。

后再服。久服令人老寿身轻。

治虚劳羸瘦，悦泽颜色，益精补气，**干漆丸方**

干漆以醋炒令烟出。三两　牛膝剉，酒浸，焙干。三分　桂去粗皮　甘草炙，剉　肉苁蓉酒浸，去皴皮，切，焙令干　菟丝子酒浸，别捣　蛇床子炒令香　白术各半两

上八味，捣罗七味为末，入菟丝子相和令匀，炼蜜为丸如梧桐子大。每服十五①丸，空腹以温酒下，夜食后再服。

治劳瘦②，**猪肚黄连丸方**

猪肚一具。以童子小便一斗，煮令烂，切，研如泥　黄连去须。一两一分　柴胡去苗。一两半　白术一两　鳖甲醋浸，炙令黄。一两半　紫菀去苗、土。一两半　杏仁汤浸，去皮尖、双仁，生③，研。一两半　桂去粗皮。一两　陈橘皮去白皮。一两　干姜炮裂。三分　人参一两一分　芜荑仁炒令香。三分

上一十二味，除猪肚外，捣罗为末，入猪肚，更捣一千杵，即以炼蜜相和，调匀得所，丸如梧桐子大。每日空腹温酒下三十丸，渐加至四十丸。

治急劳羸瘦④，**炙肝散方**

苍术去粗皮　木香　桂去粗皮　附子炮裂。去皮脐　白茯苓去黑皮　人参　厚朴去粗皮，涂生姜汁炙，剉　牛膝剉，焙令干　芍药　鳖甲醋浸，炙令黄　当归去芦头。炙令干，切　青橘皮去白，焙

上一十二味，等分，捣罗为散。每用獖猪肝一具，细切，加柳叶，用药一两，掺拌令匀，慢火炙熟，空腹，放温任意食之，不过三服差。

治虚劳羸瘦，肌热盗汗，四肢少力，不思饮食，咳嗽多痰，

---

① 十五：元刻本、日本抄本、文瑞楼本同，明抄本、乾隆本作"二十"。
② 劳瘦：元刻本、日本抄本、文瑞楼本同，明抄本、乾隆本作"虚劳羸瘦"。
③ 生：元刻本、日本抄本、文瑞楼本同，明抄本、乾隆本作"炒"。
④ 急劳羸瘦：元刻本、日本抄本、文瑞楼本同，明抄本、乾隆本作"虚劳羸瘦，肝气伤损"。

人参汤方

人参一分　白茯苓去黑皮。半两　桂去粗皮。半两　紫菀去苗、土。半两　木香一分　青橘皮汤浸，去白，焙。半两　桔梗一两。炒　赤芍药一两　五味子一两　芎藭半两　诃黎勒皮半两　羌活去芦头。半两　当归切，焙。半两　防己一分　秦艽去苗、土。半两　甘草一两。炙，剉　鳖甲一两。醋炙令焦黄　柴胡去苗。半两　地骨皮一两

上一十九味，粗捣筛。每服二①钱，入葱白二②寸，生姜半分③，切碎，同煎至半盏，去滓，入童子小便半盏，再煎一两沸。每日食前温服。

治虚劳羸瘦，补益气血，壮筋骨，暖水脏，**十补丸**方

肉苁蓉酒浸一宿，切，焙　牛膝酒浸，切，焙　菟丝子酒浸，别捣　山芋　续断　山茱萸　五味子　柏子仁　巴戟天去心　远志去心。各一两

上一十味，捣罗为末，酒煮面糊为丸如梧桐子大。每服十五④丸，食前温酒或盐汤下。

治虚劳肌体羸瘦，发热减食，四肢少力，**鳖甲丸**方

鳖甲一两半。醋炙令黄，去裙襕　柴胡去苗。一两半　人参　白术　诃黎勒皮　黄耆剉　五味子　沉香　麦门冬去心，焙　赤芍药　茯神去木　生干地黄焙　木香　枳实去瓤，麸炒。各一两

上一十四味，捣罗为末，炼蜜为丸如梧桐子大。每日空心，人参汤或粥饮下二十九至三十丸，日三。

治虚劳羸瘦，虚损少气，令人肥白，**干地黄丸**方

生干地黄酒洗去土，炙令干。二两。剉　干漆炒令烟出。半两　白术一分半　甘草炙令赤，剉。一分半　桂去粗皮。半两　石

---

① 二：元刻本、日本抄本、文瑞楼本同，明抄本、乾隆本作"三"。
② 二：元刻本、日本抄本、文瑞楼本同，明抄本、乾隆本作"三"。
③ 半分：元刻本、日本抄本、文瑞楼本同，明抄本、乾隆本作"二片"。
④ 十五：元刻本、日本抄本、文瑞楼本同，明抄本、乾隆本作"二十"。

钟乳炼成者。一分。研　酸枣仁微炒，去皮。一分。别研　柏子仁
微炒，别研。一分

　　上八味，除研药外，捣罗为末和匀，炼蜜为丸如梧桐子大。
每日空腹温酒下二十丸，夜卧再服，渐增之。

　　治虚劳羸瘦日久不差，**六奇汤方**

　　柴胡去苗　厚朴去粗皮，生姜汁炙，剉　枳壳去瓤，麸炒　白
术各半两　京三棱醋浸，炮，剉　白茯苓去黑皮。各一两

　　上六味，粗捣筛。每服三钱匕，水一盏，入生姜半分，切碎，
同煎至八分，去滓，空心温服。

　　治虚劳肌瘦，腿膝少力，不思饮食。和益荣卫，驻颜补气，
滋润肌体，及疗一切皮肤生疮，**补益煎方**

　　生地黄四①斤　生天门冬一斤　生藕一斤　生姜半斤

　　以上四味，剉碎，用生绢袋绞取汁。

　　石斛去根　鹿茸酥炙，去毛　菟丝子酒浸一宿，捣成片子，焙
干　牛膝酒浸一宿，焙干　黄耆剉　柴胡去苗　地骨皮　人参　白
茯苓去黑皮　桂去粗皮　木香　附子炮裂，去皮脐。各一两

　　上一十六味，捣罗十二味为末，先将前四味自然汁于银石器
内熬耗一半，入好酒一斗②，又熬去一半，入酥蜜各半斤同熬，次
入上件药末于汁内，用柳枝不住手搅，直候匙上抄起为度，于新
瓷器内盛，用蜡纸封口。每日空心温酒调下一匙。

　　治虚劳羸瘦，面目黧黑，四肢苦重，短气，不思饮食，**当归
散方**

　　当归③去芦头，焙干　石斛④去根　天门冬去心，焙　菴䕡
子　地肤子⑤　肉苁蓉⑥酒洗，去皱皮，切，焙干。各一两　白

---

① 四：元刻本、明抄本、乾隆本、文瑞楼本同，日本抄本作"一"。
② 一斗：元刻本、日本抄本、文瑞楼本同，明抄本、乾隆本作"十斤"。
③ 当归：元刻本、日本抄本、文瑞楼本剂量同，明抄本、乾隆本作"五钱"。
④ 石斛：元刻本、日本抄本、文瑞楼本剂量同，明抄本、乾隆本作"三分"。
⑤ 地肤子：元刻本、日本抄本、文瑞楼本剂量同，明抄本、乾隆本作"各
五钱"。
⑥ 肉苁蓉：元刻本、日本抄本、文瑞楼本剂量同，明抄本、乾隆本作"三分"。

敛　覆盆子　甘草炙令赤，剉　五味子各三分　桂去粗皮　牛膝剉，酒浸，焙干　附子炮裂，去皮脐。各半两　石钟乳炼成者。一两一分①

上一十四味，捣罗为散。每服三钱匕，以温酒入少熟蜜调下，空心日午夜食后服之。

治虚劳羸瘦，诸鬼气恶注，**丹砂丸方**

丹砂研。一两　桃仁去皮尖，炒，研。七十枚　麝香研。三分

上三味，再研丹砂、麝香令细，入桃仁同研匀为丸，如干即入少炼蜜，和丸如绿豆②大。每服七丸，空腹清米饮下，日再服。不可夜服。

治虚劳瘦瘠，不问新久，**安息香汤方**

安息香研。半两　天灵盖一片。涂酥炙透　阿魏醋化去沙石，入面作饼子，焙　青木香　甘草炙，剉。各一两

上五味，粗捣筛。每服三钱匕，童子小便一盏半，豉百粒，葱白三寸，拍破，同煎至七分，去滓温服。良久或吐利，下赤白色虫，或夜梦与人别，此为效验。

治瘦病不问久近，治不差者③，**丹砂饮方**

丹砂研　牛黄研　麝香研　龙脑研　狗脊　皂荚去皮子　狼牙各半两　犀角屑一两半　槟榔二七枚。并皮剉，别捣

上九味，除槟榔别捣外，八味捣研极细，先以水三升渍槟榔仁并皮，只煎取一升，然后下诸药末，更煎取半升，不去滓。分作三服，如人行七里再服，利六七行自止。煮浆水粥食之。

治男子妇人虚劳羸瘦，饮食减少，困倦无力，**五补丸方**

人参　白茯苓去黑皮　地骨皮　熟干地黄焙。各一两

上四味，捣罗为末，炼蜜和丸如梧桐子大。每服三十丸，温酒下，食后临睡服。

---

① 一两一分：元刻本、日本抄本、文瑞楼本同，明抄本、乾隆本作"三分"。

② 绿豆：元刻本、日本抄本、文瑞楼本同，明抄本、乾隆本作"小豆"。

③ 瘦病……不差者：此10字元刻本、日本抄本、文瑞楼本同，明抄本、乾隆本作"虚劳羸瘦，鬼气恶注，不问新久"。

治虚劳羸瘦咳嗽，**大腹饮**方

大腹并皮煨，剉　诃黎勒皮各二枚　陈橘皮去白，炒。一分①　猪胆一枚　桃白皮一两

上五味，除胆外粗捣筛。每服五钱匕，以童子小便一盏半，先浸一宿，五更煎取五分，去滓，摘破胆，搅和服，不出三服愈。

治虚劳羸瘦，目风泪出，耳作蝉啸，口中干燥，饮食多呕或时下利，腹中雷鸣，阴下痒湿，不能久立，四肢烦疼，**谷仙散**方

石斛去根　肉苁蓉酒浸，切，焙　杜仲去粗皮，剉，炒　菟丝子酒浸，别捣　远志去心　菖蒲　麦门冬去心，焙　白马茎切，焙　防风去叉　萆薢　柏实　续断　山芋　蛇床子　泽泻　细辛去苗叶　天雄炮裂，去皮脐

上一十七味，等分，捣罗为散。每服三钱匕，温酒调下。

治诸劳极瘦垂困，**明月丸**方

兔屎四十九枚　硇砂如兔屎大。等用

上二味，研令极细，生蜜丸麻子大。每服七丸，以生甘草半两，碎，浸一夜取汁，五更初服。勿令病人知是治劳药。下后频看，若有虫急打杀，以桑火油煎使焦，弃急水中。三日不下，更服，须月三日以后望前服之。忌见丧服色衣、妇人、猫犬之类，后服治劳补气药取差。此药最治热劳，又云伤寒烦躁骨热皆治。

治虚劳少气，羸瘦无力，**钟乳粉丸**方

钟乳粉　熟干地黄焙　杜仲去粗皮，剉，炒　续断　肉苁蓉去皱皮，酒浸，切，焙　山茱萸　桂去粗皮　巴戟天去心　牛膝酒浸，切，焙　石斛去根　覆盆子　五味子　附子炮裂，去皮脐　菟丝子酒浸一宿　白槟榔煨，剉　蛇床子　狗脊去毛　山芋各三两　萆薢一两半

上一十九味，捣罗为末，炼蜜和丸如梧桐子大。每服四十丸，

---

① 分：元刻本、日本抄本、文瑞楼本同，明抄本、乾隆本作"两"。

暖酒下，空心食前服。

治虚劳身体羸瘦，寒热作时，咳嗽喘满，四肢无力，百节痠疼，盗汗心忪，恍惚惊悸，全不思食，**山茱萸散方**

山茱萸　桑螵蛸炙　麦门冬去心，焙　白薇　熟干地黄焙　当归切，焙。各一两三分　石斛去根。二两一分　栝楼根剉　白茯苓去黑皮　甘草炙，剉。各一两一分　桂去粗皮　铁粉研　厚朴去粗皮，生姜汁炙，剉。各三分　吴茱萸炒。一分　大黄剉，炒。一两半

上一十五味，捣罗为散，以白蜜一斤、枣膏一斤研匀同蒸，以温汤化开，和药暴干，又取牛膝酒浸，切，焙，五两，肉苁蓉酒浸，切，焙，六两，附子炮裂，去皮脐，三两，捣为细末内诸药中，再拌匀。每服五钱匕，以温酒调服，日三。未知效，稍增之。

虚劳腰痛

论曰：虚劳腰痛者，劳伤于肾也。肾主腰脚，若其气不足，风邪乘之，故令人腰痛引少腹，不可以仰息。诊其脉，尺沉者是也。

治虚劳伤惫，腰脚疼痛，精神不爽，饮食减退[①]，驻颜益气，**鹿茸丸方**

鹿茸去毛，酥炙。二两　防风去叉　桂去粗皮　羌活去芦头　萆薢剉　酸枣仁微炒　木香　白蒺藜[②]炒，去角。各三分　巴戟天去心　石斛去根　补骨脂微炒　桃仁汤浸，去皮尖、双仁，炒，研　附子炮裂，去皮脐　白茯苓去黑皮　当归切，焙　牛膝酒浸，切，焙　肉苁蓉酒浸，切，焙。各一两

上一十七味，捣研为末，炼蜜和丸如梧桐子[③]大。每服二十

---

① 减退：元刻本、日本抄本、文瑞楼本同，明抄本、乾隆本此后有"行步艰难困乏"。

② 白蒺藜：元刻本、日本抄本、文瑞楼本剂量同，明抄本、乾隆本作"一两"。

③ 梧桐子：元刻本、日本抄本、文瑞楼本同，明抄本、乾隆本作"小豆"。

丸，空心食前温酒下。

治虚劳腰痛，利腰膝，**石斛丸方**

石斛去根　肉苁蓉酒浸，切，焙　桂去粗皮　山茱萸　五味子　白茯苓去黑皮　山芋　泽泻　石龙芮　人参　木香　牛膝酒浸，切，焙　覆盆子去梗　柏子仁　菟丝子酒浸，别捣　熟干地黄焙　鹿茸茄子者，去毛，酥炙　附子炮裂，去皮脐　蘹香子舶上者，炒　枳壳去瓤，麸炒　巴戟天去心　续断　木瓜各一两　槟榔剉　肉豆蔻仁　防风去叉　蒺藜子炒，去角　蛇床子各半两

上二十八味，捣罗为末，炼蜜丸如梧桐子大。每服三十丸，空心煎姜枣汤或盐汤温酒任下。

治虚劳腰脚疼痛，肿满沉重，行步艰难，**羌活丸方**

羌活去芦头　天雄炮裂，去皮脐　蘹香子炒　木香　天麻　硫黄生，研。各一两　干艾叶四两　硇砂一两。水飞过

上八味，捣罗五味为末，用木瓜一枚切下顶，去子，入硫黄、艾叶、硇砂在内，再以元顶密盖，就饭甑蒸熟研烂，与羌活等末和丸如梧桐子大。每服二十丸，温酒或盐汤下。

治虚劳腰膝无力，元气虚惫，行步艰难，腿股疼痛，**寸金丸方**

吴茱萸汤洗，焙干，炒　青橘皮汤浸，去白，焙　牛膝酒浸，切，焙　肉苁蓉酒浸，切，焙　蘹香子舶上者，炒。各一两　附子一枚，重半两。炮裂，去皮脐

上六味，捣罗为末，炼蜜和丸如梧桐子大。每服二十丸至三十丸，空心盐汤下。

治元脏气虚，脐腹紧痛，腰脚少力，行步艰难，面黄肌瘦，耳内虚鸣，精神不爽，**肉苁蓉丸方**

肉苁蓉酒浸一宿，切，焙　磁石煅，醋淬　威灵仙去土。各一两　槟榔三枚。炮，剉　肉豆蔻去壳　木香　桂去粗皮　蜀椒去目及闭口者，炒出汗　牛膝酒浸一宿，切，焙　远志去心　黄耆剉　补骨脂炒　蘹香子炒　硇砂别研　附子炮裂，去皮脐。各半两　生姜二两。切，焙　沉香一分

上一十七味，捣研为末，炼蜜和丸如梧桐子^①大。每服十五^②丸，空心食前温酒下。

治虚劳腰脚疼痛，羸瘦不能食，**干地黄丸方**

熟干地黄焙。一两　细辛去苗叶　附子炮裂，去皮脐。各一分　白茯苓去黑皮　山芋　泽泻　干姜炮　山茱萸　牡丹皮各半两

上九味，捣罗为末，炼蜜和丸如梧桐子大。每服三十丸，空腹夜卧温酒下，渐加至五十丸。

治虚劳肾气不足，腰痛无力，脚手痠疼，状似骨蒸，**羊肾汤方**

磁石三两。煅，醋淬　桂去粗皮　甘草炙，剉。各一两　五味子　白茯苓去黑皮。各二^③两　牛膝酒浸，切，焙。一两半

上六味，粗捣筛。每服五钱匕，水二盏，先取羊肾一只，细切，煎三五沸，次下药煎至一盏，去滓，空腹温服，良久再服。

治虚劳肾气内伤，腰痛不能转侧，壮筋骨，暖肾脏，养精神，润颜色，**鹿茸丸方**

鹿茸去毛，酥炙。五两　石斛去根　山茱萸　远志去心　杜仲去粗皮，炙　巴戟天去心　牛膝酒浸，切，焙。各一两

上七味，捣罗为末，面糊和丸如梧桐子大。每服二十丸，空心温酒下。

治下元久虚，腰脚无力，步履甚艰，或发疼痛，饮食进退，久服诸药，未成痊效，**附子木瓜丸方**

附子重半两者，十枚。以黑豆一升，水三碗，银石器慢火煮之，候豆熟附子软，切，焙干　牛膝酒浸，切，焙。六两　羌活去芦头。四两　茴香子舶上者，炒　青橘皮汤浸，去白，焙　巴戟天去心。各二两　木瓜宣州者，去皮核。六两。蒸软用新沙盆研成膏，和前药，如干加薄面糊少许

上七味，捣罗六味为末，将木瓜膏和丸如梧桐子大。每服

① 梧桐子：元刻本、日本抄本、文瑞楼本同，明抄本、乾隆本作"小豆"。
② 十五：元刻本、日本抄本、文瑞楼本同，明抄本、乾隆本作"二十"。
③ 二：元刻本、日本抄本、文瑞楼本同，明抄本、乾隆本作"三"。

二十九至三十丸，空心食前盐汤下。中病即止，不必常服。

治肾风劳两腿冷疼，腰脊不可俯仰，行履不得，**酸枣仁汤**方

酸枣仁生，研　羌活去芦头　杜仲去粗皮，酥炙　五加皮各一两半　萆薢　桂去粗皮。各一两　茯神去木。三两

上七味，粗捣筛。每服五钱匕，水一盏半，入竹沥一合，煎至一盏，去滓，空心温服。

治虚劳腰脚疼痛，下元冷惫，阳气衰弱，**牛膝酒**方

牛膝　山芋　芎劳各三两　附子炮裂，去皮脐　巴戟天去心　五味子　黄耆　山茱萸　人参各二两　五加皮　肉苁蓉酒洗　生姜　防风去叉。各二两半　桂去粗皮　茵芋　生地黄各一两　蜀椒去目并闭口，炒出汗。半两　磁石醋煅淬。一两

上一十八味，㕮咀，贮以生绢袋，用无灰酒三斗浸之，秋冬七日，春夏三日。每服半盏，不拘时，频温饮之，常令有酒气。

治五劳七伤，腰膝疼痛，鬓发早白，面色萎黄，水脏久冷，疝气下坠，耳聋眼暗，痔漏肠风，凡百疾病，悉能除疗。兼治女人子脏久冷，头鬓疏薄，面生皯黯，风劳血气，产后诸疾，赤白带下，**大补益摩膏**方

木香　丁香　零陵香　附子炮裂　沉香　吴茱萸　干姜炮　舶上硫黄研　桂去粗皮　白矾烧灰，研。各一两　麝香研　腻粉研。各一分

上一十二味，捣罗八味为末，与四味研者和匀炼蜜，丸如鸡头实大。每先取生姜自然汁一合煎沸，投水一盏、药一丸同煎，良久化破，以指研之，就温室中蘸药摩腰上，药尽为度，仍加绵裹肚系之，有顷腰上如火。久用之血脉舒畅，容颜悦泽。

治五[①]劳虚损，腰膝疼痛，**五味子丸**方

五味子　菟丝子酒浸，别捣　肉苁蓉酒浸，切，焙。各二

————————
① 五：元刻本、明抄本、乾隆本、文瑞楼本同，日本抄本作"虚"。

两　白茯苓去黑皮。一两　车前子二两半　巴戟天去心。三两

上六味，捣罗为末，炼蜜和捣三百杵，丸如梧桐子大。每服三十丸，食前温酒下。

治虚劳腰膝痛，藯香鳖甲丸方

藯香子舶上者，炒　鳖甲去裙襴，醋炙。各一两　附子大者，一枚①。炮裂，去皮脐　胡芦巴一分　柴胡去苗　黄连去须。各半两　楝实十枚。炮

上七味，为细末，面糊和丸如梧桐子大。每服十丸至二十丸，食前温酒下。

治虚劳腰痛，四肢无力②，山芋丸方

山芋　熟干地黄焙。各二两　黄耆剉　巴戟天去心。各一两　远志去心　牛膝酒浸，切，焙　五味子各半两　柏子仁　桂去粗皮。各三分

上九味，为细末，炼蜜和捣三百杵，丸如梧桐子大。每服三十丸，食前温酒下。

治虚劳腰痛不能运动，及男子五劳七伤，下元虚损③，令人肥健，**覆盆子丸方**

覆盆子去萼　巴戟天去心　山芋　泽泻　附子炮裂，去皮脐。各一两半　白术炒　桂去粗皮　菟丝子酒浸，别捣　牛膝酒浸，切，焙　人参　白茯苓去黑皮　厚朴去粗皮，生姜汁炙　干姜炮裂　山茱萸　细辛去苗叶　远志去心　甘草炙，剉　五味子　陈橘皮去白，炒　龙骨　石斛去根　青木香　槟榔剉　芎䓖　熟干地黄焙　赤石脂　陈曲炒　柏子仁　地骨皮　蛇床子各一④两　肉苁蓉去皱皮，酒浸，切，焙　黄耆剉。各二⑤两

---

① 枚：元刻本、文瑞楼本同，明抄本、乾隆本、日本抄本作"分"。
② 腰痛四肢无力：元刻本、日本抄本、文瑞楼本同，明抄本、乾隆本作"伤损腰膝疼痛"。
③ 损：元刻本、日本抄本、文瑞楼本同，明抄本、乾隆本此后有"困乏"。
④ 一：元刻本、日本抄本、文瑞楼本同，明抄本、乾隆本作"三"。
⑤ 二：元刻本、日本抄本、文瑞楼本同，明抄本、乾隆本作"三"。

上三十二味，捣罗为末，炼蜜和丸如梧桐子①大。每服空心食前温酒下四②十丸。

治虚劳腰痛，补益经脉，安和脏腑，除心中伏热，强筋骨，轻身明目，去冷除风，**苁蓉丸方**

肉苁蓉酒浸，去皱皮，切，焙。四两　山芋　五味子各二两半　杜仲去粗皮，炙，剉。三两　牛膝酒浸，切，焙　菟丝子酒浸，别捣　赤石脂　白茯苓去黑皮　泽泻　熟干地黄焙　山茱萸　巴戟天去心。各二两

上一十二味，捣罗为末，炼蜜和丸如梧桐子大。每日空心温酒下三十丸。

治五劳七伤，阳气不足，腰脚疼痛，**补益干地黄丸方**

熟干地黄焙。四两　五味子　鹿茸去毛，酥炙　桂去粗皮　巴戟天去心　远志去心。各一两　肉苁蓉酒浸，切，焙。二两　菟丝子酒浸，别捣。二两半

上八味，捣罗为末，炼蜜和丸如梧桐子大。每服三③十丸，食前枣汤或黄耆汤下。

治肾劳，腰脚疼痛，及脾胃极冷，**猪肚丸方**

猪肚一枚。净洗　附子炮裂，去皮脐　泽泻　肉苁蓉去皱皮，酒浸，切，焙　干姜炮裂　青蒿　陈橘皮去白，炒。各二两　桃仁去皮尖、双仁，炒　蜀椒去目并闭口，炒出汗　槟榔剉　黄连去须，炒　柴胡去苗　木香　桂去粗皮。各一两

上一十四味，除猪肚外捣罗为末，将猪肚入熟艾十④两，以米醋一斗烂煮，取出捣研令细，入诸药末及余醋，和硬软得所，杵数千下，众手为丸如梧桐子大。每服空心米饮下三十丸，加至四十丸。

治虚劳腹内冷气，补腰膝，填骨髓，令人悦泽，**四味地黄**

① 梧桐子：元刻本、日本抄本、文瑞楼本同，明抄本、乾隆本作"小豆"。
② 四：元刻本、日本抄本、文瑞楼本同，明抄本、乾隆本作"三"。
③ 三：元刻本、日本抄本、文瑞楼本同，明抄本、乾隆本作"二"。
④ 十：元刻本、日本抄本、文瑞楼本同，明抄本、乾隆本加"四"。

丸方

熟干地黄焙　白术　白茯苓去黑皮　菟丝子酒浸两宿，别捣。
等分

上四味，捣罗为末，炼蜜丸梧桐子①大，温酒下三十丸，日再
服，空腹服。

---

① 梧桐子：元刻本、日本抄本、文瑞楼本同，明抄本、乾隆本作"小豆"。

虚劳门

虚劳心腹痞满　虚劳心腹痛　虚劳咳唾脓血　虚劳呕吐血
虚劳四肢逆冷　虚劳惊悸　虚劳不得眠

虚劳门

虚劳心腹痞满

论曰：虚劳之人，气弱血虚，荣卫不足，食饮入胃，不能传化，故中气痞塞，胃胀不通，使人心腹痞满也。

治虚劳心腹痞满，不思饮食，胸膈不利，**参苓煮散方**

人参　白茯苓去黑皮　丁香　木香　桂去粗皮　益智去皮　青橘皮汤浸，去白，焙　芎䓖　蓬莪茂炮，剉　干姜炮　附子炮裂，去皮脐。各半两　远志去心　白术　厚朴去粗皮，生姜汁炙　黄耆剉，炒　半夏汤浸七遍，用生姜汁制　当归切，焙　京三棱炮，剉　陈曲炒　麦蘖炒。各一两　肉豆蔻去壳　槟榔剉　诃黎勒煨，去核。各五枚

上二十三味，捣罗为散。每服三钱匕，入盐少许，水一盏，同煎至七分，和滓温服。

治虚劳心腹痞满，胁肋妨闷，不思饮食，**诃黎勒汤方**

诃黎勒煨，去核　赤茯苓去黑皮　陈橘皮汤浸，去白，焙　前胡去芦头。各一两　白术　紫苏叶　黄耆剉　人参　槟榔剉　草豆蔻去皮。各三分　桂去粗皮　桔梗炒　木香　甘草炙，剉。各半两

上一十四味，粗捣筛。每服三钱匕，水一盏，入生姜一分，切碎，煎至七分，去滓温服。

治虚劳冷气上冲，心腹痞闷，肠鸣相逐①，或多刺痛，呕哕膨胀，**荜澄茄丸方**

---

① 相逐：日本抄本、文瑞楼本同，明抄本、乾隆本无。

荜澄茄一分　沉香剉　丁香　木香　藘香子舶上者，炒。各半两　乌药剉。一两　白芷一两一分　胡芦巴炒。三分

上八味，捣罗为末，炼蜜为丸如弹子大。每服一丸，生姜汤嚼下。

治虚劳心腹痞满，不思饮食，**柴胡饮方**

柴胡去苗　枳壳去瓤，麸炒　白茯苓去黑皮　京三棱煨，剉　厚朴去粗皮，生姜汁炙。各一两　白术炒令黄色。半两

上六味，细剉如麻豆大。每服五钱匕，以水一盏半，入生姜一分，拍碎，煎至八分，去滓温服。

治虚劳冷气，心腹痞闷，肠鸣腹痛，饮食减少，**木香煮散方**

木香　白术　缩砂去皮　益智去皮　藿香用叶　人参各一两　丁香半两　青橘皮汤浸，去白，焙　陈橘皮汤浸，去白，焙。各四两　桔梗炒。三两　桂去粗皮　厚朴去粗皮，生姜汁炙。各二两　高良姜一分　甘草炙，剉。一两半

上一十四味，捣罗为散。每服三钱匕，水一盏，入生姜三片，枣二枚，擘破，煎至七分，和滓，稍热服。如不及煎，入盐少许，如汤点服。

治虚劳脾胃冷弱，心腹痞满，不思饮食，四肢怠惰。补虚调胃，**建中丸方**

人参　白术　厚朴去粗皮，生姜汁炙　干姜炮　陈橘皮汤浸，去白，焙　枳壳去瓤，麸炒。各半两　诃黎勒三枚。炮，取皮

上七味，捣罗为末，以煮枣肉和丸如梧桐子大。每服二十丸，生姜橘皮汤下，不拘时候。

治虚劳心胸痞闷，腹胁虚胀。补虚进饮食，**人参煮散方**

人参　鳖甲去裙襕，醋炙。各一两　附子炮裂，去皮脐　缩砂蜜去皮　桂去粗皮　陈橘皮汤浸，去白，焙　干姜炮　柴胡去苗　桔梗略炒　当归各二分。切，焙　五味子　甘草剉，炒。各半两

上一十二味，捣罗为散。每服三钱匕，水一盏，入生姜二片，盐少许，同煎至七分，去滓温服，每日空心午前日晚各一。

治虚劳下焦虚冷，心腹痞满，吃食无味，舌涩口干，四肢少

力。建脾胃，**茵陈煎丸方**

茵陈蒿三两。捣为末，用醋一升煎为煎　鳖甲去裙襕，醋浸，炙令黄色　京三棱煨，杵碎。各一两　干姜炮裂　附子炮裂，去皮脐　枳壳去瓤，麸炒　桂去粗皮　青橘皮汤浸，去白，焙。各半两　柴胡去苗。一两　白术半两　厚朴去粗皮，生姜汁涂，炙　吴茱萸水浸一宿，焙干，炒。各一两

上一十二味，除茵陈外，捣罗为末，用茵陈煎和为丸如梧桐子大。每日空心生姜汤下三十丸，如和不成，更入热蜜。

治虚劳胸膈痞闷①，气逆烦满②，胁肋虚胀，**前胡丸方**

前胡去芦头　人参　白茯苓去黑皮　桂去粗皮　陈橘皮汤浸，去白，焙　白术各一两半　杏仁去皮尖、双仁，入麸炒，研　槟榔剉。各二两

上八味，捣研为末，炼蜜丸如梧桐子大。每服二十丸，温酒下，日二。

治虚劳气逆，心腹痞满，四肢羸瘦，腹胀不下食，**柴胡汤方**

柴胡去苗。三两　枳壳去瓤，麸炒。二两　白茯苓去黑皮。三分③　白术二两　人参一两　麦门冬去心，焙。一两半

上六味，粗捣筛。每服三钱匕，水一盏，入生姜半分，拍碎，煎至七分，去滓，空腹温服，日午夜卧各一。

虚劳心腹痛

论曰：虚劳之人，气弱胃虚，饮食伤动，冷气乘之，邪正相干，则腹痛不已，上干心络，故令心腹俱痛也。

治虚劳心腹撮痛，肌体羸瘦，**茱萸猪肚丸方**

吴茱萸汤洗，焙，炒。一两半　食茱萸一两　山茱萸一两　附子炮裂，去皮脐　干姜炮　硫黄研　陈橘皮④汤浸，去白，焙。各半

---

① 闷：明抄本、日本抄本、文瑞楼本同，乾隆本作“满”。
② 满：日本抄本、文瑞楼本同，明抄本、乾隆本作“闷”。
③ 三分：日本抄本、文瑞楼本同，明抄本、乾隆本作“一两”。
④ 陈橘皮：日本抄本、文瑞楼本剂量同，明抄本、乾隆本作“一两”。

两　青橘皮汤浸，去白，焙　禹余粮炭火①煅赤。各一两

上九味，捣研为末，以生猪肚一枚，先将药末用醋拌和令匀，入在猪肚内缝合，用水一斗，以文武火煮烂，沙盆内一处研，令得所丸如梧桐子大。每服二十丸，空心食前盐汤下，温酒亦可。

治虚劳冷气攻击，心腹撮痛，腰胯重疼，**硇砂附子丸方**

硇砂研。一钱　槟榔二枚　木香一分　干蝎炒。一钱　附子炮裂，去皮脐　沉香锉　蘹香子炒　桃仁去皮尖、双仁，慢火炒　自然铜火煅，醋淬七遍。各半两

上九味，捣罗为末，醋煮面糊为丸如梧桐子大。每服十五②丸，生姜热酒下，食前服。

治虚劳心腹疼痛，泄泻肠鸣，面黄肌瘦，胁肋胀满③，不思饮食，**金花④散方**

半夏汤洗七遍，切，焙　乌头炮裂，去皮脐　郁金用浆水、生姜、皂荚三味煮半日，令软，切作片子，焙干，麸炒　木香　马蔺花酒浸，炒。各一两　胡椒　楝实取肉，炒　当归生，切　京三棱　蓬莪茂二味椎碎，用巴豆半两，去壳，同炒褐色为度，不用巴豆　大腹湿纸裹，煨过　芜荑炒　白术　黄连去须，炒。各半两

上一十四味，捣罗为散。每服三钱匕，用羖羊肝一具，去筋膜，批作片子，匀掺药末在内，更入盐三钱，干姜末二钱，芜荑末二钱匕，葱白一寸，细切，搅拌匀，和白面作肝角子，慢火烧令香熟。空心吃，温米饮下。

治虚劳心腹撮疼，胸膈⑤痞满。和气进食，**蘹香子散方**

蘹香子炒　附子炮裂，去皮脐　桂去粗皮　蜀椒去目并闭口者，炒出汗　木香　胡椒　陈橘⑥皮汤浸，去白，焙　巴戟天去心　干

---

①　火：日本抄本同，明抄本、乾隆本无，文瑞楼本作"灰"。
②　十五：日本抄本、文瑞楼本同，明抄本、乾隆本作"｜"。
③　胁肋胀满：日本抄本、文瑞楼本同，明抄本、乾隆本此后有"虚乏少力"。
④　花：日本抄本、文瑞楼本同，明抄本、乾隆本作"肝"。
⑤　胸膈：日本抄本、文瑞楼本同，明抄本、乾隆本无。
⑥　橘：日本抄本、文瑞楼本同，明抄本、乾隆本作"柏"。

姜炮。各半两　京三棱煨，剉。一两

上一十味，捣罗为散。每服二钱匕，用獖猪肾一对，去筋膜，切作薄片子，入药末、葱丝少许，盐半钱，湿纸裹，煨熟。食讫，以酒或粥饭①压之，须臾觉脐下暖，甚妙。

治虚劳心腹撮痛，**补骨脂丸方**

补骨脂炒　楝实麸炒，去核。各一两　高良姜微炒。一两半②　巴戟天去心。一两　胡芦巴半两　蘹香子炒。一两

上六味，捣罗为末，酒煮面糊为丸如梧桐子大。每服二十丸，温酒下，盐汤亦得，食前服。

治虚劳心腹疼痛，**补骨脂散方**

补骨脂炒　牛膝酒浸，切，焙　没药研③。各半两　干姜炮　阳起石研　蘹香子炒　白茯苓去黑皮　山芋各一两

上八味，捣罗为散。每服一钱匕，温酒调下。

治虚劳邪气攻击，心腹刺痛，**牛膝汤方**

牛膝酒浸，切，焙　柴胡去苗　荆芥穗　桔梗炒　陈橘皮汤浸，去白，焙　青橘皮汤浸，去白，焙。各一两　人参　肉苁蓉酒浸，切，焙　白茯苓去黑皮　秦艽去苗、土　知母焙④。各半两　乌梅十五枚。去核　甘草炙。三分　乌头麸炒裂，安地上，用盏盖出火毒，去皮脐尖。三枚　黄连去须。三分　败龟以醋一碗涂浸，炙用。一两

上一十六味，呚咀如麻豆。每服三钱匕，水一盏，入肥枣一枚，擘，煎至六分，去滓温服。

治虚劳下元久冷，心腹疼痛，不思饮食，**桂附丸**⑤方

桂去粗皮。一两　干姜炮。半两　蘹香子炒。二两　附子炮裂，去皮脐。一两　硫黄研。半两

上五味，捣研为末，用白面糊为丸如梧桐子大。每服二十丸，

---

① 饭：文瑞楼本同，日本抄本作"饮"。
② 一两半：日本抄本、文瑞楼本同，明抄本、乾隆本作"五钱"。
③ 研：日本抄本、文瑞楼本同，明抄本、乾隆本作"炙去油"。
④ 焙：日本抄本、文瑞楼本同，明抄本、乾隆本作"盐酒炒"。
⑤ 桂附丸：明抄本、日本抄本、文瑞楼本同，乾隆本作"附丸"。

空心盐汤下。

治冷劳心腹疼痛，或时泄痢，兼治妇人下经冷病带下，**艾叶煎丸方**

艾叶炒。四两　当归切，焙　干姜炮。各一两

上三味，捣罗为末，用米醋三升，入药末一半，熬成煎，后入余药末相和，丸如梧桐子大。每服三十丸，温粥饮下，空心食前服之。

治虚劳元脏气冷，心腹疗痛，**蘹香子丸方**

蘹香子炒　胡椒　附子炮裂，去皮脐　阿魏面和作饼子，炙熟　青橘皮汤浸，去白，焙　硫黄研　菖蒲　牛膝酒浸，切，焙　五味子等分

上九味，捣罗为末，面糊为丸如梧桐子大。每服十五丸，空心温酒下。

治虚劳元脏虚冷，心腹疼痛，精神倦怠，**白芷散方**

白芷炒。半两　巴戟天去心。一两　高良姜一钱

上三味，捣罗为散。每服一钱匕，猪肾一对，去筋膜，入药末煨熟，细嚼，温酒下。

治虚劳心腹撮痛，不思饮食。补益元脏，平和脾胃，**楝实丸方**

楝实炒　白术各一两　乌药剉　蘹香子微炒　补骨脂水淘去浮者，微炒　木香各半两　厚朴去粗皮，用生姜汁炙。一两

上七味，捣罗为末，酒煮面糊和丸如梧桐子大。每服二十丸，空心食前温酒或盐汤下，日三服。

虚劳咳唾脓血

论曰：虚劳之人，气血久耗，寒邪僭热，伏结上焦，内伤心肺，残贼荣卫。心土血，血为荣，肺土气，气为卫，荣卫不调，金火相克，其病难治，则因咳嗽间有脓血者，津液腐化也。宜润①

---

① 润：明抄本、日本抄本、文瑞楼本同，乾隆本作"调"。

养上焦，滋益荣卫，则病缓而可已。

治五劳咳嗽，咯唾脓血，言语声嗄①，日渐羸劣，不欲饮食，**鳖甲汤方**

鳖甲去裙襕，酒浸，炙。一两半　柴胡去苗。一两　人参　白术　知母焙　半夏汤洗去滑，炒②　桔梗炒　紫菀去苗、土。各一两一分　桑根白皮炙，剉。一两半　芎藭三分　芍药炒。一两一分　当归切，焙　秦艽去苗、土　地骨皮各一两半　甘草炙　桂去粗皮。各三分　虎头骨酒浸，炙。一两　生干地黄焙　赤茯苓去黑皮　槟榔煨　附子炮裂，去皮脐。各一两半

上二十一味，剉如麻豆。每服三钱匕，水一盏，入生姜一枣大，拍碎，煎至七分，去滓，空腹食前温服，日三。如有寒热，小便赤涩者，更加葱白一茎，豉四十粒。

治五劳七伤，四肢少力，肌瘦盗汗，遗精心忪，不思饮食，咳嗽唾脓血，**柴胡汤方**

柴胡去苗。一两半　鳖甲去裙襕，醋炙　秦艽去苗、土　知母焙③　桂去粗皮　人参　白茯苓去黑皮　附子炮裂，去皮脐　黄耆　五味子　羌活去芦头　木香　沉香各半两　枳壳去瓤，炒。一分　枸杞子一分　槟榔炮，剉。二枚

上一十六味，剉如麻豆。每服三钱匕，水一盏，煎至六分，去滓温服，不拘时候。

治虚劳烦躁，羸瘦发热，面红颊赤，咳嗽脓血，**鳖甲汤方**

鳖甲醋炙黄　桑根白皮剉　甘草炙，剉　贝母去心，炒④　麦门冬去心，焙　白术　人参　陈橘皮去白，焙。各一两　胡黄连　知母焙　麻黄去根节　黄芩去黑心　百部　紫菀去苗、土　山栀子仁　栝楼根　柴胡去苗　款冬花各半两

上一十八味，粗捣筛。每服三钱匕，水一盏半，煎至八分。

---

① 嗄（shà 霎）：嗓音嘶哑。
② 炒：日本抄本、文瑞楼本同，明抄本、乾隆本作"姜汁炒"。
③ 焙：日本抄本、文瑞楼本同，明抄本作"盐酒炒"，乾隆本作"盐炒"。
④ 炒：明抄本、乾隆本、日本抄本无，文瑞楼本作"焙"。

入杏仁七枚，去皮尖，再同煎至六分，去滓，临卧温服。如嗽止，不用杏仁，只用生姜少许同煎。

治虚劳咳嗽，咯唾脓血，**萎蕤汤方**

萎蕤　百部各一分　麦门冬去心，焙　阿胶炒令燥　马兜铃各半两　白茯苓去黑皮　人参　甘草炙，剉　桑根白皮剉。各一两

上九味，粗捣筛。每服三钱匕，水一盏，入乌梅一个，生姜二片，同煎至六分，去滓，不拘时候温服。

治虚劳心肺俱伤，咳唾脓血，**如圣黄耆汤方**

黄耆剉　乌梅去核　知母焙　甘草炙，剉　款冬花　秦艽去苗、土　贝母去心，炒①　半夏汤洗七遍，焙。各一两　糯米　桑根白皮剉。各一分　桃仁去皮尖，麸炒　鳖甲去裙襕，醋炙黄。各半两　人参一两半　柴胡去苗。二两

上一十四味，粗捣筛。每服三钱匕，水一盏半，入生姜三片，桃柳枝、葱白、薤白各少许，同煎至六分，不拘时候，去滓温服。

治虚劳咳嗽，咯唾脓血，**蛤蚧汤方**

蛤蚧酒浸一宿，酥炙　知母焙　贝母去心，炒　鹿角胶炙燥　甘草炙，剉　杏仁去皮尖、双仁，麸炒　枇杷叶拭去毛，炙　葛根剉　人参各一两　桑根白皮炙，剉。三分

上一十味，捣罗为末。每服二钱匕，水一盏，煎至八分，去滓温服。

治虚劳气胸膈不利，咳唾②稠黏，**五味子散方**

五味子一两　诃黎勒皮一两　人参三③分。去芦头　枳壳二分。麸炒微黄，去瓤　前胡一两。去芦头　陈橘皮半两。汤浸，去白，焙　半夏半两。汤洗七遍，去滑　紫苏茎叶三分　大腹皮三④分。剉　麦门冬一两。去心　甘草三⑤分。炙微赤，剉

---

① 炒：文瑞楼本同，明抄本、乾隆本无，日本抄本作"焙"。
② 唾：日本抄本、文瑞楼本同，明抄本、乾隆本作"吐"。
③ 三：日本抄本、文瑞楼本同，明抄本、乾隆本作"二"。
④ 三：日本抄本、文瑞楼本同，明抄本、乾隆本作"二"。
⑤ 三：日本抄本、文瑞楼本同，明抄本、乾隆本作"二"。

上十一味，捣筛为散。每服四钱匕，水一中盏，入生姜半分，煎至六分，去滓，不计时候温服，日二。

治虚劳咳唾稠黏，咽喉不利，**茯苓散方**

赤茯苓一两。去皮　麦门冬一两。去心　生干地黄一两　人参一两。去芦头　前胡二两。去芦头　枳实一两。麸炒微黄　赤芍药一两　甘草半两。炙微赤，剉　射干一两

上九味，捣筛为散。每服三钱匕，水一中盏，煎至六分，去滓，不计时候温服。

治虚劳上焦浮热，咳唾稠黏，**黄耆散方**

黄耆一两。剉　赤茯苓三分　麦门冬三分。去心　枳壳三分。麸炒微黄，去瓤　桑白皮三分　射干三分　桔梗三分。去芦头　甘草半两。炙微赤，剉

上八味，捣筛为散。每服四钱匕，水一中盏，生姜半分，煎至六分，去滓，不计时候温服。

治虚劳冷气，心腹痞满，不思饮食，四肢少力，**白术散方**

白术一两　人参三分。去芦头　诃黎勒一两。煨，去核　陈橘皮一两。汤浸，去白，焙　草豆蔻一两　桂心三分

上六味，捣筛为末。每服四①钱匕，水一中盏，入生姜半分，枣三枚，煎至六分，去滓，不计时候，稍热服。

治虚劳体热，消瘦骨蒸，**阿胶散方**

阿胶碎，炒　人参去芦头　茯苓去皮　玄参去苗　丹参去芦头　防风去叉　黄耆　生干地黄焙　地骨皮　山栀子仁　葛根　柴胡去苗　秦艽去苗、土　黄连去须　龙胆去土　枳壳去瓤，麸炒　麦门冬去心，焙　百合　鳖甲去裙襕，醋炙　甜葶苈隔纸炒　防己　甘草炙　栝楼根　马兜铃　大黄剉，炒　桔梗炒　知母焙　贝母去心　款冬花　石膏碎　麻黄去节　桑根白皮炙，剉　黄芩去黑心　白药子　杏仁去皮尖，麸炒。各一两　槟榔五枚

上三十六味，㕮咀如麻豆大，和匀。每服三钱匕，水一盏半，

---

① 四：日本抄本、文瑞楼本同，明抄本、乾隆本作"三"。

入青蒿七枝①，切，同煎至七分，去滓温服，食后临卧服。

治虚劳咳嗽，上气壅热，咯吐脓血，**白前饮方**

白前二两半②　桑根白皮炙　桔梗炒。各三两　白茯苓去黑皮。三分③　杏仁去双仁、皮尖，熬。一两半　甘草一两。炙

上六味，各剉如麻豆大，拌匀，每服三钱匕，水一盏半，煎取七分，去滓，食后温服，日二。

治虚劳咳嗽不止，肺气损伤，咯吐脓血，日渐瘦瘦，**通神汤方**

土马鬃焙干。二两　枳实去瓤，麸炒　白茯苓去黑皮　秦艽去苗、土　甘草炙，剉　柴胡去苗　人参　生干地黄④焙。各一两

上八味，粗捣筛。每服三钱匕，水一盏，煎至七分，去滓，食后温服。

虚劳呕吐血

论曰：血与气相随而行，外养肌肉，内荣脏腑。劳伤腑脏，则血液⑤妄行，损轻则随唾⑥而出，损极则血下于胃，因呕而出，胸膈气逆，甚乃吐血，此盖虚劳之人，脏气内伤故也。

治虚劳不足，内伤，呕血吐血，**麦门冬汤方**

麦门冬去心，焙。三两　桂去粗皮　干姜炮裂。各半两　甘草炙，剉　阿胶炙令燥　人参各三分　生干地黄焙。一两

上七味，粗捣筛。每服五钱匕，水一盏半，煎至一盏，去滓温服，空心日午夜卧各一服。

治虚劳内伤，寒热咳逆，呕血吐血，**坚中汤方**

芍药　半夏汤洗去滑，姜汁炒。各三两　甘草炙　桂去粗皮。各二两

---

① 青蒿七枝：日本抄本、文瑞楼本同，明抄本、乾隆本作"青蒿心七枚"。
② 二两半：日本抄本、文瑞楼本同，明抄本、乾隆本作"二两"。
③ 三分：日本抄本、文瑞楼本同，明抄本、乾隆本作"两半"。
④ 生干地黄：日本抄本、文瑞楼本剂量同，明抄本、乾隆本作"两半"。
⑤ 液：明抄本、日本抄本、文瑞楼本同，乾隆本作"溢"。
⑥ 唾：日本抄本、文瑞楼本同，明抄本、乾隆本作"吐"。

上四味，咬咀如麻豆。每服三钱匕，水一盏半，入生姜半分，拍碎，枣二枚，擘，煎至七分，去滓，入饴糖一分，再煎令沸，空腹温服，食后再服。

治虚劳咳嗽唾血，**知母散**方

知母 白芷 半夏汤浸洗七遍，切入生姜半两，同捣作末，暴干 杏仁去皮尖、双仁，用栝楼瓢同炒黄，去栝楼瓢 人参 防己各半两 黄明胶炒令燥 贝母去心，炒。各一两

上八味，捣罗为散。每服一钱匕，食后临卧糯米饮调下。

治虚劳吐血，胸膈烦满，**柴胡丸**方

柴胡去苗。一两 贝母去心 知母焙 麦门冬去心，焙 芎䓖 款冬花各半两 黄耆剉。一两半

上七味，捣罗为末，童子小便五盏入药在内，慢火熬，柳枝搅成煎，放冷，候可丸，即丸小弹子大。每服一丸，人参汤化下，不计时候。

治虚劳内伤吐血，**香胶散**方

鹿角胶 阿胶 槐实 人参 黄药去皮面，炒黄 荷叶生 蒲黄生。各一两

上七味，将鹿角胶、阿胶、槐实三味，同糯米一合，炒胶令燥，与余四味为散，研匀。每服一钱匕，藕汁调下，日三服，食后。

治虚劳喘急咳嗽，吐血咯血。定喘，**七宝丸**方

卢会 柏子仁 茯神去木 款冬花 麦门冬去心，焙 知母各一两 生干地黄焙。半两

上七味，捣罗为末，炼蜜为丸如弹丸大。每服一丸，河水一盏，入生姜少许，煎至六分，和滓温服，不拘时。

治虚劳咳嗽咯血，日渐瘦劣，声音不出，**葶苈汤**方

葶苈隔纸炒 杏仁去皮尖、双仁，麸炒 贝母去心 百合 麦门冬去心，焙 生干地黄焙

上六味，等分，粗捣筛。每服三钱匕，水一盏，入皂荚子二七枚，同煎至五分，去滓，稍热服，空心夜卧服。

治虚劳吐血，咳嗽烦满，**当归散方**

当归切，焙　甘草炙，剉。各二①两　人参　生干地黄半斤。以生姜半斤取汁，浸一宿，切，焙　白茯苓去黑皮　杏仁麸炒，去皮尖、双仁。各一两

上六味，捣罗为散。每服二钱至三钱匕，米饮调下，不拘时。

治肺劳吐血，**人参散方**

人参半两　黄蜀葵花一两

上二味，捣罗为散。每服一钱匕，糯米饮调下，食后服。

治虚劳咯血吐血不止，**独圣散方**

枫香脂不计多少

上一味，细研为散。每服一钱匕，煎人参糯米饮调下，不计时候。

治虚劳吐血不止，**箬叶散方**

箬叶不计多少，烧灰，研。一两　麝香一钱。研

上二味，研匀。每服一钱匕，煎阿胶人参汤调下，食后临卧服。

治丈夫妇人虚劳，咳嗽咯血吐血等疾，**知母汤方**

知母焙　贝母去心　百合　半夏汤洗去滑，生姜汁制，炒干　防己　枇杷叶去毛，焙。各一两　草乌头去皮尖，炒　苦葶苈隔纸炒　甜葶苈隔纸炒　百部各半②两

上一十味，粗捣筛。每服三钱匕，水一盏，入红绵子少许，乌梅三枚，煎至半盏，去滓温服。

虚劳四肢逆冷

论曰：四肢者，诸阳之本也。阳气内盛，则卫外而为固，乃能充灌于四末③。劳伤之人，阳气虚损，阴气乘之，不温养四肢，故于足为之逆厥。

---

① 二：日本抄本、文瑞楼本同，明抄本、乾隆本作"一"。
② 半：日本抄本、文瑞楼本同，明抄本、乾隆本作"一"。
③ 末：日本抄本、文瑞楼本同，明抄本、乾隆本作"肢"。

治虚劳短气，胸胁苦伤^①，唇口干燥，手足逆冷，或有烦躁，目视晄晄，腹内时痛，不思饮食。安神保精，**紫芝丸方**

紫芝一两半　山芋　天雄炮裂，去皮脐　柏子仁炒香，别研　枳实去瓤，麸炒黄　巴戟天去心　白茯苓去黑皮。各一分^②　半人参　生干地黄洗，焙　麦门冬去心，焙　五味子去茎叶，炒　半夏汤洗去滑，炒　牡丹皮　附子炮裂，去脐皮。各三分　蓉实　远志去心。各一分^③　泽泻　瓜子仁^④炒香。各半两

上一十八味，捣罗为末，炼蜜和丸如梧桐子大。每服十五丸，温酒下，空心日午夜卧各一服，渐增至三十丸。

治虚劳手足彻冷，精气衰少，骨节疼痛，或时烦热，阴萎不起。久服令人骨体丰盛，肤色光泽，**茯苓丸方**

白茯苓去黑皮。三分　牡荆实半分　天门冬去心，焙　肉苁蓉酒浸，去皱皮，炙干　牡蒙　山芋　巴戟天去心　石长生去土　菟丝子酒浸一宿，蒸过别捣　桂去粗皮　杜仲去粗皮，酥炙　牡蛎熬　吴茱萸汤浸，炒干　熟干地黄洗，焙干　泽泻　石斛去根及稍黑者　附子炮裂，去皮脐　天雄炮裂，去皮脐　人参各一分

上一十九味，捣罗为末，炼蜜和丸如梧桐子大。每服二十丸，温酒下，食前、夜卧各一。

治虚劳阳气不足，四肢逆冷，虚羸少气。补虚益气，**黄耆丸方**

黄耆剉。一^⑤两　熟干地黄焙。二两　石斛去根　五味子炒　白术　枸杞子　肉苁蓉酒浸一宿，去皱皮。焙　山芋　桂去粗皮　人参　甘草炙，剉。各一两半

上一十一味，捣罗为末，炼蜜和丸如梧桐子大。每服二十丸，温酒下，日二，稍加至三十丸，饮下亦得。

---

① 伤：日本抄本、文瑞楼本同，明抄本、乾隆本作"满"。
② 分：文瑞楼本同，明抄本、乾隆、日本抄本作"两"。
③ 一分：日本抄本、文瑞楼本同，明抄本、乾隆本作"五钱"。
④ 瓜子仁：日本抄本、文瑞楼本同，明抄本、乾隆本作"瓜蒌仁"。
⑤ 一：日本抄本、文瑞楼本同，明抄本、乾隆本作"二"。

治虚劳两足疼冷，或时发热，由于行房失度，两目䀮䀮，四肢沉重，多卧少起，**鹿茸丸**方

鹿茸酒浸，炙黄　桂去粗皮　石膏碎。各三分　熟干地黄洗，焙　续断　牛膝酒浸一宿，剉，焙。各一两　肉苁蓉酒洗，切，焙　干姜炮。各半两　杜仲去粗皮，酥炙。二两　菟丝子酒浸，别捣　荆子　五味子炒　人参　巴戟天去心　远志去心　蛇床子炒香　石斛去根及黑者　枸杞子各一两

上一十八味，捣罗为末，炼蜜丸如梧桐子大。每服十五丸，空腹食前夜卧温酒下，渐加至二十丸。亦可为散，酒服一钱匕。

治虚劳不足，手多冷。补虚益气，**钟乳散**方

钟乳研。半两　防风去叉　人参各一分　细辛去苗叶。半分　桂去粗皮　干姜炮。各一钱

上六味，捣罗为散。分作五贴，每旦温酒调服一贴，服讫饮食，冷热饥饱皆令适中，时饮少酒，常令醺醺。若热烦，以冷水洗手面。

治虚劳两足厥冷，夜多盗汗，身体多寒，骨节沉重，精神不守，恶闻人声，梦寐失精，吃食减少，大便不调，昏困多睡，**菟丝子丸**方

菟丝子酒浸，别捣末。半两　五味子　鳖甲去裙襕，醋炙　熟干地黄焙　芎䓖　天灵盖酥炙　桂去粗皮　防风去叉　牡蛎熬　黄耆剉，炒。各一分　附子炮裂，去皮脐　石斛去根　山茱萸　白茯苓去黑皮　萆薢各半两　牛膝酒浸一宿，切，焙。一两

上一十六味，捣罗为细末，炼蜜丸如梧桐子大。每服三十丸，空心，入盐少许，煎茯苓汤下。

治虚劳久病，真气欲绝，喘满自汗，四肢厥逆，面色青白，全不入食，**续命丸**方

楮实四两　附子炮裂，去皮脐　桂去粗皮。各一两　牛膝酒浸一宿，切，焙。一两半　蜀椒去目并合口者，炒出汗。二两

上五味，捣罗为末，炼蜜和丸如梧桐子大。每服二十丸，温

酒或盐汤下，空心食前服。

治五劳手足逆冷，肌体羸瘦，面干少色，四肢拘急，不思饮食，及阴毒伤寒，四肢厥冷，面青自汗，妇人血脏虚冷，伤中带下，男子膀胱小肠寒疝气痛，或小便频数，淋沥不禁，及久患滑泄泻痢，悉治之，**内固丸方**

硫黄研　乌头水浸三日，切，以盐炒黄，去盐不用　青橘皮去白，炒　茴香子盐炒。各二两　楝实剉，炒。一分

上五味，捣罗为末，酒煮面糊为丸如梧桐子大，雄黄研细为衣。每服七丸至十丸，盐汤或温酒下，空心食前服。

治虚劳手足逆冷，脚膝疼痛。补虚，**黄耆浸酒方**

黄耆去芦头。二两　萆薢　防风去叉　芎䓖　牛膝去苗。各一两半　独活去芦头　山茱萸各一两　五味子二两

上八味，细剉，用生绢袋子贮之，以好酒二斗浸，秋冬五日，春夏三日。每日空腹温服半盏。

治丈夫五劳七伤，小便数饶，虚汗[①]，足膝冷疼，不能久立，健忘昏塞，精神不爽，**山芋苁蓉丸方**

山芋　肉苁蓉酒浸，切，焙　牛膝酒浸，切，焙　菟丝子酒浸，捣，焙　五味子　杜仲去粗皮，炙，剉　泽泻　熟干地黄焙　茯神去木　人参　山茱萸　桂去粗皮　巴戟天去心　石斛去根　鹿茸去毛，酥炙　蛇床子　远志去心　续断　覆盆子　天雄炮裂，去皮脐　甘草炙，剉。等分

上二十一味，捣罗为末，炼蜜和丸如梧桐子大。每服三十丸，温酒下，空心食前，日再服。一方为散，酒调下二钱匕。

治五劳七伤，髓液虚惫，四肢逆冷，**黄耆丸方**

黄耆剉　肉苁蓉酒浸，切，焙　五味子　天雄炮裂，去皮脐　牛膝酒浸，切，焙。各二两　熟干地黄三两　干姜炮　山芋　山茱萸　桂去粗皮。各一两半[②]

---

① 虚汗：明抄本、乾隆本、文瑞楼本同，日本抄本作"盗汗"。
② 一两半：日本抄本、文瑞楼本同，明抄本、乾隆本作"一两"。

上一十味，捣罗为末，炼蜜和丸如梧桐子大。每服三十丸，食前酒下。

虚劳惊悸

论曰：虚劳惊悸者，心气不足，心下有停水也。心藏神，其主脉，若劳伤血脉，致心气不足，因为邪气所乘，则令人精神惊惕，悸动不定。若水停心下，水气乘心，亦令悸也。

治虚劳羸瘦，心虚惊悸，气乏力劣等，**柴胡汤**方

柴胡去苗。三分　黄耆剉。一两　厚朴去粗皮，涂生姜汁炙　半夏汤洗去滑，焙干。各三分　人参　白茯苓去黑皮　防风去叉　细辛去苗叶。各半两　当归切，焙　麦门冬去心，焙。各二两　陈橘皮汤浸，去白，焙　甘草炙　杏仁汤浸，去皮尖、双仁，别研　槟榔各半两

上一十四味，粗捣筛。每服五钱匕，水一盏半，入生姜一分，切碎，煎至一盏，去滓，空腹顿服，夜卧再服。

治虚劳羸瘦，愁忧思虑，神情不乐，善忘，惊悸，小便秘难，**犀角汤**方

犀角屑一两　黄耆剉。三分　龙胆去芦头。半两　赤茯苓去黑皮　人参各一两　枳实去瓤，麸炒。三分　槐实炒香。半两

上七味，粗捣筛。每用五钱匕，用水一盏半，入竹叶五片，细剉，煎至一盏，去滓，分温二服，每服更调丹砂末半钱匕，早食后及夜卧时服。

治虚劳心烦惊悸，言语谬误，不欲视听，**人参汤**方

人参一两半①　茯神去木　百合　柴胡去苗。各一两　木通细剉，微炒　麦门冬去心，焙　龙齿各一两半②

上七味，粗捣筛。每五钱匕，用水一盏半，大枣三枚，擘破，煎至一盏，去滓，分温二服，早食后相次服之。

---

① 一两半：日本抄本、文瑞楼本同，明抄本、乾隆本作"一两"。
② 一两半：日本抄本、文瑞楼本同，明抄本、乾隆本作"一两"。

治虚劳惊悸，心气不足，**补心麦门冬丸方**

麦门冬去心，焙。一两半①　菖蒲石上者　远志去心　人参　白茯苓去黑皮。各一两　熟干地黄焙。一两半②　桂去粗皮。半两　天门冬去心，焙　黄连去须　升麻各一两

上一十味，捣罗为末，炼蜜为丸如梧桐子大。每服早食后及夜卧时，用熟水下二十丸。

治虚劳心热，惊梦恐悸，畏惧不安，**石膏汤方**

石膏碎。四两　人参　知母焙　赤石脂　栀子去皮　芍药　白术　白茯苓去黑皮　紫菀去土。各一两半

上九味，粗捣筛。每五钱匕，用水一盏半，煎至一盏，去滓，下竹沥少许及生地黄汁一合③，更煎一两沸，分温二服，早晚食后服之。

治虚劳心虚惊悸，头项热疼，狂言妄语，少腹气壅，**石膏汤方**

石膏碎。二两　升麻一两半　桔梗炒。一两　人参半两　甘菊花　麦门冬去心，焙　黄耆剉。各一两

上七味，粗捣筛。每服五钱匕，用水一盏半，煎至八分，去滓温服，早食后。

治虚劳惊恐，虚烦不得眠睡，**当归汤**④**方**

当归切，焙　防风去叉　甘草炙　远志去心　猪苓去黑皮　茯神去木　桂去粗皮　黄耆剉细　人参　芎䓖　白术　芍药　熟干地黄焙。各半两　五味子一分　酸枣仁汤浸，去皮，炒用。三两⑤

上一十五味，粗捣筛。每服三钱匕，以水一盏，入枣三枚，擘破，生姜一枣大，拍碎，同煎至七分，去滓，空腹服，夜卧再服。

---

① 一两半：日本抄本、文瑞楼本同，明抄本、乾隆本作"一两"。

② 一两半：日本抄本、文瑞楼本同，明抄本、乾隆本作"二两"。

③ 竹沥……一合：此11字日本抄本、文瑞楼本同，明抄本、乾隆本作"生姜汁少许"。

④ 当归汤：日本抄本、文瑞楼本同，明抄本、乾隆本作"当归人参汤"。

⑤ 两：日本抄本、文瑞楼本同，明抄本、乾隆本作"分"。

治虚劳惊悸，咳嗽，心烦，鼻塞咽干，唇肿口疮，气满，少睡，腰痛，**茯神饮方**

茯神去木　麦门冬去心，焙　柴胡去苗　黄连去须　贝母去心。各一两半　秦艽去苗、土。一两　槟榔剉。二枚　甘草炙。一两

上八味，粗捣筛。每服五钱匕，以水一盏半，煎取八分，去滓温服，食后，日二。

治老少气虚弱，惊悸，语则劳乏气短，**镇心牛黄丸方**

牛黄研　紫菀去苗、土　菖蒲各二两　防风去叉　人参　细辛去苗叶　蜀椒去目及合口者，炒出汗　茯神去木　附子炮裂，去皮脐　紫石英研　防葵各一两　铁精一分半①　桂去粗皮　干姜炮。各一两半　丹参　远志去心　麦门冬去心，焙　甘草炙。各一两一分

上一十八味，捣罗为末，炼蜜丸如梧桐子大。每空腹米饮下十丸，日二服。

治虚劳精神恍惚，悸动不定，烦热体痛，**灵宝丹方**

天灵盖一枚。涂酥炙　鬼箭羽　白术炒　虎头骨涂酥炙。各一两

上四味，捣罗为末，别入丹砂、雄黄、麝香各半两，同研匀，炼蜜和丸如梧桐子大。每服十丸至二十丸，煎安息香汤下，米饮亦得，日二服。

虚劳不得眠

论曰：老人卧而不寐，少壮寐而不寤者，何也？少壮者，血气盛，肌肉滑，气道通，荣卫之行，不失于常，故昼日精，夜不寤也。老人血气衰，肌肉不滑②，荣卫之道涩③，故昼日不能精，夜

---

① 一分半：日本抄本、文瑞楼本同，明抄本、乾隆本作"一两"。

② 不滑：日本抄本、文瑞楼本同，明抄本、乾隆本作"枯"。

③ 涩：日本抄本、文瑞楼本同，日本抄本旁注"涩下有五脏之气相搏，其营气衰少而卫气内搏"，明抄本、乾隆本作"五脏之气相搏，其营气衰少而卫气内伐"。

不得寐也。虚劳之人，气血衰少，荣卫不足，肌肉不滑，其不得眠①理，虽与老人同，盖虚劳为病也②。

治虚劳不得眠，虚烦不宁③，**酸枣仁汤**④方

酸枣仁去皮，微炒。五两　知母焙　干姜炮　白茯苓去黑皮　芎䓖各一两　甘草炙，锉。半两

上六味，粗捣筛。每五钱匕，水一盏半，煎至一盏，去滓，空腹分温二服。如人行四五里，相次服之，亦可加桂心一两。

治虚劳烦躁不得眠，**茯苓汤**方

白茯苓去黑皮　人参各二两　麦门冬去心，焙　陈橘皮去白，焙　杏仁汤浸，去皮尖、双仁，炒　紫苏微炒。各一两　酸枣仁炒。五两

上七味，粗捣筛。每五钱匕，水一盏半，生姜半分，拍碎，煎至一盏，去滓，空腹分温二服，相次服之。

治虚劳烦不得睡，胁下气逆，**人参汤**方

人参二两　酸枣仁微炒，去皮。五两　白术　陈橘皮去白，焙　五味子焙　茯神去木。各一两　桂去粗皮。半两

上七味，粗捣筛。每服三钱匕，以水一盏半，生姜一分，拍碎，煎至七分，去滓，空腹温服，日再。

治荣卫俱伤，虚烦不得眠，**半夏汤**方

半夏汤洗七遍，去滑　白茯苓去黑皮。各三分　酸枣仁汤浸，去皮，炒。二⑤两　麦门冬去心，焙　甘草炙，锉　桂去粗皮　黄芩去黑心　远志去心　萆薢锉，炒　人参各半两

上一十味，粗捣筛。每五钱匕，先以东流水二盏，煮秫米一

---

① 眠：日本抄本、文瑞楼本同，日本抄本旁注"眠下有之字"，明抄本、乾隆本此后有"之"。

② 虽……为病也：此11字日本抄本、文瑞楼本同，明抄本、乾隆本作"与老人同也"。

③ 宁：日本抄本、文瑞楼本同，明抄本、乾隆本此后有"气血衰弱"。

④ 酸枣仁汤：日本抄本、文瑞楼本同，明抄本、乾隆本此方中有白芍、桂心，剂量为一两。

⑤ 二：日本抄本、文瑞楼本同，明抄本、乾隆本作"一"。

合，令蟹目沸即下药，入生姜半分，拍碎，煎至一盏，去滓，空心分温二服，相次服之。

治虚劳不得眠，**黄耆汤**方

黄耆剉，炒　桂去粗皮　芍药各三分　甘草炙，剉　当归炙　人参各半两　干姜炮。一两

上七味，粗捣筛。每五钱匕，以水一盏半，入粳米一合，枣二枚，擘破，煎至一盏，去滓，空腹分温二服，相次服之。

治虚劳惊恐不安，夜不得眠，**桔梗汤**方

桔梗炒，剉。三分　半夏汤洗七遍，去滑，姜汁炒。一两一分　白术三分　甘草炙，剉。一分①　桂皮粗皮　芍药各半两　玄参一两半②

上七味，粗捣筛。每服三钱匕，以水一盏，入生姜半分，拍碎，煎至七分，去滓，下饧糖一分，空腹温服，夜卧再煎服。

治虚劳烦扰，气奔胸中不得眠，**酸枣仁汤**方

酸枣仁汤浸，去皮，炒，别研　石膏各一两　桂去粗皮　人参各半两　甘草炙，剉。一分　知母剉，焙　白茯苓去黑皮。各三分

上七味，粗捣筛。每服五钱匕，水一盏半，入生姜半分，拍碎，煎至一盏，去滓，空腹分温二服，相次服之，夜卧再煎服。

治虚劳气满不得眠，手足疼痛，**茯苓汤**方

白茯苓去黑皮　桂去粗皮　干姜炮　甘草炙，剉　芍药　食茱萸各半两　熟干地黄洗，焙。三分

上七味，粗捣筛。每服五钱匕，以水一盏半，入枣两枚，去核，煎至一盏，去滓，空腹温服，日再。

治虚劳烦躁不得睡，**茯神汤**方

茯神去木　人参各一两　酸枣仁炒，去皮，别研。五两

上三味，粗捣筛。每服三③钱匕，以水一盏，入生姜半分，拍

---

① 一分：日本抄本、文瑞楼本同，明抄本、乾隆本作"五钱"。
② 一两半：日本抄本、文瑞楼本同，明抄本、乾隆本作"一两"。
③ 三：文瑞楼本同，日本抄本作"二"。

碎，煎至七分。去滓，空腹温服，日二夜一[①]。

治虚劳发烦不得眠，**半夏汤**方

半夏汤洗去滑，七遍，炒干。二两　白茯苓去黑皮。四两　糯米炒黄。一合

上三味，粗捣筛。每服五钱匕，以东流水一盏半，生姜半分，拍碎，煎至一盏，去滓，空腹温服，日二。

治虚劳烦躁，夜不得眠，少气，熻熻微热，口干减食，**麦门冬汤**方

麦门冬去心，焙　前胡去芦头　人参　黄耆剉，炒。各半两[②]

上四味，粗捣筛。每服五钱匕，以水一盏半，入生姜半分，拍碎，小麦半合，煎至八分，去滓温服，不计时。

治虚劳昼夜不得眠，短气，食饮不下，或大病后虚热痰冷，**橘皮汤**[③]方

陈橘皮去白，焙。一两　芎藭一分半　甘草炙，剉。一分[④]　半夏汤洗去滑，炒。半两

上四味，粗捣筛。每服五钱匕，以东流水一盏半，入生姜半分，拍碎，生竹茹少许，煎至八分，去滓温服，夜卧再煎服。

治虚烦不得睡眠，**鳖甲丸**方

鳖甲去裙襕，醋炙　酸枣仁炒　羌活去芦头　黄耆剉，炒　附子炮裂，去皮脐　柴胡去苗　白茯苓去黑皮　肉苁蓉酒浸，切，焙　牛膝切，酒浸，焙　知母焙　五味子炒。各一两

上一十一味，捣罗为末，炼蜜为丸如梧桐子大。每服二十丸，暖酒下。

治虚劳热气乘心，忧惧不安，不得眠睡，**麦门冬汤**方

麦门冬去心，焙。一两半　榆白皮剉　苦参　黄连去须　地骨皮　黄芩去黑心　龙胆各一两

---

① 夜一：日本抄本、文瑞楼本同，明抄本、乾隆本无。
② 半两：日本抄本、文瑞楼本同，明抄本、乾隆本作“一两”。
③ 橘皮汤：日本抄本、文瑞楼本同，明抄本、乾隆本作“陈皮汤”。
④ 一分：日本抄本、文瑞楼本同，明抄本、乾隆本作“半分”。

上七味，粗捣筛。每服五钱匕，水一盏半，煎至七分，去滓，入地黄汁半合，食后顿服。

治不得睡[①]，**酸枣仁煎方**

酸枣仁去皮，五两，炒，捣筛。只取末。二两半　乳香研。二两　蜜四两　牛黄别研。入一分　糯米二合。炒　丹砂研。半两

上六味，用酒半升，和蜜等一处，慢火煎如稀饧。每服一匙头，温酒调下，腹空时服。

治虚劳烦闷，不得眠睡[②]，**酸枣仁丸方**

酸枣仁炒　地榆叶各半两

上二味，捣罗为末，炼蜜和丸如梧桐子大。每服三十丸，糯米饮下。

治虚劳烦闷不得眠睡方

上取酸枣仁，不拘多少，炒令香熟，捣罗为散。每服三钱匕，用水一盏，煎取六分，热呷。

---

① 治不得睡：明抄本、乾隆本、日本抄本、文瑞楼本同，日本抄本旁注"又作虚劳心热，忧扰不得眠"。

② 治……不得眠睡：此9字日本抄本、文瑞楼本同，日本抄本旁注"又作治虚劳心烦热，口干，忧扰不得眠"，明抄本、乾隆本作"治虚劳心烦热，口干，忧惧不得眠"。

卷第九十一

虚劳门

虚劳门

虚劳失精

论曰:《内经》曰：肾者主蛰，封藏之本，精之处也。盖肾受五脏六腑之精而藏之，气盛则输泻有常。虚劳之人，精气已亏，邪气乘之，则藏者不固，或于梦寐，或于便溺，而漏失无常也。其证少腹强急，阴头寒，目痛，发落，其脉数而散芤动微紧者是也。

治虚劳伤损，小便失精及梦泄，**韭子散方**

韭子炒　麦门冬去心，焙　菟丝子酒浸一宿，别捣。各一两　车前子一合　芎䓖　白龙骨各三分

上六味，捣罗为散。每服二钱匕，温酒调下，日二服。不知，稍稍加之，甚者夜加一服。

治虚劳喜梦失精，**桂枝牡蛎汤方**

桂去粗皮　牡蛎烧①　芍药　龙骨　甘草炙。各三分

上五味，粗捣筛。每服三钱匕，水一盏，入生姜半分，拍碎，枣二枚，擘，煎至七分，去滓，空心温服，日晚再服。

治虚劳失精多睡，目视眈眈，**羊骨汤方**

羊骨三两。剉碎　白术一两　桂去粗皮。二两　麦门冬去心，焙　人参　芍药各三分　白茯苓去黑皮。一分②　甘草炙。半两　厚朴去粗皮，姜汁炙　阿胶炙　桑根白皮各一两

上一十一味，除羊骨外，粗捣筛。每服三钱匕，先以水三盏，

---

① 烧：日本抄本、文瑞楼本同，明抄本、乾隆本作“童便淬”。
② 分：日本抄本、文瑞楼本同，明抄本、乾隆本作“两”。

煎羊骨至一盏半，去骨下药，并生地黄一分，生姜一分，拍碎，枣两枚，擘，煎至八分，去滓，下饴糖少许，再煎令沸，空心温服，夜卧再服。

治虚劳失精，便溺白浊，形体枯瘦，腰脚疼重，**人参汤**方

人参　芍药　桂去粗皮。各三分　黄耆剉　甘草剉，炙　白茯苓去黑皮　白龙骨　牡蛎煅。各半两　半夏汤洗去滑，焙干。二两　泽泻　酸枣仁各一分

上一十一味，粗捣筛。每服三钱匕，水一盏，入生姜半分，拍碎，煎至七分，去滓，空腹温服。

治虚劳漏精，**韭子丸**方

韭子炒。一两　鹿茸去毛，酒浸，炙　桑螵蛸炙。各三分　龙骨　车前子　天雄炮裂，去皮脐。各一两　干姜炮。三分　菟丝子酒浸一宿，别捣。一两

上八味，捣罗为末，炼蜜丸如梧桐子大。每服二十丸，空腹用黄耆汤下。

治虚劳元气虚弱，精滑不禁，腰脊疼痛，**白龙骨丸**方

白龙骨一^①两　韭子炒。半两　补骨脂炒　肉苁蓉酒浸，切，焙。各一两　菟丝子酒浸，别捣。半两

上五味，捣罗为末，酒煮面糊丸如梧桐子大。每服二十丸至三十丸，空心食前温酒下。

治虚劳肾脏衰惫，梦寐失精，**补骨脂散**方

补骨脂炒。一两　蘹香子舶上者，炒。三分

上二味，捣罗为散。每服二钱匕，温酒或盐汤调下，空心食前服。兼治肾虚腰疼。

治阳气虚损，下元冷极，精泄不禁，小便频数，腰脚无力，饮食减少，**正阳丸**方

鹿茸去毛，酥炙。二两　肉苁蓉酒浸，切，焙　石南各一两　五味子　胡芦巴炒。各三分　木香一两半　石斛去根　韭子

---

① 一：明抄本、乾隆本、文瑞楼本同，日本抄本作"二"。

炒　牛膝酒浸，切，焙。各半两　巴戟天去心　附子炮裂，去皮脐。
各一两　白马茎涂酥，炙干。二两

上一十二味，捣罗为末，炼蜜丸如梧桐子大。每服二十丸，
食前温酒或盐汤下。

治虚劳漏精①，**补益附子丸方**

附子炮裂，去皮脐　龙骨　牛膝酒浸，切，焙　肉苁蓉酒浸，
切，焙　巴戟天去心。等分

上五味，捣罗为末，炼蜜丸如梧桐子大。每服二十丸，空心
日午温酒盐汤任下，以知为度。

治虚劳失精。补骨髓，去肾邪，**金锁丸方**

巴戟天去心。二两②　龙骨　山茱萸各一两　韭子炒。四两

上四味，捣罗为末，炼蜜丸如梧桐子大。每服二十丸至三十
丸，空心温酒下。

治肾脏虚惫，小便遗精，阴痿湿痒，茎中痛，**硇砂丸方**

硇砂一两。细研，汤浸滤清　附子五两。炮裂，去皮脐，为
末　生姜一斤半。取汁，入前二味，慢火煎熬成煎　肉苁蓉酒浸。
二两　远志去心　沉香剉　山茱萸　巴戟天去心　鹿茸酒炙，去
毛　石斛去根。各一两　蘹香子炒　石亭脂别研。各半两

上一十二味，除煎外，捣罗为末，用前煎和丸如梧桐子大。
每服三十丸，温酒下，加至四十丸。

治虚劳元脏衰弱，精气滑泄，或梦中遗沥，**固气不二丸方**

干柿切，焙　鸡头舌焙干鸡头，纂上③尖也　金樱子焙干，状似
黄蔷薇子　莲花蕊焙干

上四味，等分，捣罗为末，以乌鸡子汁和丸如梧桐子大。每
服十丸，温酒下。

治五劳七伤，失精腰痛，少气，面目萎黄，手足痛冷，不思
饮食，**龙骨散方**

---

① 精：日本抄本、文瑞楼本同，明抄本、乾隆本此后有"肾元不足"。
② 二两：日本抄本、文瑞楼本同，明抄本、乾隆本作"一两"。
③ 上：日本抄本、文瑞楼本同，明抄本、乾隆本作"暇"。

龙骨　人参　远志去心。各一两一分　白茯苓去黑皮　肉苁蓉酒浸，切，焙。各一两半　蛇床子炒　桂去粗皮　菟丝子酒浸，捣，焙　巴戟天去心　石斛去根。各一两

上一十味，捣罗为散。每服三钱匕，温酒调下，日三服。

治虚劳梦泄，日渐羸劣，**韭子**[①]**丸方**

韭子炒。一合　大枣去核，焙。五枚　黄耆剉　人参　干姜焙　当归切，焙　白龙骨　半夏汤洗七遍，去滑　赤芍药　甘草炙。各一两

上一十味，捣罗为末，炼蜜丸如梧桐子大。每服三十丸，暖酒下，空心日午服。

治虚劳失精，小腹弦急，隐隐头冷，目痛发落，**人参丸方**

人参　菟丝子酒浸一宿，捣末。各一两半　桂去粗皮　牡蛎粉　山芋　黄檗去粗皮　细辛去苗叶　附子炮裂，去皮脐。各二两　泽泻　苦参[②]　麦门冬去心，焙　干姜炮　熟干地黄焙。各三两

上一十三味，捣罗为末，炼蜜丸如梧桐子大。每服三十[③]丸，暖酒下，空心日午服。

治虚劳，肾气乏弱[④]失精，腰脚无力，小便数，**鹿茸丸方**

鹿茸去毛，酥炙　补骨脂微炒。各二两　牛膝酒浸，切，焙　杜仲去粗皮，炙，剉　菟丝子酒浸一宿，别捣末　山芋　桂去粗皮　黄耆剉　桑螵蛸微炒　附子炮裂，去皮脐　熟干地黄焙。各一两　牡蛎粉　泽泻　防风去叉　干姜炮　龙骨研。各三分　肉苁蓉酒浸，去皱皮，切，焙　远志去心。各一两

上一十八味，捣罗为末，炼蜜和丸如梧桐子大。每服，空心温酒下二十丸。

---

① 韭子：日本抄本、文瑞楼本同，日本抄本旁注"作韭菜子，方中同"，明抄本、乾隆本作"韭菜子"。

② 苦参：日本抄本、文瑞楼本剂量同，明抄本、乾隆本作"二两"。

③ 三十：日本抄本、文瑞楼本同，明抄本、乾隆本作"二十"。

④ 乏弱：日本抄本、文瑞楼本同，日本抄本旁注"作虚乏"，明抄本、乾隆本作"虚乏"。

治虚劳失精，**天雄散方**

天雄炮裂，去皮脐。一两　白术四两　桂去粗皮。一两

上三味，捣罗为散。每服二钱匕，空心煨酒调下。

虚劳脱营

论曰：脱营之病，虚劳之类也。非由外邪，病从内作。其人或尝贵后贱，心切恋慕，志怀忧惨，又富而遽贫，乐而暴苦，皆伤精神，外耗于卫，内耗于荣，荣泣卫除，气虚无精，形体日减，洒洒然时惊，甚则精气竭绝，形体毁沮，皮焦筋屈，痿躄拘挛，是其候也。

治虚劳脱营，气血消夺，形体日减，少气失精，多惊健忘。服之倍筋力，令人能食，充肌肤，益颜色，**麋茸丸方**

麋茸酒浸，去毛，炙黄色。一两半　肉苁蓉酒浸，去皴皮，焙干。一两半　菟丝子酒浸一宿，别捣。三分　巴戟天去心。半两①　牛膝去苗，酒浸，剉碎。三分　桂去粗皮。三分　甘草炙，剉。一两　山茱萸半两②　枸杞子三分　五味子三分　干姜炮。三分　人参三分　赤石脂一两　柏子仁微炒。三分　泽泻三分　细辛去苗叶。半两　白茯苓去黑皮。三分　远志去心。一两半　枳壳麸炒，去瓤。半两　厚朴去粗皮，生姜汁炙。一两③　熟干地黄焙。三分　石斛去根。三分　山芋三分　白术三分

上二十四味，捣罗为末，炼蜜丸如梧桐子大。每服二十丸，空心温酒下，渐加至三十丸。

治虚劳脱营，气血耗夺，形体毁沮，失精少气，洒洒然时惊。补虚，益精血，除百疾，**天门冬散方**

天门冬去心，焙　石菖蒲　远志去心　熟干地黄焙　山茱萸　桂去粗皮　石韦去毛　白术各一两　白茯苓去黑皮。二两

---

① 半两：日本抄本、文瑞楼本同，明抄本、乾隆本作"三分"。
② 半两：日本抄本、文瑞楼本同，明抄本、乾隆本作"一两"。
③ 一两：明抄本、乾隆本、文瑞楼本同，日本抄本作"半两"。

上九味，捣罗为细散。每服一①钱匕，熟水调下。服药至三十日后，筋力倍加，至百日后耳目聪明，久服驻颜益寿。老少皆可服。

治虚荣脱营，失精少气，形体日减。补益，镇心，强志，**地黄煎丸方**

地黄汁一升。煎成煎　鹿茸去毛，酥炙黄色。半两　人参一两半　茯神去木。半两　防风去叉。半两　甘草炙，剉。一两

上六味，捣罗五味为末，以地黄煎丸梧桐子大。每日空心温酒下三十②丸。

治虚劳脱营，真气不足，形体毁沮，四肢沉重，咽干口燥，饮食无味，气乏少力，远视眈眈，惊悸不安，五脏虚损，病从内生，**大琥珀散方**

琥珀研。二两　干姜炮　石韦去毛　滑石研　牡丹皮　白茯苓去黑皮　芎䓖　石斛去根　续断　当归切，焙　远志去心　人参　牛膝去苗。各三两　桂去粗皮。二两半　肉苁蓉酒浸，去皱皮，焙　松脂炼了者　牡蒙　陈橘皮汤浸，去白，焙。各四两　茺蔚子　松实和皮用③　柏子仁各三升　车前子　菟丝子酒浸，别捣，焙　菴𦯆子　枸杞子　胡麻子　芜菁子　麦门冬去心，焙。各一升　木通十四两　蛇床子炒。半升

上三十味，捣罗为细散。每服三钱匕，以牛乳半盏，水一盏，同煎少时，和滓温热服。如久服此药，令人强盛，轻身益气，消谷能食，耐寒暑，百病不侵，驻颜，润肌肤，力倍常人。

治虚劳脱营，血气伤惫，羸瘦少气，畏恐多惊。久服强筋骨，长肌肉，令人肥盛，光泽颜色，除解百病，安精神，少梦寐，强气血，倍力留年，益气长神，**松实丸方**

松实去皮　白茯苓去黑皮　麦门冬去心，焙　柏子仁微炒，别研　甘草炙，剉　山芋　枸杞子　肉苁蓉酒浸，去皱皮，炙干　五

① 一：日本抄本、文瑞楼本同，明抄本、乾隆本作"三"。
② 三十：日本抄本、文瑞楼本同，明抄本、乾隆本作"二十"。
③ 和皮用：文瑞楼本同，明抄本、乾隆本无，日本抄本作"去皮用"。

味子去茎叶　桂去粗皮　熟干地黄焙　陈橘皮汤浸，去白，焙　干姜炮　泽泻　远志去心　石斛去根，黑者　女贞石　络石　杜仲去粗皮，涂酥炙

上一十九味，等分，捣罗为细末，炼蜜丸梧桐子大。每服食前温酒下十丸，食后再服，不知，稍增之，可二十丸。

治虚劳脱营，失精多惊，荣卫耗夺，形体毁沮，**大补益石斛散方**

石斛去根，黑者　肉苁蓉酒洗，去皴皮，切，焙令干。各二两　远志去心　菟丝子酒浸一宿，别捣　续断各一两一分　天雄炮裂，去皮脐。三分　熟干地黄焙　枸杞子各二两半①　枣肉研。二两

上九味，先以八味捣罗为细散，再入研枣肉和匀。每服二钱匕，空腹温酒调下，食后再服。

治虚劳脱营，羸瘦少气，精神毁减。强神益气，**甘草丸方**

甘草炙，剉　当归切，焙　芍药各一两　干姜炮　芎䓖　人参　黄芩去黑心。各半两

上七味，捣罗为末，炼蜜丸弹丸大。每服一丸，温酒化下，空腹夜卧服。

治虚劳脱营，荣卫耗夺，阳气乏少，少气时惊，饮食不为肌肤，四肢疼痛，并治妇人诸病，**五牡丸方**

牡蒙二两　牡桂去粗皮。二两　牡荆子二两　牡丹皮二两　牡蛎熬。二两　人参②　天雄炮裂，去皮脐。大者二枚　桑寄生二两　狗脊去毛。二两　雷丸炮。二两　石长生一两　萹蓄一两　小豆三两③　贯众二两　东门鸡头木二两

上一十五味，捣罗为末，炼蜜丸梧桐子大。每服七④丸，空腹温酒下，夜食后再服，渐增之，以知为度。

治虚劳耗竭，形体日减，气虚时惊，病名脱营，**苁蓉汤方**

---

① 二两半：日本抄本、文瑞楼本同，明抄本、乾隆本作“二两”。
② 人参：日本抄本、文瑞楼本剂量同，明抄本、乾隆本作“一两”。
③ 三两：日本抄本、文瑞楼本同，明抄本作“二合”，乾隆本作“三合”。
④ 七：日本抄本、文瑞楼本同，明抄本、乾隆本作“二十”。

肉苁蓉酒洗，去皱皮，焙　白茯苓去粗皮。各二两　五味子　牛膝去苗，剉，焙令干　五加皮剉　地骨皮　防风去叉　黄耆细剉　泽泻　桂去粗皮。各一两　磁石烧通赤，醋淬五遍。三两

上一十一味，粗捣筛。每五钱匕，用水一盏半，入羊肾一分，细切，煎至一盏，去滓，空腹分温二服，如人行四五里，再服。

治虚劳脱营，气血伤惫，四肢痿痹，腿膝无力，**黄耆汤**方

黄耆细剉。一两　山芋一两　白茯苓去黑皮。一两　人参半两[1]　厚朴去粗皮，生姜汁炙。三[2]分　白术半两[3]　五味子一分　熟干地黄焙[4]。一两半[5]　桂去粗皮。一分

上九味，粗捣筛。每服三钱匕，以水一盏，入生姜半分，拍碎，枣三枚，去核，煎至七分，去滓，空腹温服，食后再服。

治虚劳脱营，始富后贫，痿躄为挛，**伏牛花丸**方

伏牛花五两　女萎三两　细辛去苗叶　卷柏　威灵仙去土。各一两　附子炮裂，去皮脐　羖羊角镑，炒　木虻炒焦，去翅足　硇砂醇酒研令稀。各一两

上九味，先捣罗八味为细末，煮硇砂酒面糊丸，梧桐子大。于平旦时及初更后，各用温酒下十五丸，稍增至三十丸，以知为度。

虚劳口干燥

论曰：水性润下，阳与之升，故津液相成，神乃自生。今肾居下焦，膀胱为表，膀胱者，津液之府，若其人劳伤，阴阳断隔，不能升降，下焦虚寒，上焦生热，热即水不胜火，津液涸竭，致有口舌干燥之候。

治五劳七伤，小腹拘急，脐下膨胀，两胁胀满，腰脊引痛，

---

① 半两：日本抄本、文瑞楼本同，明抄本、乾隆本作"一两"。
② 三：日本抄本、文瑞楼本同，明抄本、乾隆本作"一"。
③ 半两：日本抄本、文瑞楼本同，明抄本、乾隆本作"一两"。
④ 焙：文瑞楼本同，明抄本、乾隆本无，日本抄本作"炮"。
⑤ 一两半：日本抄本、文瑞楼本同，明抄本、乾隆本作"二两"。

鼻口干燥，目视䀮䀮，忽忽不乐，胸中气逆，不下饮食，茎中痛，小便赤黄而有余沥，夜梦失精，惊恐虚乏，**建中汤方**

黄耆剉　远志去心　芍药　龙骨各一两　甘草炙，剉。半两

上五味，粗捣筛。每用六钱匕，水一盏半，枣二枚，擘破，同煎至一盏，去滓，下饴糖少许，分温二服，空腹日午各一。

治虚劳腹中痛，梦寐失精，四肢痠疼，手足烦热，咽干口燥，并妇人小腹痛，**桂心汤方**

桂去粗皮。一两半　芍药三两　甘草炙，剉。半两

上三味，粗捣筛。每服三钱匕，水一盏，生姜一枣大，切，枣二枚，擘破，煎至七分，去滓，下饴糖一分，温服，空心日午夜卧各一。

治虚劳骨肉痠疼，吸吸少气，少腹拘急，腰背强痛，心中虚悸，咽干唇燥，面无颜色，饮食无味，阴阳废弱，悲忧惨戚，多卧少起，**枸杞汤方**

枸杞根剉　黄耆剉。各三分　甘草炙，剉　麦门冬去心，焙　桂去粗皮。各半两

上五味，粗捣筛。每服五钱匕，水一盏半，生姜一枣大，切，粳米一匙，煎至一盏，去滓温服，空心夜卧各一。

治虚劳不足，少腹拘急，腰脊引痛，口燥咽干，目视䀮䀮，心中愦愦，小便余沥，夜梦交通，**大建中黄耆汤方**

黄耆剉　远志去心　当归切，焙　泽泻各一两半　芍药二两　人参　龙骨　甘草炙，剉。各一两

上八味，粗捣筛。每服三钱匕，水一盏，生姜一枣大，切，枣二枚，擘破，煎至七分，去滓，入饴糖少许，空腹，食前温服。

治大虚不足，小腹里急，气上冲胸，口舌干燥，短气烦悸，言语谬误，不能饮食，吸吸少气，**黄耆汤方**

黄耆剉。三两　半夏汤洗去滑，姜汁制。五两　甘草炙，剉　人参　芍药各二两　桂去粗皮。一两

上六味，粗捣筛。每服三钱匕，水一盏，生姜半分，切，枣二枚，擘破，煎至七分，去滓温服，空心日午夜卧各一。手足寒，

加附子，炮，去皮脐，一两。

治虚劳发热，心中烦闷，面黄口干，腹中虚满，腰背急痛，**柴胡汤**方

柴胡去苗　赤茯苓去黑皮。各一两半　枳壳去瓤，麸炒。三两　白术　地骨皮各一两　葛根剉。二两　甘草炙，剉。一两　木通剉。二两　麦门冬去心，焙。一两

上九味，粗捣筛。每服五钱匕，水一盏半，生姜一枣大，切碎，煎至一盏，去滓，空腹温服，日再。

治五劳七伤虚损，阴阳废弱，津液不荣，口燥咽干，多卧少起，**黄耆汤**方

黄耆　白茯苓去黑皮。各一两半　桂去粗皮。一两　人参　酸枣仁微炒。各一两半　甘草炙，剉。一两　萝摩白皮一两一分

上七味，粗捣筛。每服五钱匕，水一盏半，枣二枚，擘破，煎至一盏，去滓温服，空腹日晚各一。

治虚劳口燥苦渴，骨节烦热或寒，**枸杞汤**方

枸杞白皮[①]剉，焙。五两　麦门冬去心，焙。一两

上二味，粗捣筛。每服五钱匕，水一盏半，小麦一百粒，先煎数沸，后下药，煎至七分，去滓温服，不拘时。

治虚劳水脏[②]虚损，脚膝无力，口舌干燥，**补益干地黄汤**方

熟干地黄焙　黄耆剉。各半两　地骨皮一分　枳壳去瓤，麸炒。半两　蒺藜子炒，去角　磁石煅，醋淬七遍。各三分　五味子　桂去粗皮。各一分

上八味，粗捣筛。每服五钱匕，先用水一盏半，入羊肾一只，细切，煎三五沸，次下药末，枣二[③]枚，擘破，煎至一盏，去滓，空腹温服。

治虚劳烦热，口干舌燥，欲得饮水，**麦门冬汤**方

麦门冬去心，焙。二两　淡竹叶洗，切。一握　半夏汤洗七遍，

---

① 枸杞白皮：日本抄本、文瑞楼本同，明抄本、乾隆本作"枸杞根白皮"。

② 水脏：日本抄本、文瑞楼本同，明抄本、乾隆本作"肾脏"。

③ 二：文瑞楼本同，日本抄本作"一"。

焙。二两　甘草炙，剉。一两一分

上四味，粗捣筛。每服五钱匕，水一盏半，生姜一枣大，切碎，大枣二枚，擘破，粳米半合，同煎取一盏，去滓温服。

治虚劳口舌干燥，津液减耗，及口疮，牙齿宣露，**天门冬汤**方

天门冬去心，焙　麦门冬去心，焙　柴胡去苗　桑根白皮剉　甘草炙。各二两　山芋　人参各一两①　熟干地黄焙　生干地黄焙。各三两　枇杷叶拭去毛　枳壳去瓤，麸炒　石斛去根　白茯苓去黑皮。各一两

上一十三味，粗捣筛。每服三钱匕，水一盏，煎至七分，去滓温服，食后，日二。

治五劳七伤，口舌干燥，**鹿茸丸**方

鹿茸去毛，酥炙　五味子　白茯苓去黑皮　黄耆剉　远志去心。各一两半　熟干地黄三两　菟丝子酒浸，别捣　肉苁蓉酒浸，切，焙。各二两

上八味，捣罗为末，炼蜜和丸如梧桐子大。每服三十丸，食前黄耆汤下。

虚劳积聚

论曰：气之所积名曰积，其本在脏，阴气所生也；气之所聚名曰聚，其本在腑，阳之所生也；脏病止而不移，腑病无所留止，是为积聚。虚劳之人，阴阳伤损，血气涩滞，不能宣通，各随其腑脏之气而留结，故成积聚之病。

治虚劳心腹积聚，胁肋刺痛，肌体羸瘦，不欲饮食，及八风十二痹，气血不荣。久服身体润泽，**大通丸**方

熟干地黄焙。半斤　天门冬去心，焙　白术剉　干姜炮　当归切，焙　石斛去根　甘草炙，剉　肉苁蓉酒浸，去皴皮，切，

---

① 一两：日本抄本、文瑞楼本同，明抄本、乾隆本作"两半"。

焙　芍药　人参　大黄剉，炒　紫菀洗。各一两半^①　白茯苓去黑皮　杏仁汤浸，去皮尖、双仁，炒　防风去叉　麻仁生，研。各三分　白芷半两　蜀椒去目及闭口，炒出汗。一两

上一十八味，捣罗为末，炼蜜煮枣肉合和，丸如梧桐子大。每服二十丸，米饮下，日三。

治虚劳心腹积聚，及百病邪气往来，厥逆抢心，羸瘦不能食。破积聚，**乌头丸方**

乌头炮裂，去皮脐。一两　前胡去芦头　蜀椒去目并闭口者，炒出汗　黄芩去黑心　白头翁　吴茱萸水洗五遍，焙　甘草炙，剉　龙骨研　半夏汤洗去滑，焙　黄连去须　白术　细辛去苗叶　紫菀去苗、土　桔梗炒　干姜炮　芎䓖　厚朴去粗皮，姜汁炙　蒌蕤　矾石烧令汁尽　人参　桂去粗皮　生姜切，焙。各半两

上二十二味，捣罗为末，炼蜜和丸如梧桐子大。每服二十丸，空心温酒下，日午临卧再服。

治虚劳坚癖，腹胀羸瘦，食久不消，面色萎黄，四肢少力，**陈橘皮丸方**

陈橘皮汤浸，去白，炒　木香　厚朴去粗皮，姜汁浸　槟榔生，剉　硫黄细研　大黄剉，炒。各一两

上六味，捣罗为末，炼蜜和丸如梧桐子大。每服二十丸，温酒或米饮下。

治虚劳羸瘦，癖块不消，**鳖甲丸方**

鳖甲去裙襕，醋炙　枳壳去瓤，麸炒。各三两　大黄剉，炒。一两　白芍药一两半

上四味，捣罗为末，米醋煮面糊和丸如梧桐子大。每服十丸至十五丸，温酒下，日再。

治虚劳积聚，心腹胀满，喘促气逆，面色萎黄，痰嗽心忪，不思饮食，**大鳖甲丸方**

鳖甲一枚，重二两。去裙襕，醋炙　柴胡去苗　大黄湿纸裹

---

① 各一两半：日本抄本、文瑞楼本同，明抄本、乾隆本作"三分"。

煨　熟干地黄焙　乌梅去核，炒　桃仁汤退去皮尖、双仁，炒。各一两　干姜炮　槟榔剉　木香　人参　白茯苓去黑皮　芎劳　桂去粗皮　紫菀去苗、土　芍药　牛膝酒浸，切，焙　知母焙　京三稜炮，剉　五味子　白术　黄连去须　厚朴去粗皮。姜汁炙　黄芩去黑心　陈橘皮汤浸，去白，炒　枳壳去瓤，麸炒　当归切，焙。各半两

上二十六味，捣罗为末，炼蜜和丸如梧桐子大。每服二十丸至三十丸，温酒下，日三。

治脾肾虚劳，心腹积气，面色萎黄，不思饮食，胸膈满闷，**橘皮煎丸方**

青橘皮二两。麸炒黄，捣罗为末，醋一盏半，于银石器内，文武火熬成膏　木香　桂去粗皮　人参　诃黎勒皮炒　京三稜炮，剉　藿香去茎　厚朴去粗皮，姜汁炙　当归切，焙　草薢　干姜炮。各半两　半夏一分①。汤洗十遍，焙

上一十二味，捣罗十一味为末，入橘皮煎内，捣三二百下，丸如梧桐子大。每服二十丸，空心日午温米饮下。

治冷劳心腹积聚，羸瘦盗汗，不思饮食，腹胀下痢，四肢无力，**补真**②**丸方**

厚朴去粗皮，姜汁炙　苍术去皮，米泔浸，切，焙。各四两　陈橘皮汤浸，去白，焙　石斛去根　附子炮裂，去皮脐　柴胡去苗　人参　白茯苓去黑皮　沉香各二两③　丁香　鳖甲去裙襕，醋炙　肉苁蓉酒浸，去皱皮，切，焙　木香　巴戟天去心　当归切，焙　草豆蔻去皮　诃黎勒炮，去核　桂去粗皮　五味子　槟榔剉　山茱萸　杜仲去粗皮，炙，剉　补骨脂炒。各一两　黄耆剉。二两　吴茱萸半两。汤洗三遍，焙干，炒④

上二十五味，捣罗为末，煮枣肉和丸如梧桐子大。每服二十

---

① 分：日本抄本、文瑞楼本同，明抄本、乾隆本作"两"。
② 真：明抄本、乾隆本、文瑞楼本同，日本抄本作"心"。
③ 二两：日本抄本、文瑞楼本同，明抄本、乾隆本作"一两"。
④ 吴茱萸……焙干炒：此12字日本抄本、文瑞楼本同，明抄本、乾隆本作"半夏五钱"。

丸，米饮下，日三①。

治虚劳心下积聚，元气虚惫，脐下冷疼，**绿云丸方**

硇砂研　硫黄研　木香　槟榔剉。各半两　附子炮裂，去皮脐。二两　京三棱煨，剉。一两　铜绿研。半分

上七味，捣研为末，合研匀，酒煮面糊和丸如小豆大。每服十丸，炒生姜酒下，日午夜卧服。妇人血气，当归酒下。

治虚劳积聚不消，心腹妨闷，脾胃气滞，不思饮食，**青金煮散方**

青橘皮汤浸，去白，炒　白术　木香　姜黄　槟榔剉　郁李仁汤浸，去皮，炒　楝实剉，炒　蘹香子炒　人参　益智去皮，炒　赤茯苓去黑皮　白牵牛微炒。各半两

上一十二味，捣罗为散。每服二钱匕，水一盏，入生姜二片，盐一字，煎至七分，去滓，稍热空心服。

治虚劳积聚，满闷疼痛，及一切风劳冷气，积年不差，攻击四肢，遍体痠疼，面无颜色，或即浮肿，脚膝虚肿，行步无力，大肠秘涩，常有结粪，膝冷腰疼，吃食无味；兼治妇人虚冷血气，年深不愈，气攻四肢，心膈刺痛，经脉不调，面如蜡色，手足虚肿等，**韭子丸方**

韭子二两。以醋汤煮后，炒令如油麻者　牛膝酒浸，切，焙　当归切，焙　桂去粗皮　干姜炮裂　人参　芎䓖　大黄各半两　巴豆九十粒。去皮心，麸炒，别研出油

上九味，将八味捣罗为末，入巴豆旋旋调和令匀，次下熟蜜，和杵数千下，丸如梧桐子大。每服空心以温酒下二丸至三丸，取溏利为度。

治虚劳积聚，腹胁坚满，男子妇人一切风劳冷气，头旋眼②疼，手脚瘑痹，血风劳气，攻击五脏四肢，筋脉掉动，面上习习似虫行，遍生疮癣，心膈烦闷，腹痛虚鸣，腰疼膝冷，丰足或冷

---

① 三：文瑞楼本同，明抄本、乾隆本、日本抄本作"二"。

② 眼：文瑞楼本同，明抄本、乾隆本作"目"，日本抄本作"腹"。

或热，诸气刺痛，呕逆醋心，肠胃秘涩，肺气发动，耳复虚鸣，脚膝无力；仍治妇人诸病，冷血劳气，发损面黄，气刺心腹，骨筋疼痛，经脉不调，经年逾月，或下过多，不定；兼治冷热诸痢，脚气水肿等，**灵感丸方**

柴胡去苗　防风去叉　紫菀去苗、土　当归切，焙　人参　赤茯苓去黑皮　干姜炮裂　桔梗炒　菖蒲　乌头炮裂，去皮脐　厚朴去粗皮，生姜汁炙，剉　大黄　吴茱萸汤洗，焙干　皂荚去皮子，酥炙　蜀椒去目并闭口，炒出汗　陈橘皮去白，炒　郁李仁别研　黄连去须，炒　巴豆各半两。去油，研

上一十九味，捣研为末，炼蜜和丸如梧桐子大。每服，空心酒饮任下五丸，取微[1]利为度。如风冷气人，长服此药最佳。又宜夜服。

治虚劳积滞，**槟榔大黄汤**方

槟榔四枚。剉　大黄剉　甘草各一两　皂荚一梃，不蚛者

上四味，俱生用，粗捣筛，用童子小便五盏，煎至三盏。去滓，露一宿，分为三服，空心一服，至日午不动再服，至申时不动，更一服，皆冷服之。动利后，将药滓焙干，入木香半两，捣为末，每服一钱，温米饮调下，不计时候，日服三服。

虚劳兼痢

论曰：虚劳之人，荣卫已虚，肠胃久弱，冷热之气，易为伤动。或客于肠间则饮食不化，虚则多泄，故令下痢。

治冷劳下痢，脐腹疼痛，**附子丸**方

附子炮裂，去皮脐　人参　枳壳去瓤，麸炒　干姜炮　甘草炙，剉　当归切，焙　陈橘皮汤浸，去白，焙　厚朴去粗皮，姜汁炙熟。各一两　荜拨　杏仁汤浸，去皮尖、双仁，炒　桂去粗皮　吴茱萸汤洗七遍，焙干，炒　诃黎勒微炒，去核　柴胡去苗。各半两

上一十四味，捣罗为末，别用猯猪肝一具，头醋五升，煮令

---

① 微：文瑞楼本同，日本抄本作"欲"。

醋尽，细切晒干，捣为末，与药相和，炼蜜为丸梧桐子大。每日空心，煎诃黎勒汤下二十丸。服尽觉手脚冷麻，是劳气散也。

治虚劳脾胃挟冷，肠滑下痢，不思饮食，**白豆蔻丸**方

白豆蔻去皮　人参　白茯苓去黑皮　诃黎勒煨，去核　桂去粗皮　厚朴去粗皮，姜汁炙熟　陈橘皮汤浸，去白，焙。各一两　丁香　荜拨　附子炮裂，去皮脐　槟榔剉　当归切，焙　缩砂仁　干姜炮。各半两　肉豆蔻仁五枚

上一十五味，捣罗为末，炼蜜和捣五百下，丸如梧桐子大。每服二十丸，食前米饮下。

治脾肾虚劳，滑泄不止，饮食不进，肌体羸瘦，**益气散**方

附子二两，大者。炮裂，去皮脐，片切如纸厚，用生姜四两取汁，以慢火煮附子，令汁尽，焙干　缩砂去皮。半两①。微炒　肉豆蔻去皮。一分②　蜀椒去目并闭口，炒去汗。一分③　蘹香子半④钱。微炒

上五味为散，每服三钱匕，用羖羊子肝二⑤枚，去筋膜，切作片，入葱白盐醋各少许，拌药令匀，用竹杖子串，于猛火上炙令香熟。就热吃，以温酒一盏送下，空心服。

治积年冷劳泻痢，眼黄面黑，渐渐瘦弱，**诃黎勒丸**方

诃黎勒煨，去核　木香　赤茯苓去黑皮　桂去粗皮　附子炮裂，去皮脐　胡椒　肉豆蔻去壳　白术　蓬莪茂煨，剉　干姜炮裂。各半两　人参　荜拨各一两

上一十二味，捣罗为末，炼蜜和丸如梧桐子大。每服，空心生姜枣汤下三十丸。

治虚劳风寒冷毒，休息下痢，垂命欲死，服之便差，**人参散**方

人参三分　桔梗炒。一两　桂去粗皮。一两半　秦艽去苗、土。

---

① 半两：日本抄本、文瑞楼本同，明抄本、乾隆本作"一两"。
② 分：日本抄本、文瑞楼本同，明抄本、乾隆本作"两"。
③ 分：日本抄本、文瑞楼本同，明抄本、乾隆本作"两"。
④ 半：日本抄本、文瑞楼本同，明抄本、乾隆本作"五"。
⑤ 二：日本抄本、文瑞楼本同，明抄本、乾隆本作"一"。

一两　牡蛎烧令通赤。半两　黄芩去黑心。半两　白术一两　干姜
炮。一两　白茯苓去黑皮。一两　附子炮裂，去皮脐。三分　细辛
去苗叶。半两　防风去叉。一两半　蜀椒去目及闭口，炒出汗。一两

上一十三味，捣罗为细散。每服三钱匕，空腹温酒调下。

治虚劳瘦弱，泄痢不止，气劣虚羸，丈夫妇人并宜服之，**茵
陈散方**

茵陈蒿　当归切，焙　厚朴去粗皮，姜汁炙熟　陈橘皮去白，
焙　牛膝去苗，酒浸，切，焙　紫菀去苗、土　人参　白茯苓去黑
皮　附子炮裂，去皮脐　枳壳去瓤，麸炒　白芷　干姜炮　赤芍
药　芜荑　藁本去土　木香　柴胡去苗　桔梗炒　桂去粗皮　石斛
去根　青橘皮汤浸，去白，焙

上二十一味，等分，捣罗为散。每用一两，以白面和作馎子，
烧熟食之，米饮送下。

治虚劳脾泄，久泻不止，冷气攻心，神效，**内炙丸方**

硫黄　阳起石　消石　太阴玄精石各半两

上四味，同杵碎，入瓷碗内，慢火炒如麦饭相似即住，就冷
地上，用纸摊匀，以盆覆一夜，次日细研，糯粥为丸如梧桐子大。
每服五丸，浓煎艾汤下。

治虚劳大便泄泻，**附子散**^① 方

附子半两。炮裂，去皮脐　木香一分

上二味，为细散。每服四钱匕，用猪肾一对，去筋膜批开，
掺药并葱白、盐各少许在内，湿纸裹，慢火煨熟。细嚼，米饮下，
空心服。

治虚劳里寒，下痢不止，及肛边生肉如鼠乳，谷道时有脓血，
变成牡痔，**鳖甲丸方**

鳖甲醋炙，去裙襴　黄连去须　连翘各一两三分^②　栝楼
根　黄耆剉，炒　干姜炮。各一两半　蛴螬炒　蝟皮炙　续断各一

---

①　附子散：日本抄本、文瑞楼本同，明抄本、乾隆本作"附子木香散"。
②　一两三分：日本抄本、文瑞楼本同，明抄本、乾隆本作"三分"。

两一分　附子炮裂，去皮脐　槐子炒　矾石烧令汁尽。各一两

上一十二味，捣罗为末，炼蜜丸如梧桐子。每空腹暖酒下二十丸。

治冷劳泄痢，及妇人产后带下，**白头翁丸方**

白头翁去芦头。半两　艾叶二两。微炒

上二味为末，用米醋一升，入药一半，先熬成煎，入余药末和丸，梧桐子大。每服三十丸，空心食前米饮下。

治冷劳脐腹疼痛，或时下痢，兼治妇人冷病带下，**艾叶煎丸方**

艾叶四两。炒　当归一两。切，焙　干姜一两。炮

上三味，捣罗为末，用米醋二升，药末一半，熬成煎，入余药末相和，丸如梧桐子大。每服三十丸，温粥饮下，空心食前服。

治冷劳气痢等疾，**干姜丸方**

干姜炮。二两

上一味，捣罗为末，熔黄蜡拌和为丸梧桐子大。每服空腹粥饮下二十丸，未差，日再服。

虚劳里急

论曰：冲之为病，逆气而里急。又冲脉者，起于气冲，挟脐上行，至胸中而散。虚劳之人，肾气不足，伤于冲脉，其证腹里拘急，脐上至心下引痛，不能食，身寒而怵栗也。

治虚劳里急，少腹发痛，气引胸胁，或心痛短气，**芍药汤方**

芍药三两　黄耆去芦头　干姜炮裂。各二两　甘草炙，剉　桂去粗皮。各一两　当归去芦头，切，焙。二两

上六味，粗捣筛。每服三钱匕，水一盏，入生姜一分，拍碎，枣两枚，去核，煎至七分，去滓，入饴糖一分，再煎令沸，空腹温服，日午夜卧再服。

治虚劳里急诸不足，**黄耆建中汤方**

黄耆剉　甘草炙，剉。各三两　桂去粗皮。二两　芍药五两

上四味，粗捣筛。每服五钱匕，水一盏半，入生姜一分，拍

碎，枣两枚，擘破，煎至八分，去滓，入饴糖一分，再煎令沸，空腹温服，日午夜卧再服。若呕者加生姜；腹满者去枣，加白茯苓一两。

治虚劳里急，腹中疼痛，夜梦失精，四肢痠疼，手足烦热，咽干口燥，并妇人小腹痛，**小建中汤**方

桂去粗皮。一两半　芍药三两　甘草炙，剉。半两

上三味，粗捣筛。每服五钱匕，水一盏半，入生姜一分，拍碎，枣二枚，擘，煎至八分，去滓，下饴糖一分，再煎令沸，空腹温服，日午夜卧再服。

治虚劳腹中拘急，食不生肌肉，面色黑黄，手足疼痛，小便不利，**石斛散**方

石斛去稍，黑者。一两　山茱萸　五味子　草薢各一两　肉苁蓉酒洗，去皴皮，切，炙。一两半　远志去心　人参　桂去粗皮。各一两　菟丝子一两半。酒浸一宿，别捣　秦艽去苗、土。一两一分　赤茯苓去黑皮。三分　蜀椒去目并闭口，炒出汗。一两

上一十二味，捣罗为散。每服二钱匕，空腹温酒调下，日午夜卧再服。

治虚劳五脏六腑虚损，肠鸣，风湿，荣卫不调，**黄耆汤**方

黄耆剉　陈橘皮汤浸，去白，焙　当归切，焙　桂去粗皮　前胡去芦头　芍药　麦门冬去心，焙　甘草炙，剉　白茯苓去黑皮。各三分　人参　半夏汤洗去滑，切，焙　细辛去苗叶。各一两

上一十二味，粗捣筛。每服三钱匕，水一盏，入生姜一分，拍碎，枣两枚，擘，煎至七分，去滓，空腹温服，日午夜卧再服。

治虚劳肾气不足，腹内拘急，目暗耳鸣，四肢困倦，行步乏力，脚如石隐，肌瘦羸弱，面色萎黄，脐下紧痛，心忪盗汗，小便滑数，**苁蓉丸**①方

肉苁蓉酒浸一宿，切作片子，焙干。二两　磁石三两。烧醋淬七遍，研　鹿茸酥炙，去毛　桂去粗皮　熟干地黄焙　巴戟天去心。

_____

　　①　苁蓉丸：日本抄本、文瑞楼本同，明抄本、乾隆本作"肉苁蓉丸"。

各一两　附子炮裂，去皮脐　远志去心　地骨皮各半两　黄耆剉。一两　牛膝酒浸一宿，切，焙。二两　五味子炒　白茯苓去黑皮。各一两　晚蚕蛾炒。半两

上一十四味，除磁石外，捣罗为细末，同研匀，炼蜜和丸如梧桐子大。每服二十丸，温酒下，空心食前。

治虚劳里急，腰脚痛痹，筋骨疼痛，或攻刺胁肋。久服润肌肉，填骨髓，去风气，**鹿角丸方**

鹿角一斤。洗净，酥炙令香　巴戟天去心。二两　熟干地黄焙。四两　黄耆剉　牛膝酒浸，切，焙。各一两半　独活去芦头　草薢　白茯苓去黑皮　桂去粗皮　肉苁蓉酒浸，去皱皮，切，焙　附子炮裂，去皮脐　泽泻剉　续断　芎䓖　槟榔剉　防风去叉　甘草炙，剉　秦艽去苗、土　细辛去苗叶　当归切，焙　芍药　白蒺藜炒，去角　枳壳去瓤，麸炒　人参　鹿角胶炙令燥　杏仁汤浸，去皮尖、双仁，炒，研。各半两

上二十六味，除杏仁别研外，捣罗为末，同拌匀，炼蜜为丸如梧桐子大。每服，空心温酒下二十丸。

虚劳浮肿

论曰：肾气不化，则二阴不通，故小便不利，胃气不足，则肌肉开疏，故皮肤浮肿。脾者土也，脾虚既不能制水，肾者胃之关也，关闭不利，是以水气流溢于皮肤为浮肿也。

治虚劳四肢发肿，饮食不进，百节无力，多卧少起，**人参汤方**

人参　亦伏苓去黑皮　桑根白皮剉，炒　芍药　秦艽去苗、土　半夏汤洗去滑，七遍。各一两　鳖甲去裙襕，醋炙。三两　柴胡去苗　大腹炮　木香各一两　京三棱醋浸，炮，椎碎。二两　甘草炙，剉。三分　枳壳去瓤，麸炒。一分

上一十三味，粗捣筛。每服三钱匕，水一盏，入生姜三片，枣二枚，同煎至五分，去滓温服，不拘时候。

治虚劳四肢浮肿，气急，大小便不利，坐卧不安，**五味子**

汤方

五味子炒　黄耆剉①　枳壳去瓤，麸炒　大腹微煨，剉　桑根白皮炙，剉　白术　桂去粗皮　槟榔煨　陈橘皮汤浸，去白，炒。各一两　厚朴去粗皮，生姜汁炙熟　防己各一两半

上一十一味，粗捣筛。每服三钱匕，水一盏半，煎至七分，去滓，空心温服，日晚再服，微利即止。

治虚劳脾肾不足，身面浮肿，卧即胀满，喘急痰嗽，胸膈痞闷，大小便不利，渐成水气，**防己丸**方

防己二两半　杏仁去皮尖、双仁，麸炒。三分②　苦葶苈炒香。三两一分　陈橘皮汤浸，去白，焙。一两　赤茯苓去黑皮　郁李仁汤浸，去皮尖，麸炒　紫苏叶各一两一分

上七味，捣罗为末，炼蜜和丸如梧桐子大。空心食前温酒下三十丸。

治虚劳身体浮肿，上气喘促，小便不利，**大腹皮汤**方

大腹皮剉　槟榔煨，剉　前胡去芦头　赤茯苓去黑皮　防己　陈橘皮汤浸，去白，焙　赤芍药各一两　甘草炙，剉。半两　桑根白皮剉　木通剉。各二两

上一十味，粗捣筛。每服三钱匕，水一盏，煎至五分，去滓温服，日二③。

治虚劳遍身浮肿，心腹气胀，大小便涩，**赤茯苓汤**方

赤茯苓去黑皮　防己　槟榔煨，剉　甜葶苈隔纸炒，令紫色　桑根白皮剉　木通剉　陈橘皮汤浸，去白，焙干　郁李仁汤浸，去皮，炒。各一两

上八味，粗捣筛。每服三钱匕，水一盏半，煎至七分，去滓，食前温服，以大小便利为度。

治虚劳脚气，脐腹及面目浮肿，**人参饮**方

人参一两　鳖甲醋浸，去裙襕，炙黄。二两　柴胡去苗　当归

---

① 剉：日本抄本、文瑞楼本同，明抄本、乾隆本作"蜜炙"。
② 分：日本抄本、文瑞楼本同，明抄本、乾隆本作"两"。
③ 二：日本抄本、文瑞楼本同，明抄本、乾隆本此后有"尤治腹胀"。

切，焙　枳壳去瓤，麸炒　甘草炙，剉。各一两　桃仁七十枚。汤浸，去皮尖，别研　白槟榔一枚。剉

上八味，粗捣筛。每服三钱匕，童子小便一盏，浸一宿，平旦煎至七分，去滓，空心温服。若女人病，加牛膝一两。

治虚劳脾肾气弱，水液妄行，四肢浮肿，小便不利，**桑白皮汤**方

桑根白皮炙，剉　猪苓去黑皮　滑石碎　木通剉　郁李仁汤浸，去皮尖，炒　赤茯苓去黑皮。各一两半①　陈橘皮汤浸，去白。半两②　槟榔微煨，剉。三枚　泽泻三分③

上九味，粗捣筛。每服五钱匕，水一盏半，煎至一盏，去滓温服。

---

① 一两半：日本抄本、文瑞楼本同，明抄本、乾隆本作"一两"。
② 半两：日本抄本、文瑞楼本同，明抄本、乾隆本无。
③ 三分：日本抄本、文瑞楼本同，明抄本、乾隆本作"五钱"。

卷第九十二

虚劳门

虚劳小便白浊　虚劳小便余沥　虚劳小便利　虚劳小便难
虚劳大便难　筋极　气极　脉极　肉极　骨极　精极　白淫

虚劳门

虚劳小便白浊

论曰：虚劳小便白浊者，肾气劳伤，胞络内冷，气道不宣通也。肾主水，肾虚则胞冷而津液停滞，故令小便白浊，如米脂而下。

治虚劳小便白浊，少①腹拘急，梦寐失精，阴下湿痒，**五味子丸方**

五味子　石龙芮炒　乌头炮裂，去皮脐　石斛去根　萆薢　菟丝子酒浸，别捣　防风去叉　棘刺　小草　山芋　牛膝去苗，酒浸，切，焙　枸杞根剉　细辛去苗叶。各一两　桂去粗皮　蓯蓉　麦门冬去心，焙　干姜炮　厚朴去粗皮，姜汁炙，剉。各半两

上一十八味，捣罗为末，炼蜜和丸如梧桐子大。空心温酒下三十丸，夜卧再服，渐加至五十丸。

治虚劳小便白浊，梦泄，**韭子散方**

韭子炒　菟丝子酒浸一宿，别捣　车前子各一两　附子炮裂，去皮脐。一分　当归切，焙　芎䓖　矾石烧令汁尽。各三分　桂去粗皮。二两

上八味，捣罗为散。每服二钱匕，空心温酒调下；不欲调服者，炼蜜和丸如梧桐子大，空心温酒下二十丸。

治大虚损，内伤肾气，小便白浊，**泽泻散方**

---

① 少：日本抄本、文瑞楼本同，明抄本、乾隆本作"小"。

泽泻　龙骨　桑螵蛸炙　车前子　狗脊去毛。各一两

上五味，捣罗为散。每服二钱匕，空心温酒调下，夜卧服亦佳。

治虚损大劳，惊恐失精，茎中痛，小便白浊，或赤，或如豆汁，或遗沥，**泽泻汤方**

泽泻一两　黄耆剉。三分　干姜炮　甘草炙，剉　桂去粗皮　牡蛎煅令赤　芍药各半两

上七味，粗捣筛。每服五钱匕，水一盏半，煎至一盏，去滓，空心分温二服。如小便淋，即以热酒调三钱匕，去滓，澄清服，日三。

治虚劳肾气不足，小便白浊。补下元，益精气，久服驻颜，补虚，长肌肉，**鹿茸丸方**

鹿茸去毛，酥炙黄　磁石烧，醋淬七遍，研，水飞。各二两　山芋　远志去心　牛膝去苗，酒浸，切，焙　白茯苓去黑皮　熟干地黄焙　桂去粗皮　巴戟天去心　续断　肉苁蓉酒浸一宿，去皴皮，炙　泽泻　五味子　人参　山茱萸　菟丝子酒浸三日，焙，别捣　补骨脂炒　杜仲去粗皮，炙黄，剉　附子炮裂，去皮脐。各一两

上一十九味，除磁石外，捣罗为末，入磁石拌匀，炼蜜和丸如梧桐子大。每服三十丸，空心温酒下。

治虚劳下脏虚冷，小便白浊，精滑不禁，**七圣丸方**

原蚕蛾炒　牛膝酒浸一宿，焙，剉　龙骨　白石脂　桑螵蛸炒。各半两　肉苁蓉酒浸一宿，切，焙　山芋各一分

上七味，捣罗为末，酒煮，面糊和丸如梧桐子大。每服二十丸，温酒下，空心食前。

治虚劳肾气衰弱，小便白浊，阴囊湿痒，羸瘦多忘，面无颜色，**巴戟丸方**

巴戟天去心。一两半①　肉苁蓉酒浸，去皴皮，切，焙。二

---

① 一两半：日本抄本、文瑞楼本剂量同，明抄本、乾隆本作"二两"。

两　牛膝去苗，同苁蓉酒浸　山芋各一两　杜仲去粗皮，炙，剉。一两半　续断　蛇床子各一两　菟丝子酒浸，焙，别捣。一两一分　白茯苓去黑皮。一两　山茱萸　五味子各一两一分　远志去心。一两

上一十二味，捣罗为末，炼蜜和杵数百下，丸如梧桐子大。每服三十丸，空心温酒下，日晚再服。服药五十日后，筋骨健壮，百日后面如童颜，久服令人精满充溢。如精涩，更加柏子仁三分；如精虚，加五味子一两半；阳弱，加续断一两半。

治虚劳下经①不足，小便白浊。补益，**椒红丸方**

蜀椒去目并闭口，炒出汗，取红　巴戟天去心

上二味，等分，捣罗为末，醋面糊和丸如梧桐子大。每服十五丸，加至二十丸，空心温酒或②盐汤下。

治虚劳有热，虚烦口干，腰胯疼痛，小便白浊如米泔，**黄耆丸③方**

黄耆剉。一两半　栝楼④二两　苦参二两半　羚羊角镑。一两半　黄连去须。二两　茯神去木。一两半　泽泻一两半　桑螵蛸十枚。炙　牡蛎粉一两半　鸡脒胵里黄皮五枚。炙　甘草炙。一两半

上一十一味，捣罗为末，炼蜜和丸如梧桐子大。每服三十丸，空心米饮下。

治虚劳肾虚引饮，小便白浊，羸瘦腰疼，**人参汤方**

人参　远志去心　泽泻　五味子　桂去粗皮　当归切，焙　芎劳　桑螵蛸炙　熟干地黄焙。各一两　黄芩去黑心　白茯苓去黑皮　芍药　鸡脒胵里黄皮炙。各半两　麦门冬去心，焙。二两

上一十四味⑤，粗捣筛。每服五钱匕，水一盏半，入羊肾一枚，切，生姜半分，枣三枚，擘，同煎至一盏，去滓温服，空心食前。

---

① 经：日本抄本、文瑞楼本同，明抄本、乾隆本作"元"。

② 或：日本抄本同，文瑞楼本作"及"。

③ 黄耆丸：日本抄本、文瑞楼本同，明抄本、乾隆本无泽泻、桑螵蛸二味。

④ 栝楼：文瑞楼本同，明抄本、乾隆本、日本抄本作"栝楼根"。

⑤ 一十四味：日本抄本旁注"一方无泽泻、桑螵蛸二味，似九味"，此旁注应在上方"黄耆丸方""一十一味"处。

治虚劳，小便白浊，失精^①，**菟丝子丸方**

菟丝子酒浸一宿，捣末　麦门冬去心，焙　萆薢　厚朴去粗皮，生姜汁炙　柏子仁研　肉苁蓉酒浸，切，焙　桂去粗皮　石斛去根　远志去心　细辛去苗叶　杜仲去粗皮，炙，剉　牛膝酒浸，切，焙　防风去叉。各一两　棘刺二两　石龙芮三两　乌头炮裂，去皮脐。半两

上一十六味，捣罗为末，以鸡子黄和为丸如梧桐子大。每服三十丸，米饮下，空心日午服。

虚劳小便余沥

论曰：虚劳小便余沥者，肾气虚弱，而膀胱不利故也。膀胱不利，则气不能化，气不化，则水道不宣，故小便后有余沥。

治虚劳肾气内伤，小便余沥，阴下湿痒，四肢羸极，梦寐失精，夜有盗汗，**磁石丸方**

磁石烧令赤，醋淬，五遍，水飞。半两　五味子　人参各一两　白茯苓去黑皮。半两　桂去粗皮。一分　黄耆剉　赤芍药　防风去叉　地骨皮各半两　甘草炙，剉。一分

上一十味，捣罗为细末，炼蜜和丸如梧桐子大。空腹米饮下二十丸。

治虚劳肾气内损，梦泄盗汗，小便余沥，阴痿湿痒，欲成骨蒸，名曰劳极，**黄耆汤方**

黄耆剉　人参各半两　牡蛎烧，研如粉。一分　赤芍药　桂去粗皮　地骨白皮　五味子　白茯苓去黑皮　防风去叉　陈橘皮汤浸，去白，焙。各半两　甘草炙，剉　磁石煅，醋淬五遍。各一分

上一十二味，粗捣筛。每服三钱匕，水一盏，入生姜半分，擘碎，枣两枚，去核，煎至七分，去滓，空腹温服，日午、晚食前再服。

治虚劳胸中客热，目视𥈴𥈴，恍惚发热，卧不得安，少腹拘急，小便余沥，临事阳弱，阴下湿痒，小便白浊，**平补汤方**

---

① 治……失精：此9字明抄本、乾隆本、日本抄本、文瑞楼本同，日本抄本旁注"一作肾虚引饮，便浊腰痛"。

黄耆剉　芍药各二两　甘草炙，剉　人参各一两　桂去粗皮。
二两　当归剉，炒。一两

上六味，粗捣筛。每服三钱匕，水一盏，入生姜半分，擘碎，
枣二枚，去核，煎至七分，去滓，空腹温服，日午、夜卧再服。
如寒，加厚朴二两，去粗皮，生姜汁炙。

治五劳七伤，阴衰，小便余沥，阴中痛，精清，阴消，囊下
湿，胸胁痛，两膝厥冷不欲行，胃中热，远视泪出，口干肠鸣，
蛇床子丸方

蛇床子炒　肉苁蓉酒浸，去皴皮，切。焙　细辛去苗叶　石韦
去毛　山茱萸　礜石煅，研　防风去叉　远志去心　赤石脂　白茯
苓去黑皮　泽泻　柏子仁炒，别捣末　菖蒲　栝楼根　天雄炮裂，
去皮脐　牛膝去苗，酒浸，剉，焙　续断　山芋　杜仲去粗皮，酥
炙，细剉。各一分

上一十九味，捣罗为细末，炼蜜丸如梧桐子大。空腹温酒下
三十丸，夜卧再服。

治虚劳肾气冷弱，小便余沥，**黄耆丸方**

黄耆剉。三两　肉苁蓉酒浸，去皴皮，切，焙　鹿茸酥炙，去
毛。各一两半　菟丝子酒浸一宿，别捣。三分　石斛　巴戟天去心。
各一两　山芋一两半①　远志去心　柏子仁炒，别研。各三分　白
茯苓去黑皮。一两　泽泻三分　山茱萸一两　熟干地黄洗去土，切，
焙。六两　续断一两②　桂去粗皮。三分③

上一十五味，捣罗为细末，炼蜜丸如梧桐子大。每日空心煎
枣汤下三十丸，午食前再服。

治虚劳肾气不足，下焦冷弱，小便遗沥，腰膝疼重，**鹿茸丸方**

鹿茸去毛，酒浸三宿，焙。二两　菟丝子淘，酒浸三宿，焙，
别捣　紫菀去苗、土　肉苁蓉酒浸三宿，去皴皮，切片，焙干　黄
耆细剉　桑螵蛸剉，炒　阳起石烧令赤　白茯苓去黑皮　白蒺藜拣

---

①　一两半：乾隆本、日本抄本、文瑞楼本同，明抄本作"二两"。
②　一两：日本抄本、文瑞楼本同，明抄本、乾隆本作"六两"。
③　三分：文瑞楼本同，日本抄本作"一分"，明抄本、乾隆本作"一两"。

炒，别杵　桂去粗皮　附子炮裂，去皮脐　蛇床子拣淘，浸三宿，焙干。各一两

上一十二味，捣罗为细末，炼蜜和丸如梧桐子大。每服三十丸，空心温酒下。

治虚劳不足，小便淋沥，少腹疞①痛，脐腹胀满，**茯苓丸**方

白茯苓去黑皮。二两，食不消，多饮者，加一倍　附子炮裂，去皮脐。二两，有风者，三分加一　山茱萸二两，腹痛者，三分加一　杜仲去粗皮，酥炙，剉。二两，腹中游气者，三分加一　泽泻二两，有水气者，三分加一　山芋三两，头风者，加一倍　桂去粗皮。六两，颜色不足者，三分加一　细辛去苗叶②。三两，目视䀮䀮者，三分加一　石斛二两，阴湿痒者，三分加一　肉苁蓉酒浸，去皴皮，炙。三两，身瘘加一分　黄耆剉。四两，体疼者加一倍　熟干地黄二两。焙。色萎黄者，三分加一

上一十二味，捣罗为细末，炼蜜和丸如梧桐子大。每服十五③丸，温酒或米饮，空腹服，日晚再服。

治虚劳，阳气不足，阴气痿弱，囊下湿痒，小便余沥，**天雄散**方

天雄炮裂，去皮脐。一两　五味子半两　山芋　熟干地黄焙。各三分　巴戟天去心。一两　续断三分　蛇床子炒。一两　远志去心。三分④　桂去粗皮。一分

上九味，捣罗为细散。每服二钱匕，食前温酒调下。

治虚劳肾气衰弱⑤，小便余沥，阴痿失精，腰膝无力，**石斛丸**方

石斛去根，剉。一两半　巴戟天去心。一⑥两　杜仲去粗皮，细剉，炒　牛膝去苗，酒浸，焙。各一两半　桑螵蛸剉，炒。一

---

① 疞：乾隆本、日本抄本、文瑞楼本同，明抄本作"满"。
② 叶：明抄本、乾隆本、日本抄本无，文瑞楼本后有"熏"。
③ 十五：乾隆本、日本抄本、文瑞楼本同，明抄本作"二三十"。
④ 三分：明抄本、乾隆本、文瑞楼本同，日本抄本作"一两"。
⑤ 肾气衰弱：日本抄本、文瑞楼本同，明抄本作"肾衰弱"，乾隆本作"肾气弱"。
⑥ 一：明抄本、乾隆本、文瑞楼本同，日本抄本作"二"。

两　鹿茸去毛，酥炙黄。一两半　补骨脂炒①　龙骨各一②两

上八味，捣罗为细末，炼蜜和捣五百下，丸如梧桐子大。食前温酒下三十丸。

治虚劳，小便余沥，尿精，**二参丸**③方

人参半两　桂去粗皮　牡蛎煅，研成粉　山芋　黄檗去粗皮，蜜炙，剉④　细辛去苗叶　附子炮裂，去皮脐　苦参各三分　麦门冬去心，焙　泽泻各一两　干姜炮　生干地黄焙。各一分　菟丝子酒浸一宿，别捣。半两

上一十三味，捣罗为细末，炼蜜和丸如梧桐子大。每服三十丸，空腹温酒下。如痛痹，加附子，炮裂，去皮脐，一分；妇人血伤，加干地黄，焙，半两，黄檗，去粗皮，蜜炙，一分。

治虚劳，小便余沥及失精，**车前草饮**方

车前草一握

上一味，捣取汁，和蜜，等分。空腹温服。

虚劳小便利

论曰：肾主水，开窍于二阴，位处下焦，与膀胱为表里。膀胱者，津液之府，脏腑和平则能制津液，使溲便有⑤常。若劳伤肾气不足，膀胱经寒，则津不能自制，故小便利而多也。

治虚劳小便利，**菟丝子丸**方

菟丝子酒浸，别捣　鹿茸去毛，酥炙　肉苁蓉酒浸，去皴皮，切，焙　五味子各二两

上四味，捣罗为末，醋煮，面糊和丸如梧桐子大。每服五十丸，空心米饮下。

治虚劳不足，四肢沉重，口燥，吸吸少气，小便利，**黄耆汤**方

---

① 补骨脂炒：日本抄本、文瑞楼本同，明抄本、乾隆本作"破故纸"。
② 一：明抄本、乾隆本、文瑞楼本同，日本抄本作"三"。
③ 二参丸：日本抄本、文瑞楼本药味同，明抄本、乾隆本有"吴茱萸"。
④ 去粗皮蜜炙剉：日本抄本、文瑞楼本同，明抄本、乾隆本作"盐酒炒"。
⑤ 有：日本抄本、文瑞楼本同，明抄本、乾隆本作"自"。

黄耆剉　半夏汤洗去滑，焙。各一两半　白茯苓去黑皮　桂去粗皮　芍药　甘草炙。各一两　当归切，焙　人参各半两　桑螵蛸切破，炙。十枚

上九味，粗捣筛。每服三钱匕，水一盏，入生姜半分，拍碎，枣两枚，擘破，煎至七分，去滓温服，空腹日午夜卧各一。

治虚劳下焦虚冷，不渴，小便自利，**建中汤**方

黄耆　芍药各二两　桂去粗皮　人参　当归切，焙。各一两

上五味，剉如麻豆大。每服三钱匕，水一盏，入生姜半分，擘碎，枣二枚，擘破，煎至七分，去滓，下饧一分，搅令消，温服，早晨日午夜卧服。若失精，加龙骨、白薇各一两。

治虚劳不足，小便利数，呼吸短气，烦渴引饮，膀胱满急，**肾沥汤**① 方

远志去心　人参　五味子　石斛去根　泽泻　当归切，焙　桂去粗皮　甘草炙，剉　白茯苓去黑皮　桑上寄生各一两　麦门冬去心，焙。三两②　熟干地黄焙　栝楼根　地骨皮各一两半

上一十四味，粗捣筛。每服三钱匕，水一盏半，入羊肾一分，细切，先煎一两沸，次入生姜半分，拍碎，枣二枚，擘破，煎至七分，去滓，空腹温服，食后再服。

治劳伤小便利数，**加减阿胶汤**方

阿胶炙令燥　远志去心。各二两　干姜炮　人参各一两　麻子仁研。三两　附子炮裂，去皮脐。一枚③　甘草炙。一两半

上七味，剉如麻豆。每服三钱匕，水一盏，煎至七分，去滓，空腹温服。

治虚劳伤惫，举体无力，四肢烦疼，腰膝冷痛，夜多小便，面色青黑，寝卧盗汗，**厚朴丸**方

厚朴去粗皮，姜汁炙　胡黄连　补骨脂微炒　秦艽去苗、土　防风去叉　桂去粗皮　附子炮裂，去皮脐　干姜炮　柴胡去苗。

---

① 肾沥汤：明抄本、日本抄本、文瑞楼本同，乾隆本作"远志汤"。
② 三两：日本抄本、文瑞楼本同，明抄本、乾隆本作"两半"。
③ 枚：日本抄本、文瑞楼本同，明抄本、乾隆本作"两"。

各一两

上九味，捣罗为末，无灰酒一升半相和，银石器内文武火煎成膏，可丸，以少酥和匀，臼中捣千杵，丸如梧桐子大。每服空腹盐汤下二十丸，夜卧再服。

治虚劳下焦伤惫，目昏耳聋，腰膝冷痛，小便滑数，日渐瘦悴，**杜仲丸**方

杜仲去粗皮，炙，剉　肉苁蓉酒浸，去皱皮，切，焙　巴戟天去心　楮实　五味子　蘹香子炒　远志去心　山茱萸　白茯苓去黑皮。各一两　山芋　牛膝酒浸，切，焙。各三分

上一十一味，捣罗为末，炼蜜和丸如梧桐子大。每服十五丸，加至三十丸，空心温酒下。

治虚劳元脏久冷，小便利数，精神恍惚，四肢无力，骨节痠痛，**椒红丸**方

蜀椒取红　补骨脂炒　楝实去皮核，炒。等分

上三味，捣罗为末，炼蜜和丸如梧桐子大。每服十丸至二十丸，空心温酒下。

治虚劳极冷，阳气衰弱，小便数滑，遗沥，**坚固丸**方

乌头炮裂，去皮脐　蘹香子炒。等分

上二味，捣罗为末，姜汁煮糊和丸如梧桐子大。每服十五①丸，空心温酒下。妇人赤白带下，醋汤下，加至三十②丸。

治虚劳小便不禁，**菟丝子散**方

菟丝子酒浸三日，暴干，捣末　肉苁蓉酒浸一宿，去皱皮，切，焙。各二两　牡蛎熬为粉　附子炮裂，去皮脐　五味子各一两　鸡膍胵微炙。三两

上六味，捣罗为散。每服二钱匕，米饮调下，空腹食前。

治虚劳下焦冷气，少腹疼痛，小便滑数，**天雄丸**方

天雄炮裂，去皮脐。一两　龙骨烧。三分　桑螵蛸微炒。半

---

① 十五：日本抄本、文瑞楼本同，明抄本、乾隆本作"二三十"。
② 三十：文瑞楼本同，明抄本、乾隆本无，日本抄本作"十"。

两　牡蛎①二两。熬

上四味，捣罗为末，酒煮面糊和丸如梧桐子大。每服二十丸，空心食前盐汤下。

治虚劳下元冷弱，膀胱气寒，小便数，**附子赤石脂丸**方

附子炮裂，去皮脐　赤石脂烧　巴戟天去心　补骨脂炒。各半两　蘹香子炒　益智去皮。各一两

上六味，捣罗为末，酒煮面糊和丸如梧桐子大。每服二十丸，食前盐汤下。

虚劳小便难

论曰：肾气化则二阴通，肾气虚则气不传化。虚劳之人，肾气不足，气既不化，则膀胱不利而水道不宣，故小便难也。

治虚劳肾热，小便难，色如栀子汁，**榆白皮汤**方

榆白皮三两。剉　滑石二两　黄芩去黑心　瞿麦穗　木通剉。各一两　石韦拭去毛。三分　冬葵子一合　车前草三两

上八味，粗捣筛。每服五钱匕，用水一盏半，煎至八分，去滓，不拘时候温服。

治虚劳肾经有热，膀胱不通，**大黄汤**方

大黄剉，炒　黄芩去黑心。各一两　栀子仁十四枚　甘草炙，剉　芒消各半两

上五味，粗捣筛。每服三钱匕，水一盏，煎至七分，去滓，不拘时候温服，快利即止。

治肾气不足，客热内乘，小便难，**羚羊角饮**②方

羚羊角镑屑　赤茯苓去黑皮。各一两　木通剉。半两③　桑根白皮剉　生干地黄切，焙。各一两　薏苡仁半两④

上六味，粗捣筛。每服五钱匕，水一盏半，煎至八分，去滓

---

① 牡蛎：明抄本、乾隆本、文瑞楼本同，日本抄本作"蛎粉"。
② 饮：乾隆本、日本抄本、文瑞楼本同，明抄本作"散"。
③ 半两：日本抄本、文瑞楼本同，明抄本、乾隆本作"一两"。
④ 半两：日本抄本、文瑞楼本同，明抄本、乾隆本作"一两"。

卷第九十二

二〇六一

温服，不拘时。

治虚劳腰痛，少腹拘急，小便不利，**八味肾气丸方**

熟干地黄焙。八两　山芋　山茱萸各四两　泽泻　赤茯苓去黑皮　牡丹皮各三两　桂去粗皮　附子炮裂，去皮脐。各二两

上八味，捣罗为末，炼蜜和丸如梧桐子大。每服二十[①]丸，温熟水下，不拘时。

治虚劳，补不足，宽中止痛，益气，利小便，**巨胜汤方**

巨胜炒。三两　甘草炙，剉　麦门冬去心，焙　芍药各半两

上四味，粗捣筛。每服五钱匕，以水一盏半，入生姜三片，地黄汁一合，煎至一盏，去滓温服。

治虚劳，补不足，利小便，**八灵散方**

赤茯苓去黑皮　天门冬去心，焙干　石菖蒲　椒红　泽泻　桂去粗皮　冬葵子　白芥子等分

上八味，捣罗为散。每服二钱匕，温汤调下，不拘时。

虚劳大便难

论曰：大肠者，传导之官，变化出焉。今虚劳之人，重亡津液，肠胃干燥，风邪热气入客[②]肠间，津液销铄，所以传导苦难，令人胃气虚胀，腹胁满实，饮食迟化也。

治虚劳不足，饮食不生肌肤，三焦不调，大便秘涩，并疗癖饮百病，**五柔丸方**

大黄剉，炒　前胡去芦头。各二两　赤茯苓去黑皮　细辛去苗叶　肉苁蓉酒浸，切，焙　半夏汤洗去滑，焙　当归切，焙　芍药各一两　葶苈纸上炒。一分

上九味，捣罗为末，炼蜜丸如梧桐子大。每服十丸至二十丸，温酒下，食前服。

治虚劳羸瘦不足，调血气，利大小便　**生地黄汤方**

---

① 二十：日本抄本、文瑞楼本同，明抄本、乾隆本作"三十"。
② 入客：日本抄本、文瑞楼本同，明抄本、乾隆本作"客入"。

生干地黄三两　石膏碎　大黄剉，炒　芍药　甘草炙。各半两

上五味，剉如麻豆大。每服五钱匕，用水一盏半，枣二枚，去核，生姜三片，煎至一盏，去滓温服，未利再服。

治虚劳三焦不和，脏腑结滞，胸膈痓[①]闷，大便秘涩，**麻仁丸**方

麻仁细研　大黄各四两。二两蒸，二两生用　槟榔生，剉　羌活去芦头。各一两半　菟丝子酒浸一宿，别捣　山茱萸　山芋　枳壳去瓤，麸炒　车前子　桂去粗皮　防风去叉。各一两半　郁李仁去皮，研。二[②]两　木香一两

上一十三味，除别研外，捣罗为末，合研匀，炼蜜丸如梧桐子大。每服十五丸至二十丸，温水下，空心日午临卧服[③]。

治虚劳咳嗽气喘，两胁胀满，不思饮食，大便秘难，心躁，恍惚不安，**鳖甲丸**方

鳖甲去裙襕，醋炙　天灵盖酥炙。各一两　青蒿　葶苈纸上炒　大黄蒸。各一分　虎头骨酥炙　猪牙皂荚酥炙，去皮　槟榔剉　桃仁去双仁、皮尖，别研　郁李仁汤去皮，别研。各半两

上一十味，除桃仁、郁李仁外，捣罗为末，和匀，炼蜜丸如梧桐子大。每服二十丸，煎橘皮汤下。

治虚劳骨热，心神烦躁，大小便难，四肢疼痛，**大黄丸**方

大黄剉，炒　黄芩去黑心　黄连去须　当归切，焙　赤茯苓去黑皮　黄耆剉　生干地黄焙　赤芍药　柴胡去苗。各三分　栀子仁半两

上一十味，捣罗为末，炼蜜丸如梧桐子大。每服二十丸，温水下，不计时候。

治虚劳，口内生疮，大小便苦难，心满痛，**泄热汤**方

大黄剉，炒　泽泻剉　黄芩去黑心　栀子仁　芒消别研　桂去粗皮。各一两半　石膏碎。二两　甘草炙。半两

上八味，粗捣筛，和匀，每服三钱匕，枣二枚，擘破，水一盏，煎至七分，去滓，空心日午夜卧温服。

---

① 痓：日本抄本、文瑞楼本同，明抄本、乾隆本作“痞”。
② 二：乾隆本、日本抄本、文瑞楼本同，明抄本作“一”。
③ 空心日午临卧服：日本抄本、文瑞楼本同，明抄本、乾隆本作“日二”。

筋 极

论曰：筋虚极者，肝虚中风，以春甲乙日得之也。盖肝合筋，为足厥阴之经①，今风邪内舍于肝，则令肝虚，肝虚则筋虚，故曰筋虚极也。其状善悲，色青苍白，见于目下，遇寒则筋不能动，指爪皆痛，常苦转筋，昔人谓之肝虚风者②如此。筋实极者，使人善怒，嗌干，感于热则咳，咳则胁下痛，不能转侧，或足下满痛是也。盖肝与筋合，风邪伤于肝，则阳气内胜，阳胜则肝实，肝实则筋实，故曰筋实极也。

治筋虚极，善悲，色青，感于寒湿，则筋不能动，十指爪皆痛，**天雄丸方**

天雄炮裂，去皮脐。一两　桂去粗皮　羌活去芦头　当归切，焙　五加皮剉　天麻　芎䓖各二③两　酸枣仁微炒　陈橘皮酒浸去白，焙　续断　石斛去根　赤茯苓去黑皮　鹿角胶炒令燥　薏苡仁　牛膝酒浸，切，焙　木香　槟榔剉。各一两

上一十七味，捣罗为末，炼蜜和杵三五百下，丸如梧桐子大。每服三十丸，荆芥温酒下，空心食前。

治筋虚极善悲，颜色苍白，手足拘挛，举动缩急，腹中转痛，**五加皮酒方**

五加皮五两　枳刺二两　猪椒根皮去土　丹参各三两　桂去粗皮　当归切，焙　甘草炙。各一两　天雄炮裂，去皮脐。三分　秦椒去目及闭口者，炒出汗　白鲜皮　木通各一两一分　芎䓖　干姜炮。各三分　薏苡仁半两　大麻仁三两

上一十五味，细剉，以生绢袋贮之，以酒一斗浸，春夏四宿，秋冬六宿。空腹温服半盏，渐加至一盏，以差为度。

治肝经风虚，筋极急痛。壮筋骨，**苁蓉丸方**

肉苁蓉酒浸，切，焙　菟丝子酒浸，别捣　牛膝酒浸，切，

---

① 经：日本抄本、文瑞楼本同，明抄本、乾隆本作"宗"。
② 者：日本抄本、文瑞楼本同，明抄本、乾隆本作"也"。
③ 二：乾隆本、日本抄本、文瑞楼本同，明抄本作"一"。

焙　白术　细辛去苗叶　何首乌去黑皮，炒　续断　枸杞子　山芋　菖蒲　车前子　巴戟天去心　菊花　补骨脂炒　远志去心　地骨皮　覆盆子　熟干地黄焙

上一十八味，等分，捣罗为末，炼蜜和丸如梧桐子大。每服三十丸，温酒下，空心食前。

治筋虚极，筋缩不能转，腰背不伸，苦痛，或为脚气者，**牛膝汤方**

牛膝酒浸，切，焙　防风去叉　甘李根皮炙，剉　丹参　前胡去芦头　石斛去根。各二两半①　杜仲②去粗皮，涂酥炙，剉　秦艽去苗、土　续断　鳖甲去裙襴，醋炙。各一两半　陈橘皮汤浸，去白，焙。一两　大麻仁捣研。半两。旋入

上一十二味，除麻仁外，粗捣筛。每以五钱匕，用水一盏半，煎五七③沸，去滓，下麻仁少许，更煎至一盏，分温二服，空腹一服，食后再服。

治筋虚极，益筋骨，除四肢疼痛，**干地黄丸方**

熟干地黄焙。二两　柏子仁研　山茱萸　牛膝酒浸，切，焙。各一两　桂去粗皮。二两　酸枣仁微炒，研。一两

上六味，捣研为末，炼蜜和杵三二百下，丸如梧桐子大。每服三十丸，空心食前温酒下。

治筋虚极，骨冷，干冒④邪气，走注疼痛，**没药散方**

没药研　虎骨　踯躅花各一两　附子炮裂，去皮脐　乌头炮裂，去皮脐　草乌头剉，炒。各半两

上六味，除没药研外，用酒一升，浸一宿，焙干，将虎骨以酥别炙，同捣罗为末，并没药和匀。每服一钱匕，温酒调下。

治筋虚极，胞转，脐下急痛，或因霍乱，或因服药吐利过度

---

①　二两半：日本抄本、文瑞楼本同，明抄本、乾隆本作"二两"。
②　杜仲：日本抄本、文瑞楼本剂量同，明抄本、乾隆本作"二两"。
③　五七：日本抄本同，文瑞楼本作"五"。
④　干冒：日本抄本、文瑞楼本同，明抄本、乾隆本作"肝胃"。冒：触犯、冒犯。

而得者，**人参汤方**

人参　厚朴去粗皮，生姜汁炙。各一两　白术二两　蓼子一握。茎叶干者

上四味，粗捣筛。每服五钱匕，以水一盏半，入葱白一寸，煎至一盏，去滓，分温二服，空腹一服，日晚再服。

治筋虚极，胞转急满，**白术汤方**

白术　木通细剉，炒。各二两　栀子仁　黄芩去黑心　赤茯苓去黑皮。各一两　榆白皮炙，剉。一两半

上六味，粗捣筛。每服五钱匕，用水一盏半，煎至一盏，去滓，分温二服，空腹一服，食后再服。

治筋实极，头项强急，多怒，嗌干，爪甲或青，胁肋胀痛，**羚羊角汤方**

羚羊角镑屑　五加皮剉　酸枣仁微炒。各一两　防风去叉　赤茯苓去黑皮　当归切，焙　芎䓖　槟榔剉①　桂去粗皮　桃仁汤浸，去皮尖、双仁，麸炒黄。各三分　枳实麸炒微黄　甘草炙，剉。各半两

上一十二味，粗捣筛。每服三钱匕，水一盏，入生姜三片，煎至七分，去滓温服，不计时。

治筋实极，多怒，口干，烦躁不定。调筋止怒定气，**黄耆汤方**

黄耆剉　芎䓖　白柘皮无刺者，剉。各一两半　白术　木通剉，炒令黄　芍药各二两　桂去粗皮　甘草炙，剉。各一两　石膏碎。四两②

上九味，粗捣筛。每服三钱匕，用水一盏，入枣两枚，去核，竹叶七片，煎至七分，去滓温服，空腹一服，日晚再服。

治筋实极，伤热则咳，咳则两胁下牵痛，不可动转，**橘皮通气汤方**

---

① 剉：日本抄本、文瑞楼本同，明抄本、乾隆本作"煨。三枚"。
② 四两：日本抄本、文瑞楼本同，明抄本、乾隆本作"两半"。

陈橘皮汤浸，去白，焙。二两　白术　石膏碎　当归切，焙。各二两半　细辛去苗叶　赤茯苓去粗皮。各一两半　桂去粗皮。一两　香豉一合。炒

上八味，粗捣筛。每服三钱匕，用水一盏，煎至七分，去滓温服，空腹一服，食后再服。

治筋实极，两脚下肿满而痛，不得远行，脚心如割筋断折，痛不可忍者，**丹参汤方**

丹参　木通剉，炒　当归切，焙　生干地黄焙　麦门冬去心，焙　禹余粮烧令赤，醋淬，七遍　麻黄去节，煮去沫，焙。各三分　芎䓖　杜仲去粗皮，涂酥炙　续断剉　地骨皮　牛膝酒浸，切，焙。各一两　桂①去粗皮　甘草微炙，剉。各半两　牡蛎烧令通赤。一两一分

上一十五味，粗捣筛。每服五钱匕，用水一盏半，入生姜半分，拍碎，煎至一盏，去滓温服，空心日晚各一。

治筋实极，手足爪甲或青或黑，四肢筋急烦满，**生地黄汤**方

生地黄取汁　生葛取汁　生玄参取汁　大黄剉，炒　芍药各二两　栀子仁　升麻　麻黄去节，煮去沫，焙　犀角屑各一两半　石膏碎。二两半

上一十味，除地黄、生葛、玄参外，粗捣筛。每服三钱匕，用水一盏，煎至七分，去滓，下地黄汁少许，又煎一沸，下玄参汁、葛汁各少许，又煎两沸，温服，每早晚食后良久，各一服，三药汁每服共用一合许。

治足厥阴经有余，筋实极，足下满痛，四肢筋急，**地黄煎丸方**

地黄生，取汁。六升　天门冬生，取汁。三升　醇酒一升②　生姜取汁　白蜜　鹿髓　牛酥　枣煮去皮，研，取膏。各三合　石斛去根　黄耆剉。各一两　茯神去木。一分半　枳壳去瓤，麸炒　芎

---

① 桂：日本抄本、文瑞楼本剂量同，明抄本、乾隆本作"一两"。
② 一升：日本抄本、文瑞楼本同，明抄本、乾隆本作"升半"。

劳各三分　甘草一两。微炙。以上六味并捣罗为末

上一十四味，先将地黄、门冬、酒三物，用慢火煎减半，次下姜汁、酥、髓，再煎又减半，次下枣膏、蜜，煎如稠糖，候小冷，内石斛等六味药末于铜器中，重汤上熬，勿住手搅，候可丸，即取出，丸如梧桐子大。每服三十丸，温酒下，空心食前，日三服。煎药须用银石器。

气　极

论曰：气极之病，本于肺。肺主气，以应皮毛。若肺有病，则发于气，故气为之极。所谓气极者，五脏内虚，邪气多，正气少，不欲言是也。然气有极实热，有极虚寒，皆因肺受邪气，阴伤则虚寒，虚寒故咳逆①短气，昼差暮甚；阳伤则实热，实热故气喘胸满不得息，甚则唾血②。治法宜以阳调阴，以阴调阳，治其微为善③。

治气极虚寒，咳逆④短气，昼差暮甚，兼治百病。令人强壮，能食饮，去风冷，**钟乳散方**

钟乳研　干姜炮　桔梗炒　白茯苓去黑皮　细辛去苗叶　桂去粗皮　附子炮裂，去皮脐　人参各一两一分　白术　防风去叉　牡蛎煅，研如粉　栝楼根各二两半⑤

上一十二味，捣研为细散。每服二钱匕，食前温酒调下，日三。

治气极虚寒，皮毛焦，津液不通，虚劳百病，气力损乏，**黄耆汤方**

黄耆剉。二两　人参　白术　桂去粗皮。各一两

上四味，粗捣筛。每服三钱匕，水一盏，入生姜半枣大，拍碎，枣二枚，去核，煎至七分，去滓温服，空腹夜卧各一。一方

---

①　逆：日本抄本、文瑞楼本同，明抄本作"嗽"，乾隆本无此字。

②　唾血：日本抄本、文瑞楼本同，明抄本、乾隆本作"吐血咯血"。

③　治其微为善：日本抄本、文瑞楼本同，明抄本、乾隆本作"审其细微，和其阴阳，斯为善治"。

④　逆：乾隆本、日本抄本、文瑞楼本同，明抄本作"嗽"。

⑤　二两半：明抄本、日本抄本、文瑞楼本同，乾隆本作"二两"。

加附子一枚，炮裂，去皮脐。

治气极寒，喘咳短气，胸中迫急，**五味子汤方**

五味子炒　甘草炙，剉　紫菀去苗、土　桂去粗皮　麻黄去根节　干姜炮　芎䓖　细辛去苗叶。各一两

上八味，粗捣筛。每服五钱匕，水一盏半，枣二枚，去核，同煎至一盏，去滓，空腹夜卧各一服。

治气极热，肺虚多汗，咳唾上气喘急，**麻黄汤方**

麻黄去根节。二①两　甘草生，剉　桂去粗皮　芎䓖各一两　杏仁十五枚。汤去皮尖、双仁，生研

上五味，粗捣筛四味，入研杏仁拌匀。每用五钱匕，以水一盏半，煎至一盏，去滓，分温二服，空腹夜卧各一。

治气极伤热，气喘，甚则唾血，气短不欲食，口燥咽干，**麦冬竹叶汤方**

麦门冬去心。三②两　小麦一合　麻黄去根节。一两半③　甘草剉。一两　石膏碎。三分

上五味，粗捣筛。每用五钱匕，水一盏半，入生姜一枣大，拍碎，枣二枚，去核，竹叶五片，生地黄半分，剉碎，同煎至一盏，去滓，分温二服，空腹夜卧各一。

治气极伤热，喘息冲胸，常欲恚怒，心腹满痛，内外有热，烦呕不安，**前胡汤方**

前胡去芦头。一两　半夏汤洗，去滑，焙　麻黄去根节　芍药各半两　枳实去瓤，麸炒。一分　黄芩去黑心。一两

上六味，粗捣筛。每服五钱匕，水一盏半，入生姜一枣大，拍碎，枣二枚，去核，煎至八分，去滓温服，日三④，不计时候。

治肺脏气极，风热⑤所伤，津液不通，**甘露丸方**

---

① 二：明抄本、日本抄本、文瑞楼本同，乾隆本作"一"。
② 三：明抄本、日本抄本、文瑞楼本同，明抄本作"二"。
③ 一两半：日本抄本、文瑞楼本同，明抄本、乾隆本作"一两"。
④ 三：日本抄本、文瑞楼本同，明抄本、乾隆本作"二"。
⑤ 热：明抄本、日本抄本、文瑞楼本同，乾隆本作"邪"。

甘草炙，剉　地黄金粉　大黄蒸，剉，焙　天门冬去心，焙。
各一两　防风去叉　远志去心　羌活去芦头　桑根白皮剉，炒　秦
芁去苗、土　地骨皮各三分　玄参①　羚羊角镑　胡黄连各半两

上一十三味，捣罗为末，炼蜜和丸如梧桐子大。每服二十丸，
食后姜蜜汤下。

治气极虚寒，皮毛枯燥，津液不通，**黄耆汤方**

黄耆剉，炒　人参　白术炒　桂去粗皮　赤茯苓去黑皮　附子
炮裂，去皮脐　麻黄去节　柴胡去苗　半夏汤洗，去滑，焙　甘草
炙，剉　桔梗剉，炒。各一两

上一十一味，剉如麻豆。每服五钱匕，以水一盏半，入生姜
五片，煎取八分，去滓温服。

治气极虚寒皮痹，**天麻丸方**

天麻酒炙②，剉，焙　干姜炮　桂去粗皮　桔梗切，焙　附子炮
裂，去皮脐。各一两　木香　独活去芦头。各三分　白术炒　诃黎
勒煨，去核　麻黄去根节　细辛去苗叶。各半两

上一十一味，捣罗为末，炼蜜和丸如梧桐子大。每服二十丸，
薄荷茶③下。

脉　极

论曰：脉极之病，本于心包络中风。心主身之血脉，风邪中
其经，则令脉极而生病。所谓脉极者，令人无颜色，眉发堕落，
忽忽喜忘是也。然脉有虚极，有实极，有极虚寒，有极实热，皆
由包络感风。邪气盛则血脉实，实则热，热则血伤心，使人好怒
面赤，言语不快，血脱色干燥不泽，食饮不为肌肤。若精气夺④，
则血脉虚，虚则寒，寒则咳，咳则心痛，喉中介介如哽，甚则咽
肿喉痹。治法阳经脉病疗阴络，阴络脉病疗阳经，脉实宜泻，气

---

① 玄参：乾隆本、日本抄本、文瑞楼本同，明抄本无。
② 炙：日本抄本同，明抄本、乾隆本作"浸炙"，文瑞楼本作"浸"。
③ 茶：文瑞楼本同，明抄本、乾隆本、日本抄本作"汤"。
④ 夺：乾隆本、日本抄本、文瑞楼本同，明抄本作"脱"。

虚宜补，当治其微。若甚则脉气空虚，颜焦发落手心，主气绝，则脉不通，不通则血不流，故色不泽而面黑如漆，是为血脉先死，则不可救矣。

治脉极虚寒，咳嗽心痛，喉中介介如哽，甚则咽肿喉痹。止痛益气，**半夏汤**方

半夏汤洗，去滑，焙干。三两　芎䓖　细辛去苗叶　附子炮裂，去皮脐　干姜炮　人参　当归切，焙。各一两半　桂去粗皮　甘草炙，剉　白茯苓去黑皮。各一两　杏仁三十枚。汤浸，去皮尖、双仁，生研

上一十一味，剉如麻豆。每五钱匕，水一盏半，入生姜一枣大，拍碎，煎至一盏，去滓，分温二服，早晚食后各一。

治脉极实热，血气伤心，好生嗔怒，口唇色变，言语不快。消热气，调血脉，理中，**茯苓汤**方

赤茯苓去黑皮　黄芩去黑心　栀子仁各一两半　赤石脂　升麻　紫菀去苗、土。各一两　麦门冬去心，焙。一两半　豉①炒。一合　石膏一两

上九味，粗捣筛。每服五钱匕，水一盏半，入竹叶五片，煎至一盏，去滓，下芒消一钱匕②，分温二服，早食后、日午各一。

治脉极实热，伤风损脉，为心风状，多汗，面无滋润。消虚热极，止汗，**麻黄汤**方

麻黄去根节　杏仁汤去皮尖及双仁。各二两　栀子仁　黄芩去黑心　防风去叉　紫菀去苗、土。各一两半　升麻　桂去粗皮　茯神去木　人参各一两　石膏三两　桑根白皮剉。二两

上一十二味，粗捣筛。每五钱匕，水一盏半，入枣三枚，擘，煎至一盏，去滓，分温二服，早晚食后各一。

治脉极，热遇风痹，痹感心脱，面色白，不润泽，脉空虚，口唇色干。润色，消痹，止热，**升麻汤**方

---

① 豉：日本抄本、文瑞楼本同，明抄本作"大豆"，乾隆本作"大豉"。
② 一钱匕：明抄本、日本抄本、文瑞楼本同，乾隆本作"五分"。

升麻　射干　芎䓖　人参各一两半　赤小豆一合。捣　麦门冬去心，焙　萎蕤各二两　生干地黄焙。三两　甘草一两。炙，剉

上九味，粗捣筛。每服五钱匕，水一盏半，入生姜一枣大，拍碎，竹叶五^①片，煎至一盏，去滓温服，早晚食后各一。

治脉极惊悸，**补虚丸方**

人参　麦门冬去心，焙　黄耆剉，炒　甘草切，焙　石菖蒲　防风去叉　远志去心　附子炮裂，去皮脐　白茯苓去黑皮　五味子炒　桂去粗皮。各一两

上一十一味，捣罗为末，炼蜜和丸如梧桐子大。每服十五^②丸，米饮下。

治脉极惊悸，安五脏，**镇心丸方**

丹砂研　铁粉研　远志去心　人参各半两　茯神去木。一两　牛黄研　龙脑^③研。各一分　虎睛研。一只^④　琥珀研。一分　金薄研。五片^⑤　银薄研。五片^⑥

上一十一味，捣研极细，枣肉为丸如梧桐子大。每服十丸，空心煎金银汤下。

治脉极好忘，言语错乱，精神不守，肩臂痛，虚惊不定，**人参散方**

人参　赤茯苓去黑皮　牛黄研　铁粉研　麝香研　远志去心　蛇黄烧，醋淬　羚羊角镑　酸枣仁等分

上九味，捣研为散。每服二钱匕，煎淡竹茹^⑦汤，放冷调下。

治脉极虚寒，鬓发堕落，**柏叶沐头丸方**

生柏叶一两　附子生，去皮脐。半两　猪膏五两^⑧

---

① 五：日本抄本、文瑞楼本同，明抄本、乾隆本作“十”。
② 十五：日本抄本、文瑞楼本同，明抄本、乾隆本作“二十”。
③ 龙脑：日本抄本、文瑞楼本同，明抄本、乾隆本作“冰片”。
④ 一只：日本抄本、文瑞楼本同，明抄本、乾隆本作“一对”。
⑤ 五片：日本抄本、文瑞楼本同，明抄本、乾隆本作“廿张”。
⑥ 五片：日本抄本、文瑞楼本同，明抄本、乾隆本作“廿张”。
⑦ 淡竹茹：日本抄本、文瑞楼本同，明抄本、乾隆本作“淡竹叶”。
⑧ 两：日本抄本、文瑞楼本同，明抄本、乾隆本作“钱”。

上三味，将柏叶、附子为末，炼猪膏和为二十丸。每用，布裹一丸，内沐头汤中洗头，令发长不落。

治脉极虚寒，鬓发堕落，**桑白皮沐头方**

桑根白皮剉。二斤^①

上一味，以水淹渍一宿，煮五六沸。去滓沐发，数数为之，佳。

治脉极虚寒，**鬓发堕落方**

麻子研。二升　白桐叶一把。切

上二味，以米泔一斗，煮五六沸。去滓沐头，则鬓发不落而长。

肉　极

论曰：肉极，病本于脾脏中风。脾主肌肉，风邪中脾，则令肌肉极而生病。所谓肌极者，令人羸瘦无润泽，饮食不生肌肤^②是也。然肉有虚极，有实极，有极实热，有极虚寒，皆由脾感风邪。若阴动则伤寒，寒为虚，虚则体重怠惰，四肢不欲举，不嗜饮食，食即咳，咳即右胁下痛，阴阴引肩背，不可以动转，名曰厉风。若阳动则伤热，热为实，实则体上如鼠走，唇口坏，皮肤色变，身体津液脱，腠理开，汗大泄，名曰恶风。治法实则泻之，虚则补之，当治其微。若甚则皮肤不通^③，外不得泄，致太阴气绝而肉先死者，则不可救也。

治肉极虚寒，脾咳，右胁下痛，阴阴引肩背，痛不可以动，动则咳，脾胀满，留饮痰癖，大小便不利，少腹切痛，膈上寒，**半夏汤方**

半夏汤洗，去滑，焙。三两　白术　赤茯苓去黑皮　人参　甘草炙，剉　附子炮裂，去皮脐　陈橘皮去白，焙。各一两　桂皮粗皮。一两半

---

① 斤：文瑞楼本同，日本抄本作“两”，明抄本、乾隆本作“升”。
② 肤：日本抄本、文瑞楼本同，明抄本、乾隆本作“肉”。
③ 通：乾隆本、日本抄本、文瑞楼本同，明抄本作“复”。

上八味，粗捣筛。每用五钱匕，水一盏半，入生姜半分，拍碎，煎至一盏，去滓，分温二服。

治肉极皮肤不通，表实里虚，外不得泄，腰脚疼痛，**独活散方**

独活二两　当归一两半　白茯苓一两半。去皮　干姜一两。炮裂，剉　人参一两。去芦头　黄耆一两。剉　防风一两。去芦头　桂心半两　附子半两。炮裂，去皮脐　甘草半两。炙微赤，剉　麻黄一两。去根节　牛膝一两。去苗

上十二味，捣筛为散。每服四钱匕，水一盏，入大豆半合，煎至五分，去滓，食后温服。

治肉极肌肉变，舌强阴缩，及腰脚疼弱，**防风散方**

防风一两半。去芦头　独活一两半　白茯苓一两半　人参一两。去芦头　干姜一两。炮裂，剉　附子半两。炮裂，去皮脐　五加皮一两　甘草一两。炙微赤，剉　当归一两　桂心一两　芎䓖一两

上一十一味，捣筛为散。每服四钱匕，水、酒各半盏，煎至六分，去滓，食前温服。

治肉极虚寒，四肢怠惰，或咳引胁肋，心下坚满痛，不嗜饮食，手足厥冷，忧恚思虑，**人参丸方**

人参一两一分　附子炮裂，去皮脐。三分　干姜炮。三分　远志去心。半两　蜀椒去目并合口者，炒出汗。一两一分　麦门冬去心，焙。三分　甘草炙，剉。三分　细辛去苗叶。半两

上八味，捣罗为末，炼蜜丸如弹子大。每服一丸，含化，细细咽津，觉胸中热，药尽再服。

治肉极实热，肌痹①淫淫如鼠走身上，津脱，腠理开，汗大泄，为脾风，风气客于皮肤，肉色变，变则鼻见黄色，宜止汗通肉解风痹，**麻黄汤方**

麻黄去根节　枳实去瓤，麸炒　防风　白术　细辛去苗叶。一两　石膏碎。四两　附子炮裂，去皮脐。二两　甘草炙，剉　桂去

---

① 痹：明抄本、乾隆本、日本抄本同，文瑞楼本作"脾"。

粗皮。各一两

上九味，剉如麻豆。每服五钱匕，水一盏半，生姜一分，拍碎，煎至一盏，去滓，空腹温服，日午、夜卧再服。

治肉极热，身体津液脱，腠理开，汗大泄，下焦痿弱，**越婢汤方**

麻黄去根节。三分　石膏碎。三[①]两　甘草炙，剉。一两　附子炮裂，去皮脐。一两

上四味，剉如麻豆。每服五钱匕，水一盏半，生姜半分，拍碎，枣两枚，擘破，煎至一盏，去滓，空腹日午夜卧温服。

治肉极热，身上如鼠走，或风痹唇口坏，皮肤色变，**石南散方**

石南一两　山芋二两　天雄炮裂，去皮脐　桃花　菊花　甘草炙，剉。各半两　黄耆剉。三分　山茱萸一两半　真珠研。半两　石膏研。三两　升麻一两半　萎蕤一两半

上一十二味，捣罗为散。每服二钱匕，空腹温酒调下，夜卧再服。

治肉极热，肌肤淫淫如鼠走，津液开泄汗出，或痹不仁，四肢急痛，**西州续命汤方**

麻黄去根节。一两半　当归切，焙　石膏碎。各一两　芎䓖半两　桂去粗皮　甘草炙，剉　黄芩去黑心　防风去叉　芍药各半两　杏仁去皮尖及双仁，研。十五枚

上一十味，除杏仁外，粗捣筛，和匀。每服五钱匕，水一盏半，生姜一分，拍碎，煎至一盏，去滓，空腹温服，日晚再服。

治肉极虚羸，寒气所加，体重怠惰，四肢不举，肢节疼痛，饮食减少，坐卧不安，**枸杞汤方**

枸杞　黄耆剉，炒　附子炮裂，去皮脐。各二两　芎䓖　人参　芍药　茯神去木　甘草炙，剉　羌活去芦头　桂去粗皮。各一两　防风去叉。三分[②]　半夏汤洗，去滑。一两半

---

① 三：日本抄本、文瑞楼本同，明抄本、乾隆本作"二"。
② 三分：日本抄本、文瑞楼本同，明抄本、乾隆本作"一两"。

上一十二味，剉如麻豆。每服五钱匕，用水一盏半，入生姜五片，煎取八分，去滓温服。

骨 极

论曰：骨极之病，本于肾脏中风。肾主身之骨髓，风邪中其脏，则历骨，故为骨极。所谓骨极者，令人痠削，齿苦痛，手足烦疼，不可以立，不欲行动是也。然骨有极虚寒，有极实热，皆由肾受邪气。若气阴则虚，虚则寒，寒故面肿垢黑，腰脊痛，不能久立，屈伸不利。其气衰，则发堕齿槁，腰背相引而痛，痛甚即咳唾亦甚。气阳则实，实则热，热故面色炱[1]，隐曲膀胱不通，牙齿脑髓苦痛，手足痠削，耳鸣，色黑，是骨极之至也。宜随证补泻，当治其微。若甚则是少阴气绝，而骨枯发无膏泽，是为骨先死。骨绝者不可治，其痏而切痛，伸缩不得者，不过十日则死矣。

治骨极虚寒，面肿垢黑，腰脊痛，不能久立，屈伸不利，梦寐惊悸，上气，小腹里急，痛引腰脊，四肢常苦寒冷，小便或白，**肾沥汤方**

人参 芍药 麦门冬去心，焙 生干地黄焙 当归切，焙。各一两半 甘草炙，剉 芎藭 远志去心 白茯苓去黑皮 五味子炒。各一两 干姜炮。二两 黄芩去黑心。半两[2] 桂去粗皮。三两 羊肾一具。去脂膜，猪肾亦得

上一十四味，除肾外，粗捣筛。每服五钱匕，先用水二盏，煮羊肾一只，至一盏半，除肾，下药末，并大枣二枚，去核，同煎至一盏，去滓，空心日午夜卧服。若遗小便，加桑螵蛸二十枚，切破，炒。

治骨极，骨髓中疼[3]，**酒浸芍药散方**

---

① 炱：日本抄本、文瑞楼本同，明抄本、乾隆本作"照"。
② 半两：日本抄本、文瑞楼本同，明抄本、乾隆本作"一两"。
③ 疼：日本抄本、文瑞楼本同，明抄本、乾隆本作"酸痛"。

芍药五①两　生地黄切，焙。三②两　虎骨酒浸，炙。二两

上三味，粗捣筛，以酒一升③浸一宿，焙干，再捣罗为散。每服三④钱匕，空腹温酒调下，日午夜卧再服。

治骨极，膀胱不通，大小便闭塞，面色枯黑，耳虚鸣烦热，**二黄汤方**

大黄剉，炒　黄芩去黑心。各一两　栀子仁十四枚　甘草炙，剉。半两

上四味，粗捣筛。每服五钱匕，水一盏半，煎至一盏，下芒消半钱匕，去滓，分温二服，空心、日午各一。

治骨极，色黑肯痛，隐曲膀胱不通，小便壅塞，四肢满急，**大黄汤方**

大黄剉，炒　大戟剉，炒　赤茯苓去黑皮　甘遂炮　黄芩去黑心。各一两　芫花醋拌，炒焦　荛花炒。各半两

上七味，粗捣筛。每三钱匕，水一盏半，入枣二枚，擘破，煎至一盏，去滓，温分二服，空心、日午各一。

治骨极，腰脊痛，风虚气衰，不能久立，脑髓疼痛，补虚壮元，**木瓜汤方**

木瓜五枚。将硇砂十两研细，汤浸，绢滤澄清，银石器煮成膏后，将木瓜削去皮切片，以硇砂霜拌匀，碗内蒸令熟，收藏旋用，每料用木瓜三两　雀⑤四十只。去头足肠胃，醋煮烂，砂盆研，布绞取肉，以硇砂木瓜，入干姜、椒红末各二两，酒三升，慢火煎成膏　附子炮裂，去皮脐　菟丝子酒浸三日，焙，捣末。各三两　补骨脂炒　沉香剉　木香　天雄炮裂，去皮脐。各一两　石斛去根　肉苁蓉酒浸，去皱皮，切，焙　天麻酒炙　蒺藜子炒，去角。各二两　羌活去芦头。一两半　蘹香子炒。三分

---

① 五：日本抄本、文瑞楼本同，明抄本、乾隆本作"二"。
② 三：日本抄本、文瑞楼本同，明抄本、乾隆本作"二"。
③ 升：乾隆本、日本抄本、文瑞楼本同，明抄本作"斗"。
④ 三：明抄本、日本抄本、文瑞楼本同，乾隆本作"二"。
⑤ 雀：日本抄本、文瑞楼本同，明抄本、乾隆本作"雄雀"。

上一十四味，除膏外，捣罗为末，用前膏搜丸如梧桐子大。每服三十丸，煨生姜盐汤下。

治骨极，腰脊痛，不能久立，发堕齿槁，手足疼甚，**骨碎补**①**丸方**

骨碎补② 炒 附子炮裂，去皮脐 肉豆蔻去壳。各二两 蒺藜子炒，去角 杜仲去粗皮，剉，炒 山芋 五味子炒 牛膝去根，酒浸，焙 山茱萸 独活去芦头。各一两 芎䓖三分③ 黄耆剉。一两半

上一十二味，捣罗为末，炼蜜和丸如梧桐子大。每服空心温酒下三十丸。

精 极

论曰：五脏六腑皆有精，腑脏调和，则精常输泻。若腑脏衰，则形体皆极，令人少气吸吸④，五脏内虚，齿焦，毛发⑤落，悲伤喜忘，目视不明，耳聋，行步不正，身体重，是皆精极之候。然精极有虚极，有实极。凡阳邪害五脏，阴邪害六腑，阳实则从阴引阳，阴虚则从阳引阴，阳病主高，高则实热，则宜泻于内。阴病主下，下则虚寒，故体重耳聋，行步不正。若邪气入脏则咳，咳则多涕唾，面肿气逆也。此邪气逆于六腑，淫虚厥于五脏，所以精极。治法形不足者，温之以气，精不足者，补之以味，当⑥治其微。若甚，则五阴气俱绝，绝即目系转而目精夺，是为志先死，不可救矣。

治精极虚寒，少腹拘急，耳聋发落，行步不正，梦寐失精，**人参丸方**

人参 麦门冬去心，焙 赤石脂 远志去心 续断各三分 韭

---

① 骨碎补：日本抄本、文瑞楼本同，明抄本、乾隆本作"补骨脂"。
② 骨碎补：日本抄本、文瑞楼本同，明抄本、乾隆本作"补骨脂"。
③ 三分：日本抄本、文瑞楼本同，明抄本、乾隆本作"一两半"。
④ 吸吸：日本抄本、文瑞楼本同，明抄本、乾隆本无。
⑤ 发：日本抄本、文瑞楼本同，明抄本、乾隆本无。
⑥ 当：日本抄本、文瑞楼本同，明抄本、乾隆本作"常"。

子炒。一两 鹿茸去毛，酥炙。三分 茯神去木 龙齿研 磁石煅，
醋淬 肉苁蓉酒浸，切，焙。各一两 丹参 柏子仁炒，别研。各
半两 熟干地黄焙。一两半

上一十四味，捣罗为末，炼蜜丸如梧桐子大。每日空腹温酒
下二十丸。

治精极虚损，梦中失精，阴气微弱，少腹拘急，体重耳聋，
鹿茸散方

鹿茸去毛，酥炙 龙骨 露蜂房炙。各半两 泽泻 白
茯苓去黑皮 菟丝子酒浸一宿，别捣 桂去粗皮 牛膝酒浸，
切，焙 石龙芮 赤芍药各一分 韭子炒。二两 巴戟天去心。
三分

上一十二味，捣罗为散。每服三钱匕，空腹温酒调下，日二；
或炼蜜丸如梧桐子大，空腹温酒下二十丸，加桑螵蛸三分亦得。

治精极，肾气内伤，梦泄盗汗，小便余沥，阴痿湿痒，少腹
强急，**黄耆汤方**

黄耆剉 人参 赤芍药 桂去粗皮 地骨皮 五味子 白茯
苓去黑皮 防风去叉 陈橘皮汤浸，去白，焙。各半两 甘草炙，
剉 磁石煅，醋淬七遍 牡蛎粉各一分

上一十二味，粗捣筛。每服三钱匕，水一盏，生姜半枣大，
拍碎，枣二枚，擘破，煎至七分，去滓，空腹食前温服，日三。

治精极，脏腑俱损，遍身虚热，骨节烦疼，**地黄饮方**

生地黄汁 生麦门冬汁 蜜各二合 竹沥一合 石膏二两。半
研 人参 芎䓖 黄芩去黑心。各一两半 当归切，焙 桂去粗皮。
各二两 麻黄去根节。一两 甘草炙，剉。一两半

上一十二味，除地黄、麦门冬、竹沥、蜜外，并粗捣筛。每
服五钱匕，水一盏半，煎至一盏，下地黄等汁各半合，再煎一二
沸，去滓，分温二服，空腹食后各一。

治精极，目视不明，齿焦发落，形体痟痛，身体虚热，**黄芩
汤方**

黄芩去黑心 赤茯苓去黑皮。各一两半 麦门冬去心，焙 大

黄剉，炒。各一两　赤芍药二两　生地黄切，焙　甘草炙，剉。各
一两

上七味，粗捣筛。每服五钱匕，水一盏半，入竹叶五①片，生
姜一枣大，拍碎，煎至一盏，去滓，食后分温二服。

治精极，脏腑虚羸，骨节烦疼，精泄不止。益气养神，驻颜，
调血脉，**地黄煎丸方**

生地黄五斤。捣取汁　无灰酒②一斗。银石器盛，入地黄汁，用
文武火熬成膏后入诸药　肉苁蓉酒浸，切，焙。二两　巴戟天去
心　鹿茸酒炙，去毛　桑螵蛸炒　附子炮裂，去皮脐　黄耆剉　肉
豆蔻去壳。各一两　五味子炒　蛇床子炒　石斛去根　补骨脂
炒　牛膝酒浸，切，焙　青木香　陈橘皮汤浸。去白，焙。各三
分　枳壳去瓤，麸炒　荜澄茄　沉香各半两。剉

上一十九味，捣罗十七味为末，以地黄煎，搜和丸如梧桐子
大。每服三十丸，温酒下，加至四十丸，空心食前服。

白　淫

论曰:《内经》曰:思想无穷，所愿不得，意淫于外，入房
太甚，宗筋弛纵，发为筋痿，及为白淫。夫肾藏天一，以悭为
事，志意内治，则精全而啬出，思想外淫，房室太甚，则固者
摇矣，故淫泆不守，随溲而下也。然本于筋痿者，以宗筋弛纵
故也。

治劳伤思虑，阴阳气虚，益精，止白淫，**内补鹿茸丸方**

鹿茸燎去毛，酥炙。二两③　菟丝子净淘，酒浸一宿，别捣　白
茯苓去黑皮　肉苁蓉酒浸，切，焙　紫菀去苗、土　蛇床子酒浸，
焙　黄耆剉④　桑螵蛸炒　阳起石煅，研　蒺藜子炒，去角　附子
炮裂，去皮脐　桂去粗皮。各一两

---

① 五:日本抄本、文瑞楼本同，明抄本、乾隆本作"十"。
② 无灰酒:日本抄本、文瑞楼本同，明抄本、乾隆本作"白酒"。
③ 二两:乾隆本、日本抄本、文瑞楼本同，明抄本作"两半"。
④ 剉:日本抄本、文瑞楼本同，明抄本、乾隆本作"炙"。

上一十二味，捣研为末，炼蜜和丸如梧桐子大。每服三十丸，空心温酒下。

治下元虚，小便白淫，夜梦遗泄，**金锁丸方**

原蚕蛾炒　补骨脂炒　韭子炒。各二两　牛膝酒浸，切，焙　肉苁蓉酒浸，切，焙　龙骨研　山茱萸　桑螵蛸炒　菟丝子酒浸，别捣。各一两

上九味，捣研为末，炼蜜和丸如梧桐子大。每服二十丸，空心温酒或盐汤下，加至三十丸。

补真益气，壮腰膝，进饮食，治小便白淫，**七珍丸方**

肉苁蓉半斤。细切，酒煮烂①，研成膏　补骨脂炒　巴戟天去心　附子炮裂，去皮脐。各二两。三味同为末　杏仁汤退去皮尖、双仁，研　桃仁汤退去皮尖、双仁，研　胡桃仁研。各一两

上七味，将后六味捣研为末，与苁蓉膏同研匀，更入炼蜜，捣三五百杵，丸如弹丸大。每服一丸，热酒化下，日三。

治下元虚冷，小便白淫，**莲实丸方**

莲实去皮　附子炮裂，去皮脐　巴戟天去心　补骨脂炒。各二两　山茱萸　覆盆子各一两　龙骨研。半两

上七味，捣研为末，煮米糊和丸如梧桐子大。每服二十丸至三十丸，空心盐汤下。

治心肾气不足，思想无穷，小便白淫，**黄连丸方**

黄连去须　白茯苓去黑皮。等分

上二味，捣罗为末，酒面糊和丸如梧桐子大。每服三十丸，煎补骨脂汤下，日三，不拘时候。

治下元虚惫，耳焦面黑，遗泄白淫，手足冷，肌瘦，**阳起石丸方**

阳起石煅，研。一两　白芷末　黄蜡各半两　生砒研。一分

上四味，将三味同研匀，以黄蜡为丸如梧桐子大。每服三丸，空心冷盐汤或冷酒下，微温亦可，服药后，忌热食少时。

---

① 煮烂：乾隆本、日本抄本、文瑞楼本同，明抄本作"浸洗"。

治精气不固，小便白淫，及有余沥，或梦寐遗泄，妇人血海久冷，白带白漏，日久无子，**威喜丸**方

白茯苓去黑皮。四两。判作大块，与猪苓一分，瓷器内同煮三二十沸，取茯苓再细判，猪苓不用　黄蜡四两

上二味，先捣茯苓为末，炼黄蜡于火上，众手速丸如小弹丸大。每服一丸，细嚼，干咽下，小便清为度。

治小便白淫不止，**秘真丸**方

龙骨研。一两　诃黎勒炮，取皮。五枚　缩砂仁去皮。半两　丹砂研。一两。留一分为衣

上四味，捣研为末，煮糯米粥为丸如绿豆大，以丹砂为衣。每日空心热酒下一丸，夜卧冷水下三丸，不可多服。或太秘欲通，用葱汤点茶，服之即通。

治白淫过甚，**矾附丸**方

附子炮裂，去皮脐。重七钱者，一枚　矾石熬令汁枯。半两

上二味，捣罗为末，水煮面糊和丸如梧桐子大。每服十丸至二十丸，空心夜卧茶清下。

治小便白淫，梦寐遗泄，**菟丝子散**方

菟丝子酒浸两宿，别捣　桂去粗皮。各二两　附子炮裂，去皮脐。一两半　车前子炒　当归切，焙　芎藭　韭子　矾石熬令汁枯，研。各三两

上八味，捣研为散。每服二钱匕，温酒调下，食前，日三；如欲作丸，炼蜜丸如梧桐子大。每服十丸，温酒下。

治小便白淫，**白石英散**方

白石英研　肉苁蓉酒浸，切，焙　泽泻　韭子炒。各一两　白粳米淘。五合

上五味，捣研为散。每服二钱匕，米饮调下，食前，日三[①]。

治肾脏虚冷，小便白淫，**天雄散**方

天雄炮裂，去皮脐。二两　桂去粗皮。六两　白术判。八两

---

① 三：日本抄本、文瑞楼本同，明抄本、乾隆本作"二"。

上三味，捣罗为散。每服一钱匕，温酒调下，空心食前，日三①。

治小便白淫及遗泄，无故自出，**龙骨汤**方

龙骨研。五两　人参　白茯苓去黑皮　甘草炙　牡蛎煅　桂去粗皮　熟干地黄焙。各二两

上七味，粗捣筛。每服五钱匕，水一盏半，煎至八分，去滓，空心食前服。

治阳气虚惫，小便白淫，**石斛散**方

石斛去根。三两　巴戟天去心　菟丝子酒浸两宿，别捣。各二两　杜仲去粗皮，炙，剉②　桑螵蛸炒。各一两半

上五味，捣罗为散。每服二钱匕，空心温酒调下，至晚再服。

---

①　三：日本抄本、文瑞楼本同，明抄本、乾隆本作“二”。
②　去粗皮炙剉：日本抄本、文瑞楼本同，明抄本、乾隆本作“盐酒炒”。

骨蒸传尸门

　　虚劳五蒸　　骨蒸羸瘦　　骨蒸肺痿　　骨蒸疳癖　　骨蒸烦渴①
传尸骨蒸　　传尸劳

骨蒸传尸门

虚劳五蒸

　　论曰：虚劳骨蒸者，本热劳之气，染②著气血，深连骨髓，侵伤五脏，久③不已，各随其脏气之虚，熏蒸而成疾也。骨蒸者，本于肾，其证早凉晚热，烦躁，寝不安，食无味，小便④赤，细喘⑤无力，腰疼脚冷，手心常热，蒸盛之时，蒸过伤内变为疳，蚀人五脏；脉蒸者，本于心，其证日增烦闷，掷手出足，渴欲饮水，唾白沫，睡语惊恐，脉数，蒸盛之时，亦变为疳，脐下闷，或暴利不止；皮蒸者，本于肺，其证大喘，鼻干口燥，舌上白⑥，小便如血，蒸盛之时，胸满，两胁下胀，大嗽⑦，背膊疼，卧不安，毒伤脏则唾血；肉蒸者，本于脾，其证体热如火，烦躁无汗，心腹鼓⑧胀，食即欲呕，小便如血，大便秘涩，蒸盛之时，身肿目赤，

---

　　① 烦渴：日本抄本、文瑞楼本同，明抄本、乾隆本作"渴烦"。
　　② 染：日本抄本、文瑞楼本同，明抄本、乾隆本作"热"。
　　③ 久：日本抄本、文瑞楼本同，日本抄本旁注《纂要》久下有而字"，明抄本、乾隆本此后有"而"。
　　④ 便：乾隆本、日本抄本、文瑞楼本同，日本抄本旁注"便下有色字"，明抄本此后有"色"。
　　⑤ 细喘：乾隆本、日本抄本、文瑞楼本同，日本抄本旁注"又细喘作喘息"，明抄本作"喘息"。
　　⑥ 白：日本抄本、文瑞楼本同，日本抄本旁注"白下有胎字"，明抄本、乾隆本此后有"胎"。
　　⑦ 大嗽：乾隆本、日本抄本、文瑞楼本同，日本抄本旁注"一无大嗽"，明抄本无。
　　⑧ 鼓：日本抄本、文瑞楼本同，日本抄本旁注"鼓作膨"，明抄本、乾隆本作"膨"。

卧不安；血蒸者，肝气虚也，肝虚则血无所藏，血无所藏，血^①亦无所养，使荣气涸竭，虚阳内蓄，其证外寒内热，亦名内蒸，按之附骨，即内热甚，骨肉自消，食无味^②，皮燥不泽，蒸盛之时，目暗，善怒时惊，四肢渐细，足趺肿起。凡此五蒸，与热劳之病大同小异。其治法有不同者，盖蒸病内著骨髓，蒸发皮肤也。昔人论蒸，有二十三证。细而推之，脏腑之病，变态多端，万病皆生于虚，不必拘之以二十三种说，何其太略也。

治骨蒸虚劳传尸，肺痿，咳嗽不止，困重赢瘦，壮热或即憎寒，腹内冷胀，四肢烦疼，饮食无味，头疼，口干，涕唾稠黏，渴不止者，**猪肚黄连丸方**

獖猪肚一具。以童子小便煮令熟，细切，焙干，捣为末 知母剉，焙 芜黄仁炒。各二两 紫菀去苗、土 大黄剉，微炒 鳖甲去裙襕，醋浸，炙 槟榔煨 苍术米泔浸，切，焙 百部剉，焙令干 地骨皮 黄芩去黑心 桔梗炒 贝母去心 柴胡去苗 黄连去须 龙胆去芦头 人参 白茯苓去黑皮 黄芪剉。各一两

上一十九味，捣罗为末，炼蜜为丸如梧桐子大。每服空腹温酒下二十丸。

治心中烦热，唯欲露体，覆之即闷烦，惊悸心忪，面无颜色，忘前失后，妇人患血风气者，多成此疾，乃心蒸之状，**麦门冬汤方**

麦门冬去心，焙 茯神去木 防风去叉 地骨皮去土。各三两 人参 龙齿 远志去心 甘草炙黄 羚羊角屑 石膏各二两 紫石英一两

上一十一味，各剉如麻豆大。每服三钱匕，以水一盏半，入枣两枚，煎取半盏，去滓温服。服一剂，未全安再作之，以差为度。甚益心力，曾经吐血者，服之尤佳。若畏石药，不用紫石英亦佳。

治五蒸，**地骨皮汤方**

---

① 血：乾隆本、文瑞楼本同，明抄本、日本抄本作"肝"。
② 骨肉自消食无味：文瑞楼本同，明抄本、乾隆本作"骨肉自消，饮食无味"，日本抄本作"肉消，食无味"，旁注"消食作自消饮食"。

地骨皮　白茯苓去黑皮　麦门冬去心，焙　柴胡去苗。各一两半　赤芍药　甘草炙令赤。各一两

上六味，粗捣筛。每服五钱匕，用水一盏半，煎至一盏，去滓，食后分温二服。

治五蒸，**葛根汤**方

葛根炙黄，剉。三两　石膏研。五两　甘草炙令赤。一两　知母剉，焙干　黄芩去黑心　麦门冬去心，焙　人参　白茯苓去黑皮　生干地黄酒洗，去土，炙。各二两　粳米一合

上一十味，粗捣筛。每五钱匕，以水一盏半，入竹叶五片，煎至一盏，去滓，分温二服。亦可以小麦半升，水三升，煮取汁煎药更佳。

治骨蒸身热，手足烦，心中躁，羸瘦，渐渐不能食，**龙胆丸**方

龙胆一两一分　黄连去须　黄檗去粗皮，炙　大黄剉，微炒　赤芍药　人参　山栀子仁　甘草炙。各一两　黄芩去黑心。三分

上九味，捣罗为末，炼蜜为丸如梧桐子大。食后米饮下十五丸，日午再服。

治骨蒸热劳，肺痿咳嗽，传尸，瘦病盗汗，痿弱，四肢痠疼，鬼气癖块，**青蒿丸**方

青蒿童子小便浸七日，暴干。三两　天门冬去心，焙　柴胡去苗　地骨皮　白茯苓去黑皮。各二两①　旋覆花　紫菀去土　贝母去心。各二两半　秦艽去苗、土　枳壳去瓤，麸炒　龙胆去芦头　大黄剉，微炒。各二两　杏仁汤浸，去皮尖及双仁。六两。生，别研如膏　天灵盖涂酥，炙令黄。六两　菱蕤　鳖甲去裙襕，醋浸，炙令黄。各三两　丹砂三分。研　麝香一分。研

上一十八味，捣罗为末，炼蜜为丸如梧桐子大。每服空腹温水下二十丸，日午再服。

---

① 各二两：日本抄本、文瑞楼本同，明抄本、乾隆本无。

圣济总录

二〇八六

治心蒸，苦心惊悚栗，男子因读书损心气，伤思虑，过损心，吐血，心烦多忘，失精神，或身体痒瘙风癣，或胸中气满，**茯苓汤方**

白茯苓去黑皮　麦门冬去心，焙　款冬花　独活去芦头　槟榔剉。各六两　桂去粗皮　防风去叉　防己各五两　甘草炙　枳壳去瓤，麸炒。各四两　地骨皮去土。十两

上一十一味，剉如麻豆大。每服五钱匕，以水二盏，先煎山泽银，取水一盏半，入药并生姜半分，切，大枣三枚，擘破，同煎取一盏，去滓温服，每早晨日晚各一。

治骨蒸热羸瘦，面目痿黄，呕逆上气，烦闷短气喘急①，日晚便剧，不能饮食，**龙胆散方**

龙胆去芦头。一两　栀子去皮。十枚　黄连去须　栝楼根　苦参　芍药　青葙子各一两　大黄剉，微炒　黄芩去黑心　芒消研。各半两

上一十味，捣研为散。每服二钱匕，米饮调下，日三。

治虚劳骨蒸身热，手足烦疼，心胸懊恼，羸困不能下食，**龙胆丸方**

龙胆一两一分　黄檗厚者，去粗皮　黄芩去黑心　人参　栀子仁　黄连去须　白芍药　甘草炙。各一两

上八味，捣罗为末，炼蜜和为丸如梧桐子大。粥饮下十五丸，空心、夜卧各一，以知为度。

治心蒸，心中烦躁，手足热疼，欲露其体，惊悸怵惕，咽干虚渴，面色萎黄，失前忘后，妇人血气衰弱，多传此疾，**麦门冬饮方**

麦门冬去心，焙干。二两　白茯苓去黑皮　人参　龙齿　远志去心，焙。各三两　甘草炙。一两　防风去叉　地骨皮去土。各三两　羚羊角镑末。一两

上九味，剉如麻豆大。每用五钱匕，以水二盏，入山泽银一分，

---

① 急：乾隆本、日本抄本、文瑞楼本同，明抄本作"息"。

枣二枚，擘破，同煎取一盏，去滓，分温二服。若大患烦热渴躁者，入淡竹沥一合煎服。若曾经吐血，亦治，余如上法，一剂无不差。

治男子女人骨蒸热劳，皮肉消瘦，面色萎黄，不思饮食，夜多咳嗽，涕唾稠黏，骨节疼痛，憎寒壮热，心腹气胀，坐卧不安，发如疟状，女人血风劳，一切劳疾，**鳖甲汤**方

鳖甲去裙襕，醋炙令黄。三两　秦艽去苗、土。二两　紫菀去土。一两半　柴胡去苗。三两　诃黎勒皮煨。一两半　牡蛎煨　麻黄去根节　犀角镑　知母切，焙　升麻　甘草炙　栀子仁　槟榔剉　木香　当归切，焙　桔梗炒　桑根白皮剉　大黄炒　黄连去须　桃仁炒　人参　桂去粗皮　萎蕤　芎劳各一两

上二十四味，粗捣筛。每服三钱匕，水一盏，枣一枚，擘，乌梅一个，生姜三片，同煎三五沸，去滓，稍热服，不拘时。

治骨蒸热劳，**秦艽汤**方

秦艽去苗、土。四两　青蒿子用童子小便浸一宿，洗，晒干，焙　知母焙　贝母去心　常山洗，焙　甘草盐水浸，炙黄。各二两　鳖甲去裙襕，醋浸，炙　枳壳去瓤，麸炒　柴胡去苗　半夏汤洗后，用姜汁浸一宿，暴干　陈橘皮去白，焙　肉桂去粗皮。各四两

上一十二味，粗捣筛。每服二钱匕，水一盏，入乌梅一个，拍破，生姜三片，煎七分，去滓热服，如浑身壮热，并吃二服。

治虚劳骨蒸肌瘦，盗汗潮热，咳嗽或即唾血，肢体倦怠，饮食不入，及室女劳热，经血不行，时发潮①躁虚渴，**鳖甲汤**方

鳖甲九肋大者，一枚。醋浸一宿，去裙襕脊骨，更蘸醋炙令赤用。二两半　人参　柴胡去苗。各二两　白茯苓去黑皮　地骨皮　牛膝去苗，切焙　芍药　百部　牡丹去心　枳壳去瓤，麸炒　生干地黄焙　贝母去心　黄芩去黑心　栝楼根　山栀子仁　当归切焙　桔梗炒　陈橘皮去白，焙　麦门冬去心，焙　天门冬去心，焙　紫菀洗，焙　白术　桂去粗皮　桑根白皮剉　槟榔剉。各三

---

① 潮：明抄本、乾隆本、日本抄本、文瑞楼本同，日本抄本旁注"潮下有热烦二字"。

分　大黄剉细，炒　甘草炙。各半两　京三棱一两半。炮，剉　草豆蔻五个。去皮　天灵盖酥炙黄。一两

上三十味，捣为粗末。每服五钱匕，水二盏，入生姜半分，切，枣三枚，擘破，同煎至一盏，去滓，稍热服，空心临卧。

治童男室女骨蒸热成劳，不思饮食，食即无味，身体苦疼，阳热转盛，面色多赤，**青蒿丸方**

青蒿剉。四两　甘草剉。一两　桃仁　杏仁各二两。去皮尖、双仁

上四味，以童子小便五升，瓷瓶盛，入药于内，砖撑其底，以糠头火烧一夜，取出桃杏仁，别研如泥，别入

芍药　知母　天灵盖炙　车前子　紫菀去土　萎蕤　当归切，焙　枳壳去瓤，麸炒　生干地黄焙　槟榔剉　黄连去须　秦艽去苗、土　京三棱煨，剉　柴胡去苗　续断各一分　麝香研。三分　犀角生用，屑。一两　獭肝炙。半两

上二十二味，除前四味外，捣罗为末，和桃杏仁同捣一二千下，旋入所煎小便，湿捣一二千杵，如硬，入熟蜜一两半，更捣，众手为丸梧桐子大。不计时候，每日熟水下三十丸。咳嗽，加贝母半两；妇人月候不通，加牡丹、延胡索各一分；五心烦躁，加地骨皮、茯苓；夜梦不祥，加茯神、羚羊角。初患未传诸脏，酒下四服即愈；腹中有块及痃癖，恶寒头痛，面黄色，毛发焦枯，服毕便愈。

治骨蒸唇红颊赤，气粗口干，遍身壮热，或多虚汗，大肠秘涩，小便赤黄，饮食全少，**鳖甲猪肚丸方**

鳖甲去裙襕，醋炙　柴胡去苗　木香　青蒿　生干地黄焙。各一两　黄连去须。二两　青橘皮去白，焙。半两

上七味，捣罗为末，用猪肚一枚，去脂膜净洗，入药末在内系定，蒸令烂熟，入臼杵千百下，为丸如绿豆大。每服十五丸，温水下，食前日午临卧，日三。

治骨蒸热劳，**柴胡汤方**

柴胡去苗。一两　胡黄连半两　紫菀去土　知母各三分　鳖

甲小者，半片。小便浸一宿，再用醋炙　天灵盖酥炙。一两　秦
艽去苗、土。半两　甘草炙黄。半两　杏仁去皮尖、双仁，炒。一
两　地骨皮三分

上一十味，粗捣筛。每服二钱匕，水一盏，入青蒿少许，同
煎至七分，露天处安一夜，平旦去滓，空腹温服之。

治骨蒸疠疾温疫，寒热疟病，五尸九注，心腹绞刺，蛊毒鬼
魅，一切热毒脚气，闷乱攻冲，烦热，口中生疮，狂易^①叫走，及
解诸毒，兼金石草药，热毒发黄，躁热疼痛，一切热病方^②

金一十五两　银一十五两　寒水石　石膏　磁石　滑石各三斤
上四石药，同捣碎后，以金银共六味一处，以水一石，煮取
一斗，去金银并石滓，入后药末

木香一两　犀角镑。五两　丁香四两　沉香五两　甘草炙。八
两　升麻　玄参各一斤
上一十三味，除前六味外，用水三斗，煮取一斗，绞去滓净，
与前药汁相和，即内蜀消五升，细研，入药汁，慢火同煎，手不
住搅之，可有一斗余，即投于盆器内盛，欲凝，内水飞丹砂末三
两，麝香末一两一分，同研如粉，面和匀，盖覆之，二日成霜雪
矣。暴干，以新合或瓶内密封盛贮之，有病即取。强人服一钱匕，
冷水和服，以意随人强弱增损之。脚气病，或曾服石药发动毒闷
者服之，水和半钱匕，服之如神。凡服讫，即仰卧，以物揩腰令
高，使药向胸腑间。若患眼赤及热痛者，以冷水和之，点眼大小
眦，初著微痛，少时泪出自定，日三五次用，夜亦如之，即无不
效；口内生热疮，含如杏核许，令消，细细咽之，乃止。

治骨蒸肿气，每至日晚，即恶寒壮热，颊色赤，不下食，日
渐瘦，**香豉饮方**
香豉一^③分　生地黄一两　葱白三茎

---

① 易：日本抄本、文瑞楼本同，明抄本、乾隆本作"阳"。
② 治骨蒸……热病方：此65字日本抄本、文瑞楼本同。明抄本方名作
"紫雪方"，乾隆本作"紫雪丸"，方后有小字注"与《合剂局方》略不同"。
③ 一：日本抄本、文瑞楼本同，明抄本、乾隆本作"二"。

上三味，细剉相和。以童子小便二盏半，浸一宿，平旦煎至八分，去滓，分温二服，空腹日午服。

治男子妇人骨蒸劳气，肌体羸瘦，四肢无力，颊赤面黄，五心烦热，困倦心忪，或多盗汗，腹胁有块，不欲饮食，**鳖甲汤**方

鳖甲去裙襕，醋炙　柴胡去苗。各三两　桔梗炒　甘草炙黄。各一两半　秦艽去苗、土。一两　青蒿子二两。用童子小便浸一宿，焙干，微炒

上六味，粗捣筛。每服三钱匕，水一盏，入乌梅一个，拍破，同煎至六分，去滓，食后温服。

治男子女人一切劳疾、骨蒸、风气等，随四时加减**青蒿丸**。此药有七名，一名**杏仁丸**，能治嗽；二名**木香丸**，能治尸注鬼气，九种心痛[1]，三种虫咬心痛；三名**犀角丸**，能治时行热疾温疫；四名**龙脑丸**，治小儿无辜疳痢；五名**万病**[2]**丸**，治一切虚伤；六名**丹砂丸**，治毒邪痃癖气等；七名**青蒿丸**，治男子女人一切劳气。若常带行山林旷野坑阱冢墓前后，鬼神不敢近；若被毒蛇恶物所伤，烂嚼一丸，傅之立效。

青蒿心三枚。细切　童子小便三大斗　生地黄三梃[3]。竹刀切，捣　东引桃枝半握，细捣碎。一二两　甘草四两。炙

上五味，以新瓮子一口，以小便浸一七日，和小便并前件药，煮三五百沸，漉出药晒干，捣罗为末，然后将小便清，入釜中，以桑柴火炼之，以篦搅，勿住手，炼三斗小便至三升，用不津器盛，将和后药

杏仁　桃仁并去双仁及皮尖，炒令黄　桔梗炒　荽蕤　枳壳麸炒，去瓤　大黄焙　升麻　苍术炒。一方用白术　白茯苓去黑皮　地骨皮　天灵盖酥炙。一两。无，以虎骨代　甘草炙　贝母去心　芜荑炒　当归切，焙　黄芪剉　桂去粗皮　陈橘皮去白，焙　厚朴去粗皮，姜汁炙　防风去叉　槟榔不得近铁器　吴茱萸汤

---

① 痛：日本抄本、文瑞楼本同，明抄本作"气"，乾隆本作"疼"。

② 病：日本抄本、文瑞楼本同，明抄本、乾隆本作"安"。

③ 梃：日本抄本、文瑞楼本同，明抄本、乾隆本作"两"。

浸，炒 丹砂别研① 麝香别研。各一两 木香二两半 犀角屑一两半 羚羊角屑二两一分

上二十七味，捣罗为细末，用前小便煎，都和了，入臼捣五百下，如未黏，可入炼蜜，搜和为丸如梧桐子大。每食后温水下三十丸。疾重，日再服。通三焦，安五脏，四时常服，永无虚劳之疾，时行瘴疟，常不能害。上气咳嗽，无问涕唾，并干嗽，嗽后有血，此名肺热，热毒气壅，转成鼻塞声破，胸中结痛，若不速除，当成肺痿劳瘦，服此药五两，其疾乃平。手足热如火，口生疮舌烂，夜梦惊恐，口中䘌齿牙痛，咽痹，服五两，瘠子根本从大肠出，如朽筋烂肉，又如虾蟆衣、樱桃结，异腥臭者。若瘰疬当发，不治根本，必攻五脏，状如藤萝绕木，荣枯不相舍，令项颈破损必死，服此五两当效。若患时气头痛欲死，身热，大小便秘涩，复不识人，不下食，新汲水下五十丸即差。丈夫妇人曾服热药过度，近虽药尽，气力犹有，往往发来冲人头面，致眼痛昏热，心胃躁烦，口臭生疮，温水下三丸，不过一二两。婴孩无辜病，与大人劳并同，为在胎中伤精血，致令唇口焦干，或泻或痢，腹中渐结，眼中生膜，服之可愈，若孩子渐大，准大人例服之。女人月经不匀，或前或后，多少不定，青黑杂色，或凝或散，渐成劳瘦，服一二两当愈。

春加

龙胆 龙骨 柴胡去苗 黄连去须，略炒。各一分

夏加

知母 石菖蒲 麦门冬去心 白茯苓去黑皮。各一两

秋加

诃黎勒皮 秦艽 旋覆花各一两

冬加

紫菀去土 芍药 五味子 黄芩②去黑心。各一两

---

① 别研：乾隆本、日本抄本、文瑞楼本同，明抄本作“炒”。
② 黄芩：日本抄本、文瑞楼本同，明抄本、乾隆本作“黄连”。

治骨蒸热病，诸劳瘴毒，多痰气促，头痛口干，目涩少食，渐渐赢劣，**龙胆丸方**

龙胆三两　柴胡去苗　秦艽去苗、土　蒌蕤　升麻　百部　枳实麸炒，去瓤　玄参　旋覆花　马兜铃　百合　紫菀　射干　木香　防风去叉　黄芩去黑心　栀子仁　大黄剉，炒　栝楼实　沙参　贝母去心　消石研　凝水石　茵陈蒿　石膏碎　知母切，焙　青蒿　款冬花　麦门冬去心，焙。各二两

上二十九味，捣罗为末，炼蜜丸如梧桐子大。每服三十丸，米饮或酒下。

治虚劳骨蒸，早晚烦热，寝食不安，五心热①闷，百节痠疼，**鳖甲煎丸方**

鳖甲去裙襕，醋炙　柴胡去苗。各二两　甘草炙，剉　杏仁去皮尖、双仁，炒　桔梗剉，炒　当归切，焙　地骨皮　人参　赤芍药各一两　木香　桂去粗皮。各半两　黄连去须　胡黄连各一分②　麝香别研。一钱　酥三两　蜜三两

上一十六味，除麝香、酥、蜜外，捣罗为末，用青蒿一斤，童子小便五升，好酒一升，熬青蒿至二升，去蒿，入酥、蜜，再熬成膏，候冷，入药末、麝香同和丸如梧桐子大。每服十五丸至二十丸，温酒或米饮下，日三服。

治诸骨蒸，久治不差，**乌梅丸方**

乌梅肉炒　知母焙。各一两　鸡舌香　紫菀去苗、土　赤芍药　大黄蒸三度，焙　黄芩去黑心　细辛去苗叶。各一两一分　桂去粗皮　白矾枯　栝楼根焙。各半两

上一十一味，捣罗为末，炼蜜丸梧桐子大。每空腹米饮下二十丸，日二服。

治男女骨蒸，妇人血风，攻注四肢，心胸烦壅，**鳖甲麦煎汤方**

---

① 热：日本抄本、文瑞楼本同，明抄本、乾隆本作"烦"。
② 分：日本抄本、文瑞楼本同，明抄本、乾隆本作"两"。

鳖甲去裙襴，醋炙　大黄湿纸裹，煨熟　常山　柴胡去苗　赤茯苓去黑皮　当归酒浸一宿，切，焙　干漆炒烟出　白术　生干地黄焙　石膏各一两　甘草炙。半两

上一十一味，粗捣筛。每服三钱匕，小麦五十粒，水一盏，煎至六分，去滓，食后卧时温服。有虚汗，加麻黄根一两。凡骨热黄瘦，口臭肌热盗汗，极效。

骨蒸羸瘦

论曰：骨蒸羸瘦，不问男女，皆因血气不调，五劳七伤，心胸满闷，背膊烦疼，目晴不明，四肢无力，寝卧不安，脊膂急痛，膝胫痠疼，多卧少起，状如佯病，每早晨似无病者，午时已后，即四体微热，面颊赤色，喜见人过，常怀忿怒，少不称意，即大嗔恚，行即脚弱，夜卧盗汗，梦与鬼交，时或惊悸，有时咳嗽，胁肋虚胀，大肠微利，鼻口干燥，常多黏唾，渐渐羸削，日减饮食，以至死在须臾，精神亦爽，皆其证也。

治骨蒸热劳，手足心烦闷，背膊痠疼，四肢沉重，食不作，肌肤日渐黄瘦，柴胡丸方

柴胡去苗　胡黄连　龙胆　桃胶干者　升麻　茯神去木　黄芩去黑心　地骨皮　生干地黄焙　芍药　大黄剉，炒　知母剉，焙　麦门冬去心，焙　甘草炙，剉　龙齿　犀角镑　玄参　山栀子去皮　桔梗炒。各一两半　丹砂二两。别研入药

上二十味，捣研为末，拌匀，炼蜜和丸如梧桐子大。每服三十丸，空心熟水下。

治骨蒸羸瘦，青蒿丸方

青蒿细切。二斤　阿魏别研。一两　天灵盖涂酥，炙黄，为末。一两　桃仁一升。汤浸，去皮尖、双仁，炒黄，研　麝香别研。一钱

上五味，先以小便一斗煮青蒿至五升，绞去滓，即下余药，俟成膏可丸，即丸如梧桐子大。每服十五丸，空心温酒下，日晚再服，渐加至三十丸。

治骨蒸羸瘦少力，或热或寒，背膊疼痛，口干，小便赤黄，

地骨皮汤方

地骨皮一两　芍药一两半　桑根白皮剉。一两半　茅根一两半　甘草炙，剉。一两　柴胡去苗。一两半　石膏碎。三两半

上七味，粗捣筛。每用五钱匕，水一盏半，煎至一盏，去滓，分温二服，空心、食后①各一。

治骨蒸羸瘦，背膊烦疼，头痛寒热，不能下食，**芍药汤**方

芍药　地骨皮各三分　柴胡去苗。一两　甘草炙，剉。半两　石膏碎。一两　当归切，焙。三分　鳖甲醋浸，炙黄。一两　白术一两

上八味，粗捣筛。每服五钱匕，水一盏半，煎至一盏，去滓，分温二服，空心、食后各一。

治骨蒸及脚气，每至晚间，憎寒壮热，面颊赤，不下食，日渐羸瘦，**生地黄饮**方

生地黄细切。三两　甘草炙，剉。三两　葱白细切。二茎　童子小便二升

上四味，同煎至半升，去滓，分温三服，相去一时许服之。

治骨蒸羸瘦，烦闷短气，喘息鼻张，日晚即发，**龙胆丸**方

龙胆　黄连去须。各一两　栀子去皮。十枚　苦参　大黄剉，炒　黄芩去黑心　芍药　青葙子　栝楼根　芒消别研。各半两

上一十味，捣研为末，拌匀，炼蜜和丸如梧桐子大。每日空心食前米饮下二十丸，日二服，微利为度。

治骨蒸劳瘦，饮食不为肌肤，**枳壳丸**方

枳壳去瓤，麸炒。一两半　白术　人参　甘草炙，剉　地骨皮各一两　杏仁汤浸，去皮尖、双仁，炒。一两半②

上六味，捣罗为末，和匀，炼蜜为丸如梧桐子大。每服二十丸，食前米饮下。

治骨蒸热虽稍退，瘦弱无力，饮食不为肌肉，**黄耆丸**方

---

① 食后：乾隆本、日本抄本、文瑞楼本同，明抄本作"食前"。
② 一两半：日本抄本、文瑞楼本同，明抄本无，乾隆本作"五钱"。

黄耆剉。三两　白术　枳壳去瓤，麸炒　白茯苓去黑皮　甘草炙，剉。各二两　生干地黄洗去土，切，焙。四两　地骨皮一两

上七味，捣罗为末，炼蜜和丸如梧桐子大。每服二十丸，食前人参汤下，日二服。

治骨蒸羸瘦，经久不差，邪热留连，**地骨皮丸**方

地骨皮　龙胆　枳壳去瓤，麸炒　黄芩去黑心　甘草炙，剉　山栀子去皮。各一两　鳖甲醋浸，炙黄。一两半　桃仁汤浸，去皮尖、双仁，炒。二两

上八味，捣罗为细末，炼蜜和丸如梧桐子大。每服食后米饮下二十丸，日二服。

治骨蒸变成黄疸，羸瘦咳嗽，**柴胡汤**方

柴胡去苗。一两　天灵盖涂酥，炙黄。三两　地骨皮一两半　甘草炙，剉。一两　鳖甲醋炙，去裙襕。一两　诃黎勒皮三分

上六味，粗捣筛。每用五钱匕，用童子小便一盏半相和，入于瓷瓶子内浸，经一宿，来辰又入豉五十粒，葱白一茎，柳枝头七枚，各细剉入药瓶中，慢火烧令十余沸以来。去滓，取一盏，分为二服，空腹一服，相去一时久再服，服讫食葱豉粥。

治妇人骨蒸，经脉不通，渐增瘦弱，**牡丹汤**方

牡丹皮一两半　桂去粗皮。一两　木通剉，炒。一两　芍药一两半　鳖甲醋炙，去裙襕。二两　土瓜根一两半　桃仁汤浸，去皮尖、双仁，炒

上七味，粗捣筛。每服五钱匕，水一盏半，煎至一盏，去滓，分温二服，空心、食后各一。

治骨蒸劳瘦，**益母草煎丸**方

益母草一斤。洗，暴干　青蒿半斤。去根　桃枝一尺长者，一握。以上三味细捣，以小便一斗于锅中，煎取三升，滤去滓　柴胡去

苗。五两　丹砂三分　天灵盖一枚。酒煮暴干①，别捣为末　鳖甲酒炙，去裙襕。二两　甘草炙，剉。一两　麝香研。半两　桃仁去皮尖、双仁，炒，研。五两

上除煎外，七味捣研为末，用益母草煎和丸如梧桐子大。空心乌梅汤下三十丸，渐加至四十丸。初服若觉心热，减丸数，如不热，依法服，服后便以四五匙软饭压之。

治骨蒸劳体瘦，咳嗽气急，日渐枯瘁，**青蒿丸方**

青蒿四两。童子小便浸七日，暴干　龙胆　秦艽去苗、土　黄芩去黑心　杏仁汤浸，去皮尖、双仁，炒黄　木香　麻子仁研　车前子　菟丝子酒浸，别捣末。各五两　独活去芦头　柏子仁研　山茱萸各三两

上一十二味，捣研为末，炼蜜和丸如梧桐子大。每服三十丸，食前温汤下。

治骨蒸羸瘦，经久不差，邪热留连，**龙胆丸方**

龙胆　枳壳去瓤，麸炒　地骨皮　黄芩去黑心　甘草炙，剉　山栀子仁各一两　鳖甲去裙襕，醋炙。各一两半　桃仁去皮尖、双仁，炒。二两

上八味，捣罗为末，炼蜜和丸如梧桐子大。每服三十丸，食后良久米饮下。

治骨蒸羸瘦，日晚即颜色不定，手足痠疼，口干壮热，**獭肝丸方**

獭肝炙。一两半　犀角镑　前胡去芦头　升麻　枳壳去瓤，麸炒。各一两　柏树上脂研。五分　天灵盖酥炙黄。一两三分　甘草炙，剉。五分

上八味，捣罗为末，炼蜜丸如梧桐子大。每空腹以童子小便下二十丸，日二服。

---

① 酒煮暴干：日本抄本、文瑞楼本同，明抄本、乾隆本作"酒炙"。

骨蒸肺痿①

论曰：骨蒸肺痿者，由荣卫虚损，蕴热熏蒸上焦，传播肓膜，使人肺热叶焦，发为肺痿。其证咯唾脓血，胸满短气，咳嗽不止②多痰，或如脓涕，或唾之不能出，时发寒热，肌体羸瘦，是其候也。

治骨蒸肺痿，**当归黄耆汤方**

黄耆剉　当归切，焙　人参　桔梗剉，炒　芍药　甘草炙，剉。各一两

上六味，粗捣筛。每服五钱匕，水一盏半，生姜一枣大，拍碎，枣二枚，擘破，同煎至八分，去滓，食前温服。

治骨蒸肺痿咳嗽，涕唾如胶，胸背烦热，**白前汤方**

白前　桑根白皮炙，剉　麦门冬去心，焙。各一两半　旋覆花半两　木通剉，炒。二两　甘草炙，剉。一两

上六味，粗捣筛。每五钱匕，水一盏半，煎至一盏，去滓，分二服，空腹、食后各一。

治骨蒸肺痿，手足烦疼，五心热，多渴，不欲饮食，**芦根汤方**

芦根焙。十两　麦门冬去心，焙。十四两　白茯苓去黑皮　地骨皮洗，焙　陈橘皮汤浸，去白，焙。各五两

上五味，剉如麻豆大。每服五钱匕，水一盏半，入生姜半分，切碎，煎取八分，去滓温服，日二夜一。

治骨蒸肺痿，咳嗽咯脓血病重者，**皂荚饮方**

皂荚一梃，长一尺者。炙黄，去皮子　白饧一两　生姜半两　干枣七枚。去核

上四味，除饧外，细剉，入饧，以酒一升，煮取半升，去滓，

---

① 骨蒸肺痿：日本抄本旁注《纂要》有秦艽扶羸汤、人参养荣汤、保和汤、知母茯苓汤四方，无此门"。

② 不止：日本抄本旁注"'不止'已下二十四字作'咽痛，寒热往来，不能饮食'是也"。

每食后温服二合。

治骨蒸肺痿，咳嗽气逆喘急，唾不出唇，渐渐羸瘦，**天门冬汤方**

天门冬去心，焙。三两　升麻　黄芩去黑心　前胡去芦头。各一两半　甘草炙。一两

上五味，粗捣筛。每服五钱匕，水一盏半，入芦根三茎，竹叶三片，煎至一盏，去滓，分温二服，空腹、食后各一。

治骨蒸肺痿，心忪战栗，烦热善忘，精神不宁，梦寐飞扬，吐血，身体疼重，或痒，多生疮癣，并治脚气，**茯苓汤方**

白茯苓去黑皮　人参　麦门冬去心，焙　独活去芦头　槟榔各三分　桂去粗皮　防风去叉　防己各一两一分　桔梗剉，炒　甘草炙　防葵　枳壳去瓤，麸炒。各四两　地骨皮十两①

上一十三味，剉如麻豆大。每服五钱匕，以水一盏半，入生姜半分，切碎，枣二枚，擘破，煎取八分，去滓顿服，早晚食后各一，用银器煎尤妙。

治骨蒸肺痿，四肢烦热，不能食，口干渴，**麦门冬汤**方

麦门冬去心，焙　地骨皮各五两

上二味，粗捣筛。每服五钱匕，先以水二盏，煎小麦一合，至一盏半，去麦入药，煎至一盏，去滓，分温二服，空腹、食后各一。

治骨蒸肺痿，**咳嗽方**

白蜜　熟羊脂切　熟羊髓　熟猪脂切　生姜汁　地黄汁各二升

上六味，依次第下于铛中，慢火煎，不住手搅，熬至四分减一即止，贮密器中。于食羹中着一两匙，日三四服。

治肺痿骨蒸，咳嗽上喘，呀呷有声方

青羊肺一具。煮熟，去筋膜，薄切，焙干　葶苈子米醋浸，日中暴干，微炒

上二味，捣罗为末，炼蜜和丸如梧桐子大。每服七丸，空心

---

① 十两：明抄本、乾隆本、文瑞楼本同，日本抄本无。

米饮下，渐加至十丸，以知为度。

治骨蒸劳气，润心肺，止咳嗽，**天门冬丸方**

天门冬去心，焙。三两半　桑根白皮锉，炒　白茯苓去黑皮。各三分① 杏仁汤去皮尖、双仁，麸炒　甘草炙　贝母去心，炒。各一两

上六味，捣罗为末，炼蜜和丸如弹子大。每服一丸，绵裹含化咽津，煎麦门冬汤嚼下亦得，不计时候。

骨蒸痃癖

论曰：骨蒸之人，肌肤瘦悴，荣卫虚弱，真阳内耗，所饮之水，不能销烁，留滞胁肋②，遂成痼疾，块硬③不消。或因饮食伤动，忧思气结，呼吸风冷，其疾遂作。起于胁下、脐腹两边，如臂之横，不可按抑，妨害饮食，蕴积而痛，故谓之骨蒸痃癖。

治骨蒸劳，腹中痃癖冷痛，渐至羸弱，**木香汤方**

木香　槟榔锉　人参各一两　芍药　桔梗锉　赤茯苓去黑皮　诃黎勒炮，去核　当归切，焙。各三分

上八味，粗捣筛。每服五钱匕，水一盏半，煎至一盏，去滓，分温二服，空腹、食后各一服。

治骨蒸腹中痃癖，按之隐手，不能下食，羸弱无力，**鳖甲丸方**

鳖甲去裙襴，醋炙。二两　木香一两　京三棱煨，锉。一两半　芍药一两半　陈橘皮汤浸，去白，焙　苍术米泔浸，切，焙。各一两　槟榔锉。二两　郁李仁去皮，研。一两半

上八味，捣罗七味为末，入郁李仁再研匀，炼蜜丸如梧桐子大。每服三十丸，橘皮汤下，食前。

治骨蒸胁下痃癖，及妇人月水不通，**鳖甲丸方**

鳖甲去裙襴，醋浸，炙。二两　桂去粗皮　土瓜根切，焙　京

---

① 分：日本抄本、文瑞楼本同，明抄本、乾隆本作"两"。

② 胁肋：日本抄本、文瑞楼本同，明抄本、乾隆本作"胸胁"。

③ 硬：乾隆本、日本抄本、文瑞楼本同，明抄本作"软"。

三棱煨，剉　牡丹皮　牛膝去苗，酒浸，切，焙　大黄剉，炒①。各一两半　诃黎勒煨，取皮　琥珀各二两　桃仁汤浸，去皮尖、双仁，别研。三两

上一十味，捣研为末和匀，炼蜜丸如梧桐子大。每服二十丸，食后桃仁汤下。

治骨蒸腹中积癖，胁下妨痛，渐加羸弱，**大腹汤**方

大腹四枚　芍药　赤茯苓去黑皮　桔梗剉，炒。各一两半　木香　诃黎勒皮各一两　桃仁汤浸，去皮尖、双仁，别研。一两半

上七味，粗捣筛。每服五钱匕，水一盏半，煎至一盏，去滓，分温二服，空腹日晚各一服。

治骨蒸积癖，鬼气痊忤，及男女虚损，手足烦疼，背膊疼重，至夜病甚，四肢消瘦，颜色萎黄，两膝疼冷，腹中雷鸣，时多泄利，饮食无味，行步不能，凡五脏虚劳，悉皆治之，**七圣散**方

黄雌鸡一只。料如食法，净去毛，勿令著水，于腹下开一小窍，去肠肚，令极净，却再入心肝用　蜀椒去目并合口者。一分　生地黄一升。洗。肥者　生姜去皮。一两　黄芪剉　陈橘皮汤浸，去白，焙　人参各一两

上七味，除鸡外，各剉如麻豆大。和匀，入在鸡腹内，却缝合，以银石器盛，新布罩，坐于甑中蒸，甑一边用碗盛米，并水半碗，同盖覆，勿令透气，候碗内米并鸡烂熟为度，取出药别焙干，捣罗为散，每服一钱匕，米饮调下，日三服。其鸡擘碎，掺少盐，令患人恣意食之，饱即止，良久厚衣被覆取汗，汗出多，即以牡蛎烧捣为粉傅之，勿冒风寒。

治传尸飞尸，注气癖块，积气上喘，水病脚气，鬼注蛊毒，宿食不消，腹中如覆杯，或九虫，妇人带下赤白，皮肤恶疮，腹大羸瘦，黄疸诸疾。延年养性，黑须发，**陈漆丸**方

陈漆二升。以绵绞去滓　大黄六两。为末　薏苡仁五两。为末　无灰酒五升　蔓菁子三升。为末

---

① 剉炒：文瑞楼本同，明抄本、乾隆本作"炒"，日本抄本作"研，炙"。

上五味，先以清酒和蔓菁子末煎，不住手搅至半日许，滤去滓，后用银石器盛，重汤煮之，以竹篦子不住手搅一复时，后下陈漆、大黄、薏苡仁等末，更煮一复时，候药可丸，丸如梧桐子大。置于不津器中，密封，遇有患者，经宿勿食，明日清旦，空心温酒下十丸，年高或冷疾者，加至十五丸。服之百日后，须发如漆色，有积年疮痕皆灭。初服，四五日至七日内，泻出宿食，或鱼黏脓血瘀恶物，勿疑。

治传尸骨蒸，积癖冷气，及腰脚衰弱，身体风痒，并诸疮癞疾，恶疮疥癣等，此药服之，断绝根源，**松脂丸方**

松脂二十斤。以桑柴灰汁炼去苦汁，倾入水盆中，凝取之　白茯苓去黑皮。一斤　白术　续断各半斤　白蜜　牛酥　麦门冬去心，焙　生干地黄焙。各二两

上八味，捣罗五味为细末，先以慢火炼蜜，烊去沫，次下牛酥，次下松脂，候烊讫，即下药末，以竹篦搅，勿住手，可丸即丸如梧桐子大。以温酒或米饮下二十丸，日二服，渐加至五十丸。

治劳损羸瘦，风虚痓气，积癖冷气心痛方

桃仁去皮尖、双仁。一千二百枚

上一味，细研，以好酒五升，先用二升和研，滤取汁，次入二升，再研令极烂，又滤取汁，更以一升再和研，滤尽白汁，以干瓷器盛，密封，以重汤慢火煮一复时，候冷。每服一匙，用酒或米饮调下，日再。妇人服尤善。

治骨蒸积癖瘦病等方

蒜去皮。七瓣。研　雄黄杏核大。研

上二味，研烂拌匀。以清酒和服，少时，十指头上当有毛出为验。

治骨蒸癖积诸疾，令绝根源，**浸浴方**

枯朽骨椎碎。二斗。不拘牛羊猪骨　烂棘针刺三斗　蒴藋茎叶根剉。一斗　嫩柳枝剉。一斗

上四味，以水一石二斗，煮取七斗，漉去滓，内大盐三升，候盐销镕尽，于大盆中或瓷器中盛，俟温暖得所，令患者浸之，

瓮盆四畔，用马粪火煨暖，令汤常温，勿使稍冷，觉寒令进稀热粥，每浸身体，可停一炊时，出汤时拭体干。或多汗，以白米粉傅之，只于密室中，静心或坐或卧，勿令冲风，每三日一次，浴三次止。其药汤，春秋冬停三五日，夏一二日，再暖用。若患瘙痒者，汤内入芒消、白矾末各一大升佳，浸时须至项以下，得全药力。

又浸浴汤方

上取桃、柳、蒴藋、李株四般枝叶，各剉一大斗，冬月只用诸般根，并以水八九斗，同煮取五六斗，去滓，加盐二大升，浸之，亦同前法。

治骨蒸，腹中疸癖妨痛，兼下利，日夜数十行，**苍术丸方**

苍术　诃黎勒皮各一两半　陈橘皮汤浸，去白，焙　木香　芍药　青橘皮汤浸，去白，焙　白龙骨　生姜切，焙。各一两

上八味，捣罗为末，炼蜜和丸如梧桐子大。每服三十丸，食前人参汤下，日再。

治癥癖气壮热，咳嗽骨蒸，**柴胡茯苓汤方**

柴胡去苗。二两　白茯苓去黑皮　白术　枳壳去瓤，麸炒。各一两半

上四味，粗捣筛。每服三钱匕，水一盏，煎至七分，去滓，食后温服，日二。

骨蒸烦渴

论曰：骨蒸烦渴者，荣卫乏竭，肌肉消瘦，虚阳之气熏发于上，令津液枯燥，胸中烦热，咽嗌焦干，故烦渴而引饮。

治骨蒸疼烦①，熻熻发热，骨节痠痛，口干烦渴，**麦门冬汤方**

麦门冬去心，焙。二两　黄芩去黑心　柴胡去苗　升麻　芍药　甘草炙，剉。各一两

上六味，粗捣筛。每五钱匕，水一盏半，入苦竹叶三片，煎

---

① 烦：日本抄本、文瑞楼本同，明抄本、乾隆本作"痛"。

至一盏，去滓，温分二服，空腹、食后各一服。

治骨蒸唇干口燥，止渴，**麦门冬饮方**

麦门冬去心。三①两　枸杞根五两　小麦一合②

上三味，细剉如麻豆大。每服五钱匕，水一盏半，煎至小麦熟，去滓温服，食后，日二。

治骨蒸烦渴，呕不下食，四肢发热，**葛根汤**方

葛根剉　赤茯苓去黑皮　麦门冬去心，焙　甘草炙，剉　黄芪各半两　人参三分

上六味，粗捣筛。每五钱匕，水一盏半，入芦根五枚，竹三叶，煎至一盏，去滓，分温二服，空腹、食后各一服。

治骨蒸消渴，消中，热中渴利，心热，风虚热，传尸，**苦参丸方**

苦参五两　黄连去须　知母剉，焙　栝楼根　牡蛎粉　麦门冬去心，焙。各三③两

上六味，捣罗为末，以生牛乳和丸如梧桐子大，暴干。每服十五丸，或二十丸，食后浆水下。

治骨蒸，唇干口燥，止渴，**麦门冬汤方**

麦门冬去心，焙。三两　甘草炙，剉。二两　半夏汤洗去滑，炒干。三两

上三味，粗捣筛。每服三钱匕，水一盏，入生姜半分，拍碎，枣三枚，去核，竹叶三片，粳米四十九粒，煎至七分，去滓，空腹温服，日午、夜卧再服。

治骨蒸热烦渴，呕逆不下食，**葛根汤方**

葛根炙。一两　赤茯苓去黑皮　麦门冬去心，焙。各一两半　甘草炙，剉。一两

上四味，粗捣筛。每用五钱匕，水一盏半，竹叶三片，生芦

---

① 三：明抄本、乾隆本、文瑞楼本同，日本抄本作"二"。
② 合：明抄本、乾隆本、文瑞楼本同，日本抄本作"两"。
③ 三：明抄本、乾隆本、文瑞楼本同，日本抄本作"二"。

根三枚①，煎至一盏，去滓，分温二服，空腹、食后各一服。

治虚劳骨蒸，烦热发渴，**地骨皮汤方**

地骨皮　知母焙　柴胡去苗　当归切，焙　秦艽去苗、土　鳖甲醋炙，去裙襕　甘草炙，剉　枳壳去瓤，麸炒。各一两

上八味，粗捣筛。每服二钱匕，水一盏，入乌梅、生姜、桃柳枝、小麦各少许，煎至七分，去滓温服。

治骨蒸潮热，烦渴引饮，不思饮食，**秦艽散方**

秦艽去苗、土　柴胡去苗　甘草炙，剉　乌梅取肉，焙。各二两

上四味，捣罗为散。每服一钱匕，沸汤调下，食后临卧服。

治骨蒸虚劳，热气上熏，咽嗌焦干，津液枯燥，烦渴引饮②，

阿胶汤方

阿胶炒燥　人参　白茯苓去黑皮　玄参　丹参　防风去叉　黄芪　生干地黄焙　葛根　柴胡去苗　秦艽去苗、土　黄连去须　龙胆　枳壳去瓤，麸炒　地骨皮　百合　鳖甲去裙襕，醋炙　甘草炙　桔梗炒　知母焙　贝母去心　款冬花　石膏碎　麻黄去根节　黄芩去黑心　栀子仁　麦门冬去心　防己　栝楼根　马兜铃　大黄炒　桑根白皮炙　白药子　葶苈子隔纸炒　杏仁汤去皮尖、双仁，炒。各一两　槟榔五枚

上三十六味，剉如麻豆大。每服五钱匕，水一盏半，煎至八分，去滓，食后临卧温服。

传尸骨蒸

论曰：传尸之病，由相克而生，毒气内传五脏，渐至羸极，死则复传其家属一人，故曰传尸。其初得病，半卧半起者，名曰殗殜；气急嗽者，名曰肺痿；骨髓中③热者，名曰骨蒸；内传五脏者，名曰复连。忽而不疗，乃至绝后。假如男子因虚损得之，其源先从肾起，初受尸气，两胫痠疼，腰脊拘急，行步脚弱，食减

---

① 生芦根三枚：日本抄本、文瑞楼本同，明抄本、乾隆本无。

② 引饮：日本抄本、文瑞楼本同，明抄本、乾隆本无。

③ 中：日本抄本、文瑞楼本同，明抄本、乾隆本无。

耳鸣，梦泄阴汗。肾病不已，次传于心，则惊悸少气，梦见先亡，时有盗汗，食饮无味，口疮好睡，唇颊赤色[1]，五心皆热，朝轻夕重。心病不已，次传于肺，则气满咳嗽，喘急口燥，四体微弱，肌肤枯槁，细起如麸，或刺痛如虫行，鼻干不闻香臭，或闻恶气欲吐。肺病不已，次传于肝，则面无颜色，坐常颦眉，视不及远，目昏睛黄，或赤涩痛，惟欲合眼，又不得睡。肝病不已，次传于脾，则两胁虚胀，食不消化，时复渴利，腹肚痛胀，唇舌焦干，发无光泽，上气喘息，利赤黑汁。传变至此，则不可复救，盖传五脏已尽故也。

治传尸骨蒸，肺痿殗殜，及诸蛊注忤鬼魅、野狸、虫蛇、蜂蝎等毒，或恶疮肿瘤，中恶卒心痛，大小便不通，心腹鼓胀，疫疠瘴毒，积癖邪气，**大金牙散方**

金牙　曾青研，飞　雄黄研　大黄剉，炒　丹砂研，飞　牛黄研　凝水石煅，研　野葛皮　龙骨　朴消研　犀角镑　獭肝片切，炙干　狸骨醋炙　鹳骨炙黄。各三分[2]　升麻一两半　附子去皮脐，生用　桂去粗皮　鬼臼　鬼督邮　黄环　青木香　常山　牡蛎煅，研　人参　知母切，焙　徐长卿各半两　鬼箭羽　桔梗炒　代赭石　莽草　蜀漆　当归切，焙　白薇　巴豆去皮、心膜，炒，研　露蜂房各一分[3]　蜀椒四十九粒。去目及闭口，炒出汗　蜈蚣二[4]条。去足，炙　芫青去翅足，炒　斑蝥去翅足，炒　亭长去翅足，炒。各二十一枚

上四十味，捣研为散，再和研细，勿令秽污触犯并孝服人见，当于净室中焚香密盖之，勿透气。如传尸、骨蒸、殗殜、注癖、冷气、积聚，每服半钱匕，热汤调下，日再，病差即止，仍以绛囊盛方寸匕带之，辟诸鬼气。如有诸邪病，狂言妄见者，带二三钱；若卒恶心痛、注忤喘满、鼓胀闷乱诸疾，服四钱匕，米饮调

---

① 赤色：乾隆本、日本抄本、文瑞楼本同，明抄本作"赤白色"。
② 分：日本抄本、文瑞楼本同，明抄本、乾隆本作"两"。
③ 分：日本抄本、文瑞楼本同，明抄本、乾隆本作"两"。
④ 二：日本抄本、文瑞楼本同，明抄本、乾隆本作"十"。

下，吐利为应；若蛇虫毒疮，以津唾调傅之；若温疫瘴疠，服如前法；若虫毒吐出即差；若卒死中恶，汤调一钱匕，灌下即差；卒中野道狐狸猫鬼魔魅邪毒，眼戴上视狂言者，亦用汤化三钱匕，未差更服；若忽有恶疮肿，以汤和傅之，日一易，差即止。

治男子妇人传尸骨蒸，冷热五劳，**麝香散**方

麝香研。半钱　甘草如病人中指长。男左女右　东引桃枝　青蒿　东引柳枝　石榴枝①各一握　犀角镑。半两　阿魏　柴胡去苗。各一两　葱白　薤白各七茎

上一十一味，除麝香外，剉碎，同用童子小便二升半，浸一宿，别入槟榔末三钱，同煎至一升半，去滓，分温三服。男病女煎，女病男煎，勿令孕妇六畜见。初服讫，如人行五里，又进一服。恐恶心，可含白梅，病在上即吐，在下即泻，各出恶物，如虫类及头发马尾状，兼身上如蚁行，泻后以葱粥及软饭补之，仍服后方茯神汤，调和五脏，避风一月。若远年重病，不过两剂。其吐下虫，腹红色者可治，黑者或差或否，白色者不可治也。

治传尸骨蒸，先服麝香散，取虫后，次服，补五脏，**茯神汤**方

茯神去木　人参　远志去心　甘草炙，剉　当归切，焙　陈橘皮去白，焙　龙齿　熟干地黄焙。各一两　五味子　麦门冬去心，焙　桂去粗皮。各一两半　黄芪剉。二两

上一十二味，粗捣筛。每服五钱匕，水二盏，入枣七枚，擘破，生姜五片，煎至一盏，去滓，空心温服，日三。

治鬼注传尸骨蒸等疾，**铅丹丸**方

铅丹炒。三两　安息香一两。入胡桃仁相和研　白术　鬼督邮各一两半　木香　柴胡去苗　獭肝炙干。各一两

上十味，捣罗为末，炼蜜和丸如梧桐子大。每服七丸，粥饮下，不拘时。

治传尸骨蒸，咳嗽上气，痰喘寒热，四肢瘦弱，**真珠丸**方

---

① 枝：文瑞楼本同，明抄本、乾隆本、日本抄本作"皮"。

真珠末　獭肝炙干　茯神去木　贝母去心　柴胡去苗　龙胆　黄连去须　赤芍药各一两半　白槟榔煨，剉　旋覆花各一两

上一十味，捣罗为末，炼蜜和丸如梧桐子大。每服十五丸，食后温浆水下，日再。

治传尸骨蒸劳，**黑虎丸方**

干虾蟆一枚。去头足，分为两段，一半生，一半酥炙黄　蛤蚧一对。各取一半，并去头，泥涂酥炙黄　卢会研　天灵盖酥炙　白狗粪炒黄　雄黄研　麝香研。各一分　乌驴蹄炙干。二两　乳香研。一两半　猪胆一枚。取汁于碗中，慢火煨如膏，和药

上一十味，捣研九味为末，合研匀细，以猪胆膏同粟米饭和丸如梧桐子大。先吃热面一碗，次以茅①香水沐浴，次以砂糖麝香少许，调冷水一盏，投药一丸，于星月下浸一宿，平旦空腹服之，厚被盖卧，应是传尸冷劳者，脊骨中出白虫，或出赤虫；若骨蒸劳，则汗出腰脚，疼痛不遂，脚下出汗如胶漆，诸风气水病，并服一粒差。小儿无辜，可服半粒如前法，有虫出鼻内，如线状，是效。

治传尸骨蒸，女人血气，月候经年不通，痰嗽黄瘦，四肢羸弱，盗汗骨蒸，或时憎寒，饮食减少，**阿魏丸方**

阿魏细研　当归切，炒　芜荑仁炒。各一两②　雌黄研　猪牙皂荚去皮子，酥炙。各半两　麝香研　蓬莪茂煨，剉。各三分　柴胡去苗　白槟榔剉。各二两

上九味，捣研为末，和匀再罗，用羊肉半斤，去皮，烂煮细切，研如膏，入诸药末和捣三千杵，如硬即添肉汁，众手丸如绿豆大。每服五十丸，五更温酒下，仍饮令醉，以青绢被盖之，睡觉汗出通身，必有细虫在被间，日光内看，急须烧之，或泻下恶物并虫等是效。如小儿服，以意加减。

治男子妇人虚劳骨蒸，传尸染著，不能断绝，服前阿魏丸，

---

① 茅：日本抄本、文瑞楼本同，明抄本、乾隆本作"茅根"。
② 一两：文瑞楼本同，明抄本、乾隆本作"一两半"，日本抄本作"二两"。

经脉犹未通，或四肢虚羸，饮食全少，速服此，通经脉，**补劳饮方**

黄芪剉　当归切，焙　生干地黄焙。各二两　人参　白茯苓去黑皮　芍药　五味子　桂去粗皮　牛膝酒浸，切，焙　陈橘皮去白，炒　麦门冬去心，焙　枳壳去瓤，麸炒　甘草炙，剉。各一两　柴胡去苗。一两半

上一十四味，粗捣筛。每服五钱匕，水一盏半，入生姜五片，枣三枚，擘，同煎至八分，去滓温服，不拘时。

治传尸骨蒸，复连殗殜，肺气咳嗽，**紫菀汤**方

紫菀去苗、土　桑根白皮炙，剉　桔梗炒　续断各一两半　赤小豆一合　甘草炙，剉　五味子各一两　生干地黄酒洗，切，焙。二两半①

上八味，粗捣筛。每服五钱匕，水一盏半，入青竹茹弹子大，煎至一盏，去滓，食后温服，良久再服。若热甚，加麦门冬，去心，一两，石膏一两半。

治传尸复连病，本因极热，热气相易，连续不断，遂名伏连，亦名骨蒸传尸，四肢无力，日渐黄瘦，不能食，**桃仁汤**方

桃仁汤浸，去皮尖、双仁。三两。炒，研　鬼箭羽　赤芍药　人参　陈橘皮去白，焙。各二两　白茯苓去黑皮。三两　白槟榔剉。一两　麝香研

上八味，粗捣筛六味，入桃仁和匀。每服五钱匕，水一盏半，生姜三片，拍碎，煎至一盏，去滓，入麝香末一字，空腹温服，良久再服。

治骨蒸传尸劳瘦，鬼气复连，**杀鬼麝香丸方**

麝香三②分。研　犀角镑　鬼箭羽　木香　白术微煨。各一两　虎头骨醋炙　天灵盖醋炙　雄黄研　丹砂　桃仁汤浸，去皮尖、双仁，炒，研。各一③两半

---

① 二两半：乾隆本、日本抄本、文瑞楼本同，明抄本作"一两"。
② 三：日本抄本、文瑞楼本同，明抄本、乾隆本作"一"。
③ 一：日本抄本、文瑞楼本同，明抄本、乾隆本作"二"。

上一十味，捣研为末和匀，炼蜜丸如梧桐子大。每服十丸，食前醋汤下，日二。凡温疫病，亦可带之。

治一切鬼气邪气，传尸复连骨蒸，**桃枝饮方**

桃枝 柳枝各一握。细剉，东南者 豉半两 葱白三茎。细切 童子小便一升 地胆三钱。为末 蜀椒去目及闭口者，炒出汗。半两 生姜细切。一两

上八味，粗捣筛五味，与姜葱豉同和匀，用童子小便一升，浸一宿，至四更，煎取半升，去滓，分二服，五更初一服，鸡鸣时一服，服后汗出慎风，仍取米粉摩身上。若或微利即愈，如未愈，隔日再作，重者不过三①剂。

治复连传尸骨蒸等病②，**干地黄汤**方

生干地黄酒洗，切，焙。二两半③ 续断 桔梗炒 五味子各一两半 紫菀去苗、土 甘草炙，剉 羚羊角镑 犀角镑。各半两 肉苁蓉酒浸，切，焙 桑根白皮炙，剉。各一两 赤小豆一合

上一十一味，粗捣筛。每服五钱匕，水一盏半，入竹茹弹子大，煎至一盏，去滓温服，空心、食后各一。服后若渴唇口干，加麦门冬去心、地骨皮各半两。

治传尸复连殗碟，肺痿疫癖，骨蒸注鬼，气急热劳，疾宜取之，凡欲取传尸劳，即先家中健人，自小至大，服麝香丸七日，服至三日后，方与患人服**麝香丸方**

麝香研细 胡黄连碾为细末 丹砂细研。各一两

上三味，研匀，以生人血蘸蒸饼为丸如赤豆大，以新宰猪血和亦可。小儿三丸，大人九丸，浓煎桃仁汤吞下，空心日午夜卧服，一家人服。内曾受尸注者，即大便下脓痢，及泻恶黑水勿怪。若患者传遍五脏，不住医治，将欲命终，宜急合此药，遍家大小服，直至患者死后七日，疾即不传染。凡欲取下劳瘵药，先服温

---

① 三：日本抄本、文瑞楼本同，明抄本、乾隆本作"五"。

② 等病：日本抄本、文瑞楼本同，明抄本、乾隆本作"愚按此方药性兼治咳嗽吐血，补虚劳，益精血，去鬼邪"。

③ 二两半：日本抄本、文瑞楼本同，明抄本、乾隆本作"二两"。

中平补五脏四神汤。

治传尸劳瘵，**四神汤**方

木香湿纸裹，烧　人参　白茯苓去黑皮　附子炮裂，去皮脐

上四味等分，粗捣筛。每服三钱匕，以水一盏，煎五七沸，去滓空心，早晚食前夜卧各一服，服三日后，服麝香丸取药。或天色阴晦，且宜服之，俟晴明，即服取药。凡来日五更初，欲服取传尸劳药，于本夜一更至二更尽，各服天灵盖丸。

治传尸，**天灵盖丸**方

天灵盖如无，即髑髅骨有十字缝者，取中心一片，以茅香汤洗，以安息香酒涂，炙令黄色　紫河车一枚。头首生儿，孩儿胞衣是也。于石上用新草鞋踏洗令净，控干，以麝香一两，掺拌令匀，入瓶，以泥固济如法，火煅通赤留性，勿令煅过　石蜥蜴一条。和肠脏醋炙四十九遍，令干　獭肝一具。薄切，瓦上焙干　赤足蜈蚣一条。酒浸，炙焦　黄鹰粪一钱　金线虾蟆端午日收者，以醋炙令黄，只用头　蛤蚧一对。酥炙令黄，只取头尾用

上八味，研为细末，以醋煮猪胆令热成膏，和搜为丸如梧桐子大，即以槐花、芫青各一钱，研为末，熟绢筛过，为药衣，令青黄色。每服四十丸，温煎生姜汤下，初更一服，二更初再一服。

治男子妇人传尸骨蒸，一切劳疾，**麝香饮**方

柴胡去苗，剉。一两　阿魏三分。炒为末　甘草如病人中指大。剉　青蒿　桃枝　柳枝　金樱枝各一握。细剉　薤白　葱白各七茎。切　槟榔一两。为末，分作三贴

上一十味，以童子小便四升，宿浸诸药于密室内，五更初煎，煎时忌生人妇人等见，并不详之语，取吉善之言，以卜善恶之候。又以刀一口于药铛上，此药通神，宜加专志，煎取一升半，去滓，下麝香一分，研，分作三服。第一服入槟榔末一贴，顿服；如人行三二里，暖；第二服，亦下槟榔末顿服，服时捻却鼻，服才了，以白梅含之，莫令心头恶吐，却药，须臾或吐，必有物出；或未吐，如前更服第三服，必吐泻，泻下恶物并劳虫等，不可名状。或瓜眼下并身上出，如蚁如毛，其泻下虫，唯白色必愈，余色者

难差。才吐泻了，便以薤白粥并软饭补之，仍如法将息。

治传尸劳尸注骨蒸，眼目昏涩，面色青黑，咽喉噎塞，痰涕咳嗽，或痃癖攻刺疼痛，胸膈满闷，时或恚怒，或多感伤，情思不乐，梦寐虚惊，精脏滑泄，失血憎寒，潮热盗汗，肩背拘急，腰膂肢节烦疼，四肢少力，可①喜饮食，小便黄赤②，大便不调，乍进乍退，服取药后，宜服此**乌鸡丸方**

黄连去须 附子炮裂，去皮脐。各二两 柴胡去苗 白附子生 当归切，焙 秦艽去苗、土 槐胶 甘草炙，剉 苁蓉薄切，酒浸，焙 续断 远志去心 巴戟天各一两 陈橘皮去白，焙 乳香研 雄黄研 丹砂研。各半两 丁香 干姜炮。各一分

上一十八味，捣研极细，先养乌雌鸡一只，以硫黄三两为末，分作三十分，每日拌饭，喂一月，日用大麻子一升，喂尽宰治，去毛及嘴爪并肚肠，留心肝，将前药末入在鸡腹内，以麻线缠定，再用无灰酒一斗，银石锅内，用文武火煮令鸡熟，取出，除去粗骨，将鸡并肠内药，同细研，更将鸡骨焙干，捣罗为末，同研药搜和，入臼中，捣千百下，丸如梧桐子大。每服二十丸，以暖酒吞下，空心日午临卧各一服。

治传尸遁注骨蒸复连殗殜，此病得之临尸哭泣，尸气入腹，连绵积年，虽食不作肌肤，微劳即发，额颈间常觉熻熻骨热，**育生丸方**

獭肝一具。炙 鳖甲一枚。醋炙，去裙襕 野狸头骨一枚。炙 防己一两半 紫菀 蜀漆 麦门冬去心，焙 甘草炙。各一两

上八味，捣罗为末，炼蜜丸如梧桐子大。每空腹米饮下二十丸，日二服。

治传尸劳骨蒸，**参连丸方**

苦参一两半 黄连去须。三两三分 栝楼根 牡蛎煅 知母焙 麦门冬去心，各一两三分③。焙

---

① 可：日本抄本、文瑞楼本同，明抄本、乾隆本作"不"。
② 赤：日本抄本、文瑞楼本同，明抄本、乾隆本作"色"。
③ 一两三分：日本抄本作"三两"。

上六味，捣罗为细末，炼蜜丸如梧桐子大。每食后米饮下十丸，日二服。

传尸劳

论曰：传尸劳者，骨蒸之病，流传五脏也。其证殗殜，半卧半起，旦即醒然，午后微热，情常不悦，心多惊悸，夜即盗汗，梦与鬼交，两颊红赤，唇如血色，欲睡不得眠，欲食不能食。或喘急咳嗽，心胸满闷，背膊烦疼，两目精明，四肢无力，脊膂拘急，膝胫痠疼，两肋虚胀，时或微利，鼻干口燥，渐至尪羸，虽死在须臾，精神尚爽，是其候也。治之若缓，犹如水涸，不觉其死。

治传尸伏连殗殜，骨蒸痃癖冷气，五尸注相染，及蛊注、温疟注忤，心痛卒死，疫疠。大验，**獭肝金牙散方**

獭肝一具，炙干　金牙研　丹砂水飞，研　狸骨炙，捣研　牛黄研　麝香研　龙胆　白薇　附子炮裂，去皮脐　当归水洗，切，焙干　蒲黄炒　鬼督邮　铜照鼻烧醋淬，碎　苦参　龙骨研　沙参　蜈蚣炙，去足　蜀椒去目及闭口者，炒出汗　丹参各半两　寒水石烧，研　禹余粮烧红，醋淬　消石研　玄参　牡丹皮　鬼臼各一两　人参　鳖甲去裙襕，醋炙　干姜炮裂。各一两一分　菴䕡子三合

上二十九味，捣研为细散，一处再研匀如粉。每服一钱匕，熟水调下，空心、夜卧各一服，渐加至一钱半匕。

治传尸劳殗殜，喘急咳嗽，心胸满闷，渐至羸瘦，**安息香汤方**

安息香　麝香研。各一钱　天灵盖酥炙黄。二两　秦艽去苗、土　鳖甲去裙襕，酥炙令黄　当归切，焙　柴胡去苗。各一两

上七味，粗捣筛。每服四钱匕，童子小便一盏半，葱白五寸，桃柳枝各七寸，生姜钱二片，同煎至八分，去滓，不计时候服。夜卧时再煎，放患人床头，至五更，形于梦寐，此是药效也。

治传尸劳，情思不悦，心多惊悸，盗汗羸瘦，**通神丸方**

兔粪七七粒　胎发二七人。小儿胎发　人手指甲七七片　人脚指甲七七片　天灵盖一枚，圆者　穿山甲七七片　硇砂半两，通明者　紫河车一具

以上八味，入瓦器内，盐泥固济，穿一地窍，方圆一尺，将药瓶在地窍内，用槐木火围定药瓶，烧一日，取出细研，再入后药

雄黄研　鬼臼炒，捣末　鬼箭羽炒，捣末　麝香研　丹砂各一两。研

上一十三味，将后五味末与前烧者药合和，再研匀，炼蜜丸梧桐子大，别用丹砂为衣。每服十丸，渐加至二十丸，米饮下，日进二服，早晚食前服。合用上寅日，不令妇人鸡犬见。

治五劳干瘦及传尸，梦寐不祥，日渐消瘦，肌体困倦，骨节疼痛，不思饮食，**鳖甲汤方**

鳖甲去裙襕，酥炙，令黄色。一两　天灵盖酥炙，黄色。半两　柴胡去苗　赤茯苓去黑皮。各三分　安息香半两　地骨皮三分　山栀子仁　人参各半两　贝母去心　桃仁去皮尖、双仁，麸炒。各半两　麦门冬去心，焙。三分　阿魏用面裹，煨令熟。半分　黄连去须。半两　生干地黄三分　槟榔剉　当归剉，焙。各半两

上一十六味，粗捣筛。每服四钱匕，童子小便一盏半，葱白五寸，桃柳枝各七寸，生姜钱二片，同煎至八分。不计时候，去滓温服。夜后煎下，放患人床头，至五更，梦寐非常，此是药效也。

治传尸劳病痿羸，两脸常赤，喘急咳嗽，心胸满闷，四肢无力，梦与鬼交，**钓虫丸方**

磁石细研，生用　硇砂汤熬令熟。各二两　龙骨三两　腻粉半两　麝香取末。七两

上五味，为细末，一处和匀，以黄蜡四两炼，入诸药，丸如梧桐子大。用线子五七寸，一头系钱一文，一头穿药丸子，令患人空心新水吞药丸子，其钱在口外，候恶心时，以手拽线子，吐下药，并虫吐出在药上，急用油炸，虫死立效。

治传尸劳病，胸满短气，肌体羸瘦无力，喘咳^①不已，**阿魏散方**

阿魏研　安息香入胡桃仁相和研。各一分　甘草炒，剉。各半两　猪牙皂荚涂酥，炙令黄，去皮子。一两　木香　天灵盖涂酥，炙令黄色。半两　豉一合　麝香研。半钱

上八味，除研药外，捣罗为散，与研药相和令匀。每服五钱匕，用童子小便一盏半，入葱白三寸，明日五更煎至一盏。空心任意服之，日午夜食后再服，服药后良久，或得吐亦佳。有利下虫如发，或积聚五色秽恶物，是病根出。服药数日，如梦与人离别哭泣者，差之兆也。患甚三日一剂，三剂差。有患者但收拾药物，置病人床头边，如有此梦差。

治传尸面黑头热痛，胸背气结，咯唾黏痰，食少咳嗽，喘息急，心满，胁肋气胀，腰脐下疼，四肢蒸热，痿困不安，**黄连丸方**

黄连去须。二两半　獭肝炙令干　贝母去心　大黄剉，炒　龙胆去芦头。各一两半　紫菀去苗、土　旋覆花　茯神去木。各一两　天灵盖涂酥，炙令黄色　槟榔微煨，剉。各二两

上一十味，捣罗为细末，炼蜜为丸如梧桐子大。每日食后煎浆水下二十丸，日午再服。女子血闭，加黄芩一两。

治骨蒸传尸，出虫，下积恶物，**雄黄散方**

雄黄研　雌黄研　代赭石研。各一两　丹砂研。二^②两

以上四味，以醋相和，炒令干后以水飞过，去却醋味，焙令干，研如粉，入后药相和。

虾蟆炙　天灵盖炙黄，捣末　麝香研　青黛各半两。研　巴豆七枚。水煮一复时，去皮尖心膜，研

上九味，捣研后五味为末，入前四味，更研令匀，以粟米饭为丸如梧桐子大。每日空腹熟水下七丸。若要下虫，即以砂糖水

---

① 咳：日本抄本、文瑞楼本同，明抄本、乾隆本作"嗽"。
② 二：明抄本、乾隆本、文瑞楼本同，日本抄本作"一"。

下二丸，服至三日满，出虫，用茅香二斤，煮汤沐浴，一宿后看，在水上，或在水下，澄之可验。

治传尸病，遁注骨蒸伏连殗殜，此病多因临尸哭泣，尸气入腹，连绵或三年五年，有能食不作肌肤，或三日五日有微劳即发，大都当额头间骨，寻常热熻熻然，死后家中更易一人，如此乃至灭门，**獭肝丸**方

獭肝一具。炙令干　鳖甲一枚。去裙襕，醋浸炙黄　野狐头骨一枚。炙令黄色　防己一[①]两半　紫菀去苗、土　蜀漆叶　麦门冬去心，焙　甘草炙，剉。各一两

上八味，捣罗为细末，炼蜜丸如梧桐子大。每服米饮下二十丸，日午再服。

治传尸多服冷药，旬月未愈，或损脾脏，致食少难消，气满兼利，温脾，**陈曲丸**方

陈曲末炒令黄色。五两　白术一两　附子炮裂，去皮脐。三两　枳壳去瓤，麸炒，令黄色。一两　甘草炙，剉　干姜炮裂　人参各二两　食茱萸水净洗，焙干，炒　桔梗炒。各一两

上九味，捣罗为细末，炼蜜为丸如梧桐子大。每日空心米饮下二十丸，夜卧再服，渐加至三十丸。

治传尸劳乏，鬼注殗殜，肌体羸瘦，**丹砂丸**方

丹砂研。一两　麝香研。三分　桃仁汤浸，去皮尖、双仁者，生，研。十枚

上三味，相和研令细，炼蜜丸梧桐子大。每日空心粟米饮下七丸，夜卧再服。

治传尸劳，气满喘咳，大肠秘涩，羸瘦无力，**祛邪饮**方

槟榔煨　大黄剉，炒。各一两　阿魏研。一钱　丹砂研　麝香研　秦艽去苗、土。各一分

上六味，除麝香、丹砂外，细剉如麻豆大，相和令匀，分为五服，每用东南桃柳梢各七枚，各长一握，细剉，青蒿一握，以

---

① 一：明抄本、乾隆本、文瑞楼本同，日本抄本作“二”。

童子小便一升半，隔夜浸至来日五更鸡鸣时，并药同煎十余沸，倾出，将细绢滤过。分为两服，空腹，相次服之。至明即转下恶物，似头发马尾鱼脑，转不止自住，宜食软饭粥将息，七日后用劳药补之。

治传尸劳瘦骨蒸，复连殗殜，命在须臾，精神尚爽，**钩藤汤**方

钩藤　黄芩去黑心　升麻　甘草炙令赤色，剉。各一两　鳖甲去裙襕，醋浸，炙令黄色　丁香各半两　大黄剉，微炒。四两

上七味，粗捣筛。每五钱匕，用水一盏半，煎至一盏，去滓，每日食后，分温二服，相去如人行七八里，再服之。

治一切虚劳传尸，骨蒸盗汗，**牡蛎粉**方

牡蛎熬，研粉　麻黄为末，不去节。三①两　白米粉各三合　蒺藜子炒，去刺，为末。二两　丹砂熟飞研。半两　胡燕屎干者。一两

上六味，同和研匀，以生绢袋盛，夜卧汗出，以粉身②，时时用，甚佳。

治肺痿客忤鬼气、传尸、伏连、殗殜，及卒得心痛、霍乱、吐利、时气诸疟、瘀血月闭、痃癖、丁③肿、惊邪气、狐魅、瘴疠诸疾，**苏合香丸**方

苏合香　白术　丹砂研　沉香剉　诃黎勒肉　丁香　木香　莎草根　白檀香　乳香　荜拨　犀角镑　安息香各一两　麝香研　龙脑研。各半两

上一十五味，捣研为末，炼蜜和丸如鸡头实大。每服一丸，温酒或人参汤嚼下。一名白术丸。此药大能安气血，却外邪，凡疾自内作，不晓其名者，服此往往得效。唯④治气注气厥气逆气不和吐利，荣卫阻塞，尤有神功。人家不可无此药，以备急难，辟

---

① 三：明抄本、乾隆本、文瑞楼本同，日本抄本作"一"。
② 以粉身：明抄本、日本抄本、文瑞楼本同，乾隆本作"以粉傅身"。
③ 丁：明抄本、日本抄本、文瑞楼本同，乾隆本作"水"。
④ 唯：文瑞楼本同，明抄本、乾隆本、日本抄本作"难"，日本抄本旁注"难一作唯"。

疫尤验，仓卒求人参不得，只白汤亦佳，勿用酒，古方虽云用酒下，酒多不效。昔有人病瘵，日渐羸削，至于骨立肌热盗汗，劳状皆具，凡服八九两，所苦都差。一方有牛黄半两，古方本无，乃后人加之。

治传尸劳病，并诸冷热劳疾，日月将久，面色萎黄，渐渐羸瘦等，**獭肝丸方**

獭肝一具。生用　柴胡去苗　青蒿　肉苁蓉去皱皮，酒浸，切，焙　黄芪剉。各二两半　黄连去须，炒　知母　木香　桃仁去皮尖、双仁，炒　地骨皮　附子炮裂，去皮脐　桂去粗皮　天灵盖炙　陈橘皮去白，炒　当归切，焙　泽泻　生干地黄焙　甘草炙，剉。各一两　槟榔剉　柏木脂研。各一两半

上二十味，捣罗为末，炼蜜和丸如梧桐子大。每服，空心酒下四十丸。

治传尸尸注，心神错乱，狂言惊悸，梦与鬼交，**阿魏丸方**

阿魏醋化去沙石，面和作饼炙。半两　安息香酒浸，研如粉。一两　甘草炙，剉　木香　槟榔剉。各半两　豉一合①。炒　猪牙皂荚十四挺。去皮子，涂酥炙　天灵盖醋炙　麝香研　人中白研。各一分

上一十味，捣罗为末，炼蜜和丸如梧桐子大。用童子小便，浸乌梅三②枚，碎，葱白三茎，切，同煎，下二十丸，五更初服。

---

① 合：明抄本、日本抄本、文瑞楼本同，乾隆本作"分"。
② 三：明抄本、乾隆本、文瑞楼本同，日本抄本作"二"。